치과건강보험 해설집

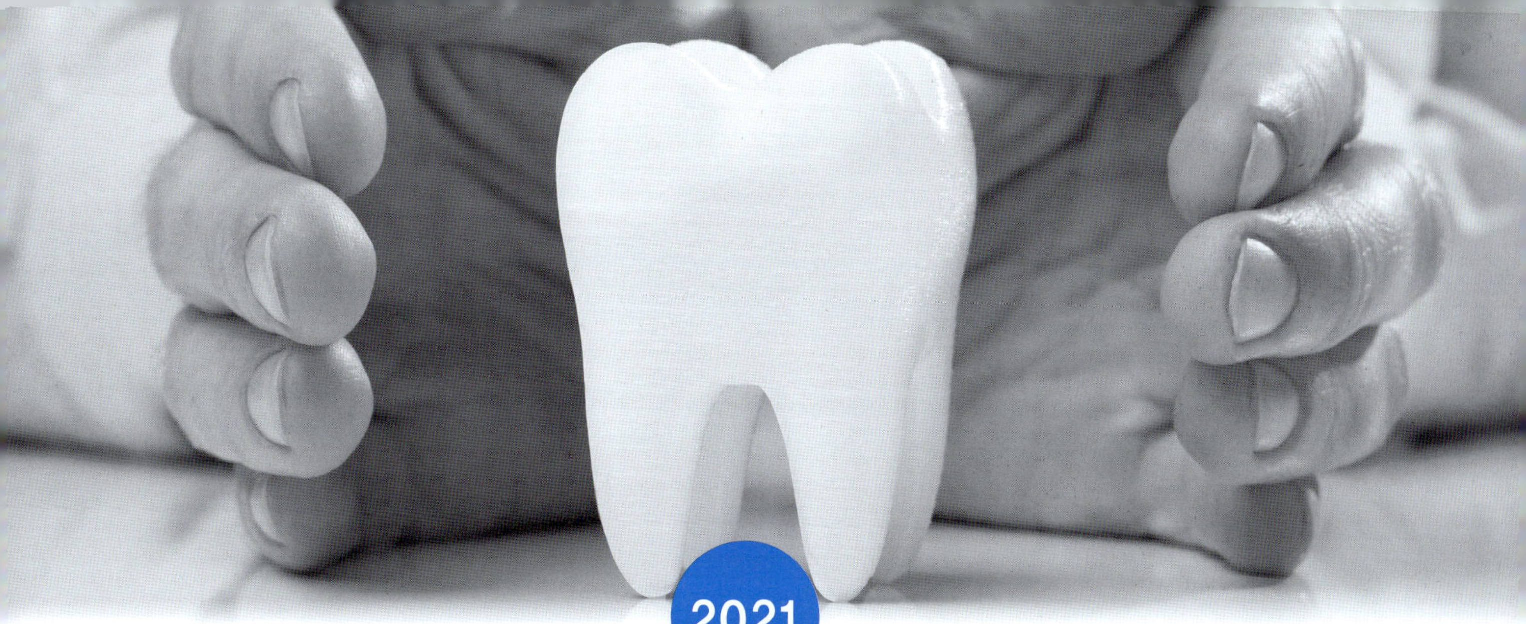

2021

치과건강보험
해설집

이 상 훈

대한나래출판사

DaehanNarae Publishing, Inc.

SK V1 Tower 1507
Younmujang 5 gagil 25, Sungdong-gu
Seoul 04782, Korea
TEL: +82-2-922-7080
FAX: +82-2-922-0841
E-mail: nrpub@naver.com
Website: www.nrbooks.kr

치과건강보험 해설집

발행일 2021년 6월 1일
저자 이상훈
발행인 최용원
편집디자인 장순임
표지디자인 장순임
교정·교열 윤수현
발행처 **대한나래출판사** (등록 제2012-000051호/1994.6.10)
주소 서울시 성동구 연무장 5가길 25, 성수역 SK V1 Tower 1507호 (성수동 2가 315-61)
전화 (02) 922-7080
팩스 (02) 922-0841
이메일 nrpub@naver.com
홈페이지 www.nrbooks.kr

ISBN 978-89-5741-809-3

정가 60,000원

Printed in Korea

저자 약력

이 상 훈

치의학박사

영상치의학과 전문의

경희대학교 치과대학 졸업

(현) 이상훈치과의원 원장

경희대학교 치과대학 및 치의학전문대학원 외래교수

(전) 건강보험심사평가원 대전지원 비상근전문심사위원

건강보험심사평가원 고객만족경영혁신자문단 자문위원

대한치과의사협회 의료정책연구소 보험위원회 위원

대전지방검찰청 검찰의료전문위원회 위원

대전광역시 치과의사회 회장

서 문

모든 치과에서 건강보험을 기본으로 진료를 하고 다달이 청구하고 있으므로 건강보험에 대해 모르는 사람은 한 명도 없지만 열심히 진료하고 청구한 것이 삭감될 때마다 왜 그럴까에 대한 답답함도 있을 것입니다. 최근 건강보험에 대한 관심이 높아지면서 다양한 경로를 통해서 건강보험 해설을 접할 수 있는 기회가 많아졌지만, 정확한 법규에 근거한 내용이 체계적으로 정리된 것은 드문 것 같아서 해설집을 준비하게 되었습니다.

본 책자의 내용들은 법령, 고시, 행정해석, 심사사례 등을 근거하여 서술하였으며, 국가법령정보센터, 보건복지부, 국민건강보험공단, 건강보험심사평가원 홈페이지, 국민건강보험공단 요양기관 정보마당, 건강보험심사평가원 요양기관 업무포털서비스 등에서 관련 내용들을 그대로 인용하거나 이해를 돕기 위하여 약간 변형하여 수록하였습니다. 건강보험은 의원급부터 종합병원급까지 모든 내용이 포함되어 있지만 치과의원이 개원가의 대부분을 차지하므로 본 책자의 내용도 치과의원 개원가에서 주로 적용하는 항목들 위주로 서술하여 구강외과 수술항목과 같이 종합병원급에서 시술되는 항목들은 빠져 있음을 아쉽게 생각합니다.

본 책자에서는 보험항목들을 진료영역별로 임의로 분류하여 서술하면서 되도록 「건강보험 행위 급여·비급여 목록표 및 급여 상대가치점수」에서 분류되어 있는 순서를 따르고자 하였습니다. 건강보험은 그 내용이 법령 개정, 새로운 사례 등이 발생하면서 계속 바뀌어 오고 있는데 본 책자의 내용은 개정된 고시에 따른 2021년 2월까지의 내용을 업데이트하여 수록하였습니다.

본 책자를 1쪽부터 통독하는 것은 추천하지 않을뿐더러 그럴 필요도 없다고 생각합니다. 평소 진료하거나 청구하면서 의문이 들 때마다 해당 내용을 쉽게 찾아볼 수 있도록 구성하여서, 내용에 따라 여러 항목에서 중복되어 기술된 부분도 있습니다. 서술된 내용이 되도록 한눈에 들어오도록 '산정지침', '산정단위' 등 임의로 소항목을 만들어 해당 내용을 소항목별로 분류해서 수록하였고, '예시'는 환자를 진료하면서 있을 수 있는 일례를 들고 심사규정에 맞는 청구내역을 제시한 것입니다. '청구내역'의 내용은 반드시 같이 청구하여야 하는 항목들을 기재한 것이고, '추가'는 상황에 따라 추가적으로 같이 실시하고 청구할 수 있는 항목을 기재하였습니다. '내역설명'은 청구 시 심사조정을 예방하기 위하여 필요한 내역설명을 기재하였습니다. 환자마다 증상과 구강 상태 등의 상황이 다르고, 치과의사마다 접근법과 치료술식이 다르기 때문에 '예시'의 내용을 모든 경우에 적용할 수는 없지만 각자의 진료에 맞게 변형하여 적용하는 데 참고가 될 수 있으리라고 생각합니다.

본 책자가 건강보험에 관심 있는 원장님뿐만 아니라 보험 실무를 담당하는 스텝들에게 유용하리라 생각하며 아무쪼록 많은 도움이 되길 바랍니다.

2021년 6월

이 상 훈

목 차

목 차

목 차

목 차

목 차

목 차

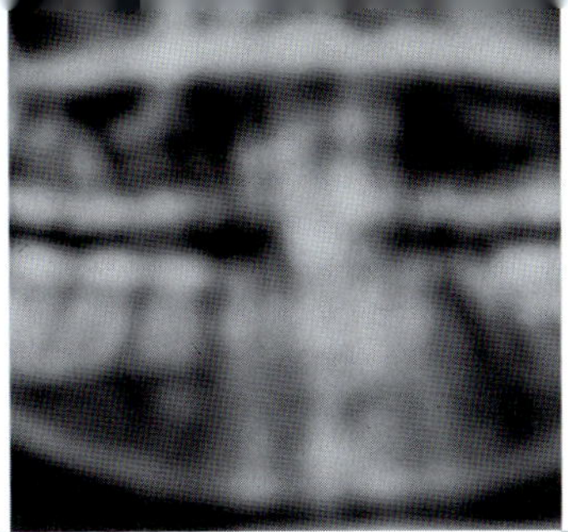

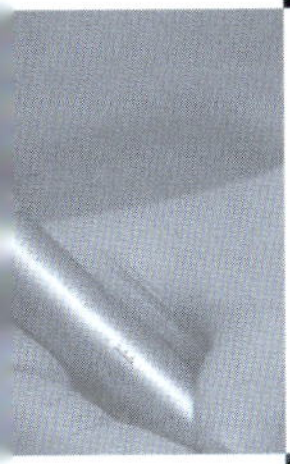

Chapter

1

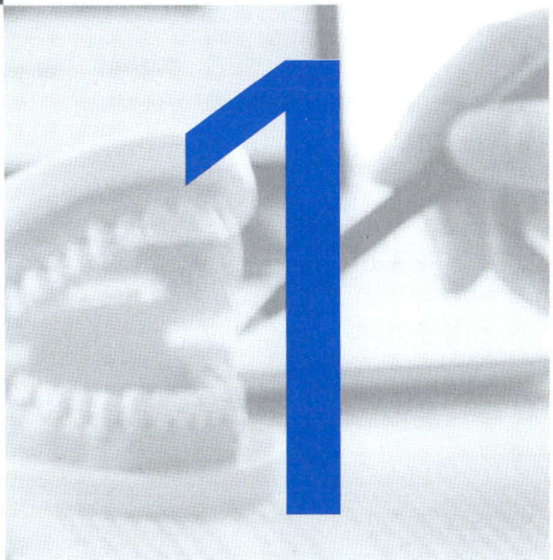

보험 용어 설명

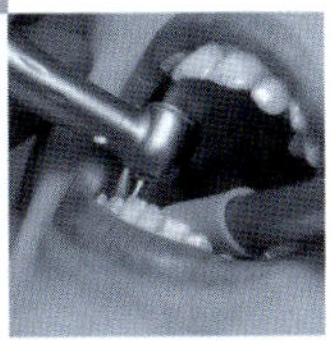

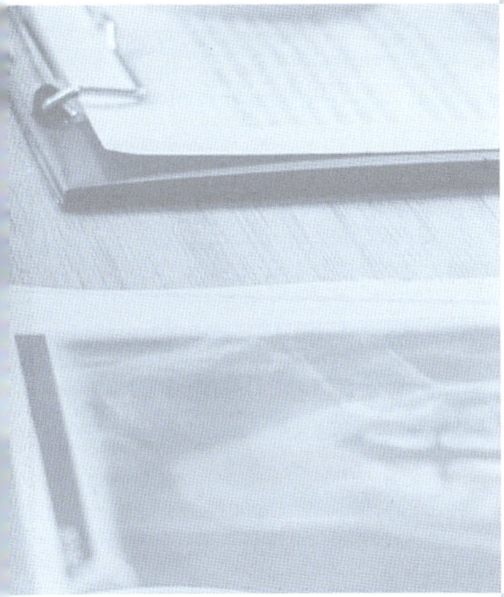

1. 보험 용어 설명

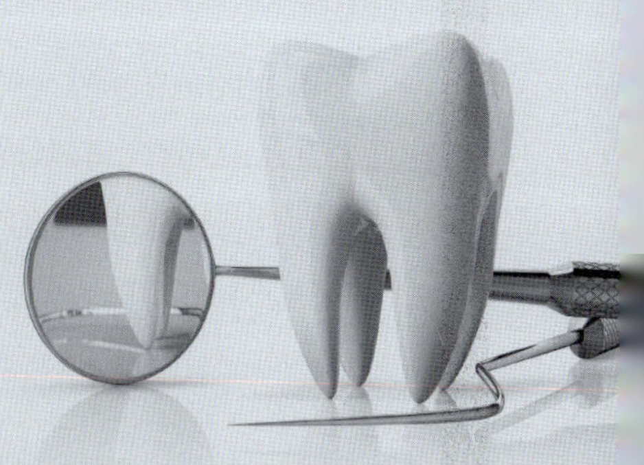

01 보험 용어 설명

산정지침

- 산정지침은 각 행위에 따라서 개별적인 급여기준이 아니라, 「건강보험 행위 급여·비급여 목록표 및 급여 상대가치점수」의 각 장에 있는 급여항목 전체에 적용되는 급여기준이다.
- 본 책자에서는 이해를 돕기 위한 편의상 산정지침 항목 아래 각 급여항목에 적용되는 급여기준도 포함하여 정리하였다.

산정단위

- 산정단위는 각 급여항목을 적용하는 최소 범위 또는 최소 용량을 나타내는 단위를 의미하며, 요양급여비용 청구 시 청구단위로 사용된다. 이 산정단위에 (실시)횟수를 곱하면 총 청구량(총 실시량)이 된다.

산정단위	급여항목 예시
산정단위가 명시되지 않은 경우	교합분석, 측두하악장애분석검사, 구강내소염수술, 치은판절제술 등
1근관당	근관장측정검사, 발수, 당일발수근충, 근관와동형성, 근관충전
1치당	치수복조, 즉일충전처치, 치수절단, 충전, 와동형성, 충전물연마, 응급근관처치, 교합조정술, 발치술, 치조골성형수술 등
1/3악당	치주낭측정검사, 치과침윤마취, 치면세마, 치근활택술, 치주소파술
1악당	러버댐장착, 상고정장치술, 치간고정술레진상완전틀니, 부분틀니
1일당	수술후 처치, 측두하악관절자극요법
1근관 1회당	근관세척, 근관확대
1치 1회당	보통처치
1구강 1회당	전기치수반응검사, 치주치료후 처치
양측	골격성고정원식립, 골격성고정원제거
1범위당	절개술, 창상봉합술, 구강외열상봉합술
1건당	단층촬영, 개별화단층촬영

- 현행 「건강보험 행위 급여·비급여 목록표 및 급여 상대가치점수」에는 진료행위별 특성과 시술부위, 시술범위, 난이도 등을 고려하여 [1근관당], [1치당], [1/3악당], [1악당] 등으로 단위가 정해져 있으며, 이 단위에 따른 급여수가가 정해져 있다.

산정단위가 명시되지 않은 경우

- 「건강보험 행위 급여·비급여 목록표 및 급여 상대가치점수」 제10장 치과 처치 및 수술료 항목 중 산정기준이 치당, 악당, 1/3악당으로 구분되지 아니한 경우에는 치아수를 불문하고 소정금액만 산정한다.
- 각 급여항목에 따라 치아수를 불문하고 소정금액만 산정하기에 미흡한 경우에는 별도의 급여기준을 마련하여 적용한다.

  예: 구강내소염수술
  - 2개소 이상 부위에 실시한 경우에는 주된 부위는 소정점수의 100%, 그 이외의 부위는 소정점수의 50%로 산정하되, 최대 200%까지 산정한다.

  예: 치석제거
  - 이전에는 1/3악당으로 명시되었는데 연 1회 전악 스케일링이 급여화되면서 가. 1/3악당과 나. 전악으로 급여항목이 나누어졌다.

[1근관당], [1치당], [1/3악당], [1악당]

- 치료기간 중에 동일 부위에 여러 번 시술하였어도 1번만 인정되는 경우이다.
- [1치당]이나 [1/3악당]이 하루에 1치아만을 혹은 1/3악만을 치료해야 한다는 의미가 아니다.

[1근관당]

- 치료기간 중에 동일 근관에 여러 번 시술하였어도 1번만 인정된다.
- 1치아의 급여비용은 해당 치아의 근관수를 횟수로 곱하여 산정한다.

  예: 발수[1근관당]
  - 근관치료기간 동안 여러 번에 걸쳐 발수를 실시했더라도 근관당 1회만 인정된다.
  - 3근관치아의 발수 급여비용은 근관당 발수 비용에 근관수 3회를 곱하여 산정한다.

[1치당]

  예: 치수복조[1치당]
  - 치료기간 중에 동일 치아에 여러 번 치수복조를 했어도 1번만 청구가 인정된다.

[1/3악당]

우상		좌상
8 7 6 5 4	3 2 1 1 2 3	4 5 6 7 8
8 7 6 5 4	3 2 1 1 2 3	4 5 6 7 8
우하		좌하

- [1/3악당]은 1악을 1/3로 나누어 해당 부위별로 치료를 실시할 때 산정한다.

- 1/3악은 구치부는 치아수가 3~4개 정도, 전치부는 4~6개가 기준이므로, 구치 1~2개 치아, 전치 1~3개 치아는 [1/3악당] 수가의 50%를 산정하고, 1/2악인 경우에는 [1/3악당] 수가의 150%를 산정한다.
- 동일 악 중에서 연결된 1/3악 범위 내(인접한 치아 3~4개 이내 범위)에서 처치 및 수술을 행한 경우에는 소정 처치 및 수술료는 [1/3악당] 1회만 산정한다.

[1악당]

- 상악과 하악으로 구분하여 동일 악에서 여러 부위를 치료하였어도 [1악당] 1회만 산정한다.

[1구강당], [1일당], [1회당]

- [1구강당]은 구강내에 여러 부위를 치료했어도 1번만 인정하는 경우이고, [1일당]은 하루에 여러 번 치료하여도 1번만 인정하는 경우이다.
- [1회당]은 여러 날에 걸쳐 내원하여 시술하는 경우 시술할 때마다 각각 인정한다는 의미이다.

[1근관당], [1근관 1회당]

- [1근관당]은 근관치료기간 동안에 동일 근관에 여러 번 시술하였어도 1번만 인정되며, [1근관 1회당]은 내원할 때마다 1회씩 근관당으로 청구가 가능하다.

  예: 발수[1근관당]는 근관치료기간 동안 여러 번에 걸쳐 발수를 했어도 근관당 1회만 인정되며, 근관세척[1근관 1회당]은 내원하여 근관세척할 때마다 근관당 1회씩 청구가 가능하다.

[1치당], [1치 1회당]

- [1치당]은 치료기간 중에 동일 치아에 여러 번 시술하였어도 1번만 청구가 인정되며, [1치 1회당]은 치료기간 중에 동일 치아에 시술할 때마다 청구가 가능하다.
- [1치당]: 치료기간 중 1치당 1회만 인정
- [1치 1회당]: 치아당으로 실시 횟수대로 인정

  예: 치수복조[1치당]는 영구 충전으로 치료가 종결될 때까지 치수복조를 여러 번 실시하였어도 동일 치아에는 1번만 인정되지만, 보통처치[1치 1회당]의 경우는 충전으로 치료가 종결될 때까지 동일 치아에 여러 날에 걸쳐 내원하여 보통처치를 하였다면 실시할 때마다 모두 인정된다.

[1일당], [1구강 1회당]

- [1일당]은 하루에 여러 번 치료하여도 1번만 인정되는 경우이고, [1구강 1회당]은 구강내에 여러 부위를 치료했어도 1번만 인정되지만, 내원할 때마다 각각 인정된다.

  예: 수술후 처치[1일당]는 입원환자가 수술 후 아침, 저녁으로 드레싱(Dressing)을 받아도 하루에 1번만 인정되고, 치주치료후 처치[1구강 1회당]은 치주수술 후에 구강내에 여러 부위를 드레싱을 하여도 1번만 인정되지만, 이를 여러 날에 걸쳐 내원하여 시술하는 경우 내원할 때마다 각각 청구가 가능하다.

[양측]

- [1악당]은 좌·우 구분 없이 상악과 하악으로 즉 상·하로 구분하는 개념이라면 양측은 상악과 하악의 구분 없이 좌측과 우측으로 구분하는 개념이다.
- 따라서 상악 우측 대구치 부위와 상악 좌측 대구치 부위 혹은 상악 우측 대구치 부위와 하악 좌측 대구치 부위를 치료하였을 때 똑같이 [양측]으로 산정한다.

[1범위당]

- 4″×4″ 거즈 한 장 범위 내에 포함되는 경우를 [1범위당]으로 한다.
- 제9장 처치 및 수술료에 있는 절개술이나 창상봉합술과 관련된 산정단위로, 근접하지 않은 여러 부위의 절개창이나 봉합창이 있는 경우에 적용한다.
- 절개창(창상봉합부위)이 둘 이상일 때, 여러 절개창(창상봉합부위)이 4″×4″ 거즈 범위 내에 포함되는 경우에는 제1범위 분류항목을 산정하고, 4″×4″ 거즈 한 장 범위를 초과하는 경우에는 두 장째 범위부터 1범위당 제2범위의 분류항목으로 각각 산정한다.

[1건당]

- 방사선촬영 건수에 따라 산정하며, 방사선단순영상진단 중에서 특수촬영 가. 단층촬영, 나. 개별화단층촬영에서 적용된다.
- [1건당]은 촬영 횟수 및 필름매수에 관계없이 일련의 진단행위로 보아 1회로 산정하는 것을 의미하며, 대칭기관의 경우 양측을 각각 산정 가능하다.
- 하지만 단층촬영을 두 방향(전후면·측면)으로 검사하는 경우에는 [1건당]의 기준을 적용하여 해당 수가는 1회만 산정한다.

관련 규정

○ 요양급여비용의 적용기준 및 방법에 관한 세부사항과 심사지침

Ⅰ. 행위

제10장 치과 처치·수술료

항목	제목	세부인정사항
일반사항	치과수술 항목의 일반적 산정기준	「건강보험 행위 급여·비급여 목록표 및 급여 상대가치점수」 제10장 치과 처치 및 수술료 항목 중 산정기준이 치당, 악당, 1/3악당으로 구분되지 아니한 경우에는 치아수 불문하고 소정금액만 산정함 (고시 제2007-139호, 2008. 1. 1. 시행)

항목	제목	세부인정사항
일반사항	치과의 처치 및 수술 시 1/3악당의 인정범위	치과 처치 및 수술 시 '1/3악당' 인정기준은 1악을 1/3로 구분하여 해당 부위별로 실시 시 각각 산정함. 다만 동일 악 중에 연결된 1/3악 범위 내(인접한 치아 3~4개 이내 범위)에서 처치 및 수술을 행한 경우에 소정 처치 및 수술료는 1회만 산정함 (고시 제2000-73호, 2001. 1. 1. 시행)

항목	제목	세부인정사항
일반사항	1/2악으로 처치 및 수술을 실시한 경우 수기료 산정방법	산정단위가 1/3악당으로 분류된 치주질환에 1/2악당으로 처치 및 수술을 시행한 경우의 수기료는 소정점수의 150%로 산정함 (고시 제2007-46호(행위), 2007. 6. 1. 시행)

항목	제목	세부인정사항
차23-1 치석제거	1~2개 치아에 치석제거 시 수가 산정방법	1~2개 치아에 치석제거를 시행한 경우 차23-1 치석제거 소정점수의 50%를 산정함 (고시 제2007-92호, 2007. 11. 1. 시행)

행정해석

질의회신 통보(단층촬영의 수가 산정 및 적용기준)

1. 삼성의료원 삼서병 제2010-1499(2010. 3. 23.)호와 관련입니다.
2. 위호를 통한 삼성의료원의 '단층촬영의 수가 산정 및 적용기준'에 대한 질의에 대해 다음과 같이 회신하였음을 알려드리니 업무에 참고하시기 바랍니다.

가. 질의내용
- 단층촬영과 개별화 단층촬영 수가 관련 각각의 구체적인 수가 산정 및 적용기준
- 단층촬영 수가를 '1건당'으로 산정하는 것 관련 '한건당'의 의미
- 단층촬영을 두 방향(전후면/측면)으로 검사 시
  - 두개의 촬영 방향을 2건으로 산정하여 단층촬영 수가를 2회로 산정하는 것이 가능한지 여부
  - 한 방향 이상 촬영 시 단층촬영 수가 중 수가 크기가 큰 「개별화 단층촬영수가」로 산정이 가능한지 여부

나. 답변내용
- '단층촬영'과 '개별화단층촬영' 수가 산정
  - 「건강보험 행위 급여·비급여 목록 및 급여 상대가치점수」의 영상진단료 중 '다-105-가 단층촬영(Tomography)'은 상·하악골 등의 일정 단면을 관찰하고자 하는 경우에 단층촬영을 시행하는 것이며
  - '다-105-나 개별화단층촬영(Individualized tomography)'은 개별적인 환자의 측두하악관절 등의 일정 단면을 관찰하고자 하는 경우에 먼저 두부방사선사진을 촬영하고 현상된 방사선사진에서 개별적 하악과두의 수평사각을 계측하여 해당 위치에 단층촬영을 시행하는 것임
- '단층촬영' 수가의 '1건당'의 의미
  - '단층촬영'의 '1건당'의 의미는 촬영 횟수 및 필름매수에 관계없이 일련의 진단행위로 보아 1회로 산정하는 것으로 판단되며, 대칭기관의 경우 양측을 각각 산정 가능함
- '단층촬영'을 두 방향으로 검사하는 경우 수가 산정
  - '단층촬영'을 두 방향(전후면·측면)으로 검사하는 경우에는 위 '나'의 '1건당'의 기준을 적용하여 해당 수가는 1회만 산정함이 타당함
  - '다-105-가 단층촬영'과 '다-105-나 개별화단층촬영'은 각 수가의 행위정의 및 그 내용이 다른 것으로 단층촬영을 한 방향 이상 시행하였다 하여 '다-105-특수촬영' 분류 내에서보다 큰 수가인 '다105-나 개별화단층촬영'을 산정하는 것은 타당하지 않음. 끝.

(보험급여과-335호, 2010-04-16)

산정횟수

- 산정횟수는 시술행위의 총량을 나타내기 위하여 해당 시술행위의 산정단위를 1회로 하여 시술행위에 포함되는 치아의 수나 시술범위를 (실시)횟수로 산정한 것을 말한다.
- 산정단위가 따로 명시되지 않은 경우와 1구강당, 1일당 등의 산정단위는 1일 최대 산정횟수가 1회로 적용하며, 급여항목에 따라 1일 최대 산정횟수를 따로 규정하고 있다.

1일 최대 산정횟수의 제한이 있는 급여항목

급여항목	1일 최대 산정횟수
지각과민처치	6치(횟수 6)
교합조정	4치(횟수 4)
구강내소염수술	소정점수의 200%(횟수 2)
치근활택술	1악(횟수 3)
치주소파술 치은절제술 치은박리소파술	1/2악(횟수 1.5)

소정점수

- '소정점수'란 「건강보험 행위 급여·비급여 목록표 및 급여 상대가치점수」 제1편 제2부 행위 급여목록·상대가치점수 및 산정지침의 각 분류항목에 기재된 (상대가치)점수를 말한다.

소정금액

- 이 소정점수에 환산지수를 곱하여 나온 금액으로, 「건강보험 행위 급여·비급여 목록표 및 급여 상대가치점수」 제1편 제2부 행위 급여목록·상대가치점수 및 산정지침의 각 분류항목에 기재된 비용(원)을 말한다.

주된 수술(제1의 수술(처치)), 제2의 수술(처치)

- 동일 부위에서 서로 다른 2가지 이상의 수술을 동시에 시행한 경우에 이를 구분하기 위하여 사용한다.
- 주된 수술은 동시에 실시한 2가지 이상 수술 중 소정점수가 높은 수술을 말하며, 소정점수가 낮은 수술이 제2의 수술이 된다.

주된 부위, 그 이외의 부위

- 다발성 농양과 같이 여러 부위에 동시에 발생한 질환을 처치하는 경우 가장 정도가 심한 부위가 주된 부위가 되며, 나머지 부위가 그 이외의 부위가 된다.

동일 부위, 동시 치료(시행)

- 동일 부위, 동시 치료(시행)는 당일 동일 부위에서 2가지 이상의 수술(처치)을 하는 경우, 이들 수술(처치)이 주된 수술 시에 부수적으로 동시에 실시하는 처치가 아닌 서로 다른 수술(분류코드가 다른 시술)을 하는 경우를 말한다.
- 동시에 실시한 2가지 이상의 수술은 산정비율을 달리하여 모두 청구할 수 있다.
- 2가지 이상 수술 중 소정점수가 높은 주된 수술은 소정금액의 100%, 제2수술부터는 소정금액의 50%[종합병원(상급종합병원 포함)은 70%]를 산정한다.

  예: 발치+치조골성형수술 동시치료 시 '높은 수가 100%+낮은 수가 50%'로 산정한다.

관련 규정

○ 요양급여비용의 적용기준 및 방법에 관한 세부사항

Ⅰ. 행위

제10장 치과 처치·수술료

[산정지침]

(4) 동일 피부 절개하에 2가지 이상 수술을 동시에 시술한 경우 주된 수술은 소정점수에 의하여 산정하고, 제2의 수술부터는 해당 수술 소정점수의 50%, 상급종합병원·종합병원·치과대학부속치과병원은 해당 수술 소정점수의 70%를 산정한다. 다만 주된 수술 시에 부수적으로 동시에 실시하는 수술의 경우에는 주된 수술의 소정점수만 산정한다.

항목	제목	세부인정사항
일반사항	2가지 이상의 수술 시 수기료 산정방법	1. 동일 절개하에서 2가지 이상 수술을 동시에 시술한 경우 주된 수술이란 2가지 이상 수술 중 소정점수가 높은 수술을 기준으로 함. 이 경우 '소정점수'란 「건강보험 행위 급여·비급여 목록표 및 급여 상대가치점수」 제1편 제2부 제9장 제1절 처치 및 수술료의 각 분류항목에 기재된 소정점수를 말함 2. 동일 피부 절개하에 해당 과를 달리하여 각각 다른 병변을 수술한 경우, 진료 전문과목이 다르더라도 동일 마취하에 연속하여 수술을 하는 것이므로 「건강보험 행위 급여·비급여 목록표 및 급여 상대가치점수」 제1편 제2부 제9장 제1절 처치 및 수술료 [산정지침] (5)에 의거 주된 수술 100%, 그 외 수술 50%[종합병원(상급종합병원 포함)은 70%]를 산정함 (고시 제2018-281호, 2019. 1. 1. 시행)

항목	제목	세부인정사항
일반사항	동일 피부 절개하에 2가지 이상 수술 시 수가 산정방법	「건강보험 행위 급여·비급여 목록표 및 급여 상대가치점수」 제1편 제2부 제9장 처치 및 수술료 등 [산정지침] (5)항에 의거 종합병원(상급종합병원 포함)의 경우 동일 피부 절개하에 2가지 이상 수술을 동시에 시술한 경우 제2의 수술부터는 해당 수술 소정점수의 70%를 산정토록 되어 있음 이때 2가지 이상 수술이란 서로 다른 수술로 별도 소정점수의 산정이 가능한 경우를 의미함 (고시 제2016-204호, 2016. 11. 1. 시행)

항목	제목	세부인정사항
일반사항	동일 피부 절개하 동일 수술을 여러 부위에 하는 경우 수가 산정방법	동일 피부 절개(또는 동일 경로)하 동일 수술을 여러 부위에 하는 경우는 「건강보험 행위 급여·비급여 목록표 및 급여 상대가치점수」 제1편 제2부 제9장 처치 및 수술료 [산정지침] (5)에 적용되지 않는 사항으로, 제1부위는 100%, 제2부위부터는 50% 산정을 원칙으로 함. 다만 최대산정범위 및 산정방법에 대해 별도 고시가 있는 경우에는 해당 고시를 적용함 (고시 제2017-118호, 2017. 7. 1. 시행)

기준 연령

- 연령에 따른 진료의 난이도를 감안하여 연령에 따라 급여비용을 가산하거나, 건강보험 보장성을 강화하면서 비용 효과적인 면도 고려하기 위하여 급여 적용연령을 제한하고 있다.
- 급여 적용연령은 치료받는 당일에 생년월일을 기준으로 한다.
- 8세 미만은 만 7세 이하를 말하며, 만 8세부터는 해당이 안 된다.
- 65세 이상은 만 65세부터 해당된다.

연령에 따라 급여가 인정되는 급여항목

급여항목	급여 적용연령
치면열구전색술	만 18세 이하
광중합복합레진 충전	만 5세 이상~12세 이하
연 1회 전악치석제거	만 19세 이상
보험 부분틀니 완전틀니 임시틀니	만 65세 이상
틀니유지관리	만 65세 이상
치과임플란트	만 65세 이상

치식 기재 방법

영구치		유치	
우상	좌상	우상	좌상
8 7 6 5 4 3 2 1	1 2 3 4 5 6 7 8	E D C B A	A B C D E
8 7 6 5 4 3 2 1	1 2 3 4 5 6 7 8	E D C B A	A B C D E
우하	좌하	우하	좌하

- 치식은 영구치는 숫자로, 유치는 영문으로 기재한다.
- 치료부위가 치아 이외의 연조직, 악관절 또는 과잉치와 같이 해당 치아번호가 없는 경우에는 가장 인접한 치아의 치식을 기입하고 상병명을 부여한다.

  예: 상순의 아프타성 구내염 – 2 3 K12.0 아프타성 구내염

  – 구내염이 발생한 가장 가까운 부위의 치아번호를 적고 상병명을 기재한다.

  예: 측두하악관절장애 – |67 K07.6 측두하악관절장애

  – 주소부위가 좌측 악관절이면 |67 좌측 대구치의 치아번호를 적용한다.

  예: 유중절치와 맹출하는 영구중절치의 사이의 과잉치 – A(1) 과잉치

  – 정중과잉치의 치식은 인접한 유중절치(A) 또는 영구중절치(1)의 치아번호를 적용한다.

치식구분 기재 요령

명세서에 치식이 기재되는 방식이며, 보험청구프로그램에서 치식을 입력하면 자동으로 변환된다.

1. 정보통신망 및 전산매체 청구

   치식번호를 우상, 좌상, 우하, 좌하 순으로 일렬로 위치한 뒤 상병과 관련된 치식번호 또는 검사, 마취, 처치 및 수술부위의 치식번호 위치에 영구치의 경우는 '*'를, 유치의 경우는 '#'를, 치과임플란트의 경우는 '!'를 기재하며 관련이 없는 치식번호에는 '0'으로 채운다.

- 영구치(치과임플란트)와 유치의 치식번호 위치

	우상	좌상	우하	좌하
영구치 (치과임플란트):	8 7 6 5 4 3 2 1	1 2 3 4 5 6 7 8	8 7 6 5 4 3 2 1	1 2 3 4 5 6 7 8
유 치:	E D C B A	A B C D E	E D C B A	A B C D E

예시 1: 좌상 4, 5, 6번 치아(영구치)의 치아우식증 진단 시 치식구분 기재방법

	우상	좌상	우하	좌하
치식번호:	8 7 6 5 4 3 2 1	1 2 3 4 5 6 7 8	8 7 6 5 4 3 2 1	1 2 3 4 5 6 7 8
기재방법:	0 0 0 0 0 0 0 0	0 0 0 * * * 0 0	0 0 0 0 0 0 0 0	0 0 0 0 0 0 0 0

예시 2: 우하 D번, 좌하 A번 치아(유치)의 치아우식증 진단 시 치식구분 기재방법

	우상	좌상	우하	좌하
치식번호:	E D C B A	A B C D E	E D C B A	A B C D E
기재방법:	0 0 0 0 0 0 0 0	0 0 0 0 0 0 0 0	0 0 0 0 # 0 0 0	# 0 0 0 0 0 0 0

예시 3: 좌상 4번, 우하 3번 치아(치과임플란트)의 치주염 진단 시 치식구분 기재방법

	우상	좌상	우하	좌하
치식번호:	8 7 6 5 4 3 2 1	1 2 3 4 5 6 7 8	8 7 6 5 4 3 2 1	1 2 3 4 5 6 7 8
기재방법:	0 0 0 0 0 0 0 0	0 0 0 ! 0 0 0 0	0 0 0 0 0 ! 0 0	0 0 0 0 0 0 0 0

2. 서면 청구

(예시)

• 유치인 경우

부위 및 상병명: D — 가역적 치수염(상병분류기호 K0400)

• 영구치인 경우(복합상병 시)

부위 및 상병명: 4 5 6 — 만성 단순치주염(상병분류기호 K0530)

3 — 근단 및 외측의 치근낭(상병분류기호 K0480)

• 치과임플란트인 경우

부위 및 상병명: 4! 3! — 기타 명시된 급성 치주염(상병분류기호 K0528)

내역설명

• 내역설명은 명세서상의 청구내역만으로는 진료의 타당성을 설명하기에 부족한 경우에 추가적으로 기재하는 설명 문구이며, 보험청구 심사 시 참고가 되는 자료로 적극 활용된다.

• 환자와 진료내용 등의 전후 상황을 알고 있는 의사 입장에서는 당연하다고 생각되어 청구한 내용도 청구내역만을 보고 심사하는 심사자에게는 이해가 안 되는 부분이 있게 되는데 이러한 차이를 해소하기 위하여 적절한 내역설명이 필요하다.

• 필요한 내역설명을 누락한 경우에는 심사조정으로 이어지고 재심사조정청구나 이의신청을 해야 하는 경우가 생기므로 청구 시 내역설명을 간과해서는 안 된다.

• 내역설명은 청구할 때마다 매번 기재해야 하는 것은 아니며, 꼭 필요한 경우에 장황하지 않고 간단하고 명료하게 꼭 필요한 내용만을 기재하도록 한다.

• 꼭 필요한 내역설명의 미기재는 심사조정으로 이어지므로 유의해야 한다.

• 내역설명은 환자와 진료내용에 대한 설명인 명세서 단위(MX999) 내역설명과 각 행위 항목에 대한 설명인 줄번호 단위(JX999) 내역설명이 있다.

• 명세서 단위 내역설명

– 타 의원에서 발치 후 초진으로 내원하여 발치한 부위의 수술후 처치를 시행한 경우 '타 치과 발치 후 내원'과 같은 내역설명이 없으면 초진 또는 수술후 처치가 심사조정된다.

• 줄번호 내역설명

– 근관충전 중 미처 발견하지 못한 근관을 추가로 발견하여 발수와 근관확대를 동시에 한 경우에는 근관수와 청구내역이 이제까지의 진료내용과 맞지 않아서 심사조정될 수 있으므로 해당 행위에 맞는 내역설명을 쓰는 줄번호 내역설명으로 기재하여야 한다.

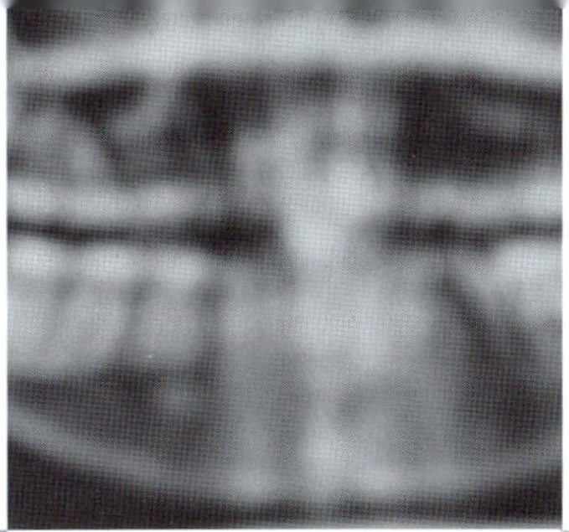

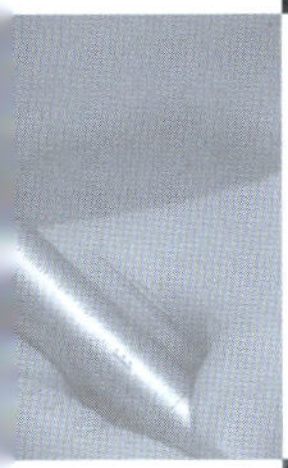

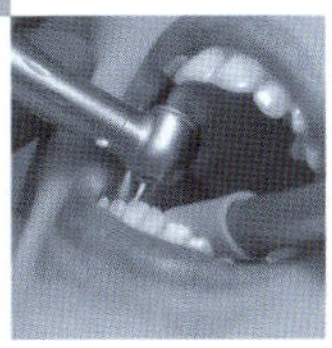

Chapter

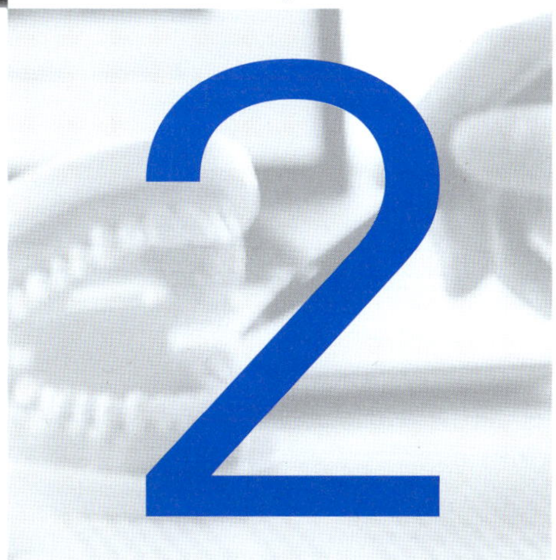

2

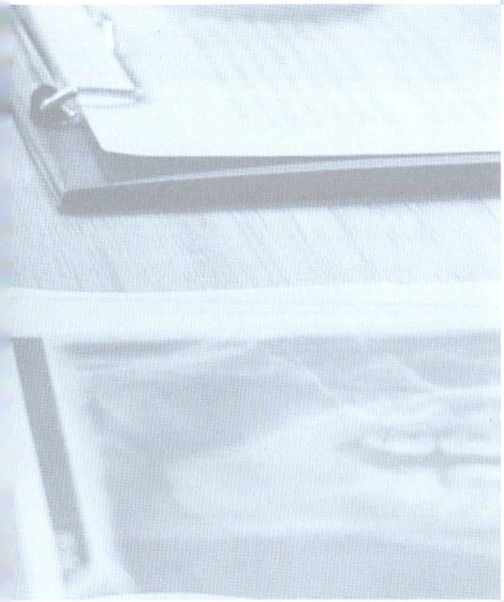

기본진료료

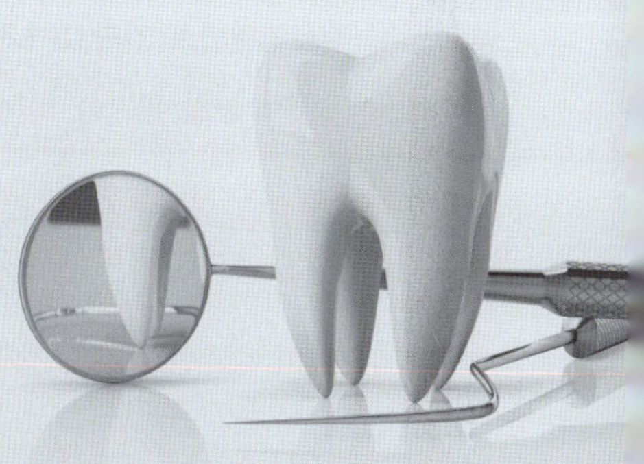

01 외래환자 진찰료

진찰료의 일반사항

- 진찰료는 치료할 때마다 혹은 보험청구할 때마다 자동적으로 붙는 수가가 아니라, 환자 내원 때마다 치료를 위한 근거가 되는 환자의 상태를 매번 진찰하고 진단하므로 이에 적용되는 행위료이다.

진찰료 = 기본진찰료 + 외래관리료

- 처방전을 발행해도 투약일수나 약품비와 관계없이 처방료 없이 진찰료만 청구
- 비급여 진료 시에는 진찰료 청구 불가
- 초진 환자는 초진진찰료, 재진 환자는 재진진찰료
- 1일 2회 내원 시에도 진찰료는 1회만 산정

진찰료의 구성

상대가치점수(2021년 기준)

구분		진찰료	기본진료료	외래관리료
초진	치과의원	166.59	152.11	14.48
	치과병원	179.23		27.12
재진	치과의원	110.46	95.98	14.48
	치과병원	123.09		27.11

- 진찰료는 기본진찰료와 외래관리료를 합한 것으로, 기본진찰료는 진찰행위료 외에 병원관리 및 진찰권발급 등에 소요되는 비용이 포함되며, 외래관리료에는 외래환자의 처방전 발급 등 처방에 소요되는 비용을 포함한다.
- 처방전 발급비용이 진찰료에 포함되어 있기 때문에 처방전의 발행 여부와는 상관없이, 처방내역이나 처방일수에 관계없이 진찰료의 수가만을 산정 청구한다.

진찰료의 산정

진찰료는 1회만 산정

- 환자가 내원하면 먼저 해당 주소(Chief complaint)뿐만 아니라 전반적인 구강 상태를 진찰하고 전체적인 진단과 치료계획이 이루어지게 된다. 따라서 진찰료를 적용하는 것도 상병명에 따라 또는 치료부위나 보존과, 치주과 등 진료영역별로 진찰료(초진료·재진료)가 각각 적용되는 것이 아니다.
- 따라서 동일 환자를 진찰할 때는 상병명, 치료부위, 진료영역과 상관없이 진찰료는 1회만 산정한다.

비급여 진료 시에는 진찰료 청구 불가

- 「건강보험 행위 급여·비급여 목록표 및 급여 상대가치점수」에서 비급여로 명시된 비급여 행위만을 시행한 날의 진찰료는 비급여이다.
- 치과보철의 직접비용(행위·약제 및 치료재료 등을 포함한 제반 진료)과 임플란트 시술을 목적으로 사전에 실시하는 진료행위(골이식술 등) 비용은 진찰료를 포함하여 비급여대상이다.
- 비급여 진료를 하기 위하여 행하는 진찰은 그 비용이 비급여 진료에 포함되는 것이므로 따로 진찰료를 청구할 수는 없다.
- 하지만 전체적인 검사를 위하여 내원하거나, 혹은 급여에 해당하는 질환의 치료를 위해 내원하여 전반적인 진찰을 행한 후 비급여 진료만을 실시하게 된 경우에는 급여에 해당하는 기본진찰료를 청구할 수 있다.
- 예를 들어, 진찰 후 치주질환과 치아우식증이 있어 치주치료와 치아우식증 치료를 하기로 치료계획을 세운 상태에서 진찰 당일에 비급여인 광중합레진으로 치아우식증 치료만을 한 경우에는 당일 진찰에 대한 초(재)진료를 보험청구할 수 있다.

초진 환자는 초진진찰료, 재진 환자는 재진진찰료

- 진찰료는 외래에서 환자를 진찰한 경우에 처방전의 발행과 관계없이 산정하며, 초진 환자를 진찰하였을 경우에는 초진진찰료를, 재진 환자를 진찰하였을 경우에는 재진진찰료를 산정한다.

진찰료는 1회만 산정해야 하는 경우

- 동일 의사가 동시에 2가지 이상의 상병에 대하여 진찰을 한 경우
- 하나의 상병에 대한 진료를 계속 중에 다른 상병이 발생하여 동일 의사가 동시에 진찰을 한 경우(재진진찰료)
- 동일한 상병에 대하여 2인 이상의 의사가 동일한 날에 진찰을 한 경우
- 1일 2회 이상 내원하여 진료받은 경우
- 치과의사가 작성·교부한 처방전에 따라 약국에서 조제받은 주사제를 투여받기 위해서 당일에 재내원하는 경우

진찰료를 산정하지 못하는 경우

- 65세 이상 환자에게 해당하는 보험틀니와 치과임플란트는 진찰료가 포함된 단계별 묶음수가로 되어 있어서 진찰료를 별도로 산정하지 않는다.
- 처방전 사용기간 이내에 처방전을 분실하여 처방전만 재발급하는 경우
- 진료담당 의사가 다른 치료 없이 검사·방사선 진단 등을 처방 지시하였으나, 요양기관의 사정에 의하여 진료 당일에 실시하지 못하고 다시 내원하여 처방 지시된 검사·방사선 진단만을 시행한 경우

관련 규정

○ 건강보험 행위 급여·비급여 목록표 및 급여 상대가치점수

제1편 행위 급여·비급여 목록 및 급여 상대가치점수

제2부 행위 급여목록·상대가치점수 및 산정지침

제1장 기본진료료

[산정지침]

1. 진찰료

나. 다음 각 호의 1에 해당하는 경우에는 진찰료는 1회 산정한다.

(1) 동일 의사가 동시에 2가지 이상의 상병에 대하여 진찰을 한 경우

(2) 하나의 상병에 대한 진료를 계속 중에 다른 상병이 발생하여 동일 의사가 동시에 진찰을 한 경우(재진진찰료)

(3) 동일한 상병에 대하여 2인 이상의 의사가 동일한 날에 진찰을 한 경우

다. 2개 이상의 진료과목이 설치되어 있고 해당 과의 전문의가 상근하는 요양기관에서 동일 환자의 다른 상병에 대하여 전문과목 또는 전문분야가 다른 진료담당 의사가 각각 진찰한 경우에는 진찰료를 각각 산정할 수 있다.

라. 진료담당 의사가 검사·방사선 진단 등을 처방 지시하였으나 요양기관의 사정에 의하여 진료 당일에 검사·방사선 진단 등을 실시하지 못한 경우에는 검사·방사선 진단을 실시한 당일의 진찰료는 산정하지 아니한다.

마. 의료법 제18조에 따라 요양기관인 의료기관의 의사 또는 치과의사가 작성·교부한 처방전에 따라 요양기관인 약국 또는 한국희귀·필수의약품센터에서 조제받은 주사제를 투여받기 위해서 당해 요양기관에 당일에 재내원하는 경우에는 진찰료를 별도 산정하지 아니한다.

○ 요양급여비용의 적용기준 및 방법에 관한 세부사항

Ⅰ. 행위

제1장 기본진료료

항목	제목	세부인정사항
가1 외래환자 진찰료	연속적인 처치 또는 치료를 위하여 1일 2회 이상 내원한 경우의 진찰료 산정방법	수진자가 내원하여 진찰한 결과 진료상 일정 기간 경과 후 연속된 처치 또는 치료(주사 또는 검사, 방사선 치료)를 필요로 하여 동일에 다시 내원하게 하였을 경우 등 진료상 일정계획에 의하여 1일 2회 이상 내원하여 계속적인 처치 또는 치료를 한 경우에는 초진 또는 재진진찰료는 1회만 산정함 (고시 제2000-73호(행위), 2001. 1. 1. 시행)

행정해석

치과에서 비급여 진료 시 진찰료 등 인정 여부 안내
치과 분야에서 교정이나 보철 등 비급여대상 진료 중 수반되는 진료행위에 대한 인정 여부에 대하여 다음과 같이 안내하니 관련 업무에 참고하여 주시기 바랍니다. 가. 치과에서 치아우식증 등 질병치료를 목적으로 진료가 이루어진 경우 진찰료 및 방사선 진료 등은 현행과 마찬가지로 당연 요양급여로 적용되며, 다만 동 진료과정에서 건강보험 행위 급여·비급여 목록표 및 급여 상대가치점수(보건복지부 고시) 제3부 행위비 급여 목록표상의 비급여 행위만을 시행한 날의 진찰료는 비급여임 나. 또한 현행 「국민건강보험 요양급여의 기준에 관한 규칙」 제9조 제1항 별표2에서 명시하고 있는 치과보철(틀니 등 임플란트 포함)을 위한 진료는 요양급여대상이나, 치과보철의 직접비용(행위·약제 및 치료재료 등을 포함한 제반 진료)과 임플란트 시술을 목적으로 사전에 실시하는 진료행위(골이식술 등) 비용은 진찰료를 포함하여 비급여대상임 (보험급여과-3024호, 2010-12-20)

급여대상자에게 진찰 후 비급여 진료(예: 초음파검사)만을 실시한 경우 진료비 산정방법은?
진찰료에 대하여는 청구액이 발생하므로 비급여를 제외한 나머지 부분(진찰료만 있을 경우에도 마찬가지임)에 대해서 진료비를 산정하고 청구함 (급여 65720-1194호, 2001. 7. 27.)

건강보험심사평가원 2004년 민원상담사례

교정 상담/진단을 목적으로 상담 시 초진료 산정방법
■ 질의: 교정 상담/진단을 목적으로 치과에 내원하여(그 외에는 complaint가 없이), 그 교정 문제에 대해 살펴보고 상담만을 했을 경우, 초진료를 보험청구할 수 있나요? ■ 답변: 국민건강보험 요양급여의 기준에 관한 규칙 제9조 제1항 관련 '일상생활에 지장이 없는 경우에 실시 또는 사용되는 행위, 약제 및 치료재료'는 비급여대상인 바, 건강보험 적용대상자의 내원 목적이 비급여대상 진료인 경우의 진찰료는 위에서 안내한 '행위'에 포함되어 있으므로 건강보험 적용이 될 수 없음을 알려드립니다.

초진진찰료, 재진진찰료

초진진찰료(초진료)

분류번호	코드	분류
가-1		외래환자 진찰료 Outpatient Care 가. 초진진찰료 New Patient 주: 1. 만 1세 미만의 소아에 대하여는 26.45점, 만 1세 이상 만 6세 미만의 소아에 대하여는 10.89점을 가산한다(산정코드 첫 번째 자리에 만 1세 미만은 1, 만 1세 이상~만 6세 미만은 6으로 기재). 2. 치과에서 장애인으로 등록되어 있는 뇌병변장애인, 지적장애인, 정신장애인, 자폐성장애인에 대하여는 9.03점을 가산한다(산정코드 첫 번째 자리에 9로 기재). 3. 평일 18시(토요일은 13시)~익일 09시 또는 관공서의 공휴일에 관한 규정에 의한 공휴일에는 진찰료 중 기본진찰료(초진) 소정점수의 30%를 가산한다(산정코드 두 번째 자리에 야간은 1, 공휴일은 5로 기재). 4. '주3' 규정에도 불구하고, 의원급 및 병원급(종합병원 이상은 제외) 요양기관에서 만 6세 미만의 소아에 대하여 20시~익일 07시에는 진찰료 중 기본진찰료(초진) 소정점수의 100%를 가산한다(산정코드 두 번째 자리에 2로 기재). 5. 토요일 09시 후~13시 전의 진료 시에는 의원급 요양기관(보건의료원 포함)에 한하여 기본진찰료(초진) 소정점수의 30%를 별도 산정한다(산정코드 두 번째 자리에 3으로 기재). 6. 평일 18시~익일 09시에 차등수가 적용대상에서 제외하는 경우는 산정코드 세 번째 자리에 1을 기재한다.
	AA100	(5) 치과의원, 보건의료원 내 치과
	AA109	(6) 치과병원, 병원·요양병원·한방병원 내 치과
	AA106	(7) 상급종합병원에 설치된 경우를 제외한 치과대학부속치과병원
	AA107	(8) 상급종합병원에 설치된 치과대학부속치과병원

• 초진진찰료는 외래에서 처방전의 발행과는 관계없이 초진 환자를 진찰한 경우에 산정한다.

산정지침

• 만 1세 미만의 소아에 대하여는 26.45점, 만 1세 이상 만 6세 미만의 소아에 대하여는 10.89점을 가산한다.

- 치과에서 장애인으로 등록되어 있는 뇌병변장애인, 지적장애인, 정신장애인, 자폐성장애인에 대하여는 9.03점을 가산한다.
- 평일 18시(토요일은 13시)~익일 09시 또는 관공서의 공휴일에 관한 규정에 의한 공휴일에는 진찰료 중 기본진찰료(초진) 소정점수의 30%를 가산한다.
- 의원급 및 병원급(종합병원 이상은 제외) 요양기관에서 만 6세 미만의 소아에 대하여 20시~익일 07시에는 진찰료 중 기본진찰료(초진) 소정점수의 100%를 가산한다.
- 토요일 09시 후~13시 전의 진료 시에는 의원급 요양기관(보건의료원 포함)에 한하여 기본진찰료(초진) 소정점수의 30%를 별도 산정한다.
- 평일 18시~익일 09시에 차등수가 적용대상에서 제외하는 경우는 산정코드 세 번째 자리에 1을 기재한다.

초진 환자의 범위

- 처음 온 환자
- 해당 상병의 치료가 종결된 후 30일 이후에 내원한 환자
- 치주질환치료의 경우는 90일 이후에 다시 치주치료를 하는 경우

- 초진 환자는 해당 상병으로 동일 의료기관의 동일 진료과목 의사에게 진료받은 경험이 없는 환자를 말하며, 해당 상병의 치료가 종결된 후 30일 이후에 내원한 경우에도 초진 환자로 인정한다.
- 치주질환치료와 같이 완치 여부가 불분명하여 치료의 종결 여부가 명확하지 아니한 경우에는 90일 이후에 내원 시 초진 환자로 본다.

재진진찰료(재진료)

분류번호	코드	분류
가-1	AA222	나. 재진진찰료 Established Patient 주: 1. 만 1세 미만의 소아에 대하여는 16.67점, 만 1세 이상 만 6세 미만의 소아에 대하여는 6.86점을 가산한다(산정코드 첫 번째 자리에 만 1세 미만은 1, 만 1세 이상~만 6세 미만은 6으로 기재). 2. 치과에서 장애인으로 등록되어 있는 뇌병변장애인, 지적장애인, 정신장애인, 자폐성장애인에 대하여는 9.03점을 가산한다(산정코드 첫 번째 자리에 9로 기재). 3. 평일 18시(토요일은 13시)~익일 09시 또는 관공서의 공휴일에 관한 규정에 의한 공휴일에는 진찰료 중 기본진찰료(재진) 소정점수의 30%를 가산한다(산정코드 두 번째 자리에 야간은 1, 공휴일은 5로 기재). 4. '주3' 규정에도 불구하고, 의원급 및 병원급(종합병원 이상은 제외) 요양기관에서 만 6세 미만의 소아에 대하여 20시~익일 07시에는 진찰료 중 기본 진찰료(재진) 소정점수의 100%를 가산한다(산정코드 두 번째 자리에 2로 기재). 5. 토요일 09시 후~13시 전의 진료 시에는 의원급 요양기관(보건의료원 포함)에 한하여 기본진찰료(재진) 소정점수의 30%를 별도로 산정한다(산정코드 두 번째 자리에 3으로 기재). 6. 물리치료, 주사 등을 일시에 처방 지시하여 의사의 진찰행위 없이 매일 또는 반복하여 내원하여 물리치료, 주사 등을 시술받은 경우 또는 주사제를 처방한 당일이

		아닌 다른 날에 의사의 진찰 없이 주사를 실시한 경우에는 49.09점을 산정한다. 7. 진료담당 의사와 상담한 후 「의료법」 제17조의2 제2항에 따라 대리수령자가 처방전 및 약제를 수령한 경우에는 재진진찰료 소정점수의 50%를 산정한다(산정코드 두 번째 자리에 9로 기재). 8. 「사회복지사업법」에 따른 사회복지시설(「노인장기요양보험법」에 따른 장기요양기관을 포함) 내에서 의료기관 소속 촉탁의 또는 협약의료기관 의사가 시설입소자(사회복지시설에서 숙식하는 자를 뜻함)에게 원외처방전을 교부한 경우에는 진찰료 중 외래관리료 소정점수를 산정한다(산정코드 두 번째 자리에 8로 기재). 9. 평일 18시~익일 09시에 차등수가 적용대상에서 제외하는 경우는 산정코드 세 번째 자리에 1을 기재한다.
	AA200	(5) 치과의원, 보건의료원 내 치과
	AA209	(6) 치과병원, 병원·요양병원·한방병원 내 치과
	AA206	(7) 상급종합병원에 설치된 경우를 제외한 치과대학부속치과병원
	AA207	(8) 상급종합병원에 설치된 치과대학부속치과병원

• 재진진찰료는 외래에서 처방전의 발행과는 관계없이 재진 환자를 진찰한 경우에 산정한다.

산정지침

• 만 1세 미만의 소아에 대하여는 16.67점, 만 1세 이상 만 6세 미만의 소아에 대하여는 6.86점을 가산한다.

• 치과에서 장애인으로 등록되어 있는 뇌병변장애인, 지적장애인, 정신장애인, 자폐성장애인에 대하여는 9.03점을 가산한다.

• 평일 18시(토요일은 13시)~익일 09시 또는 관공서의 공휴일에 관한 규정에 의한 공휴일에는 진찰료 중 기본진찰료(재진) 소정점수의 30%를 가산한다.

• 의원급 및 병원급(종합병원 이상은 제외) 요양기관에서 만 6세 미만의 소아에 대하여 20시~익일 07시에는 진찰료 중 기본진찰료(재진) 소정점수의 100%를 가산한다.

• 토요일 09시 후~13시 전의 진료 시에는 의원급 요양기관(보건의료원 포함)에 한하여 기본진찰료(재진) 소정점수의 30%를 별도로 산정한다.

• 물리치료, 주사 등을 일시에 처방 지시하여 의사의 진찰행위 없이 매일 또는 반복하여 내원하여 물리치료, 주사 등을 시술받은 경우 또는 주사제를 처방한 당일이 아닌 다른 날에 의사의 진찰 없이 주사를 실시한 경우에는 49.09점을 산정한다.

• 진료담당 의사와 상담한 후 「의료법」 제17조의2 제2항에 따라 대리수령자가 처방전 및 약제를 수령한 경우에는 재진진찰료 소정점수의 50%를 산정한다.

• 「사회복지사업법」에 따른 사회복지시설(「노인장기요양보험법」에 따른 장기요양기관을 포함) 내에서 의료기관 소속 촉탁의 또는 협약의료기관 의사가 시설입소자(사회복지시설에서 숙식하는 자를 뜻함)에게 원외처방전을 교부한 경우에는 진찰료 중 외래관리료 소정점수를 산정한다.

• 평일 18시~익일 09시에 차등수가 적용대상에서 제외하는 경우는 산정코드 세 번째 자리에 1을 기재한다.

재진 환자의 범위

- 치료 중인 환자
- 하나의 상병에 대한 진료를 계속하는 중에 다른 상병이 발생하여 진료한 경우
- 해당 상병의 치료가 종결된 후 30일 이내에 다른 상병이 발생한 경우
- 해당 상병의 치료가 종결된 후 30일 이내에 동일 상병이 재발한 경우
- 치주질환치료의 경우는 90일 이내에 다시 치주치료를 하는 경우
- 해당 상병의 치료가 종결되지 아니하여 내원 간격에 상관없이 계속 치료하는 경우
- 초진 시 치료계획에 따른 일련의 치료과정에 포함되는 경우

- 재진 환자는 해당 상병으로 동일 의료기관의 동일 진료과목 의사에게 계속해서 진료받고 있는 환자를 말한다.
- 치료종결 후 30일 이내 내원한 경우에도 재진 환자로 인정하며, 치주질환치료와 같이 완치 여부가 불분명하여 치료의 종결 여부가 명확하지 아니한 경우에는 90일 이내 내원하였을 경우 재진 환자로 인정한다.

초진과 재진의 구분

초진	재진
• 처음 온 환자	• 치료 중인 환자 • 하나의 상병에 대한 진료를 계속하는 중에 다른 상병이 발생하여 진료한 경우
• 해당 상병의 치료가 종결된 후 30일 이후에 내원한 환자	• 해당 상병의 치료가 종결된 후 30일 이내에 다른 상병이 발생한 경우 • 해당 상병의 치료가 종결된 후 30일 이내에 동일 상병이 재발한 경우 • 해당 상병의 치료가 종결되지 아니하여 내원 간격에 상관없이 계속 치료하는 경우
• 치주질환치료의 경우는 90일 이후에 다시 치주치료를 하는 경우	• 치주질환치료의 경우는 90일 이내에 다시 치주치료를 하는 경우
	• 초진 시 치료계획에 따른 일련의 치료과정에 포함되는 경우

관련 규정

○ 건강보험 행위 급여·비급여 목록표 및 급여 상대가치점수

제1편 행위 급여·비급여 목록 및 급여 상대가치점수

제2부 행위 급여목록·상대가치점수 및 산정지침

제1장 기본진료료

[산정지침]

1. 진찰료

가. 진찰료는 외래에서 환자를 진찰한 경우에 처방전의 발행과는 관계없이 산정하며 초진 환자를 진찰하였을 경우에는 초진진찰료, 재진 환자를 진찰하였을 경우에는 재진진찰료를 산정한다.

(1) 진찰료는 기본진찰료와 외래관리료(진찰료에서 기본진찰료를 제외한 점수)의 소정점수를 합하여 산정한다.

(2) 초진 환자란 해당 상병으로 동일 의료기관의 동일 진료과목 의사에게 진료받은 경험이 없는 환자를 말한다.

(3) 재진 환자란 해당 상병으로 동일 의료기관의 동일 진료과목 의사에게 계속해서 진료받고 있는 환자를 말한다.

(4) 해당 상병의 치료가 종결되지 아니하여 계속 내원하는 경우에는 내원 간격에 상관없이 재진 환자로 본다. 또한 완치 여부가

불분명하여 치료의 종결 여부가 명확하지 아니한 경우 90일 이내에 내원 시 재진 환자로 본다.

(5) 해당 상병의 치료가 종결된 후 동일 상병이 재발하여 진료를 받기 위해서 내원한 경우에는 초진 환자로 본다. 다만 치료종결 후 30일 이내에 내원한 경우에는 재진 환자로 본다.

(6) 치료의 종결이라 함은 해당 상병의 치료를 위한 내원이 종결되었거나, 투약이 종결되었을 때로 본다.

(7) 진찰료 중 기본진찰료는 병원관리 및 진찰권발급 등, 외래관리료는 외래환자의 처방 등에 소요되는 비용을 포함한다.

초진과 재진의 적용기준

초진·재진의 산정기준

- 30일 기준
- 치료의 종결 유·무
- 치주질환치료인 경우에는 90일 기준

1) 30일 기준

• 처음 온 환자에게는 초진, 계속 진료 중인 환자에게는 재진을 적용한다. '30일 기준'이라 함은 진료 월을 말하는 것이 아니라 진료 기간(일수)을 말하는 것이다. 따라서 진료 월을 달리하여 치료가 계속되는 경우는 재진으로 적용한다. 하나의 상병에 대한 진료를 계속하는 중에 월이 바뀌거나 30일이 넘어도 초진이 아닌 재진을 적용해야 한다.

• 한 상병명으로 진료를 받고 치료가 종결된 후 동일 상병으로 30일 이내에 다시 내원한 경우에는 재진으로 적용한다. 이는 이전에 치료한 상병이 완치된 후 새롭게 다시 해당 상병이 발생한 것인지, 아니면 이전의 상병이 계속 지속된 것인지 불분명하기 때문에 해당 상병의 치료가 종결되었다고 하더라도 30일 이내에 내원한 경우에는 재진으로 적용한다.

• 또한 하나의 상병에 대한 치료가 완료된 후에 다른 상병의 치료를 위하여 30일 이내에 내원한 경우도 재진으로 적용한다. 하나의 상병을 치료하는 중에 다른 치아나 부위 혹은 전혀 다른 상병이 발생하여 새로이 진찰을 하게 된 경우에도 별도로 진찰료를 중복 적용하지 않고, 초진이 아닌 재진으로 적용해야 한다.

• 하나의 상병으로 진료받고 해당 상병의 치료가 종결된 후 30일 이후에 내원한 경우에는 초진으로 적용한다.

2) 치료의 종결

• 초진과 재진의 산정기준은 엄밀히 얘기하면 30일 단위가 아니라 '치료가 종결되었느냐'의 여부이다.

치료의 종결이란?

- 치료의 종결이라 함은 해당 상병의 치료를 위한 내원이 종결되었거나, 투약이 종결되었을 때를 말한다.
  예: 치료의 종결 시점
  - 아말감충전은 충전이 완료된 때
  - 신경치료는 근관충전 후 아말감충전이 완료된 때
- 다만 만성 치주질환은 치료의 종결 여부가 불분명하므로 동일 부위의 치료를 위한 경우에는 그 기간을 90일로 보아 90일 이후에 내원 시 초진 환자로 본다.
  예: 치주치료의 경우 치주질환은 대부분 만성적으로 진행되며 단기간에 치료종결 후 다시 치료를 받을 때 그 상병이 새로운 상병인지 진행 상태에 있었는지가 불분명하므로 초진의 시점을 마지막 치료 후 90일로 한다.

- 초진 시 치아우식증 상병으로 충전을 한 치아를 다시 충전하게 되는 경우 30일 이내에 재충전할 때는 재진이지만, 30일 이후에는 같은 상병명이라 해도 초진이다. 이는 치아우식증으로 인한 충전인 경우에는 충전한 그 처치가 치료의 종결이며, 충전을 완료한 시점이 치료의 종결 시점이기 때문이다.
- 근관치료의 경우에는 근관충전 후 아말감충전이 완료된 때가 근관치료의 치료가 종결된 것으로 인정하기 때문에 발수만 한 상태로 환자가 계속 내원을 하지 않다가 2달 후에 내원하여 계속 근관치료를 받는 경우 재진으로 산정해야 한다. 이는 해당 치아의 근관치료가 종결되지 않은 상태이므로 6개월 이후든 1년 이후든, 기간에 상관없이 치료를 계속하게 되는 경우는 재진으로 산정해야 한다. 즉, 해당 상병의 치료가 종결되지 아니하여 계속 내원하는 경우에는 내원 간격에 상관없이 재진으로 산정한다.

3) 치주질환치료인 경우에는 90일 기준

- 치주질환과 같이 완치 여부가 불분명하여 기존의 질환이 계속되는 것인지 기존의 질환은 완치 후 재발한 것인지 혹은 새로운 질환이 발생한 것인지를 판단하기 어려워서, 치료의 종결 여부가 명확하지 아니한 경우에는 동일 상병으로 동일 부위의 치료를 위하여 90일 이내에 내원한 경우에는 재진으로 본다.
- 치과에서는 치주질환이 대부분 만성적으로 진행되며, 단기간에 치료를 종결한 후 다시 치주치료를 받게 되는 경우에 그 상병이 새로운 상병인지 진행 상태에 있었는지가 불분명하므로 90일 이내에 다시 치주치료를 하는 경우에는 재진으로 산정한다.

예시: 각각의 상황에 따른 초진·재진의 산정

날짜	초진·재진 여부	부위	상병명	진료내역
3월 10일	초진	#16	치아우식증	치수복조
5월 3일	**재진**	#16	치아우식증	아말감충전

- 치수복조만으로는 해당 우식치아의 치료가 종결되었다고 인정하지 않기 때문에 30일 이후에 내원하여 아말감충전을 하는 경우에는 재진으로 산정한다. 이와 같이 동일 치아의 동일 상병의 치료가 종결되지 않은 경우에는 내원 간격에 상관없이 재진으로 산정한다. 또한 이때의 아말감충전은 즉일충전처치로 산정하지 못하고, 와동형성 충전으로 산정해야 한다.

날짜	초진·재진 여부	부위	상병명	진료내역
3월 10일	초진	#16	치아우식증	치수복조
5월 3일	**초진**	#16	치주농양	구강내소염수술

- 하지만 해당 치아의 우식치료가 종결되지 않은 상태라도 동일 치아에 우식치료가 아닌 다른 상병명으로 치료를 한다면 30일 이후에는 초진으로 산정한다.

날짜	초진·재진 여부	부위	상병명	진료내역
3월 10일	초진	#16	치아우식증	G.I.시멘트 충전
3월 30일	**재진**	#36	치주농양	구강내소염수술

- 해당 상병의 치료가 종결된 후 다른 상병으로 다른 치료를 위하여 내원하였더라도 30일 이내 내원 시에는 재진으로 산정한다.

예시: 비급여 진료(교정치료 또는 보철치료)를 한 후에 10여 일 후에 내원하여 보험진료를 받은 경우

날짜	초진·재진 여부	부위	상병명	진료내역
3월 10일	초진	#16	-	크라운 장착
3월 23일	**재진**	#46	치주농양	구강내소염수술

- 비급여 진료를 한 후 30일 이내에 내원하여 보험진료를 한 경우에는 재진으로 산정한다. 초진·재진의 산정은 급여, 비급여 여부, 보험청구 여부와 상관없이 환자의 내원일을 기준으로 하기 때문에 첫날 비급여 진료를 보험청구하지 않았지만 환자는 내원을 하였기 때문에 다음 번 보험진료를 초진으로 적용하는 것은 산정기준에 맞지 않다.
- 심평원에서 심사를 할 때에는 비급여 진료분이 청구가 안 된 상태에서 보험진료분만을 보기 때문에 초진으로 산정하여도 이를 알지 못하는 경우가 대부분이다. 하지만 환자의 내원 내역을 알게 되면 심사조정되는 사항임을 알고 있어야 한다.

예시: 치수염 상병으로 근관치료 중에 환자가 내원하지 않다가 30일 이후에 내원하여 발치하게 된 경우

날짜	초진·재진 여부	부위	상병명	진료내역
3월 10일	초진	#16	치수염	근관치료
5월 3일	**재진**	#16	치수염	발치

- 30일 이후에 내원하였더라도 치료가 종결되지 않은 상태에서 동일 상병으로 치료를 하게 된 경우에는 재진으로 산정한다. 따라서 근관치료 중인 치아가 치료가 종결되지 않은 상태로 동일 상병으로 발치하게 된 경우에는 재진으로 산정해야 한다.

날짜	초진·재진 여부	부위	상병명	진료내역
3월 10일	초진	#16	치수염	근관치료
5월 3일	**초진**	#16	치아파절	발치

• 그러나 치료 중단 후 다른 상병이 발생하여 발치를 시행하였다면 초진으로 적용 가능하다.

예시: 치주질환으로 #14~17 부위에 치석제거를 하고 2개월 후에 동일 부위에 치근활택술을 시행한 경우

날짜	초진·재진 여부	부위	상병명	진료내역
3월 10일	초진	#14~17	만성 치주염	치석제거
5월 13일	**재진**	#14~17	만성 치주염	치근활택술

• 치주질환의 경우 동일 부위에 동일 상병으로 90일 이내에 내원한 경우에는 재진으로 산정한다.

날짜	초진·재진 여부	부위	상병명	진료내역
3월 10일	초진	#14~17	만성 치주염	치석제거
5월 13일	**초진**	#24~27	만성 치주염	치근활택술

• 그러나 #14~17에 치석제거를 시행하고 2개월 후에 내원하여 #24~27에 치근활택술을 시행하였다면 동일 부위가 아니므로 초진으로 산정한다.

'치료의 종결'의 확대 해석 – 일련의 치료과정

• 산정지침에 '치료의 종결이라 함은 해당 상병의 치료를 위한 내원이 종결되었거나, 투약이 종결되었을 때로 본다'라고 되어 있고 치료의 종결 후 30일 이후에 내원한 경우에는 초진으로 적용함에도 불구하고, 치료의 종결을 확대 해석하여 해당 상병의 치료종결이 아닌 초진 시의 치료계획이 완료된 것을 치료의 종결로 해석하는 규정도 있다(고시 제2001-40호, 고시 제2018-269호).

• 이 고시에 따르면 초진 시 3개의 충치를 발견한 후 초진한 당일에 충치 하나를 치료하고 1달 후에 다른 하나를 치료하고 2달 후에 또 다른 하나를 치료한 경우, 1달 후, 2달 후에 치료한 것은 모두 초진이 아닌 재진으로 산정해야 한다. 이 경우는 30일 이후에 내원하였다 하더라도 각각의 치아의 치료는 초진 시 이루어진 치료계획에 따른 일련의 치료과정에 해당한다는 이유 때문이다.

• 초진 시 파노라마촬영 사진에서 하악 좌·우측 제3대구치가 매복이 되어 초진 시 좌측 사랑니를 발치하고 2개월 후에 다시 내원하여 우측 사랑니를 발치하였을 때, 초진 시 촬영한 파노라마사진에서 좌·우측 사랑니를 발치하기로 진단과 치료계획이 수립되었고 그에 따라 발치한 것이라면 2개월 후에 내원하여 사랑니를 발치한 경우에는 재진으로 적용한다.

• 즉, 초진 시에 진단과 치료계획이 수립된 상태에서 내원을 중단하였다가 몇 개월 후 재내원하여 이전에 진단, 계획되었던 치료를 시행하는 경우라면 내원 간격에 상관없이 재진으로 적용한다.

관련 규정

○ 요양급여비용의 적용기준 및 방법에 관한 세부사항

Ⅰ. 행위

제1장 기본진료료

항목	제목	세부인정사항
가1 외래환자 진찰료	초·재진진찰료 산정방법	1. 초·재진진찰료 산정 시 감기와 같은 호흡기계 질환, 위염과 같은 소화기계 질환, 내과적인 질환, 질염과 같은 부인과적 질환 등은 어느 일정 기간에 완치 여부가 불분명하고 치료가 단기간에 종결되었다 하더라도 다시 치료를 받을 때 그 상병이 새로운 상병인지, 재발하였는지, 치료의 중단으로 진행 상태에 있었는지가 불분명하기 때문에 해당 상병의 치료가 종결된 후(해당 상병의 치료를 위한 내원일수 및 투약일수를 포함) 30일 이내에 내원하였을 경우에는 동일 상병의 계속 진료로 보아 재진진찰료를 산정하도록 함 2. 또한 '편도선염'과 '감기'와 같이 그 주요증상이나 치료과정이 유사할 뿐 아니라 일반적으로 같은 부류(상기도 감염증)의 상병으로 분류되는 경우에도 동일 상병의 계속 진료로 보아 치료가 종결된 후 30일 이내에 진찰을 행하게 되면 재진진찰료를 산정함 3. 또한 하나의 상병 치료 중 전혀 다른 상병이 발생하여 진찰을 한 경우에도 재진진찰료를 산정하여야 하며 이 경우 진찰료는 1회만 산정함 (고시 제2001-40호(행위), 2001. 7. 1. 시행)

항목	제목	세부인정사항
가1 외래환자 진찰료	동일 상병으로 진료월을 달리하여 계속 진료 시 진찰 산정방법	「건강보험 행위 급여·비급여 목록표 및 급여 상대가치점수」 제1편 제2부 제1장 기본진료료 [산정지침] 1. 진찰료 가-(5)의 '해당 상병이 치료종결 후 30일 이내에 내원한 경우에는 재진환자로 본다'는 규정은 감기·배탈 등 자주 재발하는 일과성 질환의 경우 환자가 다시 병원을 방문했을 때 종전 질병의 계속적인 치료를 위한 것인지 완치 후 재발한 것인지가 불분명한 경우가 많아 다툼이 예견되어, 완치 후 재발한 경우라도 30일 이내에 진찰을 행한 경우에는 재진진찰료를 산정토록 한 것으로 모든 환자를 대상으로 30일 단위 또는 진찰 간격이 30일 이상이라는 이유로 초진진찰료를 산정하여서는 아니 됨 (고시 제2018-269호(행위), 2019. 1. 1. 시행)

항목	제목	세부인정사항
가1 외래환자 진찰료	치과에서 초·재진진 찰료 산정기준	하나의 상병에 대한 진료가 끝난 후 동일 상병이 재발하여 30일 이내에 진찰을 하는 경우에는 재진료를 산정할 수 있도록 「건강보험 행위 급여·비급여 목록표 및 급여 상대가치점수」 제1편 제2부 제1장 기본진료료 [산정지침] 1. 진찰료 가-(5)에 규정하고 있으므로, 하나의 상병에 대하여 진료가 끝난 후 30일 이내 타 상병으로 진찰을 받은 경우에도 재진진찰료를 산정함. 따라서 치과치료에서 초진 시 3개의 충치를 발견한 후 치료를 위하여 각각의 치아를 발치하는 경우에는 30일 이후에 내원하였더라도 일련의 치료기간에 해당되므로 재진진찰료를 산정함 (고시 제2018-269호(행위), 2019. 1. 1. 시행)

항목	제목	세부인정사항
가1 외래환자 진찰료	만성 치주질환치료 시 초·재진 산정기준	만성 치주질환치료 시 치료종결 후 재치료의 경우 새로운 상병인지 진행 상태의 상병인지가 불분명하므로 「건강보험 행위 급여·비급여 목록표 및 급여 상대가치점수」 제1편 제2부 제1장 기본진료료 [산정지침] 1. 진찰료 가-(4)에 따라 치주질환치료종결 후 90일 이내에 동일 부위 치료 시 진찰료는 재진으로 산정함 (고시 제2018-269호(행위), 2019. 1. 1. 시행)

심사사례

- ■ 청구내역: 상아질의 우식증(K02.1) 상병으로 2004년 1월 29일 하악 우측 첫 번째 대구치에 아말감충전을 시행한 후 2004년 2월 16일 초진으로 상악 좌측 두 번째 소구치와 하악 좌측 첫 번째 대구치에 아말감충전을 시술한 경우
- ■ 심사내역: 상아질우식증으로 충전치료가 끝난 후 월이 바뀌어 내원하여 초진진찰료를 산정하였으나 30일 이내 내원한 경우이므로 재진료로 인정하였다.

- ■ 청구내역: 만성 치주염 상병으로 초진(2004년 1월 12일) 시 하악 우측 구치 부위에 치근활택술을 시술하였는데, 동일 수진자 확인 시 2개월 전에 만성 치주염으로 내원하여 동일 부위에 치근활택술 및 치주질환처치가 산정되었음이 확인된 경우
- ■ 심사내역: 만성 치주염 상병이므로 치료종결 후 90일 이내 내원 시 재진에 해당되므로 재진료로 인정하였으며, 3개월 이내 동일 부위에 치근활택술을 재실시한 경우에 해당되므로 치근활택술 소정금액의 50%를 인정하였다.

- ■ 청구내역: 매복치 상병으로 초진(2008년 12월 8일) 시 방사선촬영 없이 하악 우측 제3대구치를 단순매복치 발치를 하였는데, 참조란 내역에 '기 촬영한 방사선 참조하여 매복치 발치'로 기재한 경우
- ■ 심사내역: 이전 내원 시 촬영한 방사선에서 매복치 상병으로 진단되어 치료계획에 따라 진료한 경우로 초진진찰료는 산정할 수 없으므로 재진진찰료로 심사조정되었다.

초진료·재진료 적용 시 유의할 사항

별도의 비용을 청구하지 못하고 진찰료만을 산정하는 경우

• 아래의 항목들은 진료행위 비용이 진찰료 수가에 포함되는 것으로, 별도로 청구하지 않고 초(재)진료만을 청구하고 내역설명을 첨가하도록 한다. 이때 진료기록부에는 이 내용에 대하여 반드시 정확히 기록해 두어야 한다.

서류 발급, 진단 및 상담, 검사, 처치 비용 등이 진찰료에 포함되어 있어 진찰료만을 청구하는 경우

- 요양급여비용명세서 발급
- 소견서, 촉탁서 등 각종 서류 발급
- 구강진단 및 치료계획
- 특수구내진단
- 생리적하악위 검사
- 개폐구검사
- 구강안면동통 주관적검사
- 구강악안면동통 기왕력검사
- 구강안면동통 간이병력검사
- 구강악안면동통 상담 및 치료계획
- 구강안면동통 정기검사
- 악관절응급처치 check
- Aseptic technique(주사 전 준비, 주입 및 드레싱 전 준비와 관련된 멸균관리)
- 활력징후측정, 사지혈압측정
- 알보칠 도포(1회당)
- 포도필린, $AgNO_3$ 도포 A, B $AgNO_3$ Chemical quaterization
- 치아동요검사

- 수면무호흡증후군 환자의 지속적 상기도 양압술(CPAP) 치료를 위한 교육 및 처방
- 치수온도검사
- 국소약물요법
- 측두하악장애행동요법
- 부비동 약물주입요법
- 구강안면 저수준 레이저치료
- 별도 시술 없이 처방전만을 발행, 원외처방전관리
- 심리평가결과 분석, 해석 및 보고서 작성

간단한 처치 등의 비용이 진찰료에 포함되어 있어 진찰료만을 청구하는 경우

- 구강건조증의 처치
- 연조직질환의 처치: 틀니에 눌린 상처부위의 소독 및 드레싱, 연고 도포
- 구강내캔디다증처치 및 구내염치료를 위한 오라메디, 알보칠 등의 연고 또는 약물도포
- 치은염, 지치주위염, 치주염 등의 경우 간단한 구강연조직질환의 처치
- 치은연하세정을 이용한 debridement의 경우
- 발치 전 통증 감소를 위한 간단한 드레싱
- 고정장치 제거 후 실시한 드레싱

초진 시 산정 불가능한 진료 항목

구분	초진 시 산정 불가능한 진료 항목
보존	• 충전물연마
근관	• 근관세척 • 근관확대 • 근관충전
외과	• 수술후 처치 • 발치와재소파술 • 고정장치의 제거
치주	• 치주치료후 처치 • 치주소파술 • 치은절제술(치주질환 시) • 치은박리소파술

- 진료행위들 중에는 반드시 선행되는 처치를 시행한 이후에 실시하여야 하는 진료 항목들이 있는데, 이 항목들은 초진 시에는 산정하면 안 되고 재진 시에 산정해야 한다.
- 하지만 타 의원에서 선행되는 처치를 받고 내원한 경우에는 초진으로 적용하는 것이 가능하며, 이런 경우에는 보험청구하면서 '타 병원에서 발수 후(혹은 발치 후) 내원' 혹은 '타 의원에서 발수(발치/잇몸치료)를 하였다 함' 등으로 전처치에 대한 내역설명을 반드시 첨가하고 초진으로 청구한다. 내역설명이 없으면 초진진찰료가 재진진찰료로 심사조정된다.
- 또한 충전물연마의 경우에는 타 의원에서 치료받은 내용 이외에 기존에 있었던 수복물의 연마 시에도 적용되므로

'기존에 있던 충전물의 연마' 등과 같이 내역설명을 기재한다. 그리고 이를 진료기록부에도 동일하게 기록하여야 한다.

- 내역설명을 기재하지 않아서 초진진찰료가 재진진찰료로 심사조정된 경우에는 진료기록부를 첨부하여 재심사조정청구를 하여야 한다.

예시: 구강검사만을 하고 치료는 없이 상담만을 한 경우

내원일	1일째
상병명	K05.3 만성 단순치주염
청구내역	初(再)진료
추가	
내역설명	구강검사 후 상담만 하였음

- 치료 없이 구강검진과 상담만을 한 경우에도 初(再)진료를 청구할 수 있으며, 내역설명을 기재해 준다.
- 치식은 전악(#17~47)을 입력하고, 상병명은 주된 상담 내용과 관련한 질환의 상병명을 적용한다.

예시: 상악 우측 소구치 부위의 협점막에 구내염으로 알보칠을 도포한 경우

내원일	1일째
상병명	K12.0 아프타성 구내염
청구내역	初(再)진료
추가	
내역설명	

- 간단한 연조직처치의 비용은 진찰료에 포함되므로 별도 청구할 수 없고 初(再)진료만 청구한다.
- 치식은 구내염이 있는 가장 가까운 치아의 치식인 상악 우측 소구치(#14, 15)를 입력하고, 상병명은 'K12.0 아프타성 아프타' 등으로 입력한다. 구내염의 경우 상병명을 정확히 적용하면 따로 내역설명은 필요 없다.

관련 규정

○ 요양급여비용의 적용기준 및 방법에 관한 세부사항

Ⅲ. 국민건강보험 요양급여의 기준에 관한 규칙 제10조에 의거 신의료기술로 신청된 항목 중 이미 심사기준으로 운용되고 있는 항목

제1장 기본진료료

항목	제목	세부인정사항
가1 진찰료 가2 입원료	요양급여비용명세서	가1 진찰료 또는 가2 입원료의 소정점수에 포함됨 (고시 제2000-73호)
	소견서, 촉탁서	
	구강진단 및 치료계획	
	특수구내진단	
	생리적하악위 검사	
	개폐구검사	
	구강안면동통 주관적검사	
	구강악안면동통 기왕력검사	
	구강안면동통 간이병력검사	
	구강악안면동통 상담 및 치료계획	
	구강악안면동통 정기검사	
	악관절응급처치 check	
	Aseptic Technique(주사 전 준비, 주입 및 드레싱 전 준비와 관련된 멸균관리)	
	활력징후측정, 사지혈압측정	
	알보칠 도포(1회당)	
	포도필린, $AgNO_3$ 도포 A, B $AgNO_3$ Chemical Quaterization	

항목	제목	세부인정사항
가1 진찰료 가2 입원료	치아동요검사	가1 진찰료 또는 가2 입원료의 소정점수에 포함됨 (고시 제2002-13호)

항목	제목	세부인정사항
가1 외래환자 진찰료	수면무호흡증후군 환자의 지속적상기도양압술(Continuous Positive Airway Pressure; CPAP) 치료를 위한 교육 및 처방	가1 외래환자 진찰료의 소정점수에 포함됨 (고시 제2013-208호)

항목	제목	세부인정사항
가1 외래환자 진찰료 가2 입원료	치수온도검사 Thermal Pulp Test	가1 외래환자 진찰료 또는 가2 입원료의 소정점수에 포함됨 (고시 제2002-98호)
	국소약물요법 Local Delivery Therapy	
	측두하악장애행동요법 Behavioral Therapy for Temporomandibular Disorders	

항목	제목	세부인정사항
가1 외래환자 진찰료 가2 입원료	구강안면 저수준 레이저치료 Low-Level Laser Therapy of Orofacial Region	가1 외래환자 진찰료 또는 가2 입원료의 소정점수에 포함 (고시 제2006-32호)

항목	제목	세부인정사항
가1 외래환자 진찰료	원외처방전관리	가1 외래환자 진찰료의 소정점수에 포함됨 (고시 제2007-139호)

제2장 검사료

항목	제목	세부인정사항
일반사항	심리평가결과 분석, 해석 및 보고서 작성	가1 진찰료의 소정점수에 포함됨 (고시 제2000-73호)

제10장 치과 처치·수술료

항목	제목	세부인정사항
일반사항	구강건조증처치	[산정지침] (3)에 의거 간단한 구강연조직질환의 처치는 기본진료료에 포함되므로 별도 산정하지 아니함 (고시 제2000-73호)
	연조직질환 처치	
	구강내캔디다증처치, 구내염치료(약물도포)	

심사기준(지침)

항목	제목	내용
차101 치주소파술	치주처치 시 시술내용에 따른 인정기준	치주질환에 실시하는 치주처치는 시술행위에 따라 다음과 같이 한다. 다만 차101 치주소파술은 마취하에 치주 pocket 내의 육아조직을 제거하는 외과적 수술로써 acute한(급성) 상태에서는 시행하지 않으며 대부분 치석제거 또는 치근활택술 후 시행하는 것을 원칙으로 한다. - 다음 - 가. 간단한 연조직질환 처치 또는 치은연하세정을 이용한 debridement의 경우: 기본진료료에 포함 나. Scaler 또는 cavitron을 사용하여 치석을 제거한 경우: 차23-1 치석제거로 인정 다. 치근면에 축적된 치석 및 국소인자를 제거하면서 그 표면을 평활하게 하는 경우: 차24 치근활택술로 인정 (적용일: 2002. 4. 1. 진료분부터)

항목	제목	내용
차28 고정장치의 제거	고정장치 제거 후 처치료	기존의 '차28 고정장치 제거 후 실시한 dressing은 소정 수기료에 포함되므로 별도 인정하지 아니한다'는 지침은 현재 산정지침상 '간단한 구강연조직질환의 처치는 기본진료료에 포함'되므로 불필요한 지침으로 폐기한다. (적용일: 2003. 4. 1. 진료분)

건강보험심사평가원 2003년 민원상담사례

치주수술 후에 1개월~6개월 간격으로 내원 시 행위료 산정방법
■ 질문: 1. 치주소파술이나 치은박리술 및 기타 치주수술 후에 2~3회 정도는 치주치료후 처치 및 치주수술 처치를 산정할 수 있으나, 그 후에 환자분 사정에 의해 1개월 내지 2개월, 3개월 내지 6개월 간격으로 내원하여 계속적으로 check 받는 경우, 어떤 행위료를 산정할 수 있는지요?(진료기록부상에는 전악에 plaque control 시행으로 기록함) 2. 환자분이 치석제거와 치주치료 후 치주처치를 시행해야 하나 환자분의 전신적인 병(고혈압, 당뇨, 심장질환 등)으로 외과적 치주수술을 시행하지 못하고 비외과적으로 계속적으로 내원하여 전악에 걸쳐 plaque control만 시행한 경우 어떤 행위료를 산정할 수 있는지요? ■ 답변: 현행 「건강보험 요양급여 행위 및 그 상대가치점수」 제10장 산정지침 (3)에 의하면 간단한 구강연조직질환의 처치는 기본진료료에 포함되므로 별도 산정하지 아니한다고 되어 있으므로 구체적인 처치 및 수술의 행위 없이 plaque control만 시행한 경우에는 기본진료료에 포함되어 별도 산정할 수 없음을 알려드립니다.

cavitron이나 curette으로 처치한 경우 청구방법
■ 질문: 급성 치주염 상병으로 cavitron이나 curette으로 처치한 경우 치면세마로 청구하게 되어 있는데 첫날 curette으로 처치 후 치면세마로 청구하고 다음 날 내원시켜 동일 부위를 처치(소독 등)한 경우 처치내역(진료명)을 무엇으로 청구해야 할지 궁금합니다. ■ 답변: 2001. 1. 1. 이전 치주소파술 항목이 간단과 복잡으로 구분되어 있었으나 2001. 1. 1. 이후 치주소파술 하나의 항목으로 변경됨으로 인해 관련 학회의 이의가 있어 전문분과위원회에서 논의한 바, 기존에 몇 개의 치아에 심하지 않은 염증을 치료하거나 사랑니 주위의 잇몸에 염증이 있거나 하여 cavitron이나 curette을 이용하여 처치한 경우 치면세마로 청구토록 하였으나, 치면세마는 러버컵으로 치태를 제거하는 술식이므로 행위와 준용항목이 타당치 않아 cavitron이나 curette을 이용하여 간단하게 처치한 경우 치면세마로 청구토록 한 심사기준은 삭제토록 한다고 결정하였음 따라서 급성 치주염 상병으로 cavitron이나 curette을 이용하여 간단하게 처치한 경우 또는 염증이 있는 부위에 소독 등만 실시한 경우에는 기본진료료에 해당됨을 알려드립니다.

건강검진 실시 당일 진료 시 진찰료 산정방법

구강검진 유형	국민건강보험공단		시·도 교육청
	영유아(2, 4, 5세)	일반, 생애(40세)	학교구강검진(초등, 중1, 고1)
구강검진만 시행	진찰료 청구 불가		진찰료 청구 불가
검진 당일 진료	진찰료 50%		진찰료 100%
검진 후 30일 이내	재진		진찰료 100%
검진 후 30일 이후	초진		진찰료 100%

- 예전에는 건강검진 당일에 진료 시 진찰료를 별도 인정하지 않았던 것이 2012년 4월 1일부터 확대되어 검진 당일 진료 시 진찰료를 50% 산정할 수 있게 되었다.
- 보험공단에서 실시하는 건강검진의 구강검진, 영유아구강검진 등을 실시한 당일에 치료를 병행한 경우에는 초진(또는 재진)진찰료의 50%를 산정하며, 구강검진일 이후에 내원하여 치료받은 경우에는 30일 이내인 경우에는 재진료를, 그 이후에는 초진료를 산정한다. 그리고 이러한 진찰료 산정 사유에 대하여는 진료기록부에 기록하여야 한다.
- 하지만 보험공단 구강검진이나 학교구강검진 당일 진료행위 없이 진찰료를 청구하는 것은 1회의 검진에 두 번의 진찰료를 산정한 것이 되어 부당청구로 인정된다.

- 학교구강검진은 보험공단 구강검진과는 별도로 교육청 주관이고 검진비도 보험공단에서 지급하는 것이 아니므로, 학교구강검진을 실시한 당일이나 그 이후의 보험진료 시에도 초진(또는 재진)진찰료를 100% 청구할 수 있다.
- 보험공단에서 실시하는 구강검진, 영유아구강검진 등을 실시한 당일에 치료를 병행한 경우에는 보험청구프로그램의 초진, 재진을 구분하는 선택하는 곳에서 진료 구분을 구강검진(초진) 혹은 구강검진(재진)으로 입력하면 자동적으로 검진 당일 진찰료가 50%로 계산된다.
- 건강검진 실시 당일 공휴일 또는 야간가산 적용시간에 질환에 대한 치료를 병행한 경우 공휴일·야간가산을 인정한다. 예를 들어, 평일 18시 이후에 내원하여 구강검진과 진료가 이루어졌다면 야간가산이 인정되어 구강검진 야간(초진 또는 재진)으로 청구한다.

중복청구된 진찰료 환수

- 보험공단은 약 3년 단위로 구강검진비 지급내역 전산데이터상의 검진일과 보험청구 진료비 지급내역 전산데이터상의 진료개시일을 대조 확인하여 당일 날 실제 진료행위 여부를 확인 후 해당 건에 대한 진찰료의 중복 및 과다산정을 검진기관과 수검자에게 확인하여 중복청구된 진찰료는 환수 조치하고 있다.
- 구강검진 당일에 진료가 없이 초진(또는 재진)진찰료만 청구된 경우에는 검진비와 보험 진찰료가 중복청구된 것이므로 보험청구된 진찰료의 100%(본인부담금을 제외한 공단부담금)가 환수되고, 진료가 실시되고 초진(또는 재진)진찰료가 100% 산정되어 청구된 경우에는 과다 청구된 진찰료의 50%를 환수해 간다. 그리고 검진일 30일 이내에 초진으로 산정하여 청구된 경우에는 재진료로 조정되어 환수해 간다.
- 따라서 구강검진을 실시한 당일에 아무런 치료가 없이 진찰료를 중복하여 보험청구해서는 안 되며, 진료가 이루어진 경우에는 보험청구 시 청구프로그램상에서 '초진(또는 재진)'이 아닌 '구강검진(초진 또는 재진)'으로 선택하고 초진(또는 재진)진찰료의 50%로 산정하여 보험청구하여야 한다. 예를 들어, 직장구검검진을 하기 위하여 처음 내원한 환자가 구강검진 후 스케일링을 받았다면 구강검진-초진(초진료 50%), 전악치석제거 100%로 보험청구하여야 한다.
- 구강검진 당일이 아닌 그 이후에 내원하여 진료가 이루어진 경우에는 초진료를 산정하지 못하고 재진료 100%를 산정한다.

관련 규정

○ 요양급여비용의 적용기준 및 방법에 관한 세부사항

Ⅰ. 행위

제1장 기본진료료

항목	제목	세부인정사항
가1 외래환자 진찰료	건강검진 실시 당일 진료 시 진찰료 산정방법	1. 「국민건강보험법」 제52조에 의거 가입자 및 피부양자에게 실시하는 건강검진 당일 동일 요양기관에서 건강검진과는 별도로 질환에 대한 진찰이 이루어져 진찰 이외에 의사의 처방(약제 처방전 발급, 「건강보험 행위 급여·비급여 목록표 및 급여 상대가치점수」에 의하여 산정 가능한 진료행위)이 발생한 경우 해당 진찰료는 다음과 같이 산정함 - 다음 - 「건강보험 행위 급여·비급여 목록표 및 급여 상대가치점수」 제1편 제2부 제1장 기본진료료 [산정지침] 1. 진찰료 '가'에 의거 초진(또는 재진)진찰료의 50%를 산정하며, 코드는 다음과 같이 기재함. 진찰료 산정 사유에 대하여는 진료기록부에 기록하고, 「요양급여비용 청구방법, 심사청구서·명세서서식 및 작성요령」에 의하여 작성·청구토록 함 (가) 일반건강검진 시 질환에 대한 진찰이 이루어진 경우: 산정코드 세 번째 자리에 3으로 기재

		(나) 암검진 시 질환에 대한 진찰이 이루어진 경우: 산정코드 세 번째 자리에 5로 기재 (다) 영유아건강검진 시 질환에 대한 진찰이 이루어진 경우: 산정코드 세 번째 자리에 2로 기재 2. 상기 '1'항에도 불구하고 「건강보험 행위 급여·비급여 목록표 및 급여 상대가치점수」 제1편 제2부 제1장 기본진료료 [산정지침]에 의거 2개 이상의 진료과목이 설치되어 있고 해당 과의 전문의가 상근하는 요양기관에서 건강검진 당일 검진 실시 의사와 전문과목 및 전문분야가 다른 진료담당 의사가 건강검진과는 별도로 질환에 대하여 진료한 경우에 한하여 초진(또는 재진) 진찰료를 산정할 수 있음 3. 또한 건강검진을 실시한 요양기관에서 동일 의사에게 검진결과에 대해 다른 날 설명하는 것은 검진결과 상담에 해당되어 진찰료를 별도 산정할 수 없으나, 검진 결과 이상소견에 대해 단계적 정밀검사 또는 별도의 진료가 이루어진 경우에는 재진진찰료를 산정함 (고시 제2017-249호(행위), 2018. 1. 1. 시행)

행정해석

국민건강보험공단 검진을 실시하면서, 치석제거(스케일링)를 한 경우 진찰료 산정이 가능한가요?

초진(또는 재진) 진찰료의 50% 산정 가능

현행 보건복지부 고시 제2012-153호(2012. 12. 1.)에 따르면, 「국민건강보험법」 제52조에 의거 가입자 및 피부양자에게 실시하는 건강검진 당일 동일 요양기관에서 건강검진과는 별도로 질환에 대한 진찰이 이루어져 진찰 이외에 의사의 처방(약제 처방전 발급, 「건강보헌 행위 급여·비급여 목록표 및 급여 상대가치점수」에 의하여 산정 가능한 진료행위)이 발생한 경우, 해당 진찰료는 「건강보험 행위 급여·비급여 목록표 및 급여 상대가치점수」 제1편 제2부 제1장 기본진료료 [산정지침] 1. 진찰료 '가'에 의거 조신(노는 재진)진찰료의 50%를 산정하여야 합니다.

(보험급여과-1252호, 2013-07-01 시행)

건강검진 당일 진찰료 산정방법에 관한 질의응답

- 보건복지부 고시 제2012-39호(2012. 4. 1. 시행) 관련 주요 질의응답 -

1. 건강검진 실시 당일 진찰료 산정 시 공휴 야간가산 산정 여부
   • 건강검진 실시 당일 동일 요양기관에서 건강검진과는 별도로, 공휴일 또는 야간가산 적용시간에 질환에 대한 진찰이 이루어져 진찰 이외에 의사의 처방이 발생한 경우 공휴일·야간가산은 인정함(2012. 4. 1. 진료분부터 적용)
     - 다만 현행 진찰료 야간가산의 적용기준(고시 제2006-9호, 2006. 2. 1. 시행)에서 정한 야간가산 적용시간에 내원한 경우는 진료개시 시간을 기준으로 야간가산 적용하고,
     - 야간가산 적용시간 외 시간에 내원한 경우는 환자가 요양기관에 도착한 시간을 기준으로 야간가산 적용
       * 보험급여과-2067호(2010. 9. 28.)에 의한 질의응답 중 '건강검진 실시 당일 진찰료 추가 인정 시 야간 및 공휴 가산 인정 여부'는 삭제함
2. 건강검진 실시 당일 별도의 질환에 대한 진료 시 만성질환관리제에 의한 재진진찰료 본인부담률 경감대상 적용환자인 경우 본인부담률은?
   • 건강검진 실시 당일 동일 요양기관에서 건강검진과는 별도로 질환에 대한 진찰이 이루어져 초진(또는 재진)진찰료의 50%를 산정 시,
     - 만성질환관리제에 의한 재진진찰료 본인부담률 경감대상 환자인 경우에는 재진진찰료 본인부담률을 20%로 적용함
3. 건강검진 실시 당일 위내시경 검사 시 부스코판 등 전처치 약제가 처방된 경우 별도의 진찰료 50% 산정 가능 여부
   • 건강검진 과정에 해당되어 전처치 약제가 처방된다 하더라도 별도의 질환에 대한 진료로 볼 수 없으므로, 전처치 약제비 및 진찰료를 산정할 수 없음
     - 공단에서 실시하는 건강검진 검사항목 중 위·대장 내시경 검사 검진비용에 주사약제 등 전처치 비용이 포함되어 있음

(보험급여과-1132호, 2012-04-30)

사회협약 체결로 인한 무료검진 후의 진찰료 산정건과 관련한 질의회신

- 현재 요양급여의 적용기준 및 방법에 관한 세부사항(보건복지부 고시 제2006-56호, 2006. 7. 25.)에 의한 「건강검진 실시 당일 진료비 진찰료 산정방법」은 국민건강보험공단이 「국민건강보험법」 제47조에 의거 가입자 및 피부양자에게 실시하는 건강검진에 해당하는 것으로 검진 당일 동일 의사가 검진결과에 따른 진료를 할 경우 이때의 진찰은 진료과정의 연계로 판단되므로 별도의 진찰료 산정이 불가합니다.
- 이는 검진비용은 건강보험공단이 부담하는 경우로 검진비용 및 검진과정에는 검진의사의 진찰로 인한 비용 등이 포함되어 있는 바,
- 질의하신 영유아·노인의 구강건강 증진을 위하여 보육시설·유치원의 유아 및 경로당·노인복지관 노인들을 대상으로 검진, 상담, 교육 등을 실시하는 경우는 건강보험법상의 보험자인 건강보험공단이 검진비용을 부담하지 않는 경우로 「건강보험 요양급여 행위 및 그 상대가치점수」 제1장 기본진료료 [산정지침] 1. 진찰료의 '가' 내지 '마'에 의거 진찰료를 별도 산정할 수 있음을 알려드립니다.
- 아울러 급여 65720-555호(2002. 4. 16.)로 회신한 '학교구강검진 당일 치료 병행 시 진찰료 관련 질의에 대한 회신' 내용은 삭제됨을 알려드립니다.

(보험급여기획팀-4157호, 2006. 9. 15. 시행)

※ 참고: 급여 65720-555호(2002. 4. 16.)

1. 학교구강검진 당일 치료 병행 시 진찰료 산정방법에 대하여는 우리부 보관 65720-1161호(1996. 10. 9.)에 의거 보건예방사업에 의한 건강검진 후 당일에 검진결과에 따른 진료 시 진찰료를 제외한 비용을 요양급여로 청구토록 하고 있으며, 또한 우리부 급여 1492-16589호(1982. 10. 14.)에 의거 종합건강진단 시 이상이 있어 단계적 정밀검사 또는 치료 등을 실시할 경우는 그때부터 요양급여로 적용되는 것으로 건강진단결과 이상이 있는 종목을 소급하여 요양급여로 적용할 수 없으며, 검진 후 동일 의료기관에서 치료받을 시에는 재진료를 산정토록 규정하고 있습니다.
2. 따라서 학교구강검진 시 기본적인 문진, 시진 및 상담 등의 진찰행위와 검진결과에 대한 치료는 진료과정의 연계로 판단되는 바, 의료기관에 내원하여 구강검진을 받은 당일 치료를 병행한 경우에 건강보험 요양급여비용상의 진찰료는 별도 산정 불가하며, 검진 후 다른 날 동일 의료기관에서 치료가 이루어진 경우에는 재진진찰료를 산정하는 것이 타당함을 알려드리니 그리 아시기 바랍니다.

별도의 진료 없이 처방전만 발행한 경우

- 진찰료에는 처방전 발급비용이 포함되어 있기 때문에 별도의 진료 없이 처방전만 발행한 경우에는 처방내역, 처방일수에 관계없이 진찰료만을 청구한다.
- 처방전 사용기간 이내에 처방전을 분실하여 기존의 처방전 교부 연월일 및 번호와 동일하게 처방전만 재발급하는 경우에는 진찰료를 청구하지 못한다. 하지만 다시 진찰을 하고 기존의 처방전 교부번호와는 다른, 다시 진찰한 당일의 새로운 처방전 교부 연월일 및 번호로 발급한 경우에는 진찰료를 청구할 수 있다.
- 처방전 사용기간이 지난 이후에 처방전을 분실한 경우에는 기존의 처방전 교부 연월일 및 번호로 처방전을 발급하지 못하므로 다시 진찰을 하고 진찰한 당일의 새로운 처방전 교부 연월일 및 번호로 발급하고 진찰료를 청구한다.
- 약을 분실하여 다시 처방을 해야 하는 경우에는 다시 진찰을 하고 진찰한 당일의 새로운 처방전 교부 연월일 및 번호로 발급하고 진찰료를 청구한다.
- 환자의 가족이 내원하여 진료담당 의사와 상담한 후 「의료법」 제17조의2 제2항에 따라 대리수령자가 처방전을 수령한 경우에는 재진진찰료 소정점수의 50%를 산정한다.

관련 규정

○ 의료법

제17조의2(처방전) ① 의료업에 종사하고 직접 진찰한 의사, 치과의사 또는 한의사가 아니면 처방전[의사나 치과의사가 「전자서명법」에 따른 전자서명이 기재된 전자문서 형태로 작성한 처방전(이하 '전자처방전'이라 한다)을 포함한다. 이하 같다]을 작성하여 환자에게 교부하거나 발송(전자처방전에 한정한다. 이하 이 조에서 같다)하지 못하며, 의사, 치과의사 또는 한의사에게 직접 진찰을 받은 환자가 아니면 누구든지 그 의사, 치과의사 또는 한의사가 작성한 처방전을 수령하지 못한다.

② 제1항에도 불구하고 의사, 치과의사 또는 한의사는 다음 각 호의 어느 하나에 해당하는 경우로서 해당 환자 및 의약품에 대한 안전성을 인정하는 경우에는 환자의 직계존속·비속, 배우자 및 배우자의 직계존속, 형제자매 또는 「노인복지법」 제34조에 따른 노인의료복지시설에서 근무하는 사람 등 대통령령으로 정하는 사람(이하 이 조에서 '대리수령자'라 한다)에게 처방전을 교부하거나 발송할 수 있으며 대리수령자는 환자를 대리하여 그 처방전을 수령할 수 있다.

1. 환자의 의식이 없는 경우
2. 환자의 거동이 현저히 곤란하고 동일한 상병(傷病)에 대하여 장기간 동일한 처방이 이루어지는 경우

③ 처방전의 발급 방법·절차 등에 필요한 사항은 보건복지부령으로 정한다.

○ 요양급여비용의 적용기준 및 방법에 관한 세부사항

Ⅰ. 행위

일반사항

항목	제목	세부인정사항
일반사항	처방전 재발급 시 요양급여 비용 산정방법	처방전 재발급을 위해 의료기관에 내원 시 요양급여비용의 산정은 다음과 같이 함 - 다음 - 가. 처방전 사용기간 경과 후 재발급 시: 처방전에 기재된 '사용기간'은 환자가 동 처방전에 의하여 조제받을 수 있는 유효기간으로서, 이 기간이 경과한 때에는 그 사유와 관련없이 종전 처방전에 의하여 조제받을 수 없음. 따라서 처방전을 재발급받기 위해서는 의료기관에 재차 내원하여야 하며, 처방전 발급 여부는 의사 또는 치과의사의 판단하에 이루어지는 바, 재발급 여부 결정을 위해 진찰이 이루어진 경우 진찰료 등의 비용은 새로운 진료로 인해 발생되는 비용이므로 「국민건강보험법 시행령」 [별표2] 본인일부부담금의 부담률 및 부담액에 따라 요양급여비용 중 일부를 본인이 부담하여야 함 나. 처방전 사용기간 이내에 처방전을 분실하여 재발급 시: 의사의 판단하에 재진찰 여부를 결정하되, 단순히 분실된 처방전과 동일하게 재발급하는 경우에는 진찰료를 별도 산정할 수 없으며, 이때 처방전 교부번호는 종전의 번호를 그대로 사용하고 재발급한 사실을 확인할 수 있도록 처방전에 표기함 (고시 제2018-269호(행위), 2019. 1. 1. 시행)

행정해석

약제 분실하여 다시 처방해야 하는 경우에 대한 질의회신
• '환자가 원외처방전에 의하여 약국에서 약을 수령하였으나 약을 분실하여 당일 혹은 다른 날에 의료기관으로 내원하여 원외처방전을 재발행할 경우 처방전 표시방법'에 대한 질의에 대하여 다음과 같이 회신함 - 환자가 약을 분실하여 다시 처방해야 하는 경우, 이미 수령한 약제를 분실한 것은 환자에게 귀책사유가 있으므로 진찰료 및 약국에서의 약제료, 조제료는 모두 전액 본인이 부담하도록 하고 요양급여비용은 청구할 수 없습니다. 이 경우 처방전양식 중 '?기타'란에 '전액 본인부담'으로, '조제 시 참고사항'란에 재처방 사유(예시: 처방약 분실에 따른 재처방)를 표시하여야 합니다. (보험약제과-1070호, 2008. 5. 27.)

진료 없이 방사선촬영 및 각종 검사의 결과만 알기 위하여 내원한 경우

- 별도의 진료 없이 이전에 실시한 방사선촬영 및 각종 검사의 결과만을 알기 위하여 익일 이후 내원한 경우에도 재진진찰료를 산정할 수 있다.

관련 규정

○ 요양급여비용의 적용기준 및 방법에 관한 세부사항

Ⅰ. 행위

제1장 기본진료료

항목	제목	세부인정사항
가1 외래환자 진찰료	각종 검사의 결과만을 알기 위해 내원한 경우 진찰료 산정 여부	방사선촬영 및 각종 검사의 결과만을 알기 위하여 익일 이후 내원한 경우에도 재진진찰료를 산정할 수 있음 (고시 제2000-73호(행위), 2001. 1. 1. 시행)

요양기관을 인수인계받아 새로 요양기관을 개설한 경우 진찰료 산정방법

- 요양기관 폐업 후 동일 장소에 다른 요양기관이 개설하였을 경우 기존의 설비 및 의료장비가 고정되어 인계되어도 진료기록 등은 인수인계를 하지 않는 것이 통례이므로 새로 개설한 요양기관의 의사는 처음으로 그 환자를 진료하게 되는 것이므로 모든 진료비용은 요양기관을 개설한 시점부터 초진 환자로 간주하여 요양급여비용을 산정할 수 있다.
- 진료와 관련된 진료기록 일체를 새로 개설한 요양기관에서 인수한 경우에는 폐업 전 요양기관에서 진료 중인 환자가 30일 이내에 동일 상병으로 진료를 행한 경우에는 재진진찰료를 산정한다.
- 또한 개설자와 관리의사가 다른 의료기관에서 관리의사만이 변경된 경우에는 의료법상 개설자도 진료기록 등을 보관할 의무가 있으므로 재래환자의 경우에는 재진진찰료를 산정한다.

관련 규정

○ 요양급여비용의 적용기준 및 방법에 관한 세부사항

Ⅰ. 행위

제1장 기본진료료

항목	제목	세부인정사항
가1 외래환자 진찰료	요양기관 폐업 후 동일 장소에 다른 요양기관을 개설한 경우 진찰료 산정방법	1. 요양기관 폐업 후 동일 장소에 다른 요양기관이 개설하였을 경우 비록 기존의 건물 및 의료장비가 고정되어 종전의 의사에게 진료를 받던 환자가 재지정을 받은 요양기관에서 계속 진료를 받더라도 진료기록 등은 인수인계를 하지 않는 것이 통례이고 또한 진료담당 의사는 처음으로 그 환자를 진료하게 되는 것이므로 모든 진료비용은 요양기관을 개설한 시점부터 초진 환자로 간주하여 요양급여비용을 산정할 수 있음 2. 그러나 의료기관이 개설자와 관리의사가 다른 경우에 관리의사만이 변경되면 의료법상 개설자도 진료기록 등을 보관할 의무가 있으므로 재래환자의 경우에는 재진진찰료를 산정하고, 또한 개설자, 의료기관 명칭 및 관리의사를 변경하였더라도 진료와 관련된 진료기록 일체를 개설 요양기관으로 인수한 경우에는 입원환자 및 외래진료환자 모두를 계속 진료로 함이 타당함. 그러므로 그 환자가 30일 이내에 동일 상병으로 진료를 행한 경우에는 재진진찰료를 산정하는 것이 타당하며 입원환자가 계속적으로 입원진료를 받는 경우에는 진찰료는 다시 산정할 수 없으며, 입원일이 15일을 경과할 경우에는 입원료 체감은 적용됨 (고시 제2000-73호(행위), 2001. 1. 1. 시행)

비급여 진료 시 진찰료 등 산정방법

- 크라운 장착 등 비급여 진료를 하고 당일 진찰료를 청구할 수 없다.
- 또한 비급여대상 진료를 위한 진료과정에서 부수적으로 발생하는 진료행위 역시 비급여이므로 진찰료와 해당 진료행위에 대한 청구를 할 수 없다.
- 초진 시 비급여 진료를 시행한 후 다음 내원 시 보험급여 진료를 실시한 때에는 초진이 아닌 재진으로 산정하여야 한다.

관련 규정

행정해석

치과에서 비급여 진료 시 진찰료 등 인정 여부 안내
치과 분야에서 교정이나 보철 등 비급여대상 진료 중 수반되는 진료행위에 대한 인정 여부에 대하여 다음과 같이 안내하니 관련 업무에 참고하여 주시기 바랍니다. 가. 치과에서 치아우식증 등 질병치료를 목적으로 진료가 이루어진 경우 진찰료 및 방사선 진료 등은 현행과 마찬가지로 당연 요양급여로 적용되며, 다만 동 진료과정에서 「건강보험 행위 급여·비급여 목록표 및 급여 상대가치점수」(보건복지부 고시) 제3부 행위비 급여 목록표상의 비급여 행위만을 시행한 날의 진찰료는 비급여임 나. 또한 현행 「국민건강보험 요양급여의 기준에 관한 규칙」 제9조 제1항 별표2에서 명시하고 있는 치과보철(틀니 등 임플란트 포함)을 위한 진료는 요양급여대상이니, 치과보철의 직접비용(행위·약제 및 치료재료 등을 포함한 제반 진료)과 임플란트 시술을 목적으로 사전에 실시하는 진료행위(골이식술 등) 비용은 진찰료를 포함하여 비급여대상임. 끝. (보험급여과-3024호, 2010-12-20)

질의회신(교정이나 보철 등 비급여대상 진료행위 중 수반하는 진료행위에 대한 보험급여 여부)
귀회 보험 4865-615호(1998. 12. 19.)로 보건복지부에 질의한 '교정이나 보철 등 비급여대상 진료행위 중 수반하는 진료행위에 대한 보험급여 여부'에 대해서 아래와 같이 회신합니다. - 아래 - 가. 의료보험요양급여기준에서는 '질병·부상의 치료목적이 아니거나 업무 또는 일상생활에 지장이 없는 질환, 기타 요양급여의 원리에 부합되지 아니하는 사항'은 요양급여대상에서 제외하고 있습니다. 나. 치과 진료영역에서는 '미용을 목적으로 실시하는 부정교합치의 교정, 치과의 보철, 치주질환이 없는 상태에서 단순히 예방목적으로 실시하는 치석제거 등'을 요양급여대상에서 제외하고 있습니다. 다. 위에서 정한 비급여대상 진료는 개별 진료행위를 지칭하는 것이 아니라 치료의 목적에 따라 요양급여대상에서 제외한 것으로 위 목적을 달성하기 위한 진료과정에서 부수적으로 발생하는 진료행위 역시 요양급여대상에서 제외하는 것이 마땅할 것입니다. 라. 그러나 미용 목적이 아닌 치료를 목적으로 실시하는 부정교합치의 교정이나 치주질환의 치석제거는 요양급여대상에 포함되는 바, 요양급여대상에 포함되는 진료에 대해서 요양기관 임의로 비급여대상으로 하여서는 아니 됨을 알려드리니 이 점 유념하여 주시기 바랍니다. (보관 65720-1930호, 1998. 12. 30.)

전화상담 또는 처방 및 대리처방 한시적 허용

- 코로나바이러스감염증-19의 확산에 따라 의료기관 이용 시 예기치 않은 감염을 방지하기 위하여 의료기관 이용을 자제하도록 하기 위한 방안으로 전화상담·처방과 대리처방을 한시적으로 허용하였다.

전화상담 또는 처방

- 국민이 의료기관을 이용하면서 코로나바이러스에 감염되는 것을 방지하기 위하여 의료기관 이용의 한시적 특례를 인정하여, 의사의 판단에 따라 안전성 확보가 가능한 경우 환자가 의료기관을 직접 방문하지 않고도 전화상담 또는 처방을 받을 수 있도록 하였다.
- 2020년 2월 24일부터 별도 종료 시까지 한시적으로 허용하였으며 전화상담 관리료 항목을 신설하여 2020년 5월 8일 진료일부터 별도 종료 시까지 적용하고 있다.
- '전화상담 또는 처방'의 관련 내용은 '전화상담 관리료' 참조.

한시적 대리처방

- 취약계층이 코로나바이러스감염증-19에 노출되는 것을 최소화하기 위하여 아래의 조건을 충족하는 경우 의사의 의료적 판단을 바탕으로 대리처방을 한시적으로 허용한다.

① 같은 질환에 대하여 계속 진료를 받아오면서, ② 오랜 기간 같은 처방이 이루어지는 경우로서 ③ 의료인이 해당 환자 및 의약품 처방에 대한 안전성을 인정하는 경우

- **시행시기**
  - 2020년 2월 24일부터 별도 종료 시까지(코로나19 전파 양상을 보아가며 결정 예정)

- **수가 산정**

	재진 환자
청구내역	재진진찰료 50%
내역설명	한시적 대리처방

  - 대리처방은 '같은 질환에 대하여 계속 진료를 받아온' 환자에게 해당하므로 초진을 적용하지 않고 재진으로 적용한다.
  - 가-1 외래환자 진찰료 나. 재진진찰료 주7에 따라 산정하므로 재진진찰료 50%로 적용하며, 환자부담은 현행 외래 본인부담률과 동일하게 적용한다.
  - 청구 시 반드시 명세서 줄단위 특정내역 구분코드 JX999(기타내역)에 '한시적 대리처방'으로 내역설명을 기재하여야 인정받을 수 있다.

- **대리수령자의 범위**
  - 환자의 직계존속·비속 및 직계비속의 배우자
  - 환자의 배우자 및 배우자의 직계존속
  - 환자의 형제자매
  - 「노인복지법」 제34조에 따른 노인의료복지시설에서 근무하는 사람

- 그 밖에 환자의 계속적인 진료를 위해 필요한 경우로서 보건복지부장관이 인정하는 사람: 교정시설 직원
  장애인복지법 제58조에 따른 장애인 거주시설에서 근무하는 사람
  무연고자의 실질적 보호자(시설직원 등)
  미성년자(의사결정능력이 있는 경우)

• **구비서류**

- 처방전 대리수령 신청서
- 대리수령자의 신분증
- 환자와의 관계를 증명할 수 있는 서류
- 환자의 신분증 또는 그 사본

- 대리수령자는 '처방전 대리수령 신청서'를 제출하여야 하며 다음의 서류를 함께 제시하여야 한다.
  1. 대리수령자의 신분증 또는 그 사본
     - 주민등록증, 여권, 운전면허증, 그 밖에 공공기관에서 발행한 본인임을 확인할 수 있는 신분증
  2. 환자와의 관계를 증명할 수 있는 서류
     가. 환자의 직계존속·비속 및 직계비속의 배우자, 환자의 배우자 및 배우자의 직계존속, 환자의 형제자매
        - 가족관계증명서, 주민등록표 등본 등 친족 관계임을 확인할 수 있는 서류
     나. 「노인복지법」 제34조에 따른 노인의료복지시설에서 근무하는 사람
        - 「노인복지법」 제34조에 따른 노인의료복지시설에서 발급한 재직증명서
  3. 환자의 신분증 또는 그 사본. 다만 「주민등록법」 제24조 제1항에 따른 주민등록증이 발급되지 않은 만 17세 미만의 환자는 제외한다.
- 제출받은 '처방전 대리수령 신청서'는 제출받은 날부터 1년간 보관하여야 한다.

전화상담 또는 처방과 한시적 대리처방의 비교

	전화상담 또는 처방		한시적 대리처방
내용	전화상담 또는 전화 처방 시		처방전 대리수령 시
청구내역	초진	재진	재진
	초진진찰료 100% 전화상담 관리료 가. 초진	재진진찰료 100% 전화상담 관리료 나. 재진	재진진찰료 50%
내역설명	전화상담		한시적 대리처방
처방전 발급	팩스, 이메일 등으로 환자가 지정하는 약국으로 전송		대리수령자에게 발급
본인부담금 수납	환자가 협의하여 결정		대리수령자
비고	전화상담만 하고 처방전 발행이 없어도 산정		대리수령자 자격확인 '처방전 대리수령 신청서' 제출받고, 1년간 보관

관련 규정

○ 의료법시행령

제10조의2(대리수령자의 범위) 법 제17조의2 제2항 각 호 외의 부분에서 '대통령령으로 정하는 사람'이란 다음 각 호의 어느 하나에 해당하는 사람을 말한다.

1. 환자의 직계존속·비속 및 직계비속의 배우자
2. 환자의 배우자 및 배우자의 직계존속
3. 환자의 형제자매
4. 「노인복지법」 제34조에 따른 노인의료복지시설에서 근무하는 사람
5. 그 밖에 환자의 계속적인 진료를 위해 필요한 경우로서 보건복지부장관이 인정하는 사람

○ 의료법시행규칙

제11조의2(처방전의 대리수령 방법) ① 법 제17조의2 제2항에 따른 대리수령자(이하 '대리수령자'라 한다)가 처방전을 수령하려는 때에는 의사, 치과의사 또는 한의사에게 별지 제8호의 2서식의 처방전 대리수령 신청서를 제출해야 한다. 이 경우 다음 각 호의 서류를 함께 제시해야 한다.

1. 대리수령자의 신분증(주민등록증, 여권, 운전면허증, 그 밖에 공공기관에서 발행한 본인임을 확인할 수 있는 신분증을 말한다. 이하 같다) 또는 그 사본
2. 환자와의 관계를 증명할 수 있는 다음 각 목의 구분에 따른 서류
   가. 영 제10조의2 제1호부터 제3호까지의 규정에 해당하는 사람: 가족관계증명서, 주민등록표 등본 등 친족 관계임을 확인할 수 있는 서류
   나. 영 제10조의2 제4호에 해당하는 사람: 「노인복지법」 제34조에 따른 노인의료복지시설에서 발급한 재직증명서
3. 환자의 신분증 또는 그 사본. 다만 「주민등록법」 제24조 제1항에 따른 주민등록증이 발급되지 않은 만 17세 미만의 환자는 제외한다.

② 의사, 치과의사 또는 한의사는 제1항에 따라 제출받은 처방전 대리수령 신청서를 제출받은 날부터 1년간 보관해야 한다.

02 협의진찰료

분류번호	코드	분류
가-8		협의진찰료 Consultation
		가. 상급종합병원, 상급종합병원에 설치된 치과대학부속치과병원
	AH500	(1) 의과, 치과
		나. 종합병원, 상급종합병원에 설치된 경우를 제외한 치과대학부속치과병원
	AH600	(1) 의과, 치과
		다. 병원, 한방병원, 치과병원
	AH700	(1) 의과, 치과
		라. 요양병원, 보건의료원
	AH800	(1) 의과, 치과
	AH900	마. 의원, 치과의원

- 협의진찰료는 입원 중인 환자의 특별한 문제에 대한 평가 및 관리를 위하여 그 환자의 주치의가 아닌 다른 진료과목[또는 세부 전문과목(분야)] 의사의 견해나 조언을 얻는 경우 산정한다.

산정단위

- 진료과목당 또는 세부전문과목(분야)당 산정횟수

가. 상급종합병원, 상급종합병원에 설치된 치과대학부속치과병원

입원기간 중 30일에 5회 이내

다만 중환자실 입원환자의 경우 환자 상태변화 등으로 인해 협진이 필요한 경우 추가산정 가능

나. 종합병원, 상급종합병원에 설치된 경우를 제외한 치과대학부속치과병원

입원기간 중 30일에 3회 이내

다. 병원·한방병원·치과병원

입원기간 중 30일에 2회 이내

라. 요양병원·의원·한의원·치과의원·보건의료원

입원기간 중 30일에 1회 이내

청구 시 유의할 사항

- 협의진찰료 산정 시점은 협진을 의뢰한 후 의사로부터 회신받은 시점에 산정한다.
- 협의진료를 요청하는 특별한 문제 및 협의진료 의사의 견해 등을 의무기록에 명시하여야 한다.
- 보험틀니 또는 보험 치과임플란트 보철수복 후 사후점검기간(3개월 이내)에 해당 병원 의과에 입원하여, 치과 외래에서 유지관리 진료를 하는 경우에 협의진찰료 산정이 가능하다.

관련 규정

○ 요양급여비용의 적용기준 및 방법에 관한 세부사항

Ⅰ. 행위

제1장 기본진료료

항목	제목	세부인정사항
가-8 협의진찰료	입원 중 협의진찰료 급여 기준	1. 산정기준 협의진찰료는 입원 중인 환자의 특별한 문제에 대한 평가 및 관리를 위하여 그 환자의 주치의가 아닌 다른 진료과목 [또는 세부 전문과목(분야)] 의사의 견해나 조언을 얻는 경우 산정하며, 협의진료를 요청하는 특별한 문제 및 협의진료 의사의 견해 등을 의무기록에 명시하여야 함 2. 진료과목당 또는 세부전문과목(분야)당 산정횟수 가. 상급종합병원, 상급종합병원에 설치된 치과대학부속치과병원: 입원기간 중 30일에 5회 이내 다만 중환자실 입원환자의 경우 환자 상태변화 등으로 인해 협진이 필요한 경우 추가산정 가능(기본코드 다섯 번째 자리에 1로 기재) 나. 종합병원, 상급종합병원에 설치된 경우를 제외한 치과대학부속치과병원: 입원기간 중 30일에 3회 이내 다. 병원·한방병원·치과병원: 입원기간 중 30일에 2회 이내 라. 요양병원·의원·한의원·치과의원·보건의료원: 입원기간 중 30일에 1회 이내 (고시 제2016-99호, 2016. 7. 1. 시행)

(협의진찰료) 협의진찰료 산정 시점은 협진을 의뢰한 시점인지 아니면 의뢰받은 의사로부터 회신받은 시점인지?

회신(answer)받은 시점을 기준으로 산정함

예시: 중환자실 입원기간 동안 협진의뢰를 하였으나 일반병실로 옮긴 다음 날 회신을 받은 경우는 일반병실 기준으로 산정횟수를 적용함

(보험급여과-2565호, 2014-08-01)

치과임플란트 보철수복 후 사후점검기간(3개월 이내)에 해당 병원 의과에 입원하여, 치과 외래에서 치과임플란트 유지관리 진료를 하는 경우 진찰료 산정은 어떻게 하나요?

■ 사후점검기간(3개월 이내) 중 해당 병원 의과에 입원하여, 치과 외래에서 치과임플란트 유지관리 치료를 받는 경우에는 '가8협의진찰료' 산정이 가능합니다.

「건강보험 행위 급여·비급여 목록 및 급여 상대가치점수」 제1편 제2부 제1장 가-8 협의진찰료 '주'항 규정에 따라 협의진찰료 산정이 가능합니다.

(보험급여과-2076호, 2014-06-25)

부분틀니를 장착한 환자가 해당 병원의 의과로 입원하게 되어 무상보상기간 동안 치과 외래에서 유지관리 수가를 받은 경우, 수가 산정은 어떻게 하나요?

- 현행 「건강보험 행위 급여·비급여 목록 및 급여 상대가치점수」 제1편 제2부 제1장 가-8 협의진찰료 '주'항 규정에 따라 협의진찰료 산정이 가능하나, 입원기간 중 30일에 1회만 산정 가능하므로, 3개월 이내 6회를 실시한 경우에도 협의진찰료는 3회까지만 산정 가능합니다.
- 다만 3개월 또는 6회 실시 이후에 시행되는 유지관리 항목의 경우, 무상 유지관리 행위(잇몸처치 및 의치청소 등)는 협의진찰료(퇴원 후 외래 방문 시, 외래환자 진찰료)만 산정하고, clasp 파절 수리 등 유상 유지관리 행위의 경우, 각 유지관리 항목별 급여 가능 횟수에 한하여 수기료 산정이 가능합니다.

(보험급여과-1252호, 2013-07-01)

03 의약품관리료

분류번호	코드	분류
		의약품관리료 Medication Keeping Fee
		가. 외래환자 의약품관리료 Outpatient
		(3) 병원, 치과병원, 요양병원·한방병원 내 의·치과 [방문당]
	AL300	(4) 의원, 치과의원, 보건의료원 의·치과
	AL400	주: 「약제 급여 목록 및 급여 상한금액표」 고시에서 정한 상한금액이 포장단위로 책정된 의약품(병·팩 등)을 지급하는 경우에는 1일분의 소정점수를 산정한다.
	AL801	(가) 1일분
	AL802	(나) 2일분
	AL803	(다) 3일분
	AL804	(라) 4일분
	AL805	(마) 5일분
가-11	AL806	(바) 6일분
	AL807	(사) 7일분
	AL808	(아) 8일분
	AL809	(자) 9일분
	AL810	(차) 10일분
	AL811	(카) 11일분
	AL812	(타) 12일분
	AL813	(파) 13일분
	AL824	(하) 14일분
	AL825	(거) 15일분
	AL836	(너) 16일분 이상 30일분
	AL837	(더) 31일분 이상

- 의약품관리료는 의약품의 구매, 관리 등에 발생하는 비용을 보상하는 명목으로 인정되는 행위료이다.

산정지침

가) 상급종합병원, 종합병원, 병원, 치과병원, 요양병원·한방병원 내 치과

- 외래환자에게 투약한 경우 방문당으로 산정한다.
- 외용약 및 주사제(약가를 산정하지만 주사료 등이 발생하지 아니하는 경우를 포함)를 복합 또는 단독으로 조제한 경우에도 외래환자 의약품관리료[방문당] 소정점수를 산정한다.

나) 의원, 치과의원, 보건의료원 내 치과

- 내복약 조제일수에 따라 산정한다.
- 외용약 또는 주사제를 내복약과 복합으로 조제한 경우에는 내복약의 조제일수에 의한다.

• 외용약 및 주사제(약가를 산정하지만 주사료 등이 발생하지 아니하는 경우를 포함)를 복합 또는 단독으로 조제한 경우에는 1일분 소정점수를 산정한다.

청구 시 유의할 사항

• 외래환자 의약품관리료는 1일에 1회만 적용이 가능하다.

• 치과의원에서는 마취 시 리도카인, 수술 당일에 항생제 주사 등에 적용된다.

• 마취나 주사료에 대해서 적용이 되는데 동일 환자에게 하루에 마취를 2회 이상 시행하거나 또는 마취와 주사를 동시에 처치하는 경우에도 의약품관리료는 1회만 산정한다.

관련 규정

○ 요양급여비용의 적용기준 및 방법에 관한 세부사항

Ⅰ. 행위

제10장 치과 처치·수술료

항목	제목	세부인정사항
가11 의약품 관리료	의약품관리료 산정기준	1일 내원하여 2개 이상의 진료과목에서 진료를 받고 각각 투약한 경우의 외래환자 의약품관리료는 동일 환자가 2개 이상 전문과목 전문의가 각각 상근하는 의료기관에서 다른 상병으로 전문과목별로 진찰료를 받은 경우에는 이를 별도의 방문과 진찰로 보아 진찰료를 각각 산정하고 있으므로 외래환자 의약품관리료도 각각 산정함 (고시 제2000-73호(행위), 2001. 1. 1. 시행)

항목	제목	세부인정사항
가11 의약품 관리료	의약품관리료 산정방법	의약품관리료는 실제 투약이 이루어진 경우에 산정하되 종별가산율이나 소아가산은 적용하지 아니하며, 퇴원환자에게 투약한 경우에는 외래환자로 간주하여 외래환자 의약품관리료로 산정하되, 라1 퇴원환자조제료 '주1'에 의거 퇴원 익일부터 산정함 (고시 제2011-71호(행위), 2011. 7. 1. 시행)

04 치과 집중관리료

분류번호	코드	분류
가-21	AP900	치과 집중관리료[1일당] Dental Intensive Management Fee

• 치과 집중관리료는 치과대학부속치과병원 외래에서 중증감염의 위험으로부터 환자의 안전을 위해 시설·장비를 갖춘 경우에 산정하며, 다음의 요건을 모두 충족한 경우에 요양급여를 인정한다.

산정단위

• [1일당]

산정지침

• 치과 집중관리료는 제1장 기본진료료에 분류되는 항목으로서 종별가산은 인정되지 아니한다.
• 치료 방향을 설정하여 사전 계획하에 실시하는 것이므로 야간·공휴 가산은 적용하지 않는다.
• 소아·장애 가산은 이미 관련 행위 수가에 반영되어 있어 소아·장애 가산은 적용하지 않는다.

가. 대상

• 별도의 unit으로 운영하는 외래 처치실에서 '집중관리료 분류항목'을 실시한 경우

집중관리료 분류항목			
차-41	단순매복치 발치 복잡매복치 발치 완전매복치 발치	차-59	치근단절제술
차-43	치조골성형수술	차-62	구강상악동누공폐쇄술
차-45	구강내소염수술	차-71	치조골골절비관혈적정복술
차-46	구강외소염수술	차-72	치조골골절관혈적정복술
차-53	악골수염수술	차-73	골융기절제술
차-56	치근낭적출술	찬-11	치과임플란트 나. 고정체(본체)식립술(2단계)

나. 시설·장비

(1) 수술실에 준하는 별도의 처치실, 멸균수세, 수술용 피복 등을 위한 시설을 갖추어야 한다.
(2) 처치실과 처치실 간 벽으로 구획되어야 하며, 하나의 처치실에는 하나의 처치대(Dental chair)만 두어야 한다.

(3) 환자의 안전을 위한 산소공급장치 등의 장비를 갖추어야 한다.

다. 증빙서류 제출

- 요양기관은 치과 집중관리료 실시 이전에 건강보험심사평가원에 상기 나.에 관한 기준에 적합한 증빙서류를 첨부하여 제출하여야 한다.

관련 규정

○ 요양급여비용의 적용기준 및 방법에 관한 세부사항

Ⅰ. 행위

제10장 치과 처치·수술료

항목	제목	세부인정사항
가-21 치과 집중관리료	치과 집중관리료 산정방법	가-21 치과 집중관리료는 치과대학부속치과병원 외래에서 중증감염의 위험으로부터 환자의 안전을 위해 시설·장비를 갖춘 경우에 산정하며, 다음의 요건을 모두 충족한 경우에 요양급여를 인정함 - 다음 - 가. 대상 별도의 unit으로 운영하는 외래 처치실에서 '집중관리료 분류항목'을 실시한 경우 나. 시설·장비 (1) 수술실에 준하는 별도의 처치실, 멸균수세(滅菌水洗), 수술용 피복 등을 위한 시설을 갖추어야 함 (2) 처치실과 처치실 간 벽으로 구획되어야 하며, 하나의 처치실에는 하나의 처치대(dental chair)만 두어야 함 (3) 환자의 안전을 위한 산소공급장치 등의 장비를 갖추어야 함 다. 증빙서류 제출 요양기관은 치과 집중관리료 실시 이전에 건강보험심사평가원에 상기 나.에 관한 기준에 적합한 증빙서류를 첨부하여 제출하여야 함 (고시 제2015-155호, 2015. 9. 1. 시행)

행정해석

치과 집중관리료, 치과 안전관찰료에 대한 종별가산료 인정 여부
제1장 기본진료료에 분류되는 항목으로서 종별가산은 인정되지 아니함 (보험급여과-4837/고시 제2015-145호 및 155호 관련, 2015. 9. 1. 적용)

치과 집중관리료, 치과 안전관찰료에 대한 야간·공휴, 소아·장애 가산 인정 여부
치료 방향을 설정하여 사전 계획하에 실시하며, 소아·장애 가산은 이미 관련 행위 수가에 반영되어 있어 야간·공휴·소아·장애 가산 적용이 되지 아니함 (보험급여과-4837/고시 제2015-145호 및 155호 관련, 2015. 9. 1. 적용)

05 치과 안전관찰료

분류번호	코드	분류
가-21-1	 AP911 AP912 AP901 AP902	치과 안전관찰료[1일당] Dental Safety Observation Fee 주: 치과에서 장애인으로 등록되어 있는 뇌병변장애인, 지적장애인, 정신장애인, 자폐성장애인에 대하여는 소정점수의 100%를 별도 산정한다. 가. 단순 안전관찰료 나. 복합 안전관찰료

• 치과 안전관찰료는 시설·장비 및 인력 기준이 충족된 치과대학부속치과병원 외래에서 장애인, 파킨슨환자, 치매치료제 복용 중인 중증치매환자에서 행동조절 또는 전신마취 등을 실시하여 처치 및 수술을 시행한 경우에 산정한다.

시설·장비 및 인력 기준

(1) 시설·장비

- 별도의 unit으로 운영하는 처치실에 다음에 요건을 모두 충족해야 한다.
  - 안전처치실: 산소공급장치와 전신마취 장비를 갖추어야 함
  - 회복관찰실: 병상, 회복관찰을 위한 장비(Monitor 기계 등)를 갖추어야 함

(2) 인력

- 마취통증의학과 전문의 1인 이상 근무

(3) 요양기관은 치과 안전관찰료 실시 이전에 건강보험심사평가원에 상기 (1), (2)에 관한 기준에 적합한 증빙서류를 첨부하여 제출하여야 한다.

대상 환자

(1) 장애인: 장애인복지법에 따라 등록되어 있는 뇌병변장애인, 지적장애인, 자폐성장애인, 정신장애인

(2) 파킨슨환자: 산정특례 대상자(V124)

(3) 치매치료제 복용 중인 중증치매환자

산정단위

- [1일당]
- 월 2회(매월 초일부터 월의 말일)까지 산정한다.

산정지침

- 치과 안전관찰료는 제1장 기본진료료에 분류되는 항목으로서 종별가산은 인정하지 아니한다.
- 치료 방향을 설정하여 사전 계획하에 실시하는 것이므로 야간·공휴 가산은 적용하지 않는다.
- 소아·장애 가산은 이미 관련 행위 수가에 반영되어 있어 소아·장애 가산은 적용하지 않는다.

수가 산정방법

가. 단순 안전관찰료	나. 복합 안전관찰료
행동조절 등을 실시하여 처치 및 수술을 시행한 경우	• 바-1-가 정맥 전신마취 • 바-1-다 감시하 전신마취 • 바-2-가(1) 기관내삽관에 폐쇄순환식 전신마취 • 바-2-가(2) 마스크에 의한 폐쇄순환식 전신마취 • 등을 실시하여 처치 및 수술을 시행한 경우

- 가. 단순 안전관찰료와 나. 복합 안전관찰료를 동시에 실시한 경우에는 나. 복합 안전관찰료만 인정한다.
- 가-21-1 치과 안전관찰료와 가-17 회복관리료 또는 바-1-다 감시하 전신마취를 동시에 산정할 수 없다.

관련 규정

○ 요양급여비용의 적용기준 및 방법에 관한 세부사항

Ⅰ. 행위

제1장 기본진료료

항목	제목	세부인정사항
가-21-1 치과 안전관찰료	치과 안전관찰료(가-21-1) 산정방법	가-21-1 치과 안전관찰료는 치과대학부속치과병원 외래에서 다음의 요건을 모두 충족한 경우에 요양급여를 인정함 - 다음 - 가. 대상 (1) 장애인: 장애인복지법에 따라 등록되어 있는 뇌병변장애인, 지적장애인, 자폐성장애인, 정신장애인 (2) 파킨슨환자: 산정특례 대상자(V124) (3) 치매치료제 복용 중인 중증치매환자 나. 수가 산정방법 (1) 가-21-1 가.(단순 안전관찰료)는 행동조절 등을 실시하여 처치 및 수술을 시행한 경우 (2) 가-21-1 나.(복합 안전관찰료)는 바-1-가 정맥 전신마취, 바-1-다 감시하 전신마취, 바-2-가(1) 기관내삽관에 폐쇄순환식 전신마취, 바-2-가(2) 마스크에 의한 폐쇄순환식 전신마취를 실시하여 처치 및 수술을 시행한 경우 (3) '단순 안전관찰료'와 '복합 안전관찰료' 동시 실시 시 '복합 안전관찰료'만 인정함 (4) '가-21-1(치과 안전관찰료)'과 '가-17(회복관리료)' 또는 '바-1-다(감시하 전신마취)'를 동시에 산정할 수 없음 다. 산정횟수 가-21-1(치과 안전관찰료)은 월 2회(매월 초일부터 월의 말일)까지 산정함

		라. 시설·장비 및 인력 기준 (1) 시설·장비 별도의 unit으로 운영하는 처치실에 다음에 요건을 모두 충족해야 함 – 안전처치실: 산소공급장치와 전신마취 장비를 갖추어야 함 – 회복관찰실: 병상, 회복관찰을 위한 장비(Monitor 기계 등)를 갖추어야 함 (2) 인력 마취통증의학과 전문의 1인 이상 근무 (3) 요양기관은 치과 안전관찰료 실시 이전에 건강보험심사평가원에 상기 (1), (2)에 관한 기준에 적합한 증빙서류를 첨부하여 제출하여야 함 (고시 제2015-155호, 2015. 9. 1. 시행)

행정해석

치과 안전관찰료 장애인의 가산 수가 산정방법
장애인 가산 수가 산정방법은 기본코드 AP901(AP902)과 가산코드 AP911(AP912)을 함께 산정함 ※ 현행 치과 처치·수술료 제1절과 제2절 주)항의 가산수가와 동일하게 가산수가에 대한 본인부담금에 대한 추가비용은 면제됨 (보험급여과-4837/고시 제2015-145호 및 155호 관련, 2015. 9. 1. 적용)

치과 안전관찰료 대상 및 청구 시 기재하여야 하는 내용
(파킨슨 환자) 1. 대상: 산정특례 대상자(V124) 2. 기재내용: 특정내역 기재란에 특정내역 구분코드(MT002)를 입력하고 특정기호 코드를 기재하여야 함 (중증치매환자) 1. 대상: 가), 나), 다) 조건을 동시에 충족하여야 함 가) 간이정신진단검사(MMSE: Mini Mental State Exam) 20 이하 나) 치매척도검사 (1) CDR(Clinical Dementia Rating) 2~3 또는 (2) GDS(Global Deterioration Scale) stage 4~7 다) 치매치료제 복용 2. 기재내용: 특정내역 기재란에 특정내역 구분코드(JX999/타 JX999와 구분될 수 있도록 줄을 달리하여 왼쪽 첫 번째부터 기재)를 입력하고 '치매약제복용'을 기재하여야 함 (보험급여과-4837/고시 제2015-145호 및 155호, 2015. 9. 1. 적용)

06 소아 진정관리료

분류번호	코드	분류
가-33		소아 진정관리료 주: 1. 신생아에 대하여는 소정점수의 100%를, 만 1세 미만의 소아에 대하여는 소정점수의 50%를, 만 1세 이상 만 6세 미만 소아에 대하여는 소정점수의 30%를 가산한다(산정코드 첫 번째 자리에 신생아는 C, 만 1세 미만은 A, 만 1세 이상~만 6세 미만은 B로 기재). 2. 18시~09시 또는 공휴일에 응급진료가 불가피한 경우에는 소정점수의 50%를 가산한다(산정코드 두 번째 자리에 18시~09시는 1, 공휴일은 5로 기재). 이 경우 해당 행위를 시작한 시각을 기준으로 산정한다.
	AC303	다. 병원, 치과병원, 요양병원, 한방병원
	AC304	라. 의원, 치과의원, 보건의료원

• 소아 진정관리료는 '(소아)진정진료지침'을 갖춘 의료기관에서 검사 및 처치를 시행하기 위해 진정이 필요하다고 의사가 판단하여 진정 전 환자 평가 및 설명, 진정 유도 및 진정 중 모니터링 감시, 진정 후 회복 등의 과정을 시행한 경우에 산정한다.

산정단위

• [1회당]

적용대상

• 만 6세 미만의 소아

• 단 만 6세 이상~만 18세 미만의 소아에게 정확한 영상 획득이 필수적인 검사 또는 침습적 행위를 시행할 때 진료 담당 의사가 진정이 필요하다고 판단하여 시행한 경우 진료내역 등을 참조하여 사례별로 인정한다.

적용기준

1) 인력

시술자 이외 '(소아)진정진료지침'에 따른 진정교육과 심폐소생술교육을 이수한 별도의 의료인이 시행하여야 한다.

2) 시설·장비

진정을 시행하는 장소에 응급상황 시 심폐소생술 등 응급처치를 시행할 수 있는 장비를 비치하여야 한다.

3) 진정관리 기록 등

진정 전·중·후 모니터링 감시는 산소포화도, 맥박수, 호흡수 3가지를 필수적으로 시행하며, 진정의 깊이에 따라 5~10분 간격으로 시행하여 진정관리 기록을 작성·보관하여야 한다.

산정방법

• 나-799 진정내시경 환자관리료, 차-37 행동조절[아산화질소 흡입] 또는 마취료와 동시에 산정하지 아니한다.

관련 규정

○ 요양급여비용의 적용기준 및 방법에 관한 세부사항

Ⅰ. 행위

제1장 기본진료료

항목	제목	세부인정사항
가33 소아 진정관리료	가33 소아 진정관리료의 급여기준	소아 진정관리료는 '(소아)진정진료지침'을 갖춘 의료기관에서 검사 및 처치를 시행하기 위해 진정이 필요하다고 의사가 판단하여 진정 전 환자 평가 및 설명, 진정 유도 및 진정 중 모니터링 감시, 진정 후 회복 등의 과정을 시행한 경우에 산정하며, 다음의 요건을 모두 충족한 경우에 요양급여를 인정함 - 다음 - 가. 적용대상 만 6세 미만의 소아 단 만 6세 이상~만 18세 미만의 소아에게 정확한 영상 획득이 필수적인 검사 또는 침습적 행위를 시행할 때 진료담당 의사가 진정이 필요하다고 판단하여 시행한 경우 진료내역 등을 참조하여 사례별로 인정함 나. 적용기준 1) 인력 시술자 이외 '(소아)진정진료지침'에 따른 진정교육과 심폐소생술교육을 이수한 별도의 의료인이 시행 2) 시설·장비 진정을 시행하는 장소에 응급상황 시 심폐소생술 등 응급처치를 시행할 수 있는 장비를 비치 3) 진정관리 기록 등 진정 전·중·후 모니터링 감시는 산소포화도, 맥박수, 호흡수 3가지를 필수적으로 시행하며, 진정의 깊이에 따라 5~10분 간격으로 시행하여 진정관리 기록을 작성·보관하여야 함 다. 산정방법 '나-799(진정내시경 환자관리료)', '차-37(행동조절[아산화질소 흡입])' 또는 마취료와 동시에 산정하지 아니함 (고시 제2018-281호(행위), 2019. 1. 1. 시행)

07 전화상담 관리료

분류번호	코드	분류
코로나19	 AH115 AH215	전화상담 관리료 가. 초진 (2) 치과의원, 보건의료원 내 치과 나. 재진 (2) 치과의원, 보건의료원 내 치과

• 전화상담 관리료는 코로나바이러스감염증-19의 지역사회 확산방지를 위한 '전화상담·처방 및 대리처방 한시적 허용방안'에 따라 한시적으로 신설되었다.

산정지침

• 대상기관: 전화상담 또는 처방을 실시하는 의원급(보건의료원 포함) 의료기관
• 환자 본인부담: 환자 본인부담 면제(전액 보험자 또는 의료급여기금 부담)
• 시행시기: 2020년 5월 8일 진료일부터 별도 종료 시까지

산정방법

• 의사의 의료적 판단에 따라 안전성이 확보된다고 판단되어 전화상담 또는 처방을 실시한 경우에 산정한다.
• 전화상담은 환자와 직접 하는 것이 원칙이나 환자가 의사소통이 불가능한 경우(장애인, 소아 등)에는 환자의 가족이 환자를 대신하여 상담 가능하다.

	초진 환자	재진 환자
청구내역	초진진찰료 전화상담 관리료 가. 초진	재진진찰료 전화상담 관리료 나. 재진
내역설명	전화상담	전화상담

• 전화상담 또는 처방을 한 경우에는 가1 외래환자 진찰료(초·재진료)를 100% 산정하고, 진찰료 산정횟수와 동일하게 전화상담 관리료를 산정한다.
• 전화상담만 하고 처방전 발행이 없어도 산정할 수 있다. 청구 시 반드시 명세서 줄단위 특정내역 구분코드 JX999(기타내역)에 '전화상담'으로 내역설명을 기재하여야 인정받을 수 있다.
• 외래환자 진찰료는 소아, 야간·공휴 등의 가산을 적용할 수 있지만 전화상담 관리료는 소아, 야간·공휴 가산을 별도 적용할 수 없다.

본인부담금 수납방법

- 전화상담 관리료는 전액 보험자 또는 의료급여기금 부담으로 환자 본인부담금이 발생하지 않지만, 초·재진료에서 현행 외래 본인부담률과 동일하게 적용하여 본인부담금이 발생한다.
- 65세 이상 환자의 경우도 '전화상담 관리료'를 제외한 금액을 기준으로 본인일부부담액을 산정한다.
- 환자 본인부담금 수납방법은 의료기관과 환자가 협의하여 결정하도록 하고 있다.

처방전 발급

- 팩스 또는 이메일 등으로 환자가 지정하는 약국에 처방전을 전송한다.
- 처방전에는 약국에서 전화로 복약지도를 할 수 있도록 환자의 전화번호를 기재하여야 한다.
- 약국에서 환자에게 복약지도 후(유선 및 서면) 의약품을 조제·교부하며, 수령 방식은 환자와 약사가 협의하여 결정한다.

관련 규정

행정해석

한시적 비대면 진료 관련 질의응답 추가 안내

※ 이래의 질의·답변은 2021. 3. 30. 진료분부터 적용

Q1. 전화상담·처방을 하는 경우 산정할 수 있는 수가는?
A1. 전화상담·처방을 하는 경우에 아래의 수가만 산정 가능함
- 가-1 외래환자 진찰료 및 진찰료 관련 가산(야간, 공휴, 소아 등)
- 가-22 의료질평가지원금
- 가-24 전문병원의료질평가지원금
- 전화상담 관리료

* 해당 수가의 적용일자 등 관련 세부내용은 기 안내에 따름
* 「감염병의 예방 및 관리에 관한 법률」에 따라 '코로나19 감염병 위기대응 심각단계의 위기경보 발령 기간' 동안 비대면 진료를 한시적으로 허용함

Q2. 전화상담·처방 시 만성질환관리료 별도 산정 가능 여부
A2. 가-14 만성질환관리료는 별도 산정 불가

Q3. 전화상담·처방 시 정신건강의학과 환자에게 시행하는 정신요법료 별도 산정 가능 여부
A3. 정신요법료 별도 산정 불가

(보험급여과-1768호, 2021-03-30)

전산심사사례

코로나19 관련 전화상담 관리료 조정

■ 청구사례(1세/여)
- 외래 내원일수: 1일
- 상병명: 상세불명 원인의 알레르기성 접촉피부염
- 주요 청구내역

[진찰료]

가1 초진진찰료-의원(AA154) 1*1*1 ※ JX999 기재 내역 없음

코로나19 전화상담 관리료(초진) - 의원, 보건의료원 내 의과(AH114) 1*1*1 ▶ 조정

■ 심사결과

• 관련 근거에 의하면 코로나19 전화상담 관리료는 가1 외래환자 진찰료 특정내역 JX999에 '전화상담' 기재 시 급여를 인정함

- 동 사례는 특정내역 JX999에 '전화상담'을 기재하지 않아 조정됨

〈관련 근거〉

○ 전화상담·처방 및 대리처방 한시적 허용방안 마련에 따른 협조요청

(중앙사고수습본부-311호, 2020. 2. 23.)

1. 전화상담·처방 한시적 허용방안

- 의사의 판단에 따라 안전성 확보가 가능한 경우 환자가 의료기관을 직접 방문하지 않고도 전화상담 및 처방을 받을 수 있도록 한시적으로 허용

- (비용) 진찰료의 100% 지급

* 명세서 줄단위 특정내역 구분코드 JX999(기타내역)에 사유(전화상담)를 기재청구

○ 전화상담 또는 처방 한시적 허용방안 관련 수가 적용 안내

(보험급여과-1992호, 2020-05-08)

〈주요 질의 답변〉

Q1: 전화상담 관리료 산정방법은?

- 전화상담 또는 처방으로 가1 외래환자 진찰료 산정 시 진찰료 산정횟수와 동일하게 전화상담 관리료 산정함

(2020. 6. 25.)

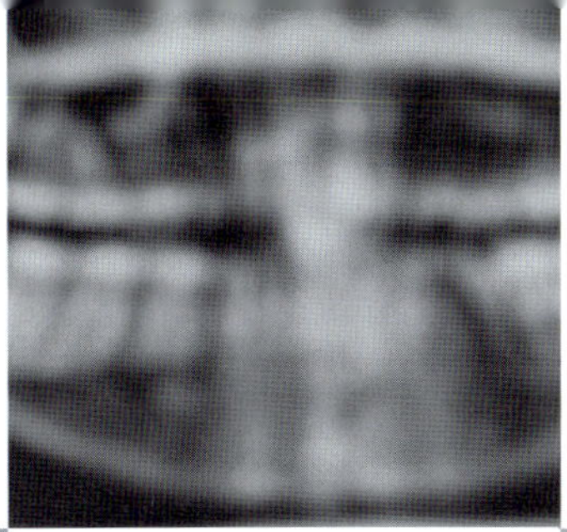

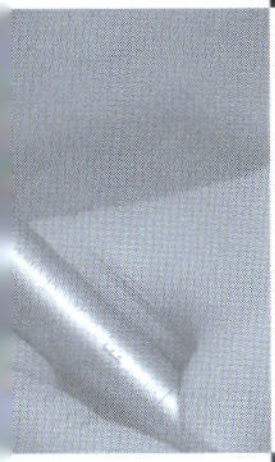

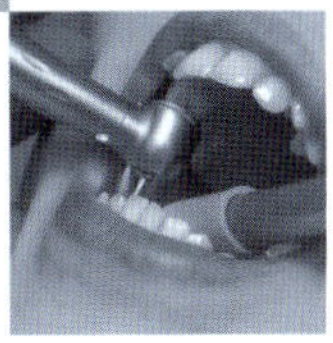

Chapter

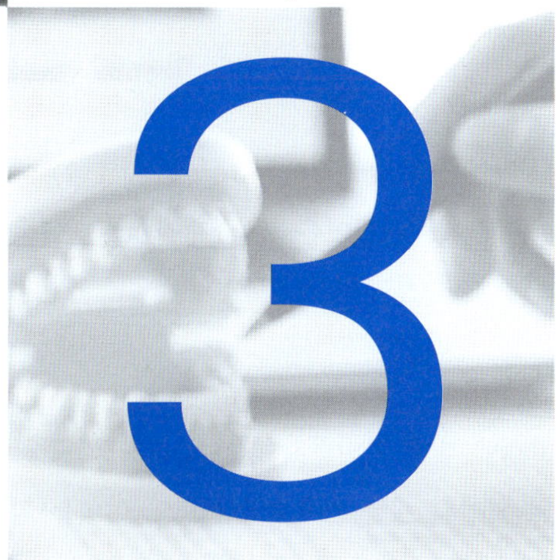

3

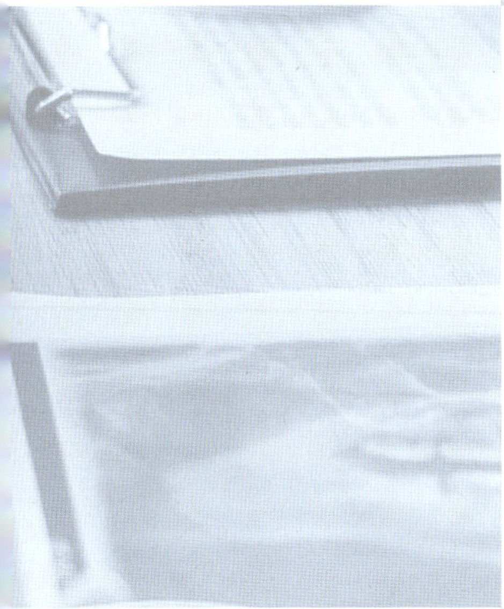

방사선 영상진단

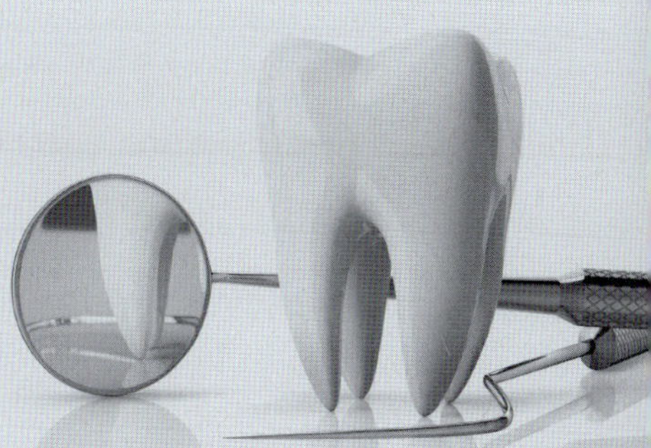

01 방사선 영상진단의 일반사항

• 질환이나 외상을 치료할 목적으로 방사선촬영을 하는 경우에는 대부분 치료내용에 따라 보험급여로 적용할 수 있지만, 미용이나 비급여 교정, 보철 목적으로 방사선촬영을 하는 경우에는 비급여로 적용하여야 한다.

방사선장치의 의료장비 신고

• 식품의약품안전처으로부터 안전성, 유효성에 대해 확인받지 않은 무허가 의료장비를 사용한 경우는 보험급여를 인정받을 수 없으며, 무허가 의료장비로 확인된 시점 이후부터 해당 급여비는 환수된다.

• 모든 진단용 방사선발생장치는 보건소에 방사선장치의 장비 사용신고가 되어 있어야 하고, 심사평가원에도 등록이 되어야 한다.

• 처음 구매 시 보건소와 심평원에 신고·등록을 하고, 이후 3년마다 재검사를 받고 신고하여야 한다. 미신고 및 검사를 마치지 않은 진단용 방사선발생장치를 이용한 검사료는 요양급여 청구비용을 청구할 수 없으며, 청구한 비용은 삭감된다.

촬영자

• 방사선촬영은 해당 분야의 면허를 가지고 있어 자격을 갖춘 자가 직접 촬영을 해야 하며, 무자격자가 촬영한 경우에는 해당 요양급여비용을 인정받지 못한다.

• 치과의사는 모든 종류의 방사선촬영과 판독을 할 수 있다.

• 치위생사는 예전에는 구내방사선사진 촬영만이 가능한 것으로 해석이 되었으나 2009년 3월 19일자 보건복지부 행정해석에 의하여 파노라마촬영도 가능하게 되었다. 하지만 파노라마촬영기와 Cone Beam CT가 복합된 기기는 치위생사가 촬영할 수 없다.

• 그 외 두부촬영, 측두하악관절촬영 등 구외촬영과 Cone Beam 전산화단층촬영은 방사선사와 치과의사만이 촬영할 수 있다.

• 간호조무사는 모든 종류의 방사선촬영을 할 수 없다.

직역별 촬영 가능 방사선촬영술

치과의사, 방사선사	치위생사	간호조무사
CT를 포함한 모든 종류의 방사선촬영 가능	치근단촬영 교익촬영 교합촬영 파노라마촬영	모든 종류의 방사선촬영 불가능

필름 재료대

- 아날로그필름을 사용하는 경우에만 필름 재료대를 별도로 100% 청구할 수 있고, 디지털 촬영장치를 사용하는 경우에는 행위료만 청구하고 필름 재료대는 청구할 수 없다.

아날로그필름 방사선촬영	촬영행위료(촬영료+판독료)+필름 재료대 100%
디지털 방사선촬영	촬영행위료(촬영료+판독료)

- 아날로그 방사선 필름은 사전에 재료대 신고를 하여야 하며, 재료대 신고가 미비되어 있는 경우에는 필름 재료대는 심사조정된다.
- 재료대는 실구입가가 상한가보다 낮을 때에는 실구입가로, 상한가보다 높을 때에는 상한가로 산정한다.
- 디지털 방사선촬영장치의 디지털센서의 경우에는 2011년까지는 디지털 촬영장치를 이용하는 경우에는 상대가치점수 1.31점을 가산(2매부터는 50%, 최대 5매까지)하여 주었으나 2012년부터는 디지털 영상장치 이용 가산료가 삭제되었다.

03

관련 규정

○ 의료기사 등에 관한 법률 시행령

[별표1] 의료기사, 보건의료정보관리사 및 안경사의 업무 범위(제2조 제1항 관련)

6. 치과위생사

가. 치아 및 구강질환의 예방과 위생 관리 등에 관한 다음의 구분에 따른 업무

3) 보건기관 또는 의료기관에서 수행하는 구내진단용 방사선촬영

행정해석

무허가 의료장비 관련 질의회신

- 의료용구가 환자 진료에 안전성과 유효성을 갖고 있는지에 대해서는 식품의약품안전처에서 확인하고 있고, 이를 확인한 경우 제조·수입에 대한 허가를 하고 있습니다.
- 국민건강보험 요양급여의 기준에 관한 규칙 제5조 제1항은 '요양기관은 가입자 등의 요양급여에 필요한 적정한 인력·시설 및 장비를 유지'하게 하고 있으므로, 식품의약품안전처로부터 안전성, 유효성에 대해 확인을 받지 않은 무허가 의료용구를 건강보험 환자에게 사용한 경우는 보험급여를 인정할 수 없음을 알려드립니다.

(급여 65720-1188호, 2002. 8. 13.)

무허가 의료장비 환수 관련 질의회신

요양기관에서 무허가 의료장비를 사용한 경우, 요양급여비용 환수는 현실적으로 모든 의료장비의 조사가 어려운 점 등을 감안하여 국민건강보험 요양급여의 기준에 관한 규칙(개정 2001. 12. 31. 보건복지부령 제207호) 별표1 제1호 라목의 규정에 의한 요양급여장비의 적정기준을 고시하기 전까지는 무허가 의료장비로 확인된 시점 이후부터 환수토록 함을 알려드리오니 업무에 착오 없으시기 바랍니다.

(급여 65720-1291호, 2002. 8. 30.)

치과위생사의 파노라마촬영에 대한 업무협조 요청

- 의료기사에 관한 법률시행령 제2조 제1항 제6호의 '구내진단용방사선촬영업무'를 다음과 같이 회신함
  - 치과위생사의 구내진단 방사선촬영은 구내진단을 위해 촬영 부위를 구내로 제한하여 방사선촬영을 하도록 한 것으로 치과진단용 엑스선 발생장치로 제한한다는 의미가 아니며, 파노라마장치를 이용한 구내촬영은 가능함
  - 다만 세파로의 경우 구강내를 포함한 두부 촬영이 가능하므로 치과위생사가 촬영하는 것은 적절하지 않음

(의료제도과-1307호, 2009. 3. 19.)

구내진단용방사선촬영 및 치석제거 관련 간호조무사의 업무 범위
1. 귀회 법제 49.46-237호(1999. 7. 20.) 질의에 대한 회신입니다. 2. 「의료기사 등에 관한 법률」 제3조 및 동법시행령 제2조 제1항에 의거 구내진단용방사선촬영 업무는 치과의사 또는 치과의사의 지도하에 방사선사나 치과위생사가 하여야 하므로 간호조무사가 이를 행하여서는 아니되나 질의하신 스위치만을 조작하는 행위가 누구든지 쉽게 할 수 있는 단순한 업무라면 간호조무사도 이를 할 수 있을 것으로 사료됩니다. 3. 그러나 치과의원에서 하는 스케일링(치석제거)은 치아건강에 상당한 영향을 미치는 중요한 치과 진료행위로서 이는 치과의사나 치과의사의 지도를 받아 치과위생사가 하여야 할 것이며, 간호조무사는 동 행위를 할 수 없습니다. 끝. * 보건복지부에서 대한치과의사협회에 회신한 내용임 (의정 65507-801호, 1999. 7. 29.)

방사선사의 자격이 없는 의료종사자(사무장, 간호사)가 방사선촬영을 한 경우 보험급여기준 통보
「의료기사 등에 관한 법률」 제3조 및 같은 법 시행령 제2조 제2항에 '방사선사는 전리 및 비전리방사선의 취급과 방사성 동위원소를 이용한 핵의학적 검사 및 의료영상 진단기·초음파진단기의 취급, 방사선기기 및 부속기자재의 선택 및 관리업무에 종사한다'고 정하고, 법 제9조(무면허자의 업무금지 등)에는 의료기사 등이 아니면 의료기사 등의 업무를 행하지 못하도록 규정하고 있으므로 해당 분야의 면허를 가지지 아니한 자가 방사선촬영을 할 수 없는 것이며, 의료보험법령의 규정에 의한 요양급여 또는 분만급여에 소요된 진료비용은 의료법 등 관련 법령에서 정한 제반 의무사항을 준수한 요양기관에 대하여 지급할 수 있는 것임 (보관 65720-1267호, 1996. 10. 31.)

방사선 영상진단의 판독

영상진단료

영상진단료 = 촬영료(소정점수의 70%) + 판독료(소정점수의 30%)

- 조영제 주입료와 방사선 필름 현상료(현상액 및 정착액 비용 등)는 소정 방사선 진단료에 포함되므로 별도 산정하지 아니한다.
- 조영제, 방사선 필름 등은 '약제 및 치료재료의 비용에 대한 결정기준'에 의하여 별도 산정한다.

판독료 산정기준

- 방사선 영상진단의 판독료는 판독소견서를 작성·비치한 경우에 인정한다. 다만 방사선단순영상진단료에 대하여는 판독소견을 진료기록부에 기록한 경우 또는 치료목적의 영상 판독소견을 시술(수술)기록지에 기록한 경우에는 판독소견서를 작성·비치한 것으로 간주한다.
- 판독소견서를 작성·비치하지 아니한 경우에는 촬영료 등(소정점수의 70%)만 인정하고, 판독료(소정점수의 30%)는 인정하지 않는다.
- 당해 요양기관에 상근하는 구강악안면방사선과 전문의가 판독을 하고 판독소견서를 작성한 경우에는 판독료 소정점수의 10%를 가산한다.
- 아날로그필름이 변색 또는 탈색 등 현상과 정착과정의 잘못으로 판독할 수 없는 경우에는 판독료(소정점수의 30%)가 심사조정될 수 있다.

판독소견서

- 2007년 8월 1일부터 방사선촬영 시 판독소견서를 작성·비치하도록 의무화되었다.

작성서류

- 일정 양식의 판독소견서를 별도로 작성·비치하여야 한다.
- 방사선단순영상진단료에 속하는 치근단·교익·교합·파노라마 촬영, 두부규격촬영, 측두하악관절규격촬영 등은 판독소견을 진료기록부에 기록한 경우에도 판독소견서를 작성·비치한 것으로 갈음한다.
- 방사선특수영상진단료에 속하는 일반전산화단층영상진단(CT), Cone Beam 전산화단층영상진단 등은 진료기록부에 판독소견을 기록하는 것은 인정하지 않고, 일정 양식의 판독소견서를 별도로 반드시 작성·비치하여야 한다.

03

기재범위

- 판독소견서에는 환자성명, 나이, 성별, 검사명, 검사일시, 판독소견 및 결론(정상소견인 경우 소견과 결론의 구분 불필요), 판독일시, 판독의, 요양기관명 등을 포함하여 기재하여야 한다.
- 진료기록부에 판독소견을 작성하는 경우에도 검사명, 검사일시, 판독소견 및 결론(정상소견인 경우 소견과 결론의 구분 불필요), 판독일시, 판독의 등이 기재되어야 하며, 환자성명, 나이, 성별, 요양기관명 등이 진료기록부에 기록되어 있는 경우에는 기재 생략이 가능하다.

작성시기

- 판독소견서는 환자치료(치료계획) 전까지 작성하여야 하며, 치료행위가 연속적으로 동시에 이루어지는 경우(투시촬영 등) 또는 응급상황이 발생한 경우에는 치료 후 즉시 작성하여야 한다. 다만 상기 시점에 작성이 어려운 부득이한 사정이 있는 경우에는 건강보험심사평가원에 요양급여비용을 청구하기 전까지는 작성하여야 한다.

예시

판독소견서

차트번호:

환자이름		성별/나이	/
검사일자			
검사명			

■ 판독소견

■ 결론

■ 판독일자

■ 판독의: 면허번호:

○ ○ ○ **치과의원**

관련 규정

○ 요양급여비용의 적용기준 및 방법에 관한 세부사항

Ⅰ. 행위

제3장 영상진단 및 방사선 치료료

항목	제목	세부인정사항
일반사항	방사선 영상진단의 판독료 산정기준	「건강보험 행위 급여·비급여 목록표 및 급여 상대가치점수」 제1편 제2부 제3장 영상진단 및 방사선 치료료 [산정지침] (3), (4)에서 규정하고 있는 제1절 방사선단순영상진단료 및 제2절 방사선특수영상진단료에 분류된 영상진단의 판독료 산정기준은 다음과 같이 함 - 다음 - 가. 작성서류 방사선 영상진단의 판독료는 판독소견서를 작성·비치한 경우에 인정함. 다만 방사선단순영상진단의 판독소견을 진료기록부에 기록한 경우 또는 치료목적의 영상 판독소견을 시술(수술)기록지에 기록한 경우에는 판독소견서를 작성·비치한 것으로 간주함 나. 작성시기 판독소견서는 환자치료(치료계획) 전까지 작성하여야 하며, 치료행위가 연속적으로 동시에 이루어지는 경우(투시촬영 등) 또는 응급상황이 발생한 경우에는 치료 후 즉시 작성하여야 함. 다만 상기 시점에 작성이 어려운 부득이한 사정이 있는 경우에는 건강보험심사평가원에 요양급여비용을 청구하기 전까지는 작성하여야 함 다. 기재범위 판독소견서에는 환자성명, 나이, 성별, 검사명, 검사일시, 판독소견 및 결론(정상소견인 경우 구분 불필요), 판독일시, 판독의, 요양기관명 등을 포함하여 기재하여야 하며, 진료기록부에 판독소견을 작성하는 경우에는 환자성명, 나이, 성별, 요양기관명은 기재 생략 가능함 (고시 제2017-118호, 2017. 7. 1. 시행)

행정해석

단순영상진단료의 판독소견서 작성밥법에 대한 안내
• 우리부에서는 고시 제2007-53호(2007. 6. 27.) 및 보험급여팀-2150호(2007. 7. 9.)로 제3장 영상진단 및 방사선 치료료 제1절 및 제2절에 분류된 영상진단료의 경우 판독소견서를 작성·비치하지 아니한 경우에는 소정점수의 70%만 산정하고, 이 경우 판독소견서는 경과기록지 또는 지시기록지에 기록하는 형태가 아닌 일정 양식의 판독소견서를 별도로 작성·비치하여야 하나, 중재적 시술 시 유도목적인 경우는 판독소견을 시술기록지에 기록한 경우에도 판독소견서로 갈음함을 알려드린 바 있습니다. • 그러나 의원 등 일부 요양기관에서 진료에 관한 모든 기록을 진료기록부에 기록하고 있고, 치근단촬영의 경우 치료과정 중에 수시로 촬영되고 있으므로 별도의 판독소견서를 작성·비치하기에는 현실적으로 무리가 있는 점을 감안하여 제3장 영상진단 및 방사선 치료료 제1절 방사선단순영상진단료에 대하여는 판독소견을 진료기록부에 기록한 경우에도 판독소견서로 갈음함을 알려드립니다. • 이 경우에도 판독소견에는 환자성명, 나이, 성별, 검사명, 검사일시, 소견, 결론, 판독일시, 판독의, 병·의원명칭 등을 포함하여 기재(환자성명, 나이, 성병, 병·의원명칭은 진료기록부에 기재되어 있는 경우 생략 가능)해야 합니다. 다만 정상소견인 경우는 소견과 결론을 반드시 구분하지 아니하여도 무방함을 알려드립니다. 끝. (보험급여팀-2555호, 2007-08-09)

03

구강악안면방사선과 전문의 판독료 가산 관련(질의회신)
1. 관련 근거: 구강악안면방사선과 전문의의 판독료 가산 등에 대한 질의(건강보험심사평가원 수가등재부-2630호, 2009. 9. 29.) 2. 위 호와 관련, 구강악안면방사선과 전문의의 경우 영상의학과 전문의와 같이 판독료 가산을 인정할 수 있는지에 대한 귀원의 질의에 대하여 다음과 같이 회신합니다. - 다음 - • 현행 「건강보험 행위 급여·비급여 목록표 및 급여 상대가치점수」 제1편 제3장 영상진단 및 방사선 치료료의 제1절 및 제2절 '주1'에는 당해 요양기관에 상근하는 영상의학과 전문의가 판독을 하고 판독소견서를 작성한 경우에 소정점수의 10%를 가산토록 하고 있는 바, • 치과 분야에서는 「치과의사 전문의의 수련 및 자격 인정 등에 관한 규정」에 따라 구강악안면방사선과 전문의가 배출되어 실제 영상진단 판독을 실시하고 판독소견서를 작성하고 있는 진료과목의 전문성을 감안하여, • 「건강보험 행위 급여·비급여 목록표 및 급여 상대가치점수」 제1편 제3장 영상진단 및 방사선 치료료의 제1절 및 제2절 '주1'에 당해 요양기관에 상근하는 영상의학과 전문의가 판독을 하고 판독소견서를 작성한 경우에 소정점수의 10%를 가산토록 인정하는 항목에 대하여, 상근하는 구강악안면방사선과 전문의가 판독하고 판독소견서를 작성한 경우에도 판독료 가산(소정점수의 10%)을 요양급여로 인정하되, 동 산정기준은 행정해석 시행일부터 적용토록 함. 끝. (보험급여과-1486호, 2010-07-29)

방사선 영상진단료의 촬영료 등 분리에 따른 판독료 산정방법 안내
1. 보건복지부고시 2007-53호(2007. 6. 27.)와 관련입니다. 2. 「건강보험 요양급여 행위 및 그 상대가치점수」 제1편 제2부 제3장 [산정지침]에 의거 제1절 및 제2절에 분류된 영상진단료의 소정점수에는 판독료(소정점수의 30%)와 촬영료 등(소정점수의 70%)이 포함되어 있고, 영상진단을 실시한 경우에는 반드시 판독소견서를 작성·비치토록 하고 있으므로 판독소견서를 작성·비치하지 아니한 경우에는 소정점수의 70%만 산정하여야 하나, 현재까지는 판독료와 촬영료 등이 하나의 상대가치점수로 되어 있어 소정점수의 100%를 산정하여 왔습니다. 3. 이와 같은 문제점을 개선하고자 금번에 판독료를 제외한 촬영료 등에 대한 수가 산정방법을 고시하였으므로 판독소견서를 작성·비치하지 않은 경우에는 소정점수의 70%만 산정하여야 하며, 중재적 시술 시 유도를 위하여 실시하는 영상진단의 경우에도 중재적 시술 유도목적이라고는 하나 해당 영상진단료에 판독료가 포함되어 있으므로 판독소견을 기록한 경우 판독료를 산정할 수 있습니다. 4. 이 경우 판독소견서는 경과기록지나 지시기록지에 기록하는 형태가 아닌, 환자성명, 나이, 성별, 검사명, 검사일시, 소견, 결론, 판독일시, 판독의, 병·의원명칭 등이 포함된 일정 양식의 판독소견서를 별도로 작성·비치하여야 하며, 중재적 시술 시 유도목적인 경우는 판독소견을 시술기록지에 기록한 경우에도 판독소견서로 갈음함을 알려드립니다. 끝. (보험급여팀-2151호, 2007-07-09)

방사선영상진단의 종류

• 영상진단은 크게 방사선단순영상진단과 방사선특수영상진단으로 나뉘며, 치과병·의원에서 일반적으로 사용되는 것은 다음과 같다.

방사선단순영상진단	방사선특수영상진단
• 치근단촬영 • 교익촬영 • 교합촬영 • 파노라마촬영 • 두부규격촬영 • 측두하악관절촬영 • 측두하악관절규격촬영	• Cone Beam 전산화단층영상진단

방사선단순영상진단의 산정지침

• 당해 요양기관에 상근하는 영상의학과 전문의가 판독하고 판독소견서를 작성한 경우에는 소정점수의 10%를 가산한다(산정코드 세 번째 자리에 6으로 기재).

• 만 6세 미만의 소아에 대하여 방사선단순영상진단을 한 경우에는 소정점수의 15%를 가산한다(산정코드 첫 번째 자리에 6으로 기재).

• 영상저장 및 전송시스템(Full PACS)을 이용하여 필름을 사용하지 않은 경우에는 제1매에 대해서 상급종합병원은 19.08점, 종합병원은 14.36점, 병원, 치과병원, 요양병원·한방병원 내 의·치과는 10.14점, 의원, 치과의원 및 보건의료원 의·치과는 10.08점을 산정하고 제2매부터는 소정점수의 50%씩을 각각 가산하되 최대 5매까지만 산정한다.

방사선특수영상진단의 산정지침

• 당해 요양기관에 상근하는 영상의학과 전문의가 판독을 하고 판독소견서를 작성한 경우에는 소정점수의 10%를 가산한다(산정코드 세 번째 자리에 6으로 기재). 다만 영상저장 및 전송시스템을 이용하는 경우에는 그러하지 아니한다.

• 촬영매수, 투시, 스폿촬영 유·무를 불문하고 소정점수로 산정하며, 또한 조영제 주입료도 소정점수에 포함되므로 별도 산정하지 아니한다.

• 만 6세 미만의 소아에 대하여 방사선특수영상진단을 한 경우에는 소정점수의 20%를 가산한다(산정코드 첫 번째 자리에 6으로 기재). 다만 영상저장 및 전송시스템을 이용하는 경우에는 그러하지 아니한다.

• 영상저장 및 전송시스템을 이용하여 필름을 사용하지 않은 경우에는 일련의 촬영과정에 대하여 상급종합병원은 57.24점(HB011), 종합병원은 43.08점(HB021), 병원, 치과병원, 요양병원·한방병원 내 의·치과는 30.42점(HB031), 의원, 치과의원 및 보건의료원의·치과는 30.24점(HB041)을 산정한다.

• 당해 요양기관에 상근하는 영상의학과 전문의가 외부병원 필름을 판독하고 판독소견서를 작성·비치하는 경우에는 소정점수의 20%로 산정한다(산정코드 세 번째 자리에 1로 기재). 다만 영상의학과 전문의 10% 가산, 만 6세 미만 소아 20% 가산, 영상저장 및 전송시스템 가산과 중복산정하지 아니한다.

• 외부병원 필름판독료는 이중촬영을 방지하고 적정 진료를 유도하기 위한 취지에서 신설된 것이므로 환자의 이송 없이 단지 필름에 대한 판독만 의뢰되는 경우에는 산정할 수 없다.

03

02 치근단촬영

분류번호	코드	분 류
다-191	 G9101 G9102 G9103 G9104 G9105	치근단 Periapical View 가. 1매 나. 2매 다. 3매 라. 4매 마. 5매 또는 그 이상

- 치근단촬영은 치아와 치근단 주위조직을 관찰하기 위한 구내촬영술이다.
- 치근단촬영은 다음의 경우에 적용한다.
  ① 치아와 그 주위조직의 병변 진단 및 평가
  치아우식증, 치주질환, 선천성 및 후천성 치아 이상, 치근단 질환 등
  ② 치아와 관련된 병변 진단 및 평가
  염증성 질환, 낭, 양성 및 악성종양, 기타 골질환, 발육장애, 전신질환 등
  ③ 치아와 그 주위조직의 외상 진단 및 평가
  ④ 기타 치아 관련 병변 진단 및 평가
  매복치, 결손치 등

산정단위

- 가. 1매는 1회 촬영한 경우에 산정한다.
- 나. 2매, 다. 3매, 라. 4매, 마. 5매 또는 그 이상은 동일 부위에 대해 동일한 촬영목적으로 촬영한 경우(동시촬영), 촬영 횟수에 따라 구분하여 산정한다.

산정지침

- 촬영 시 방사선기기의 오류나 흔들림 혹은 술자의 촬영기술 부족 또는 부주의 등으로 재촬영을 한 경우에는 동시촬영으로 산정 불가하며, 재촬영에 소요된 비용은 요양기관에서 부담하여야 한다.

독립촬영과 동시촬영의 차이

- 독립촬영은 당일 동일 부위에 여러 번 촬영하여도 각각의 촬영이 촬영목적이 다른 독립적인 촬영을 말한다. 따라서 촬영하는 횟수에 따라 '치근단 가. 1매'를 2회, 3회, 4회로 산정한다.
- 동시촬영은 같은 촬영목적으로 동일 부위를 한 번에 여러 회를 촬영하는 것을 말한다. 따라서 한 번에 촬영한 횟수에 따라 '치근단 나. 2매', '치근단 다. 3매', '치근단 라. 4매' 등으로 산정한다.

※ 동시촬영의 경우, 아날로그필름 사용 시 필름 재료대는 100%씩 산정 가능하다. 6매부터는 디지털 방사선촬영장치를 사용한 경우에는 청구가 불가능하며, 아날로그 방사선촬영장치를 사용한 경우 필름 재료대만 산정 가능하다.

• 같은 날 동일 부위를 2회 이상 촬영하는 경우에는 촬영목적과 상황에 따라서 치근단 가. 1매×2회(독립촬영)로 산정하거나, 치근단 나. 2매×1회(동시촬영)로 산정해야 하는 경우가 있다.

	독립촬영	동시촬영
목적	촬영목적이 다름	촬영목적이 동일
의미	별도의 치근단촬영으로 각각 산정	치근단촬영을 동시촬영으로 산정
청구방법	가. 1매×2회 가. 1매×3회	나. 2매×1회 다. 3매×1회
예시	우식치료 전 진단과 우식치료 후 확인	인접면 우식 진단 시 중첩으로 촬영각 변경하여 촬영
	근관치료 전 진단과 근관충전 후 확인	근관치료 시 근관 방향과 근관수 확인 위해 촬영각 변경하여 촬영
	발치 전 진단과 발치 후 확인	발치 시 치근 방향, 형태 확인 위해 촬영각 변경하여 촬영

• 촬영목적이 다르다면 같은 부위를 여러 번 촬영하였어도 독립적인 촬영(독립촬영)으로 인정되어 치근단촬영 가. 1매를 촬영한 횟수(×횟수)만큼 산정하며, 동일 목적으로 동일 부위를 2장 이상 촬영한 경우(동시촬영)에는 2번째 촬영부터는 촬영한 횟수만큼 모두 인정하는 것이 아니라 별도 책정된 치근단 나. 2매, 치근단 다. 3매 등의 항목으로 산정한다.

• 독립촬영의 예시
  - 근관치료 시 막힌 근관을 찾아 가면서 확대해 가면서 촬영하는 경우
  - 근관충전 시 마스터 콘을 삽입하여 촬영 후 근관충전 완료한 후에 추가로 촬영한 경우
  - 발치 시 잔존치근의 확인을 위해 추가 촬영한 경우
  - 발치 후 발치 완료 여부를 확인하기 위해 추가 촬영한 경우
  - 우식 전 진단과 우식치료 중 확인하기 위해 추가 촬영한 경우

• 동시촬영의 예시
  - 근관치료 시 근관수와 방향, 정확한 근관길이 측정 등을 위해 각도를 달리하여 촬영한 경우
  - 매복치의 협설측 위치 확인 또는 하악관과의 위치 및 거리 관계를 확인하기 위해 각도를 달리하여 촬영한 경우
  - 발치 시에도 치근의 만곡 방향이나 형태를 확인하기 위해 각도를 달리하여 촬영한 경우
  - 인접면 우식의 정확한 진단을 위해 각도를 달리하여 촬영한 경우

- 치근파절이 의심되어 파절선을 확인하기 위해 각도를 달리해서 촬영한 경우

• 위의 예시에서 알 수 있는 바와 같이 독립촬영과 동시촬영을 간단히 구분할 수 있는 적용기준이 첫 번째와 두 번째 촬영 사이의 진료행위의 실시 여부이다. 독립촬영은 첫 번째 촬영을 하고 이어서 진료행위를 실시한 후 추가로 촬영하게 되며, 동시촬영은 첫 번째 촬영 후 진료행위가 없이 곧바로 다음 촬영이 이어지게 된다.

적용 상병명

• 판독 결과에 따른 상병명을 적용한다.

청구 시 유의할 사항

• 모든 방사선촬영 청구는 촬영료 70%와 판독료 30%로 이루어져 있다. 그러므로 항상 판독이 뒤따라야 한다. 판독이라 해서 길게 쓸 필요는 없고 상병명을 기록하는 것만으로도 인정이 되므로 반드시 여러 가지 상병명을 숙지하여 기록해 놓아야 한다.

예시: 외상으로 인하여 상악중절치가 파절되어 당일 발수근충하기 위한 방사선촬영

내원일	1일째
상병명	S0254 치수침범이 있는 치관파절
청구내역	초진진찰료 치과침윤마취 리도카인 의약품관리료 치근단촬영 가. 1매 3회 방사선 필름대 당일발수근충 가. 영구치 바브드브로치 Ni-Ti 파일
추가	러버댐
내역설명	근관치료 전, 근관충전 후 각각 방사선촬영하였음

• 치아파절로 내원하여 진단목적으로 치근단촬영을 1회 실시하고 당일 발수근충을 위해서 근관장측정 시 1회, 근관충전 후 충전을 확인하기 위하여 다시 1회를 촬영한 경우 첫 촬영과 두 번째, 세 번째 촬영은 촬영목적을 달리하여 동일 부위를 추가로 촬영한 것이므로 치근단촬영 가. 1매×3회로 산정한다.

• 이때 청구 시 내역설명을 기재하고 진료기록부에도 촬영목적과 판독소견을 정확하게 기록하는 것이 중요하다.

예시: 상악중절치 부위에 매복되어 있는 과잉치를 발치하기 위한 방사선촬영

내원일	1일째
상병명	K0118 과잉매복치
청구내역	초진진찰료 치근단촬영 다. 3매 1회 방사선 필름대 치과침윤마취 리도카인 의약품관리료 완전매복치 발치 Burr, Saw 등 - 발치, 치근, 치조골성형술
추가	파노라마촬영 또는 Cone Beam CT촬영
내역설명	상악 정중부에 완전 매복된 과잉치를 발치하였음

- 상악중절치 부위에 매복되어 있는 과잉치를 발치하기 위하여 매복과잉치의 협·설측 위치 관계를 확인하기 위하여 정중부에서 촬영 후 좌측과 우측으로 촬영 각도를 달리하여 촬영한 경우에는 동시촬영으로 산정하여 치근단촬영 다. 3매×1회로 청구한다.

03 교익촬영

분류번호	코드	분류
다-195		교익 Bitewing View
	G9501	가. 1매
	G9502	나. 2매
	G9503	다. 3매
	G9504	라. 4매
	G9505	마. 5매 또는 그 이상

- 교익촬영은 치아의 인접면을 관찰하기 위한 구내촬영술이다.
- 교익촬영은 다음의 경우에 적용한다.
  ① 치아와 그 주위조직의 병변 진단 및 평가
    초기 인접면 우식증, 재발성 치아우식증, 치조정 변화의 검사
    치아우식증, 치주질환, 선천성 및 후천성 치아 이상 등
  ② 치아와 관련된 병변 진단 및 평가
    치아우식증의 치수에 대한 근접 정도의 검사, 치수강의 검사
  ③ 치아와 그 주위조직의 외상 진단 및 평가
  ④ 기타 치아 관련 진단 및 평가
    인접면 충전물의 치은연 부위의 접합 정도 검사

산정단위

- 가. 1매는 1회 촬영한 경우에 산정한다.
- 나. 2매, 다. 3매, 라. 4매, 마. 5매 또는 그 이상은 동일 부위에 대해 동일한 촬영목적으로 촬영한 경우(동시촬영), 촬영 횟수에 따라 구분하여 산정한다.

적용 상병명

- 판독 결과에 따른 상병명을 적용한다.

04 교합촬영

분류번호	코드	분류
다-196	G9601	교합 Occlusal View

- 교합촬영은 구개나 구강저 등을 포함한 치궁의 비교적 넓은 부위와 인접 해부학적 구조를 관찰하거나 개구장애 등으로 치근단촬영이 불가능한 경우에 실시하는 구내촬영술이다.
- 교합촬영은 다음의 경우에 적용한다.
  ① 상악골과 하악골의 전반적인 평가
  상악동의 전, 내 및 측부의 평가
  ② 치아 및 악골에 관련된 병변 진단 및 평가
  질환에 이환된 악골의 넓은 부위의 검사
  염증성 질환, 낭, 양성 및 악성종양, 기타 골질환, 발육장애, 전신질환 등
  ③ 치아 및 악골의 외상 진단 및 평가
  치아 및 상악골 또는 하악골의 골절 위치 및 범위 평가
  ④ 기타 치아 관련 병변 진단 및 평가
  매복치, 결손치, 과잉치의 검사
  ⑤ 개구가 불충분하여 치근단촬영이 어려운 경우

적용 상병명

- 판독 결과에 따른 상병명을 적용한다.

청구 시 유의할 사항

- 동일 부위에 대해 각도를 달리하여 2장을 촬영한 경우(예: 일반교합촬영+절단면교합촬영)에는 첫 번째 촬영은 소정점수를 산정하고, 두 번째 촬영부터는 소정점수의 50%만을 산정한다.

관련 규정

○ 요양급여비용의 적용기준 및 방법에 관한 세부사항

Ⅰ. 행위

제10장 치과 처치·수술료

항목	제목	세부인정사항
일반사항	동일 부위의 의미	방사선촬영에 있어 동일 부위라 함은 부위적으로 일치함은 물론, 위와 십이지장, 신요관, 흉추상부와 흉추하부의 경우와 같이 통상 동일 필름면에 촬영할 수 있는 부위를 뜻함 (고시 제2000-73호, 2001. 1. 시행)

행정해석

동일 부위 및 동일 상병에 대하여 여러 종류의 촬영을 동시 시행 시 수가 산정방법
동일 부위 및 동일 상병에 대하여 여러 종류의 촬영을 동시에 시행한 경우에는 제1의 촬영은 소정점수를 산정하고 제2의 촬영부터는 촬영 종류에 불문하고 소정점수의 50%만 산정 (보험급여과-3905호, 2005-09-12)

05 파노라마촬영

분류번호	코드	분류
다-197	 G9701 G9761	파노라마촬영 Panoramic View 가. 일반 Conventional 나. 특수[악관절, 악골절단면] Special

- 파노라마촬영은 상·하악골 및 안면구조를 연속된 1장의 방사선영상에서 관찰할 수 있는 단층촬영술의 일종이다.
- 파노라마촬영은 촬영 부위와 방법에 따라 가. 일반과 나. 특수[악관절, 악골절단면]로 구분하여 산정한다.

가. 일반	나. 특수[악관절, 악골절단면]
일반적인 치아, 상·하악골과 안면 부위의 검사를 위해 촬영한 경우	악관절 촬영이나 악골절단면을 촬영할 수 있는 장비와 프로그램이 추가되어 있어서 악관절이나 악골 단층상을 확인할 수 있는 촬영을 한 경우
• 치아 및 치아 주위조직의 전반적인 평가 • 제3대구치 및 상·하악골의 광범위한 병소의 평가 • 외상에 의한 악골 및 안면 골절의 평가 • 상악동 하연의 평가 • 하악과두의 평가 • 치아 및 악골의 발육과정과 이상의 평가 • 기타 악골 주변 병변의 평가	• 측두하악관절의 전반적인 평가 • 악골절단면의 개략적인 평가 • 상악동의 전반적인 평가

산정지침

- 가. 일반은 일반적인 치아, 상·하악골과 안면 부위의 검사를 위한 촬영을 한 경우에 산정한다.
- 나. 특수[악관절, 악골절단면]는 악관절 질환의 정확한 진단을 위한 좌·우측 악관절 폐구와 개구상태의 4매법 촬영을 하는 악관절 촬영과 상악동 파노라마촬영의 경우에 산정한다.

적용 상병명

- 판독 결과에 따른 상병명을 적용한다.

청구 시 유의할 사항

- 파노라마촬영은 인접하지 아니한 원인치 3개 치아 이상인 경우와 표준촬영만으로는 진단이 불확실한 경우 등 그 필요성이 인정되어 선택적으로 실시하는 경우에 인정(심사지침 2001. 2. 5.)되어 왔으나, 파노라마촬영은 광범위한 상을 얻을 수 있어 치근단촬영만으로는 불충분한 경우에 유용하므로, 원인치 3개 치아가 아니더라도 부분적으

로 치근단촬영만으로는 진단이 불충분한 경우로 그 인정기준이 일부 확대되어 2005년 11월 1일 진료분부터 적용되고 있다(심사지침 2005. 10.).

- 파노라마촬영은 부분적인 치근단촬영만으로는 진단이 불충분하거나 소아의 해당 치아가 맹출되는 평균 연령을 초과한 경우 등 임상적으로 필요한 경우 인정한다.
- 전반적인 치주질환의 상태를 확인하거나 다수 치아의 우식 확인을 위하여 파노라마촬영한 경우 산정 가능하다.
- 매복치의 치아 위치, 매복 정도 등을 확인하기 위하여 파노라마촬영한 경우에도 산정 가능하다. 이 경우 치근단촬영 후 확인이 불충분하여 파노라마촬영한 경우에는 치근단촬영과 파노라마촬영 각각 산정할 수 있다.
- 염증, 외상 또는 기타 이유 등으로 개구장애가 있거나 혹은 심한 구역반사 등 치근단촬영이 불가능한 경우에는 파노라마촬영을 산정할 수 있다. 이 경우에는 청구 시 내역설명을 첨부하도록 한다.
- 파노라마촬영은 특이사항이 없는 한 6개월에 1회 촬영을 원칙으로 한다. 6개월 이내의 재촬영은 치료 전후의 상태변화 및 결과관찰 등을 위하여 필요시에는 가능하지만, 특별한 증상 및 사유나 의학적 근거 없이 6개월 이내에 재촬영한 경우에는 인정하지 아니한다(2012. 6. 18. 진료심사평가위원회).
- 파노라마촬영 후 보충 진단이 필요한 경우, 치근단촬영도 추가로 인정하나 일률적인 추가촬영인 경우에는 파노라마촬영만 인정한다.
- 즉일충전처치에는 파노라마촬영을 산정할 수 없다.
- 전반적인 치주질환의 진단을 위하여 파노라마촬영(가. 일반)과 악관절 진단을 위한 악관절 촬영을 같은 날 동시에 시행한 경우에는 가. 일반과 나. 특수[악관절, 악골절단면]를 각각 산정 가능하다.

관련 규정

○ 요양급여비용의 적용기준 및 방법에 관한 세부사항

Ⅰ. 행위

제3장 영상진단 및 방사선 치료료

항목	제목	세부인정사항
일반사항	파노라마촬영 급여기준	파노라마촬영은 부분적인 치근단촬영만으로는 진단이 불충분하거나, 소아의 해당 치아가 맹출되는 평균 연령을 초과한 경우 등 임상적으로 필요한 경우 인정함 (고시 제2016-224호, 2016. 12. 1. 시행)

Ⅲ. 국민건강보험 요양급여의 기준에 관한 규칙 제10조에 의거 신의료기술로 신청된 항목 중 이미 심사기준으로 운용되고 있는 항목

제3장 영상진단 및 방사선 치료료

항목	제목	세부인정사항
다197 파노라마촬영	Scano-panogram	다197-가. 파노라마촬영-일반의 소정점수를 산정함
	Sinus View Scanogram	상악동 파노라마촬영의 경우는 다197-나. 파노라마촬영-특수[악관절, 악골절단면]의 소정점수를 산정함

행정해석

치과위생사의 파노라마촬영에 대한 업무협조 요청
• 의료기사에 관한 법률시행령 제2조 제1항 제6호의 '구내진단용방사선촬영업무'를 다음과 같이 회신함 - 치과위생사의 구내진단 방사선촬영은 구내진단을 위해 촬영 부위를 구내로 제한하여 방사선촬영을 하도록 한 것으로 치과진단용 엑스선 발생장치로 제한한다는 의미가 아니며, 파노라마장치를 이용한 구내촬영은 가능함 - 다만 세파로의 경우 구강내를 포함한 두부 촬영이 가능하므로 치과위생사가 촬영하는 것은 적절하지 않음 (의료제도과-1307호, 2009. 3. 19.)

공개 심사사례

다197 파노라마촬영 다빈도 산정기관 심사방법 및 6개월 이내에 재실시한 경우 요양급여 인정 여부
■ 심의배경 심사 일관성 향상 및 효율적인 운영을 위하여 다빈도 산정기관 심사방법 및 6개월 이내에 재실시한 다197 파노라마촬영 심사에 대한 공통적인 심사처리가 필요하여 부의하게 됨 ■ 참고 • 대한구강악안면방사선학교수협의회. 구강악안면방사선학. 나래출판사. 2004 • 파노라마촬영 인정기준(보건복지부 고시 제2007-46호, 2007. 6. 1. 시행) • THE SELECTION OF PATIENTS FOR DENTAL RADIOGRAPHIC EXAMINATIONS REVISED: 2004 ■ 심의내용 - 다197 파노라마촬영은 전악구내방사선사진촬영에 비하여 촬영 시간 단축과 X선 노출량이 비교적 적으며 무치악 환자나 개구 불능 등으로 구내방사선사진촬영이 불가능한 환자에게 시행할 수 있으며, 초진검사방법으로 유용한 진단 정보를 제공하고 상태에 따른 다른 적절한 방사선사진촬영을 결정해 주는 역할로 요양기관에서는 초진에 기본적인 검사로 실시하고 있는 경향임 - 그러나 파노라마사진 상은 초기의 치조골흡수 및 우식증 등 높은 해상도를 필요로 하는 검사에는 부적합하므로 치근단촬영법이 필요하고, 방사선촬영은 의사의 판단하에 환자의 병력 등을 고려하여 진단, 치료 및 질병 예방에 도움이 되는 경우 시행하여야 하며 모든 환자에게 일률적으로 적용할 수는 없으므로 사례별로 심사하는 것이 타당함 - 또한 6개월 이내에 재촬영한 다197 파노라마촬영은 치료 전후의 상태변화 및 결과관찰 등을 위하여 필요시에는 촬영 가능하되, 특별한 증상 및 사유나 의학적 근거 없이 6개월 이내에 재촬영한 경우에는 인정하지 아니함 (2012. 6. 18. 진료심사평가위원회)

06 두부규격촬영

분류번호	코드	분류
다-198	G9801	두부규격촬영 Cephalometric Radiography

- 두부규격촬영은 두부계측을 위하여 얻어진 영상의 재현성과 표준화가 가능한 두부고정장치나 두개고정장치 등을 사용하여 머리의 위치를 고정하고 두부를 촬영하는 것으로, 촬영된 영상에서 두부, 악골 및 안면 연조직의 계측점을 찾아내고 각 계측점 등을 기준으로 길이와 각도를 측정하여 외형 및 안면성장을 분석 평가한다.

07 측두하악관절촬영

분류번호	코드	분류
다-116		측두하악관절 Temporomandibular Joint
	G1601	가. 1매
	G1602	나. 2매
	G1603	다. 3매
	G1604	라. 4매
	G1605	마. 5매 또는 그 이상

- 측두하악관절촬영은 폐구시 관절와에 대한 하악과두의 위치 관계 평가, 개구시 하악과두의 전방 운동의 정도 평가, 여러 형태의 골 변화 평가를 위한 촬영이다.

산정단위

- 가. 1매는 1회 촬영한 경우에 산정한다.
- 나. 2매, 다. 3매, 라. 4매, 마. 5매 또는 그 이상은 동일 부위에 대해 각도를 달리하여 촬영하거나, 개구시 폐구시로 나누어서 촬영하는 경우에 촬영 횟수에 따라 구분하여 산정한다.

08 측두하악관절규격촬영

분류번호	코드	분류
다-199	G9901	측두하악관절규격촬영 Transcranial View

- 측두하악관절규격촬영은 측두하악관절의 재현성과 표준화가 가능한 영상을 얻기 위하여 Accurad-200 Headholder와 같은 경구개방사선촬영을 위한 전용장치를 치과용 방사선장치에 부착하고, 이를 이용하여 머리의 위치를 고정하고 측두하악관절을 촬영하는 것을 말한다.
- 양측 관절을 폐구, 최대개구로 나누어 4회 촬영하거나, 1인치 교합제(Bite block)를 물린 1인치(2.54cm) 개구상태를 추가하여 6회 촬영한다.

악관절 촬영의 비교

파노라마촬영 나. 특수[악관절, 악골절단면]	측두하악관절촬영	측두하악관절규격촬영
파노라마장치+내장된 프로그램	일반방사선장치 이용	치과용 방사선장치+경구개방사선촬영을 위한 전용장치

09 Cone Beam 전산화단층영상진단

분류번호	코드	분류
다-245-1	 HA496 HA497	Cone Beam 전산화단층영상진단 Cone Beam Computed Tomography 가. 일반 나. 3차원 CT, 관절강내조영촬영

- Cone Beam 전산화단층영상진단(Cone Beam CT)은 원뿔형 혹은 피라미드형의 X선속과 평면의 검출기가 회전축을 중심으로 회전하면서 연속적으로 획득한 영상을 수학적 알고리즘에 적용하여 3차원 체적의 농도값 정보를 획득한 후 이로부터 다수의 2차원 영상을 재구성하여 획득한 영상을 말한다.
- 진단을 위해 얻은 영상에 따라 가. 일반과 나. 3차원 CT, 관절강내조영촬영으로 구분하여 산정한다. 관절강내조영촬영은 2018년 6월 1일부터 추가되었다.

가. 일반	나. 3차원 CT, 관절강내조영촬영	
2차원 단면상	3차원 입체영상	관절강내조영촬영
구강의 전체적인 구조를 확인	병변부위를 추가적으로 정밀하게 보기 위해 3차원 영상으로 재구성	관절원판, 관절강, 관절후조직 등을 보기 위하여 관절강내로 조영제를 주입 후 촬영

산정지침

- Cone Beam 전산화단층영상진단 시 1회 좌·우 양측이나 상·하악으로 수회 촬영한 경우에도 Cone Beam 전산화단층영상진단의 소정점수만 산정한다.
- Cone Beam 전산화단층영상진단은 방사선사, 치과의사 등 자격을 갖춘 자가 직접 촬영을 하여야 하며, 치위생사가 촬영하는 경우에는 인정되지 않는다.

급여기준

- Cone Beam 전산화단층영상촬영은 치근단촬영, 파노라마촬영 등으로는 진단이 불확실한 경우에 한하여 다음의 경우에 요양급여를 인정한다.

  가. 치아부위

  1) 근관(신경)치료의 경우

     가) 통상적인 근관(신경)치료 시 비정상으로 계속적인 동통을 호소하는 경우
     치근의 파절 또는 비정상적 근관형태로 추가적인 근관치료를 요하는 경우

     나) 치근단절제(Apicoectomy) 또는 치아재식술을 요하는 경우로서 해부학적으로 위험한 상태로 하치조관이나 이공, 상악동 부위에 병소가 위치하여 정확한 진단이 필요한 경우

2) 매복치의 경우(제3대구치 포함)

가) 차41마(3) 완전매복치 발치술과 관련된 완전매복치

나) 제3대구치는 치근단, 파노라마촬영 등에서 하치조관 또는 상악동과 치근이 겹쳐 보여 발치의 위험도가 높은 경우

3) 치아나 치조골의 급성 외상에 의한 치아의 함입 등으로 인해 계승치아에 미치는 영향의 진단

나. 안면 및 두개기저 부위

1) 3치관 크기 이상의 치근낭

2) 타액선 결석

3) 임상소견상 수술을 요할 정도의 상악동염

4) LeFort Ⅰ, Ⅱ, Ⅲ 골절 혹은 협골부, 안와의 blow-out 골절, 하악골의 복합, 복잡골절 혹은 하악과두골절, 비골골절, 전두동골절, 비·전두사골복합체골절

5) 악안면 기형 수술의 전후 평가

6) 낭종 또는 염증성 질환

다. 측두하악관절 부위

1) 강직(Ankylosis)과 감별진단을 요하는 심한 임상적 개구제한

2) 골 변화를 동반하는 관절염(퇴행성, 류마티스성, 감염성) 및 과두형태의 이상

3) 스플린트 치료에 반응하지 않는 측두하악장애

4) 악관절수술의 전후 평가

적용 상병명

- 판독 결과에 따른 상병명을 적용한다.

청구 시 유의할 사항

- Cone Beam 전산화단층영상촬영은 치근단촬영, 파노라마촬영 등으로는 진단이 불확실한 경우에 한하여 인정하므로, Cone Beam CT를 촬영하기 전에 반드시 치근단촬영 또는 파노라마촬영이 선행되어야 한다.
- 특수의료장비에 속하는 Cone Beam CT는 치근단촬영이나 파노라마촬영과 달리 별도의 '판독소견서'를 반드시 작성 후 구비해야 한다. 판독소견서가 없으면 촬영료(소정점수의 70%)만 인정되고 판독료 30%는 삭감된다.
- 매복된 제3대구치의 발치를 위해 치근단촬영과 파노라마촬영을 한 후 치근이 하치조관 또는 상악동과 겹쳐 보여 Cone Beam CT를 촬영한 경우에는 치근단촬영, 파노라마촬영, Cone Beam CT 모두 100% 산정 가능하며, 청구 시 반드시 '치근단, 파노라마촬영 등에서 하치조신경(상악동)과 치근이 겹쳐 보여 Cone Beam CT를 촬영함' 등으로 내역설명을 하여야 한다.
- 그러나 치근단촬영이나 파노라마촬영 상에서 확인이 가능한 경우는 인정하지 않으며, 심사에서는 파노라마촬영 상에서 치근이 상악동이나 하치조신경관과 겹쳐 보이는 경우에 한해 인정하고 있다.
- Cone Beam 전산화단층영상진단 나. 3차원 CT에 대한 적응증은 급여기준에서 별도로 정하지 않고 있어 3차원 영상 재구성 시행 여부, 실시 사유 및 청구 경향 등을 참조하여 요양기관 사례별로 심사하여 인정하고 있다.

- 매복치의 경우(제3대구치 포함), 과잉치(Mesiodens)를 제외한 대부분의 경우 Cone Beam 전산화단층영상진단 가. 일반으로도 치료 방향 설정 및 수술계획 수립이 가능한 것으로 판단되어 나. 3차원 CT는 인정하지 않는다.
- 근관치료 완료 후 계속적인 동통을 호소하여 재근관치료를 위해 시행된 Cone Beam 전산화단층영상진단 나. 3차원 CT는 인정하고 있다.

관련 규정

○ 요양급여비용의 적용기준 및 방법에 관한 세부사항

Ⅰ. 행위

제3장 영상진단 및 방사선 치료료

항목	제목	세부인정사항
일반사항	외부병원 필름판독료 산정기준	외부병원 필름판독료는 이중촬영을 방지하고 적정 진료를 유도하기 위한 취지에서 신설된 것이므로 환자의 이송 없이 단지 필름에 대한 판독만 의뢰되는 경우에는 산정할 수 없음 (고시 제2003-65호(행위), 2003. 12. 1. 시행)

항목	제목	세부인정사항
다245-1 Cone Beam 전산화단층 영상진단	Cone Beam 전산화단층영상 진단의 급여기준	Cone Beam 전산화단층영상촬영은 제3장 제1절 방사선단순영상진단(파노라마 등)으로는 진단이 불확실한 경우에 한하여 식약처 허가사항 범위 내에서 다음의 경우에 요양급여를 인정함 - 다음 - 가. 치아부위 1) 근관(신경)치료의 경우 가) 통상적인 근관(신경)치료 시 비정상으로 계속적인 동통을 호소하는 경우: 치근의 파절 또는 비정상적 근관형태로 추가적인 근관치료를 요하는 경우 나) 치근단절제(Apicoectomy) 또는 치아재식술을 요하는 경우로서 해부학적으로 위험한 상태로 하치조관이나 이공, 상악동 부위에 병소가 위치하여 정확한 진단이 필요한 경우 2) 매복치의 경우(제3대구치 포함) 가) 차41마(3) 완전매복치 발치술과 관련된 완전매복치 나) 제3대구치는 치근단, 파노라마촬영 등에서 하치조관 또는 상악동과 치근이 겹쳐 보여 발치의 위험도가 높은 경우 3) 치아나 치조골의 급성 외상에 의한 치아의 함입 등으로 인해 계승치아에 미치는 영향의 진단 나. 안면 및 두개기저 부위 1) 3치관 크기 이상의 치근낭 2) 타액선 결석 3) 임상소견상 수술을 요할 정도의 상악동염 4) LeFort Ⅰ, Ⅱ, Ⅲ 골절 혹은 협골부, 안와의 blow-out 골절, 하악골의 복합, 복잡골절 혹은 하악과두골절, 비골골절, 전두동골절, 비·전두사골복합체골절 5) 악안면 기형 수술의 전후 평가 6) 낭종 또는 염증성 질환 다. 측두하악관절 부위 1) 강직(Ankylosis)과 감별진단을 요하는 심한 임상적 개구제한 2) 골 변화를 동반하는 관절염(퇴행성, 류마티스성, 감염성) 및 과두형태의 이상 3) 스플린트 치료에 반응하지 않는 측두하악장애

03

		4) 악관절수술의 전후 평가 라. 부비동(Paranasal) 및 측두골(Temporal) 1) 임상소견상 수술을 요할 정도의 부비동염이나 비중격만곡증, 만성 중이염과 진주종 등이 의심될 때 2) 비부비동염, 중이염에서 두개내, 두개외의 합병증 등이 의심될 때 3) 중이(middle ear), 내이(inner ear)나 내이도(internal auditory canal)의 정밀 해부학적 구조파악이 필수적일 때(혈관성 또는 원인불명의 이명, 원인불명의 청각장애 등) 4) 인공와우 이식술 시행 시 5) 악성종양과 감별을 요하는 종괴성 질환의 진단 시 6) 악성종양의 병기결정 및 추적 검사 7) 수술 또는 치료 후 호전되지 않거나 수술 후 재발 및 심부 합병증이 의심될 때 8) 선천성질환 중 해부학적 구조 확인이 필요한 경우 9) 측두골 외상이 의심될 때 마. 상지 및 하지 부위 1) 해부학적으로 복잡한 부위의 골절(관절, 수족골) 2) 관절 내 유리골편의 확인 3) 염증 또는 외상 후 관절 내 이상소견의 치료 전 평가 및 치료 후 경과 관찰 4) 골연골증의 수술 전 진단 및 범위 결정 5) 수술 후 내고정물의 정확한 위치 평가 6) 단순 X선 사진상 골절 유합의 평가가 어려울 때 7) 만성관절염의 수술 여부 정밀 평가 (고시 제2017-173호(행위) 2017. 10. 1. 시행)

Ⅲ. 국민건강보험 요양급여의 기준에 관한 규칙 제10조에 의거 신의료기술로 신청된 항목 중 이미 심사기준으로 운용되고 있는 항목
제3장 영상진단 및 방사선 치료료

항목	제목	세부인정사항
다245-1 Cone Beam 전산화단층 영상진단	Cone Beam 전산화단층영상진단 – 악안면복합체, 측두골, 공동 Cone Beam CT Imaging on maxillofacial complex, temporal bone, sinus	다245-1 Cone Beam 전산화단층영상진단의 소정점수를 산정함 (고시 제2009-180호(기결정), 2009. 10. 1. 시행)

공개심의사례

치아부위(근관치료, 매복치)에 산정된 다245-1나 Cone Beam 전산화단층영상진단-3차원 CT 요양급여 인정 여부

■ 청구내역
- ○ A 사례(남/57세)
  - • 상병명: #17 비가역적 치수염
  - • 주요 청구내역
    - – 재진 3회
    - – 전달마취(1ample)
    - – 근관세척(3근관)*3
    - – 근관확대(3근관)*1
    - – Cone Beam 전산화단층영상진단-3차원 CT 1매
      (※내역: 신경치료 완료 치아의 계속적인 통증으로 진단을 위하여 CBCT촬영)
    - – 치근단 1매
- ○ B 사례(남/26세)
  - • 상병명: #48 매복치

- 주요 청구내역
  - 재진 1회
  - 전달마취(2ample)
  - 발치술-완전매복치*1
  - Cone Beam 전산화단층영상진단-3차원 CT 1매
  - 치근단 1매

■ 참고
- 대한구강악안면 방사선학과 교수협의회. 구강악안면방사선학. 나래출판사. 2004
- 「건강보험 행위 급여·비급여 목록표 및 급여 상대가치점수」 제2부 제3장 제2절 다245-1
- Cone Beam 전산화단층영상진단의 인정기준(보건복지부 고시 제2009-122호, 2009. 10. 1. 시행)

■ 심의내용
- 「건강보험 행위 급여·비급여 목록표 및 급여 상대가치점수」 제2부 제3장 제2절 다245-1 Cone Beam 전산화단층영상진단은 '가. 일반'과 '나. 3차원 CT'로 분류되어 있으며, 구강의 전체적인 구조를 확인하는 '일반CT'와 병변부위를 추가적으로 정밀하게 보기 위해 재구성하는 '3차원 CT'의 두 항목에 대한 적응증(Cone Beam 전산화단층영상진단 인정기준, 고시 제2009-122호)을 별도로 정하지 않고 있어 사례별로 실시 사유 및 영상재구성 시행 여부 등을 확인하여 적용하고 있음
- 이에 'Cone Beam 전산화단층영상진단-3차원 CT'가 일률적으로 산정되는 기관에 대하여는 3차원 영상 재구성 시행 여부, 실시 사유 및 청구 경향 등을 참조하여 요양기관 사례별로 적용하는 것이 타당하나, 매복치의 경우(제3대구치 포함) 과잉치(mesiodens)를 제외한 대부분의 경우 'Cone Beam 전산화단층영상진단-일반'으로도 치료 방향 설정 및 수술계획 수립이 가능한 것으로 판단되어 '3차원 CT'는 '일반'으로 인정키로 함
- 따라서 A 사례(남/57세)의 경우 근관치료 완료 후 계속적인 동통을 호소하여 재근관치료를 위해 시행된 'Cone Beam 전산화단층영상진단-3차원 CT'는 인정하며,
- B 사례(남/26세)의 경우 완전매복치 발치술 시행과 관련하여 시행된 'Cone Beam 전산화단층영상진단-3차원 CT'는 'Cone Beam 전산화단층영상진단-일반'으로 인정키로 함

(2012. 6. 18. 진료심사평가위원회)

턱관절 부위에 관절염 등을 진단하기 위해 2D Cone Beam CT촬영 후, 3차원 입체영상으로 재구성하고 청구한 3D Cone Beam CT의 타당성 여부

■ 청구내역
- ○ A 사례(F/74세)
  - 내원일수: 1일(2014. 5. 16.)
  - 주요청구내역
    - 나904 측두하악장애분석검사 (E9040) 1*1*1
    - 다197가 파노라마 일반 (G9701) 1*1*1
    - 다197나 파노라마 특수(악관절, 악골절단면) (G9761) 1*1*1
    - 다245-1나 Cone Beam 전산화단층영상진단-3차원 CT (HA497) 1*1*1
- ○ B 사례(F/52세)
  - 내원일수: 1일(2014. 5. 14.)
  - 주요청구내역
    - 차38가 측두하악관절자극요법[1일당]-단순자극 (U2381) 1*1*1
    - 서36 악관절고착해소술[1일당] (MX036) 1*1*1
    - 나904 측두하악장애분석검사 (E9040) 1*1*1
    - 다197가 파노라마 일반 (G9701) 1*1*1
    - 다197나 파노라마 특수(악관절, 악골절단면) (G9761) 1*1*1
    - 다245-1나 Cone Beam 전산화단층영상진단-3차원 CT (HA497) 1*1*1
- ○ C 사례(F/38세)
  - 내원일수: 1일(2014. 5. 13.)
  - 주요청구내역
    - 서32 분사신장치료[1일당] (MX032) 1*1*1

- 다197가 파노라마 일반 (G9701) 1*1*1
- 다197나 파노라마 특수(악관절, 악골절단면) (G9761) 1*1*1
- 다245-1나 Cone Beam 전산화단층영상진단-3차원 CT (HA497) 1*1*1

■ 심의내용

- Cone Beam 전산화단층영상진단의 인정기준(제2009-180호, 2009. 10. 1. 시행)에 Cone Beam 전산화단층영상촬영은 단순 촬영, 파노라마촬영 등만으로 진단이 불확실한 경우에 한하여 인정하며, 측두하악관절 부위는 강직(Ankylosis)과 감별진단을 요하는 심한 임상적 개구제한, 골 변화를 동반하는 관절염(퇴행성, 류마티스성, 감염성) 및 과두형태의 이상, 스플린트 치료에 반응하지 않는 측두하악장애, 악관절수술의 전후 평가 시 급여대상이며, 「국민건강보험법」 [별표1] 요양급여의 적용기준 및 방법 제5조 1항(다) 요양급여의 일반원칙에 의하면 '요양급여는 경제적으로 비용효과적인 방법으로 행하여야 한다'고 되어 있음
- 동 건(3사례)은 요양기관(구강내과, 측두하악전문)에서 턱관절 부위에 관절염 등을 진단하기 위해 2D Cone Beam CT촬영 후, 3차원 입체영상으로 재구성하고 3D Cone Beam CT를 청구한 건으로,
- 3D Cone Beam CT 타당성 여부에 대하여 논의함
- 제출된 진료기록부, 영상자료 및 의사소견서 등을 검토한 결과 악관절의 관절잡음과 개구장애 및 하악과두의 골 변화 등으로 내원하여 악관절장애분석검사와 파노라마(일반, 특수)촬영하였으며, 일반 촬영에서 좌측 하악과두의 편평화(flattening) 및 미란(erosion) 등 미세한 골 변화 관찰 가능 및 퇴행성 변화의 진행 정도, 턱관절 골 구조의 미세한 변화 탐지를 위해 필요하였다는 소견으로 2D Cone Beam CT(HA496) 촬영 후 3차원 입체영상으로 재구성하고 3D Cone Beam CT(HA497)로 청구한 것이 확인됨
- 교과서, 관련 학회 및 전문가 의견에 의하면 3차원 Cone Beam CT(3D CBCT)는 악안면부 선천적 및 후천적 기형의 치료, 두개안면재건술 그리고 두개부 내의 종양, 악안면부의 양성 및 악성 병소, 경추부 외상 등의 진단 및 치료평가에 3차원 Cone Beam CT(3D CBCT) 영상을 사용할 수 있고, 미세한 골 변화를 평가하기보다는 전체적인 외형을 보는 데 보조 자료로 사용할 수 있어 좀 더 보기 용이하고 환자에게 설명이 편하다는 장점은 있으나, 골관절염의 골 변화를 평가하는 데는 2D Cone Beam CT(2D CBCT)보다 더 우수하다는 임상적 근거는 아직 없으며, 3차원 Cone Beam CT 재구성 시 골모양이 다양하게 변화하기 때문에 2D Cone Beam CT(2D CBCT) 영상이 골 변화를 평가하는 데 더 좋다는 의견임
- 따라서 동 건의 턱관절염 부위에 골관절염을 진단하기 위해 2D Cone Beam CT(HA496)를 촬영하고 3차원 입체영상으로 재구성한 후 청구한 3D Cone Beam CT(HA497)는 진료기록부 및 영상자료, 의사소견서 등을 참조하여 2D Cone Beam CT(HA496)로 인정하기로 함. 아울러 3D Cone Beam CT(HA497)는 진료기록부 등 참조 사례별로 심사하기로 결정함

■ 참고

- Schlueter B, Kim KB, Oliver D, Sortiropoulos G., Cone beam computed tomography 3D reconstruction of the mandibular condyle. Angle Orthod. 2008
- Oral Radiology 6th ed, White SC, Pharoah MI, Mosby

(2015. 6. 2. 진료심사평가위원회)

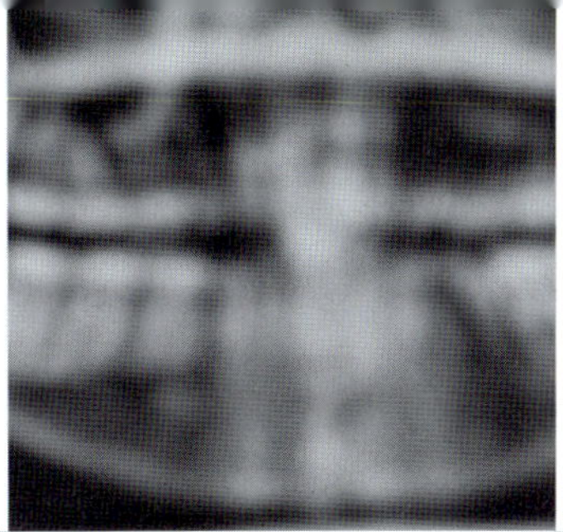

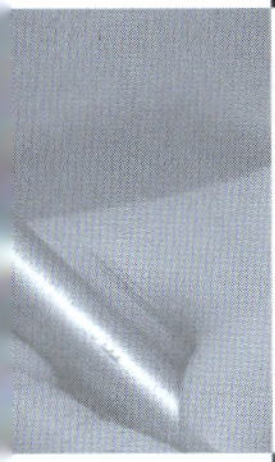

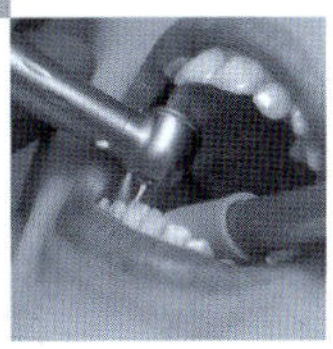

Chapter

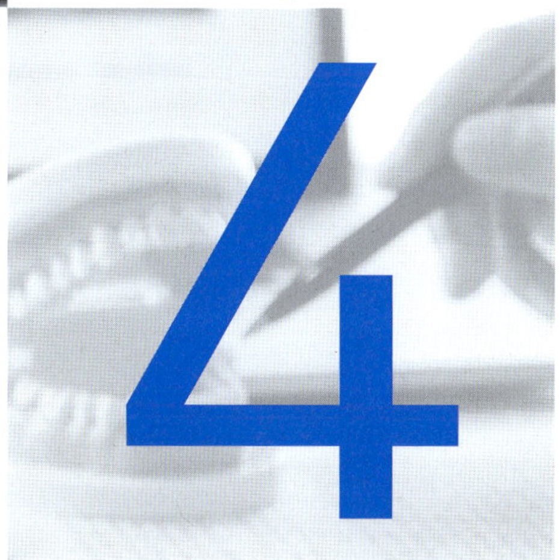

4 마취, 행동조절, 주사료

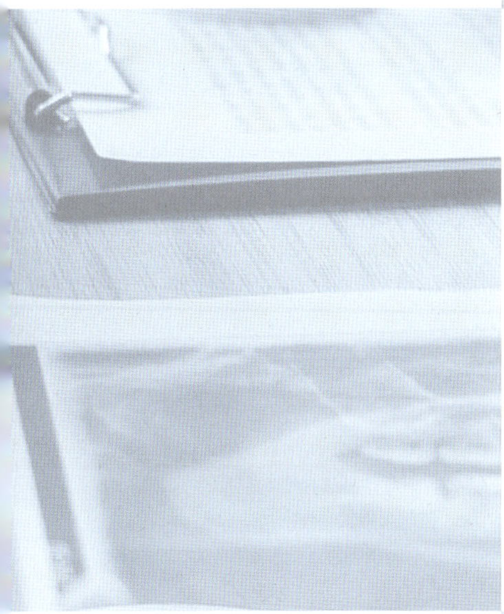

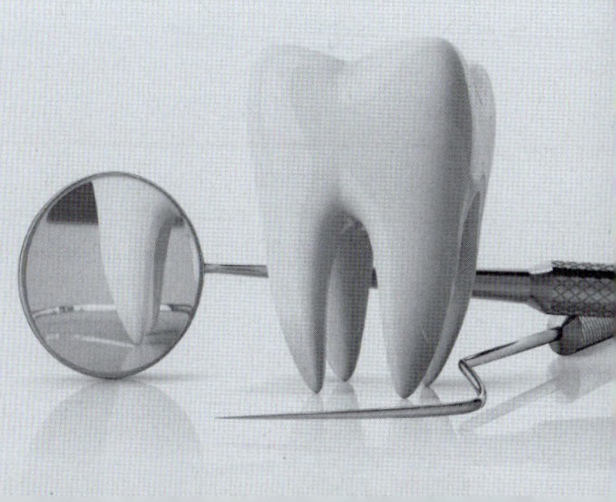

01 마취료의 일반사항

치과마취료의 구성요소

마취행위료 + 마취 약제료 + 외래환자 의약품관리료

마취행위료

- 치과마취는 치과침윤마취와 치과전달마취로 구분된다.
- 치과전달마취는 부위에 따라 비구개신경블록, 이신경블록, 후상치조신경블록, 안와하신경블록, 하치조신경블록 등으로 나누어진다.

마취 약제료

- 앰플형 국소마취제의 사용 개수는 시술부위의 범위, 환자의 상태 등에 따라 달라질 수 있으므로, 환자에게 시술하고 실제 사용된 개수를 보험급여하여 청구할 수 있다.

외래환자 의약품관리료

분류번호	코드	분류
가-11	 AL300 AL400 AL801	의약품관리료 Medication Keeping Fee 가. 외래환자 의약품관리료 Outpatient (3) 병원, 치과병원, 요양병원·한방병원 내 의·치과 [방문당] (4) 의원, 치과의원, 보건의료원 의·치과 주: 「약제 급여 목록 및 급여 상한금액표」 고시에서 정한 상한금액이 포장단위로 책정된 의약품(병·팩 등)을 지급하는 경우에는 1일분의 소정점수를 산정한다. (가) 1일분 2.34

- 의약품관리료는 의약품의 구매, 관리 등에 발생하는 비용을 보상하는 명목으로 인정되는 행위료이다.
- 상급종합병원, 종합병원, 병원, 치과병원, 요양병원·한방병원 내 치과의 경우는 방문당으로 산정하고, 의원, 치과의원, 보건의료원 내 치과의 경우는 1일분 소정점수를 산정한다.

산정지침

- 마취약제 주사 시 사용한 1회용 주사기 및 주사침 등의 재료대는 마취료 소정점수에 포함되므로 별도 산정하지 아니하며, 환자에게 별도 부담시켜서도 안 된다.
- 신생아(생후 1개월 이내) 마취 시에는 마취료 소정점수의 100%를 가산하며, 만 1세 미만의 소아의 경우에는 마취

료 소정점수의 50%를, 만 1세 이상 만 6세 미만의 소아 또는 만 70세 이상 노인의 경우에는 마취료 소정점수의 30%를 가산한다.

- 단 상급종합병원·종합병원은 신생아 마취 시 120%, 만 1세 미만의 소아의 경우 100%, 만 1세 이상 만 6세 미만의 소아의 경우 50%를 가산한다.
- 18시~09시 또는 공휴일에 응급진료가 불가피하여 마취를 행한 경우에는 소정점수의 50%를 가산한다. 이 경우 해당 마취를 시작한 시각을 기준으로 산정한다.
- 동일 목적을 위하여 두 가지 이상의 마취를 병용한 경우 또는 마취 중에 다른 마취법으로 변경한 경우에는 주된 마취의 소정점수만 산정한다.
- 마취료에 분류되지 아니한 표면마취, 침윤마취 및 간단한 전달마취의 비용은 검사료, 처치 및 수술료 또는 치과처치·수술료에 분류한 소정 시술료에 포함되므로 별도 산정하지 아니한다.
- 마취통증의학과 전문의 초빙료를 산정하는 경우에는 초빙된 마취통증의학과 전문의의 면허종류, 면허번호를 요양급여비용 청구명세서에 기재하고, 마취통증의학과 전문의가 서명 또는 날인한 마취기록지를 비치하여야 한다.
- 18시~09시, 토요일 및 공휴일에 의원(보건의료원 포함)·치과의원(보건의료원 포함) 외래에서 아래에 항목에 대하여 마취를 행한 경우에는 소정점수의 30%를 가산한다. 이 경우 해당 마취를 시작한 시각을 기준하여 산정하며, 응급진료의 경우와 중복 가산하지 아니한다.

제3절 구강악안면 수술	제4절 치주질환 수술
차-41 발치술 차-42 발치와재소파술 차-43 치조골성형수술 차-45 구강내소염수술 차-46 구강외소염수술 차-47 구강내열상봉합술 차-50 협순소대성형술 차-51 설소대성형술 차-52 치성편도주위농양절개술 차-53 악골수염수술 차-55 법랑아세포종적출술 차-56 치근낭적출술 차-59 치근절제술[치근단 폐쇄비용 포함] 차-61 구강안면누공폐쇄술 차-62 구강상악동누공폐쇄술 차-63 치아재식술 차-64 하악골재건술 차-66 치은판절제술 차-67 치은, 치조부 병소 또는 종양절제술[Epulis 포함] 차-69 탈구치아정복술 차-71 치조골골절비관혈적정복술 차-72 치조골골절관혈적정복술 차-73 골융기절제술 차-74 관골골절 정복수술[관골궁, 관골체 포함]	차-101 치주소파술 차-102 치은신부착술 차-103 치은성형술 차-104 치은절제술 차-105 치은박리소파술 차-106 치근면처치술 차-107 치조골결손부 골이식술 차-107-1 자가치아 유래 골이식술[이식재 비용 포함] 차-108 조직유도재생술 차-109 조직유도재생막 제거술 차-110 치은측방변위판막술, 치관변위판막술 차-111 치은이식술 차-113 치근절제술 처-101 치관확장술 처-102 치관분리술

제3절 구강악안면 수술	제4절 치주질환 수술
차-75 부정유합된 관골 절골 교정술 차-76 관상돌기절제술 차-77 상악골골절 비관혈적정복술 차-78 상악골골절 관혈적정복술 차-78-1 환관골궁 현수고정술 차-78-2 두개안면 현수고정술 차-79 상악골절제술 차-80 상악골(관골 포함)양성종양(낭종 포함)절제술 차-81 상악골(관골 포함)악성종양절제술[림프절 청소 포함] 차-83 하악골골절 비관혈적정복술 차-84 하악골골절 관혈적정복술 차-84-1 환하악골 결찰술 차-85 부정유합된 하악골 절골 교정술 차-86 하악골절제술 차-87 하악골양성종양절제술[낭종 포함] 차-88 하악골악성종양절제술[림프절 청소 포함] 차-90 악관절탈구 비관혈적정복술 차-91 악관절탈구 관혈적정복술 차-93 악관절원반 성형술 차-94 악관절 성형수술 차-95 악관절 치환술[인공관절 대치술] 차-96 하악과두절제술 차-97 악골내고정용 금속제거술 차-98 치과임플란트제거술 처-42 상악골성형술 처-43 하악골성형술 처-44 악관절강 세척술	

마취제

- 리도카인앰플 등 마취제는 의약품구입신고를 하지 않아도 된다. 다만 구입영수증 등 구입증빙 자료는 구비해 놓아야 한다.
- 0.5% Bupivacain 주사는 통상 수술 후에 심한 통증이 예상되는 구강수술 및 장시간의 마취가 요구되는 경우에 사용되는 국소마취제이므로 치과분야의 단순처치에는 인정하지 않는다.

관련 규정

항목	중앙심사조정위원회 결정사항
Bupivacain	0.5% Bupivacain(주)은 통상 수술 후에 심한 통증이 예상되는 구강수술 및 장시간의 마취가 요구되는 경우에 사용되는 국소마취제이므로 치과분야의 단순처치에는 인정하지 아니한다.

의과 항목을 준용하여 치과마취료를 산정하지 못하는 경우

- 치과마취료는 치과분야의 전문 치료를 위한 마취행위에 대해 상대가치점수를 정하여 별도의 항목으로 분류한 것이므로 치과에서 제10장 치과 처치·수술료에 분류되어 있는 시술을 위해 실시한 경우에 한하여 산정한다.
- 반면에 의과에서는 검사, 처치 및 수술을 하는 경우 표면마취, 침윤마취 및 간단한 전달마취 등의 비용은 소정 시술료에 포함되어 있다. 따라서 의과 항목인 제9장 처치 및 수술료 등의 항목을 준용하는 경우에는 치과마취료를 별도 산정하지 못하고 마취 약제료와 의약품관리료만을 산정한다.
- 여기에 해당하는 항목들은 병리조직검사(생검)를 위한 마취, 구강외열상봉합술, 구강전정성형술에 산정하는 국소피판술 등이 있다.

예시: 외상으로 윗입술이 찢어져서 봉합을 한 경우

내원일	1일째	2일째
상병명	S0150 입술의 열린상처	
청구내역	초진료 리도카인 의약품관리료 창상봉합술 (1) 단순봉합 (가) 제1범위 1) 길이 1.5cm 미만 봉합사	재진료 수술후 처치 가. 단순처치
추가		
내역설명	상순의 열상을 봉합하였음	

- 입술의 열상을 봉합하는 경우에 적용하는 차-48 구강외열상봉합술은 의과 항목인 자-2 창상봉합술에 의하여 산정하도록 되어 있기 때문에 입술 봉합 시 치과침윤마취를 실시하였어도 자-2 창상봉합술에 마취료가 포함되어 있어서 치과침윤마취를 별도 산정하지 못한다. 리도카인 약제료와 의약품관리료만을 산정한다.

관련 규정

행정해석

치과마취료 산정 관련 질의에 대한 회신
치과침윤마취(바8) 및 치과전달마취(바9)의 산정범위에 대하여 검토한 결과, 현행 「건강보험 요양급여 행위 및 그 상대가치점수」 제5장 제2절 치과마취료(바8, 바9)는 치과분야의 전문 치료를 위한 마취행위에 대해 상대가치점수를 정하여 별도의 항목으로 분류한 것이므로 치과에서 제10장 치과 처치·수술료에 분류되어 있는 시술을 위해 실시한 경우에 한하여 산정하는 것이 타당함을 알려드리니 업무에 참고하시기 바랍니다. (보험급여과-508호, 2004-02-11)

02 치과침윤마취

분류번호	코드	분류
바-8	L0800	치과침윤마취[1/3악당] Dental Infiltrative Anesthesia

• 치과침윤마취는 다음의 경우에 적용한다.
- 하악소구치, 대구치를 제외한 1~2개 정도 치아의 치수 마취
- 상악의 1~2개 치아에 해당하는 부위의 연조직 및 경조직 마취
- 하악 전치부의 연조직 및 경조직 마취
- 상부자를 대기 위해 전악을 마취하는 경우
- 스케일링을 위해 부분악을 마취하는 경우
- 통증의 감별진단

산정단위

• [1/3악당]

산정지침

• 치과침윤마취는 영구치, 유치, 상·하악 구분 없이 적용한다.

청구 시 유의할 사항

• 침윤마취는 영구치와 유치 모든 부위에서 산정 가능하다.
• 1/2악에 실시한 경우에는 1.5회로 산정하지 않고 2회로 산정한다. 하지만 1/2악 범위의 마취가 필요한 경우에 1/3악당으로 산정하는 치과침윤마취를 2회 적용하는 것은 올바르지 않고, 1/2악당으로 산정하는 치과전달마취 1회로 적용해야 한다.
• 유치에서도 상악 D, E 유구치 마취 시 치과침윤마취를 적용하지만, 상악 A, B, C, D, E 치아를 마취하는 경우에는 후상치조전달마취로 적용하는 것이 맞다.
• 동일 목적을 위하여 동일 부위에 2가지 이상의 마취를 병용한 경우에는 주된 마취 1가지만을 인정한다. 따라서 하치조신경전달마취와 함께 실시한 침윤마취는 별도로 산정할 수 없고 주된 마취인 하치조신경전달마취 1가지만을 인정한다. 단 마취 시 사용된 리도카인의 앰플 수는 실사용량 모두를 인정하므로 진료기록부에 실사용량을 기록 후 그대로 청구한다.
• 리도카인 앰플을 실제 사용한 양을 청구할 수 있으며, 2~3개 초과하여 사용한 경우에는 '시간이 경과하여 마취를 재실시함' 등과 같은 내역설명을 해 준다.

- 침윤마취는 1/3악당으로 산정하므로 상악과 하악의 치아를 동시에 발치하기 위해 각각의 부위에 실시한 경우에는 침윤마취 2회를 산정할 수 있다.
- 동일 부위에 2차례 이상 실시하여도 1회만이 인정되지만, 사용된 리도카인 앰플 수는 실사용량 모두가 인정된다.
- 근관치료 시 시행하는 치수에 직저 마취하는 치수강 또는 근관내주사나 치주인대에 마취하는 치근막내주사는 침윤마취로 산정한다.
- 마취 시 통증완화를 위하여 마취제를 표면에 도포하거나 분사하는 표면마취는 마취료 항목에 명기되어 있지 않고 비보험항목으로도 등재되어 있지 않으므로, 별도 산정할 수 없으며 환자에게도 그 비용을 청구할 수 없다.

03 치과전달마취

분류번호	코드	분류
바-9		치과전달마취 Dental Block Anesthesia 주: 1. 상·하악, 양측으로 각각 산정한다. 2. 동일 부위에 동시 2개 블록 이상 실시하더라도 주된 블록 1회만 산정한다.
	L0901	가. 비구개신경블록 Nasopalatal Nerve
	L0902	나. 이신경블록 Mental Nerve
	L0903	다. 후상치조신경블록 Posterior Superior Alveolar Nerve
	L0904	라. 안와하신경블록 Infraorbital Nerve
	L0905	마. 하치조신경블록 Inferior Alveolar Nerve

04

• 치과전달마취는 다음의 경우에 적용한다.

마취 종류	적응증
가. 비구개신경블록	• 상악 경구개 전방 1/3부위의 마취 시
나. 이신경블록	• 하악소구치전방의 협점막 및 하순을 마취할 때 • 통증부위의 감별진단
다. 후상치조신경블록	• 상악대구치 마취 • 대구치의 협측점막의 마취 • 협측 치조골판의 마취 시
라. 안와하신경블록	• 상악 전방부의 구개골이 치밀하거나 염증이 있을 경우 • 상악제1대구치 전방의 여러 치아나 협점막의 연조직 치료가 필요한 경우 • 상악 전치부 낭종의 제거 시
마. 하치조신경블록	• 편측의 하악치아, 설신경부위, 소구치 전방의 협측치은의 마취 • 제3대구치의 발치 • 통증의 감별진단

산정단위

• 상악과 하악의 정중선을 기준으로 좌측과 우측으로, 즉 1/2악당으로 산정한다.

산정지침

• 상악, 하악, 좌우 양측으로 4분할하여 각각 산정한다.

• 동일 부위에 동시 2개 블록 이상 실시하더라도 주된 블록 1회만 산정한다.

청구 시 유의할 사항

- 일반적으로 인정되는 치과전달마취는 영구치 상악소구치 및 대구치 부위에서는 후상치조신경전달마취를 산정하고, 영구치 하악소구치 및 대구치 부위에서는 하치조신경전달마취를 산정한다.
- 유치에서는 하악유구치 부위(하악 D, E 치아)만이 인정되고, 상악유구치 부위(상악 D, E 치아)는 인정되지 않고, 침윤마취로 산정해야 한다.
- 상악 영구치 전치 부위에서의 비구개신경전달마취는 광범위하고 난이도가 높은 치주수술 또는 구강외과 수술을 실시한 경우에 인정하므로, 상악 전치 부위에 매복된 매복과잉치를 발거하는 경우에 적용할 수 있다.
- 상악유구치에서의 후상치조신경전달마취는 거의 인정되지 않는다. 다만 여러 치아를 동시에 치료하거나 범위가 큰 외과적 수술을 실시하는 경우 사례별로 인정된다.
- 치과전달마취는 상악과 하악 혹은 좌측과 우측으로 동시에 실시한 경우에 각각 산정할 수 있으므로 상악과 하악을 동시에 마취한 경우에는 후상치조신경전달마취와 하치조신경전달마취를 각각 산정하며, 동일 악의 좌우측을 동시에 마취한 경우에도 전달마취를 2회 산정할 수 있다.
- 동일 목적을 위하여 동일 부위에 2가지 이상의 마취를 병용한 경우에는 주된 마취 1가지만을 인정한다. 따라서 하치조신경전달마취와 함께 실시한 침윤마취는 별도로 산정할 수 없고 주된 마취인 하치조신경전달마취 1가지만을 인정한다. 단 마취 시 사용된 리도카인의 앰플 수는 실사용량 모두를 인정하므로 진료기록부에 실사용량을 기록 후 그대로 청구한다.
- 리도카인 앰플을 실제 사용한 양을 청구할 수 있으며, 2~3개 초과하여 사용한 경우에는 '시간이 경과하여 마취를 재실시함' 등과 같은 내역설명을 해 준다.
- 마취 시 통증완화를 위하여 마취제를 표면에 도포하거나 분사하는 표면마취는 마취료 항목에 명기되어 있지 않고 비보험항목으로도 등재되어 있지 않으므로, 별도 산정할 수 없으며 환자에게도 그 비용을 청구할 수 없다.

예시: 당일 #11과 #16과 #26을 발치하는 경우

내원일	1일째	2일째
상병명	K053 단순만성 치주염	
청구내역	초진료 치근단촬영 다. 3매 치과전달마취 다. 후상치조신경블록 2 리도카인 3 의약품관리료 발치술 나. 전치 1 발치술 다. 구치 2	재진료 수술후 처치 가. 단순처치
추가		
내역설명		

04

• 당일 #11, #16, #26을 발치하기 위하여 #11에 침윤마취, #16, #26에 전달마취를 시행한 경우, 전달마취의 산정단위는 1/2악당이므로 #16, #26에 실시한 후상치조신경블록 전달마취는 각각 산정 가능하여 2회로 청구하지만, #11에 실시한 침윤마취는 #16에 실시한 후상치조신경블록 전달마취의 산정 범위에 포함되므로 별도 산정이 불가능하고 추가하여 사용한 리도카인만은 실사용량만큼 별도 청구할 수 있다.

관련 규정

○ 요양급여비용의 적용기준 및 방법에 관한 세부사항

Ⅰ. 행위

제6장 마취료

항목	제목	세부인정사항
일반사항	2가지 이상의 마취 시 수가 산정방법	「건강보험 행위 급여·비급여 목록표 및 급여 상대가치점수」 제1편 제2부 제6장 마취료 [산정지침] (6)항에 의거 동일 목적을 위하여 2가지 이상의 마취를 병용한 경우 또는 마취 중에 다른 마취법으로 변경한 경우 2가지 이상 마취 중 소정점수가 높은 마취의 소정점수를 산정함. 이 경우 '소정점수'란 제6장 마취료의 각 분류항목에 기재된 점수를 말함 (고시 제2016-204호(행위), 2016. 11. 1. 시행)

전산심사사례

치과전달마취와 동일 부위에 산정된 치과침윤마취

■ 청구사례 (6세/남)
- 내원일수: 1일, 외래
- 상병명: 과잉 매복치(#11, #21)
- 진료내역

  [처치 및 수술료] 차41마(2) 발치술[1치당]-복잡매복치[치아분할술을 실시한 경우] [상급종합·치대부속가산] (U4416100) 1*1*1(#11, #21)

  [마취료] 바8 치과침윤마취(1/3악당) (L0800) 1*1*1(#11, #21) ▶ 조정

  바9 치과전달마취(비구개신경블록) (L0901) 1*1*1(#11, #21)

■ 심사결과
- 동 사례는 동일 부위에 두 가지 마취료를 산정한바 주된 마취 1종만 인정함

〈관련 근거〉

• 「건강보험 행위 급여·비급여 목록표 및 급여 상대가치점수」 제1편 제2부 제6장 마취료

제2절 치과마취료

바9 치과전달마취

주: 1. 상·하악, 양측으로 각각 산정한다.

2. 동일 부위에 동시 2개 블록 이상 실시하더라도 주된 블록 1회만 산정한다.

(2018. 11. 29.)

건강보험심사평가원 2003년 민원상담사례

치과치료 및 수술 시 앰플형 국소마취제를 사용할 경우 보험급여 여부

■ 질문: 치과치료 시 마취할 때 보통 2개 이상의 앰플을 사용할 때가 많은데(물론 동일 부위) 이럴 경우 앰플 개수대로 보험청구가 가능한지 알고 싶습니다.

■ 답변: 치과치료 및 수술 시 마취의 목적으로 사용되는 앰플형 국소마취제의 사용 개수는 시술부위의 범위, 환자의 상태 등에 따라 달라질 수 있으므로 환자에게 시술하고 실제 사용된 개수를 보험급여하여 청구할 수 있음을 알려드립니다.

04 행동조절[아산화질소 흡입]

분류번호	코드	분류
		행동조절[아산화질소 흡입] Behavior Management 주: N_2O, O_2 재료대는 별도 산정한다.
차-37	U2370	가. 15분까지
	U2371	나. 15분 초과 1시간까지 매 15분당
	U2372	다. 1시간 초과 시 매 30분당

- 행동조절은 불안해하는 환자, 의학적으로 이상을 가진 환자, 구역질 반사가 심한 환자 등에서 실시하며 주로 소아 및 장애인에게 적용한다.

산정단위

- 보험급여 진료에 실시한 소요시간을 계산하여 산정한다.
- 아산화질소와 산소의 산정단위는 최소단위(1l)가 아닌 보험급여에서 지정된 기본 단위로 한다.
- 즉, 아산화질소: 45l/15min, 산소: 10l/15min

산정 예시

1. 실시 시간이 15분부터 60분까지인 경우

15분	30분	45분	60분
U2370(15분까지) 1	U2370(15분까지) 1 U2371(15분 초과 시) 1	U2370(15분까지) 1 U2371(15분 초과 시) 2	U2370(15분까지) 1 U2371(15분 초과 시) 3
아산화질소(45l/15min) 1 산소(10l/15min) 4.5	아산화질소(45l/15min) 2 산소(10l/15min) 9	아산화질소(45l/15min) 3 산소(10l/15min) 13.5	아산화질소(45l/15min) 4 산소(10l/15min) 18

2. 실시 시간이 60분 초과인 경우

90분	120분
U2370(15분까지) 1 U2371(15분 초과 시) 3 U2372(1시간 초과 시) 1	U2370(15분까지) 1 U2371(15분 초과 시) 3 U2372(1시간 초과 시) 2
아산화질소(45l/15min) 6 산소(10l/15min) 27	아산화질소(45l/15min) 8 산소(10l/15min) 36

산정지침

- 사용된 마스크 또는 마스크 언더카버 비용은 소정점수에 포함된다.
- N_2O, O_2 재료대는 별도 산정한다.
- 행동조절 시에는 소아 진정관리료를 중복산정하지 않는다.
- 치과대학부속치과병원 외래에서 장애인, 파킨슨환자, 중증치매환자에게서 행동조절 등을 실시하여 처치 및 수술을 시행한 경우에 치과 안전관찰료를 산정한다.

청구 시 유의할 사항

- 아산화질소(N_2O)와 산소(O_2)는 2014년 6월 1일 이전까지는 치료재료로 분류하여 재료대 신고를 하였지만 2014년 6월 1일자로 [치료재료 급여·비급여 목록 및 상한금액표]에서 삭제되고 약제목록으로 이동하였다. 따라서 아산화질소와 산소 모두 재료대 신고를 하지 않아도 된다. 다만 증빙자료 제출을 해야 하는 경우가 있으므로 아산화질소와 산소를 구입한 거래명세서는 보관한다.
- 행동조절을 시행한 시간 중 보험진료를 시행한 시간만 산정할 수 있다. 예를 들어, #84, #85을 치수절단을 하고 S-S crown을 장착하였는데 치수절단에 40분, crown 장착에 20분이 소요되었다면, 보험진료를 시행한 40분 중 최초 15분까지는 행동조절 가. 15분까지 1회, 다음 25분은 행동조절 나. 15분 초과 1시간까지 매 15분당 2회로 산정한다. 진료기록부에는 '총 60분 진료 중 40분 보험진료 시행' 등과 같이 행동조절을 시행한 시간 중 보험진료를 시행한 시간을 기재해야 한다. 청구 시에도 보험진료 시간이 입력되어야 한다.
- 아산화질소를 이용한 행동조절과 함께 구강내 국소마취를 시행한 경우에는 각각 산정할 수 있다.
- 아산화질소가 의약품으로 변경되면서 의약품관리료를 산정할 수 있다. 단, 의약품관리료는 1일 1회 산정 가능하므로, 국소마취를 같이 시행한 경우 마취에 사용된 리도카인에 대한 의약품관리료는 별도 산정할 수 없다.
- 개구기나 pediwrap 등을 사용한 행동조절은 해당 처치 및 수술료의 소정점수에 포함된다.

예시: 수복물 주위로 2차 우식이 생긴 치아에서 수복물을 제거하고 글래스아이오노머 충전을 시행한 경우(소요시간: 20~25분)

내원일	1일째
상병명	K021 상아질의 우식
청구내역	초진료 치근단촬영 가. 1매 행동조절 가. 15분까지 1회 행동조절 나. 15분 초과 1시간까지 1회 아산화질소 2 산소 9 의약품관리료

내원일	1일째
청구내역	러버댐장착 치관수복물 또는 보철물의 제거 가. 간단한 것 즉일충전처치 충전 나. 복합레진 충전(글래스아이오노머시멘트(Ⅱ) 충전 포함) 충전물연마 G.I.시멘트 재료대
선택	
내역설명	

- 진료 소요시간 총 25분 중 최초 15분까지는 행동조절 가. 15분까지 1회, 다음 10분은 행동조절 나. 15분 초과 1시간까지 매 15분당 2회로 산정한다.
- 마취를 같이 시행하지 않아서 의약품관리료는 별도 산정할 수 있다.

관련 규정

○ 요양급여비용의 적용기준 및 방법에 관한 세부사항

Ⅰ. 행위

제10장 치과 처치·수술료

항목	제목	세부인정사항
일반사항	가33 소아 진정관리료의 급여기준	소아 진정관리료는 '(소아)진정진료지침'을 갖춘 의료기관에서 검사 및 처치를 시행하기 위해 진정이 필요하다고 의사가 판단하여 진정 전 환자 평가 및 설명, 진정 유도 및 진정 중 모니터링 감시, 진정 후 회복 등의 과정을 시행한 경우에 산정하며, 다음의 요건을 모두 충족한 경우에 요양급여를 인정함 - 다음 - 가. 적용대상 만 6세 미만의 소아 단 만 6세 이상~만 18세 미만의 소아에게 정확한 영상 획득이 필수적인 검사 또는 침습적 행위를 시행할 때 진료담당 의사가 진정이 필요하다고 판단하여 시행한 경우 진료내역 등을 참조하여 사례별로 인정함 나. 적용기준 1) 인력 시술자 이외 '(소아)진정진료지침'에 따른 진정교육과 심폐소생술교육을 이수한 별도의 의료인이 시행 2) 시설·장비 진정을 시행하는 장소에 응급상황 시 심폐소생술 등 응급처치를 시행할 수 있는 장비를 비치 3) 진정관리 기록 등 진정 전·중·후 모니터링 감시는 산소포화도, 맥박수, 호흡수 3가지를 필수적으로 시행하며, 진정의 깊이에 따라 5~10분 간격으로 시행하여 진정관리 기록을 작성·보관하여야 함 다. 산정방법 '나-799(진정내시경 환자관리료)', '차-37(행동조절[아산화질소 흡입])' 또는 마취료와 동시에 산정하지 아니함 (고시 제2018-281호(행위), 2019. 1. 1. 시행)

항목	제목	세부인정사항
일반사항	치과 안전관찰료(가-21-1) 산정방법	가-21-1 치과 안전관찰료는 치과대학부속치과병원 외래에서 다음의 요건을 모두 충족한 경우에 요양급여를 인정함 - 다음 - 가. 대상 (1) 장애인: 장애인복지법에 따라 등록되어 있는 뇌병변장애인, 지적장애인, 자폐성장애인, 정신장애인 (2) 파킨슨환자: 산정특례 대상자(V124) (3) 치매치료제 복용 중인 중증치매환자 나. 수가 산정방법 (1) 가-21-1 가.(단순 안전관찰료)는 행동조절 등을 실시하여 처치 및 수술을 시행한 경우 (2) 가-21-1 나.(복합 안전관찰료)는 바-1-가 정맥 전신마취, 바-1-다 감시하 전신마취, 바-2-가(1) 기관내삽관에 폐쇄순환식 전신마취, 바-2-가(2)마스크에 의한 폐쇄순환식 전신마취를 실시하여 처치 및 수술을 시행한 경우 (3) '단순 안전관찰료'와 '복합 안전관찰료' 동시 실시 시 '복합 안전관찰료'만 인정함 (4) '가-21-1(치과 안전관찰료)'과 '가-17(회복관리료)' 또는 '바-1-다(감시하 전신마취)'를 동시에 산정할 수 없음 다. 산정횟수 가-21-1(치과 안전관찰료)은 월 2회(매월 초일부터 월의 말일)까지 산정함 라. 시설·장비 및 인력 기준 (1) 시설·장비 별도의 unit으로 운영하는 처치실에 다음에 요건을 모두 충족해야 함 - 안전처치실: 산소공급장치와 전신마취 장비를 갖추어야 함 - 회복관찰실: 병상, 회복관찰을 위한 장비(Monitor 기계 등)를 갖추어야 함 (2) 인력 마취통증의학과 전문의 1인 이상 근무 (3) 요양기관은 치과 안전관찰료 실시 이전에 건강보험심사평가원에 상기 (1), (2)에 관한 기준에 적합한 증빙서류를 첨부하여 제출하여야 함 (고시 제2015-155호, 2015. 9. 1. 시행)

Ⅲ. 국민건강보험 요양급여의 기준에 관한 규칙 제10조에 의거 신의료기술로 신청된 항목 중 이미 심사기준으로 운용되고 있는 항목
제10장 치과 처치·수술료

항목	제목	세부인정사항
일반사항	개구기나 Pediwrap 등을 사용한 행동조절	해당 처치 및 수술료의 소정점수에 포함됨 (고시 제2000-73호(기결정), 2001. 1. 1. 시행)

05 주사료

주사료의 구성요소

주사행위료 + 주사약제료 + 외래환자 의약품관리료

주사행위료

- 흔하지는 않지만 간혹 실시해야 하는 경우가 생기는 근육주사(Intramuscular injection; IM), 정맥주사(Intravascular injection; IV) 등이 해당된다.

주사약제료

- 주사제는 의약분업 예외에 해당하며, 약제비를 산정한다.

외래환자 의약품관리료

- 의약품관리료는 의약품의 구매, 관리 등에 발생하는 비용을 보상하는 명목으로 인정되는 행위료이나.
- 상급종합병원, 종합병원, 병원, 치과병원, 요양병원·한방병원 내 치과의 경우는 방문당으로 산정하고, 의원, 치과의원, 보건의료원 내 치과의 경우는 1일분 소정점수를 산정한다.

산정지침

- 주사 시 사용된 주사재료대(1회용 주사기, 1회용 주사침, 나비침, 정맥내유치침, 수액세트, 혈액 Bag 등)는 소정점수에 포함되므로 별도 산정하지 아니한다.
- 주사료를 산정하는 경우 만 1세 미만의 소아에 대하여는 주사료 소정점수의 50%를, 만 1세 이상 만 6세 미만의 소아에 대하여는 주사료 소정점수의 30%를 가산한다. 다만 피하 또는 근육내주사는 그러하지 아니한다.

06 피하 또는 근육내주사

분류번호	코드	분류
마-1	KK010	피하 또는 근육내주사 Subcutaneous or Intramuscular Injection 주: 외래는 1일 1회, 입원은 1일 2회 이내만 산정한다. 다만 응급을 요하거나 진료상 반드시 필요한 경우에는 예외로 한다.

- 피하 또는 근육내주사는 다음의 경우에 적용한다.
  - 주사는 경구투약을 할 수 없는 경우
  - 경구투약 시 위장장애 등의 부작용을 일으킬 염려가 있는 경우
  - 경구투약으로 치료 효과를 기대할 수 없는 경우 또는 응급환자에게 신속한 치료효과를 기대할 필요가 있는 경우에 한함

산정단위

- [1일당]

산정지침

- 피하 또는 근육내주사는 외래는 1일 1회, 입원은 1일 2회 이내만 산정한다. 다만 응급을 요하거나 진료상 반드시 필요한 경우에는 예외로 한다.

07 정맥내 일시 주사

분류번호	코드	분류
마-2	KK020	정맥내 일시 주사[1일당] Intravenous Injection

• 정맥내 일시 주사는 다음의 경우에 적용한다.
- 주사는 경구투약을 할 수 없는 경우
- 경구투약 시 위장장애 등의 부작용을 일으킬 염려가 있는 경우
- 경구투약으로 치료 효과를 기대할 수 없는 경우 또는 응급환자에게 신속한 치료효과를 기대할 필요가 있는 경우에 한함

산정단위

• [1일당]

관련 규정

○ 요양급여비용의 적용기준 및 방법에 관한 세부사항
Ⅰ. 행위
제10장 치과 처치·수술료

항목	제목	세부인정사항
일반사항	주사수기료의 산정방법	「건강보험 행위 급여·비급여 목록표 및 급여 상대가치점수」 제1편 제2부 제5장 주사료 중 마1 '주'에 의하면 피하 또는 근육내주사를 외래는 1일 1회, 입원은 1일 2회 이내만 산정하되, 응급을 요하거나 진료상 반드시 필요한 경우에는 예외로 한다고 되어 있는 바, 응급을 요하는 경우란 환자의 상태로 보아 즉시 필요한 처치를 하지 아니하면 그 생명을 보존할 수 없거나 중대한 합병증을 초래할 것으로 판단되는 경우이며, 진료상 반드시 필요한 경우란 진료 의사의 전문의학적 판단에 근거하여 「국민건강보험 요양급여의 기준에 관한 규칙」 [별표1] 요양급여의 적용기준 및 방법 3. 나. 주사에 의하는 경우를 의미함 (고시 제2018-281호(행위), 2019. 1. 1. 시행)

행정해석

주사제 원외처방에 따른 요양급여비용 및 본인부담금 산정방법
1. 의약분업 실시에 따라 일부 예외적인 경우를 제외하고는 주사제에 대해서도 처방전을 교부하여 약국에서 조제한 뒤에 의료기관에서 주사하여야 합니다. 2. 주사제 원외처방과 조제된 주사제의 주사 시의 요양급여비용 및 본인부담금은 아래와 같이 산정하는 것이 타당함을 통보하오니 건강보험관련 업무에 착오 없으시기 바랍니다.

-아래-

가. 주사제를 처방한 당일 주사를 실시한 경우

1) 주사 행위에 따라 KK010(피하 또는 근육내주사) 또는 KK051 내지 KK053(정맥내 점적주사) 등의 주사수기료를 산정함

2) 진료 당일 주사제 처방 이후 동일 의료기관을 재방문하여 주사를 실시한 경우에는 「의료보험진료 수가 및 약제비 산정기준」 제2부 제1장 [산정지침] 나-3의 규정에 따라 진찰료는 추가로 산정하지 않음

3) 진료 당일 요양급여비용 총액(진찰료, 처방료, 주사료 등)을 기준으로 법령에 의하여 산정된 본인부담금을 본인에게 청구함

- 의원의 경우 처방전 교부 시 정액본인부담 대상으로 구분되면 2,200원을 본인에게 청구하되 환자가 원외처방전에 의해 약국에서 주사제를 조제받아 동일 의료기관에 주사를 실시한 경우 주사수기료를 포함하여 재산정한 요양급여비용 총액이 정액본인부담대상(12,000원 이하)이면 본인부담금은 추가로 청구하지 않음. 다만 요양급여비용 총액이 주사수기료를 포함하여 12,000원을 초과할 경우에는 정률제(본인부담률 30%)에 의한 최종본인부담금과 종전에 청구한 본인부담금의 차액을 본인에게 추가로 청구함

나. 주사제를 처방한 당일이 아닌 다른 날에 주사를 실시한 경우

- 담당진료 의사의 진찰을 거쳐서 주사의 필요성을 검토한 후 주사를 실시한 경우에는 주사료 이외에 재진진찰료를 산정하여 요양급여비용 총액을 계산하되 동 금액에 따라 본인부담금을 청구하여야 함
- 다만 주사제 처방 시 주사일자를 지정하거나 기타 다른 이유로 주사 전에 의사의 진찰을 받지 않을 경우에는 재진진찰료의 50%를 산정할 수 있으며, 주사 당일 발생한 요양급여비용 총액에 대해서 본인부담금을 산정하여 청구하여야 함

다. 처방기관이 아닌 다른 의료기관에서 주사를 실시한 경우

1) 처방이 이루어진 기관에서 주사를 실시하는 것이 원칙이나 부득이한 사유로 처방기관이 아닌 다른 의료기관에서 주사를 실시하여야 하는 경우 반드시 의사의 진찰을 받아야 하는 것이 원칙임

2) 이 경우 진찰료, 주사료 등 당일 발생한 요양급여비용 총액에 대하여 본인부담금을 산정함

(급여 65720-413호, 2000. 8. 7.)

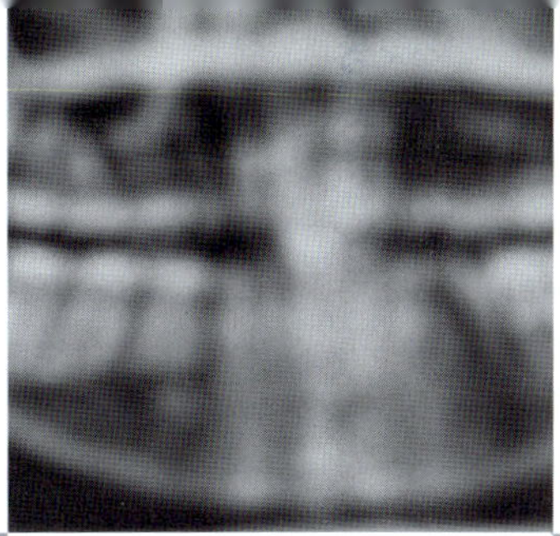

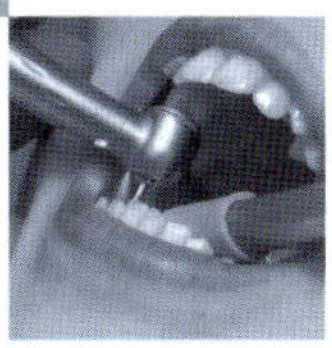

Chapter

5

구강내과, 병리조직검사

01 구강내 연조직질환

산정지침

- 「건강보험 행위 급여·비급여 목록표 및 급여 상대가치점수」 제1편 제2부 제9장 처치 및 수술료 등과 제10장 치과 처치·수술료에서 급여항목으로 기재되지 아니한 간단한 구강연조직질환의 처치는 기본진료료에 포함되므로 별도 산정하지 아니한다.

적용 상병명

K12	구내염 및 관련 병변	Stomatitis and related lesions
K120	재발성 구강 아프타	Recurrent oral aphthae
K120	아프타성 구내염(대)(소)	Aphthous stomatitis(major)(minor)
K120	베드나르아프타	Bednar's aphthae
K120	재발성 점막괴사성 선주위염	Periadenitis mucosa necrotica recurrens
K120	재발성 아프타성 궤양	Recurrent aphthous ulcer
K120	헤르페스모양구내염	Stomatitis herpetiformis
K121	구내염의 기타 형태	Other forms of stomatitis
K121	구내염 NOS	Stomatitis NOS
K121	의치 구내염	Denture stomatitis
K121	궤양성 구내염	Ulcerative stomatitis
K121	소수포성 구내염	Vesicular stomatitis
K123	구강점막염(궤양성)	Oral mucositis(ulcerative)
K123	점막염(입의)(입인두의) NOS	Mucositis(oral)(oropharyngeal) NOS
K13	입술 및 구강점막의 기타 질환	Other diseases of lip and oral mucosa
K13	혀의 상피성 장애	Epithelial disturbances of tongue
K130	입술의 질환	Diseases of lips
K130	구순염 NOS	Cheilitis NOS
K130	각의 구순염	Angular cheilitis
K130	탈락 구순염	Exfoliative cheilitis
K130	선성 구순염	Glandular cheilitis
K130	구순통	Cheilodynia

K130	구순증	Cheilosis
K130	달리 분류되지 않은 구각미란	Perleche NEC
K131	볼 및 입술 씹기	Cheek and lip biting
K132	혀를 포함하는 구강상피의 백반 및 기타 장애	Leukoplakia and other disturbances of oral epithelium, including tongue
K132	혀를 포함하는 구강상피의 홍색판	Erythroplakia of oral epithelium, including tongue
K132	혀를 포함하는 구강상피의 백색부종	Leukoedema of oral epithelium, including tongue
K132	구개 니코틴성 백색각화증	Leukokeratosis nicotina palati
K133	유모백반(K13.3)	Hairy leukoplakia(K13.3)
K134	구강점막의 사마귀황색종	Verrucous xanthoma of oral mucosa
K135	구강점막하섬유증	Oral submucous fibrosis
K135	혀의 점막하섬유증	Submucous fibrosis of tongue
K136	구강점막의 자극성 증식증	Irritative hyperplasia of oral mucosa
K137	구강점막의 기타 및 상세불명의 병변	Other and unspecified lesions of oral mucosa
K137	초점성 구강점액증	Focal oral mucinosis
K14	혀의 질환	Diseases of tongue
K140	설염	Glossitis
K140	혀의 농양	Abscess of tongue
K140	혀의 궤양(외상성)	Ulceration(traumatic) of tongue
K141	지도모양혀	Geographic tongue
K141	양성 이동성 설염	Benign migratory glossitis
K141	탈락성 원형 설염	Glossitis areata exfoliativa
K142	정중능형설염	Median rhomboid glossitis
K143	혀유두의 비대	Hypertrophy of tongue papillae
K143	흑모설	Black hairy tongue
K143	태설	Coated tongue
K143	엽상유두의 비대	Hypertrophy of foliate papillae
K143	설모증	Lingua villosa nigra
K144	혀유두의 위축	Atrophy of tongue papillae
K144	위축성 설염	Atrophic glossitis
K145	주름잡힌 혀	Plicated tongue
K145	열창 혀	Fissured tongue

K145	구상 혀	Furrowed tongue
K145	음낭 혀	Scrotal tongue
K146	설통	Glossodynia
K146	혀작열감	Glossopyrosis
K146	통증성 혀	Painful tongue
K148	혀의 기타 질환	Other diseases of tongue
K148	혀(의) 위축	Atrophy (of) tongue
K148	혀(의) 톱날모양	Crenated (of) tongue
K148	혀(의) 확대	Enlargement (of) tongue
K148	혀(의) 비대	Hypertrophy (of) tongue
K149	혀의 상세불명 질환	Disease of tongue, unspecified
K149	혀병증 NOS	Glossopathy NOS

• 구강연조직질환은 매우 다양하고 감별진단이 쉽지 않아서 적절한 상병명을 적용하는 데 많은 어려움이 있지만, 병소를 보고 상병명을 맞추기보다는 여러 상병명 가운데서 가장 병소와 가까운 상병명을 찾아가는 방식으로 상병명을 적용하는 방법도 유용할 것이다.

청구 시 유의할 사항

• 간단한 구강건조증의 처치, 구강캔디다증, 아프타성 구내염 등 구강연조직질환의 처치는 기본진료료에 포함되므로 별도 산정할 수 없고 초·재진료만 청구한다.

예시: 우측 협점막에 구내염으로 드레싱 후 알보칠을 도포한 경우

내원일	1일째
상병명	K120 아프타성 구내염
청구내역	초진료
추가	
내역설명	구내염 처치

• 치식은 구내염이 발생한 부위와 가장 인접한 치아의 치아번호를 기재하고, 병소에 맞는 상병명을 적용한다.
• 구내염 처치는 별도 산정하지 않으므로 초·재진료만 청구한다.

관련 규정

○ 건강보험 행위 급여·비급여 목록표 및 급여 상대가치점수
제1편 제2부 제10장 치과 처치·수술료
[산정지침]
(3) 본장 및 제9장에 기재되지 아니한 간단한 구강연조직질환의 처치는 기본진료료에 포함되므로 별도 산정하지 아니한다.

○ 요양급여비용의 적용기준 및 방법에 관한 세부사항
Ⅲ. 국민건강보험 요양급여의 기준에 관한 규칙 제10조에 의거 신의료기술로 신청된 항목 중 이미 심사기준으로 운용되고 있는 항목
제1장 기본진료료

항목	제목	세부인정사항
가1 진찰료 가2 입원료	알보칠 도포(1회당)	가1 진찰료 또는 가2 입원료의 소정점수에 포함됨 (고시 제2000-73호)
	포도필린, $AgNO_3$ 도포 A, B $AgNO_3$ Chemical Quaterization	

제10장 치과 처치·수술료

항목	제목	세부인정사항
일반사항	구강건조증처치	[산정지침] (3)에 의거 간단한 구강연조직질환의 처치는 기본진료료에 포함되므로 별도 산정하지 아니함 (고시 제2000-73호)
	연조직질환 처치	
	구강내캔디다증처치, 구내염치료(약물도포)	

02 교합 및 측두하악관절

일반사항

- 교합 치료에 사용되는 이갈이장치 등 교합치료장치는 종류에 관계없이 비급여대상이다.
- 하악골전돌증(Class Ⅲ) 및 악관절내장증에 시술한 Transverse 장치 및 보조치료(카이로프랙틱, 물리치료)는 현재 의학적인 근거가 확립되어 있지 않으므로 'Transverse 장치' 및 보조치료(카이로프랙틱)는 인정하지 아니한다.
- 측두하악관절장애 환자에서 측두하악장애분석검사를 시행하지 않고 간이검사만 시행한 경우, 장애행동요법만 시행한 경우, 환자에게 투약처방만 한 경우에는 진찰료만 산정한다.
- 측두하악관절자극요법을 실시하기 위해서는 인정 요건에 맞는 치료실, 장비, 교육 이수 등을 갖추고 건강보험심사평가원에 치료 인증기관으로 사전에 등록하여야 한다.
- 측두하악관절자극요법을 제외한 측두하악관절장애와 관련한 각종 검사, 방사선촬영, 분사신장치료, 악관절고착해소술 등의 모든 처치는 일반 치과의사도 실시하고 청구할 수 있다.

방사선 영상진단

- 구강악안면통증, 개구장애, 측두하악관절장애 등의 진단을 위하여 파노라마촬영(가. 일반, 나. 특수[악관절, 악골절단면]), 측두하악관절촬영, 측두하악관절규격촬영, Cone Beam 전산화단층영상진단 등을 시행할 수 있다.
- 측두하악관절 부위에서의 Cone Beam 전산화단층영상진단은 아래의 경우에 한하여 급여가 인정된다.
  ① 강직과 감별진단을 요하는 심한 임상적 개구제한
  ② 골 변화를 동반하는 관절염(퇴행성, 류마티스성, 감염성) 및 과두형태의 이상
  ③ 스플린트 치료에 반응하지 않는 측두하악장애
  ④ 악관절수술의 전후 평가
- 턱관절염 부위에 골관절염을 진단하기 위해 촬영한 Cone Beam CT 나. 3차원 CT는 인정하지 않고 Cone Beam CT 가. 일반으로 심사조정된다. 아울러 Cone Beam CT 나. 3차원 CT는 진료기록부 및 영상자료, 의사소견서 등을 참조하여 사례별로 심사한다.

물리치료 인정기준

- 「건강보험 행위 급여·비급여 목록표 및 급여 상대가치점수」 제2부 행위 급여목록·상대가치점수 및 산정지침 제7장 이학요법료에 분류된 물리치료 항목들은 일정한 면적의 해당 치료실과 실제 사용할 수 있는 장비를 보유하고 있는 요양기관에서 의사의 처방에 따라 상근하는 물리치료사가 실시하는 경우에 인정하고 있다.
- 따라서 치과에서 측두하악관절장애 등으로 치과의사가 직접 실시하는 물리치료는 의과와의 형평성 등을 고려하고 재활 및 물리치료의 현행 인력기준을 적용하여 치과의사가 직접 실시한 제7장 이학요법료에 분류된 물리치료 항

목은 인정하지 아니한다.

- 다만 '서-32 분사신장치료'와 '서-36 악관절고착해소술'은 '주: 치과의사가...' 항목에 따라 치과의사가 직접 실시한 경우에 인정한다.
- 측두하악관절장애에서 실시하는 물리치료는 제10장 치과 처치·수술료에 분류된 '차-38 측두하악관절자극요법'으로 산정한다.

관련 규정

○ 요양급여비용의 적용기준 및 방법에 관한 세부사항
Ⅲ. 국민건강보험 요양급여의 기준에 관한 규칙 제10조에 의거 신의료기술로 신청된 항목 중 이미 심사기준으로 운용되고 있는 항목
제1장 기본진료료

항목	제목	세부인정사항
가1 진찰료 가2	생리적하악위 검사	입원료가1 진찰료 또는 가2 입원료의 소정점수에 포함됨 (고시 제2000-73호)
	개폐구검사	
	구강안면동통 주관적검사	
	구강악안면동통 기왕력검사	
	구강안면동통 간이병력검사	
	구강악안면동통 상담 및 치료계획	
	구강악안면동통 정기검사	
	악관절응급처치 check	

항목	제목	세부인정사항
가1 외래환자 진찰료 가2 입원료	측두하악장애행동요법 Behavioral Therapy for Temporomandibular disorders	가1 외래환자 진찰료 또는 가2 입원료의 소정점수에 포함됨 (고시 제2002-98호)

행정해석

치과에서 실시하는 물리치료 행위 인정 여부
1. 치과의사가 직접 실시하는 치과물리치료항목은 2000. 12. 12. 제7차 행위전문위원회 소위원회의 결정대로 현행 산정지침의 변경이 전제되거나 제10장 치과항목으로 분류되어야 하나 의과와의 형평성 등을 고려하여 신중히 결정되어야 할 사안으로 소위원회에서 결정된 사안으로 행위전문위원회에 상정하여 관련 내용을 논의하는 것이 바람직할 것으로 사료됨 2. 아울러 미결정행위로 신청된 재활저출력레이저치료와 관련한 치과의 악관절레이저치료는 피부과에서 피부질환의 동통완화 목적으로 실시한 레이저치료의 경우 재활저출력레이저치료의 소정점수를 「자13 피부레이저광선치료: 주」 항목으로 별도 분류되어 있는 점 등을 감안하여 동일수준의 수가를 치과항목으로 별도로 분류 신설함이 바람직하나 급여로 결정될 경우 다빈도 발생 건으로 인한 보험재정의 부담도 예상되며 급여 여부에 대하여도 행위전문위원회에서 논의되어야 할 것임을 알려드리며 적극 조치하여 주시기 바람 3. 참고로 재활 및 물리치료의 인정·해지 기준과 관련하여 현행 인력기준을 당분간 적용됨이 타당할 것으로 사료됨 (급여 65720-1394호, 2001. 9. 6.)

공개심의사례

하악골전돌증(Class Ⅲ) 및 악관절내장증에 시술한 Transverse 장치 및 보조치료(카이로프랙틱, 물리치료)에 대하여

■ 심의배경

동 건은 Class Ⅲ 하악골전돌증을 수반한 악관절내장증으로 통증이 있는 환자가 교정치료 및 턱안정장치를 이용한 진료 중에 Transverse 장치를 이용한 교정치료와 카이로프랙틱(Chiropractic)에 대하여 질의하여 심의하게 됨

■ 의사 소견서

진단명 악관절내장증, 부정교합

- 4.18 턱뻐근, 두통, 편두통, 턱소리, 심한 주걱턱 등의 증상으로 본원에 내원하여 Cephalogram, Panorama, Model Analysis, Moire X-Ray, full spine 등 제반검사를 한 바, 측두하악관절장애 및 부정교합(심한 Class Ⅲ)으로 인한 일부 증상이 온 것으로 사료되어 5월 22일부터 약 3년간의 예정으로 턱관절, 치아교정치료를 진행 중임

■ 심의내용

동 건(여/26세)은 하악골전돌증을 수반한 악관절내장증에 교정치료 및 턱안정장치를 이용한 진료를 하였으나, 제출된 영상자료 및 치아모형을 참조할 때 하악골전돌증(Class Ⅲ) 상태로 수술(악교정수술 등)을 동반한 교정치료가 타당하며, 악관절내장증에 실시한 카이로프랙틱은 현재 의학적인 근거가 확립되어 있지 않으므로 'Transverse 장치' 및 보조치료(카이로프랙틱)는 인정하지 아니함

(2007. 12. 3. 진료심사평가위원회)

턱관절 부위에 관절염 등을 진단하기 위해 2D Cone Beam CT촬영 후, 3차원 입체영상으로 재구성하고 청구한 3D Cone Beam CT의 타당성 여부

■ 청구내역

○ A 사례(F/74세)

• 내원일수: 1일(2014. 5. 16.)

• 주요청구내역

- 나904 측두하악장애분석검사 (E9040)	1*1*1
- 다197가 파노라마 일반 (G9701)	1*1*1
- 다197나 파노라마 특수(악관절, 악골절단면) (G9761)	1*1*1
- 다245-1나 Cone Beam 전산화단층영상진단-3차원 CT (HA497)	1*1*1

○ B 사례(F/52세)

• 내원일수: 1일(2014. 5. 14.)

• 주요청구내역

- 차38가 측두하악관절자극요법[1일당]-단순자극 (U2381)	1*1*1
- 서36 악관절고착해소술[1일당] (MX036)	1*1*1
- 나904 측두하악장애분석검사 (E9040)	1*1*1
- 다197가 파노라마 일반 (G9701)	1*1*1
- 다197나 파노라마 특수(악관절, 악골절단면) (G9761)	1*1*1
- 다245-1나 Cone Beam 전산화단층영상진단-3차원 CT (HA497)	1*1*1

○ C 사례(F/38세)

• 내원일수: 1일(2014. 5. 13.)

• 주요청구내역

- 서32 분사신장치료[1일당] (MX032)	1*1*1
- 다197가 파노라마 일반 (G9701)	1*1*1
- 다197나 파노라마 특수(악관절, 악골절단면) (G9761)	1*1*1
- 다245-1나 Cone Beam 전산화단층영상진단-3차원 CT (HA497)	1*1*1

■ 심의내용

• Cone Beam 전산화단층영상진단의 인정기준(제2009-180호, 2009. 10. 1. 시행)에 Cone Beam 전산화단층영상촬영은 단순촬영, 파노라마촬영 등만으로 진단이 불확실한 경우에 한하여 인정하며, 측두하악관절 부위는 강직(Ankylosis)과 감별진단을

요하는 심한 임상적 개구제한, 골 변화를 동반하는 관절염(퇴행성, 류마티스성, 감염성) 및 과두형태의 이상, 스플린트 치료에 반응하지 않는 측두하악장애, 악관절수술의 전후 평가 시 급여대상이며, 「국민건강보험법」 [별표1] 요양급여의 적용기준 및 방법 제5조 1항 (다) 요양급여의 일반원칙에 의하면 '요양급여는 경제적으로 비용효과적인 방법으로 행하여야 한다'고 되어 있음

- 동 건(3사례)은 요양기관(구강내과, 측두하악전문)에서 턱관절 부위에 관절염 등을 진단하기 위해 2D Cone Beam CT촬영 후, 3차원 입체영상으로 재구성하고 3D Cone Beam CT를 청구한 건으로, 3D Cone Beam CT 타당성 여부에 대하여 논의함
- 제출된 진료기록부, 영상자료 및 의사소견서 등을 검토한 결과 악관절의 관절잡음과 개구장애 및 하악과두의 골 변화 등으로 내원하여 악관절장애분석검사와 파노라마(일반, 특수)촬영하였으며, 일반 촬영에서 좌측 하악과두의 편평화(flattening) 및 미란(erosion) 등 미세한 골 변화 관찰 가능 및 퇴행성 변화의 진행 정도, 턱관절 골 구조의 미세한 변화 탐지를 위해 필요하였다는 소견으로 2D Cone Beam CT(HA496) 촬영 후 3차원 입체영상으로 재구성하고 3D Cone Beam CT(HA497)로 청구한 것이 확인됨
- 교과서, 관련 학회 및 전문가 의견에 의하면 3차원 Cone Beam CT(3D CBCT)는 악안면부 선천적 및 후천적 기형의 치료, 두개안면재건술 그리고 두개부내의 종양, 악안면부의 양성 및 악성 병소, 경추부 외상 등의 진단 및 치료평가에 3차원 Cone Beam CT(3D CBCT) 영상을 사용할 수 있고, 미세한 골 변화를 평가하기보다는 전체적인 외형을 보는 데 보조자료로 사용할 수 있어 좀 더 보기 용이하고 환자에게 설명이 편하다는 장점은 있으나, 골관절염의 골 변화를 평가하는 데는 2D Cone Beam CT(2D CBCT)보다 더 우수하다는 임상적 근거는 아직 없으며, 3차원 Cone Beam CT 재구성 시 골모양이 다양하게 변화하기 때문에 2D Cone Beam CT(2D CBCT) 영상이 골 변화를 평가하는 데 더 좋다는 의견임
- 따라서 동 건의 턱관절염 부위에 골관절염을 진단하기 위해 2D Cone Beam CT(HA496)를 촬영하고 3차원 입체영상으로 재구성한 후 청구한 3D Cone Beam CT(HA497)는 진료기록부 및 영상자료, 의사소견서 등을 참조하여 2D Cone Beam CT(HA496)로 인정하기로 함. 아울러 3D Cone Beam CT(HA497)는 진료기록부 등 참조 사례별로 심사하기로 결정함

■ 참고

• Schlucter B, Kim KB, Oliver D, Sortiropoulos G, Cone beam computed tomography 3D reconstruction of the mandibular condyle. Angle Orthod. 2008
• Oral Radiology 6th ed, White SC, Pharoah MI, Mosby

(2015. 6. 2. 진료심사평가위원회)

03 교합분석

분류번호	코드	분류
나-903	E9030	교합분석 Occlusional Analysis 주: 1. 치료기간 중 1회만 산정한다. 2. 교합기부착 모형상에서 최대교합위, 중심위, 전방위, 측방위 등의 하악위치에 대한 교합상태를 분석한 경우에 산정한다. 3. 인상채득, 교합채득, 재료대 및 부착료를 포함하므로 별도 산정하지 아니한다. 4. 교합성형술을 실시하는 경우에는 「차-36」의 소정점수에 포함되므로 별도 산정하지 아니한다.

- 교합분석은 구강내의 치아에 대한 차35 교합성형술을 시행하기 전에 모형상에서 교합상태를 분석하는 것으로, 구강내의 상태를 외부로 재현하여 구강내에서 직접적인 관찰이 어렵고 불가능한 항목에 대하여 모형을 이용하여 교합분석을 시행하여 정확한 진단과 치료계획을 도모하며 치료결과를 예측하기 위하여 실시한다.

산정단위

- 치료기간 중 1회만 산정한다.

산정지침

- 교합기부착 모형상에서 최대교합위, 중심위, 전방위, 측방위 등의 하악위치에 대한 교합상태를 분석한 경우에 산정한다.
- 인상채득, 교합채득, 재료대 및 부착료를 포함하므로 별도 산정하지 아니한다.
- 교합성형술을 실시하는 경우에는 차-36 교합기부착 모형상의 교합성형술의 소정점수에 포함되므로 별도 산정하지 아니한다.

적용 상병명

K076	턱관절장애	Temporomandibular joint disorders
K0760	턱관절내장증	Internal derangement of temporomandibular joint
K0761	턱관절잡음	Snapping jaw

청구 시 유의할 사항

- 교합기부착 모형상에서 교합분석을 한 결과 교합조정술을 시행한 경우에 산정한다.
- 교합성형술로 치료할 필요가 없거나 치료가 되지 않는다고 진단되어 교합성형술 없이 교합분석만을 시행한 경우에도 산정할 수 있다.

04 교합조정술

분류번호	코드	분류
차-29	U2290	교합조정술[1치당] Occlusal Adjustment

- 교합조정술은 하악의 기능운동 시 발생하는 치아의 조기접촉이나 교두 간섭부위를 치아모형의 교합기 부착 없이 구강 내에서 직접 교합지를 사용하여 확인 후, 선택적으로 삭제하거나 재형성해서 교합력을 여러 개의 치아에 균등하게 분산시킴으로써 최적의 교합 및 기능적 관계를 설정해 주는 술식이다.
- 외상성 교합, 치아의 조기접촉이나 교두간섭, 기능부전에 의한 통증, 치주 지지의 심한 손실 등의 경우에 실시한다.
- 교합조정술은 치주질환의 진행에 미칠 수 있는 영향을 감소시킬 목적으로 실시할 수 있으며, 악관절(Temporomandibular joint; TMJ)장애 치료의 보조요법이나 교합변화를 동반하는 보조치료에 시행할 수 있다.
- 구강내에서 직접 교합조정을 하는 경우에 적용하며, 교합기부착 모형상에서 교합조정을 시행한 후 이를 기준으로 구강내에서 교합조정을 시행하는 경우에는 교합성형술을 적용한다.

05

산정단위

- [1치당]

산정지침

- 교합조정을 한 치아의 수대로 청구하며, 1일 최대 4개의 치아까지 청구 가능하다.

적용 상병명

K076	턱관절장애	Temporomandibular joint disorders
K0760	턱관절내장증	Internal derangement of temporomandibular joint
K0761	턱관절잡음	Snapping jaw
K0530	만성 단순치주염	Chronic simplex periodontitis
K0531	만성 복합치주염	Chronic complex periodontitis

청구 시 유의할 사항

- 교합조정술은 교합지를 사용하여 구강내에서 교합조정을 한 경우에만 인정되며, 교합지를 사용하지 않은 간단한 치아 삭제나 예리한 부위의 삭제 등은 보통처치로 적용한다. 따라서 진료기록부에 교합지를 사용했다는 내용을 기록하는 것이 좋다.

- 동일 치아에서 충전처치 또는 치수치료와 동시 실시한 교합조정술은 충전처치 또는 치수치료의 주된 처치료에 포함되므로 별도 인정하지 아니한다.
- 아말감충전 또는 glass ionomer 시멘트 충전 후의 조기접촉을 조정하는 경우에는 교합조정술로 산정할 수 없고, 충전물연마로 산정한다.
- 또한 신경치료 진행 중인 치아가 저작 시에 통증을 유발하여 교합면을 조정하는 경우에도 교합조정술은 주된 처치료에 포함되므로 별도 산정할 수 없다.
- 교합조정술은 치주질환의 진행에 미칠 수 있는 영향을 감소시킬 목적으로 실시할 수 있으며, 반드시 치주질환 또는 TMJ 질환의 원인치료와 동반하여 교합조정술을 실시해야 하는 것으로 볼 수는 없으므로 치주질환 시에는 교합조정술을 단독으로 실시할 수 있다.
- 치주질환 환자에서 치석제거 또는 치주소파술 등 치주질환처치와 함께 시행한 교합조정술은 모두 100% 산정 가능하다.
- 치아탈구에서 잠간고정술과 교합조정술을 동시에 시행하는 경우 잠간고정술 100%, 교합조정술 50%(상급종합병원·종합병원·치과대학부속치과병원의 경우 70%)로 산정한다.
- 인레이나 크라운을 장착하고 며칠 후에 불편함을 호소하여 교합조정을 한 경우는 보철물 장착의 일련의 과정으로 인정되고, 이러한 후속 처치에 대한 비용은 보철치료비에 포함되어 있다고 보아야 하며, 보철물 치료는 비급여이므로 교합조정술을 별도로 보험으로 청구할 수 없다.
- 보철치료의 과정이 아닌 상태에서 상·하악 교합관계의 변화로 인하여 교합조정을 해야 하는 치아 범위에 이미 보철물이 장착된 치아가 포함되는 경우에는 자연치와 마찬가지로 보험으로 청구할 수 있다.

관련 규정

○ 요양급여비용의 적용기준 및 방법에 관한 세부사항

Ⅰ. 행위

제10장 치과 처치·수술료

항목	제목	세부인정사항
차29 교합조정술	동일 치아에 충전처치 또는 치수치료와 동시 실시한 차29 교합조정술 인정 여부	동일 치아에 충전처치 또는 치수치료와 동시 실시한 차29 교합조정술은 주된 처치료에 포함되므로 별도 인정하지 아니함 (고시 제2020-19호(행위), 2020. 2. 1. 시행)

항목	제목	세부인정사항
차23-1 치석제거	동일 부위에 치석제거와 교합조정술 동시 실시 시 진료수가 산정 방법	동일 부위에 차23-1 치석제거와 차29 교합조정술을 동시에 시행한 경우에는 각각의 소정금액을 산정함 (고시 제2010-115호, 2011. 1. 1. 시행)

심사지침

제10장 치과 처치·수술료

항목	제목	내용
차29 교합조정술	차-29 교합조정술의 1일 최대 인정 가능한 치아수	차-29 교합조정술은 치아모형의 교합기 부착 없이 구강 내에서 직접 조기접촉이나 교두 간섭부위를 선택적으로 삭제하거나 재형성해서 교합력을 여러 개의 치아에 균등하게 분산시킴으로써 기능적 관계를 설정하는 방법이나, 여러 개 치아에 대하여 광범위한 교합관계의 형성이 필요한 경우에는 차35 교합성형술을 실시하는 것이 타당하므로 차-29 교합조정술은 1일에 최대 4치까지 인정함 (공고 제2019-429호(행위), 2011. 3. 1. 시행)

공개심의사례

차29 교합조정술 수가 산정방법 및 치주질환 또는 TMJ 질환에 선행처치로 시행된 교합조정술 요양급여 인정 여부

■ 청구내역(여/28세)

- 상병명: 만성 복합치주염 (#26, #27)
- 주요 청구내역
  - 2011. 2. 3. 초진료, 교합조정술[1치당]*2, 치주소파술[1/3악당]*1, 치근단*1
  - 2011. 2. 10. 재진료, 교합조정술[1치당]*2
  - 2011. 2. 18. 재진료, 교합조정술[1치당]*2

■ 참고

- 전국치주과학교수협의회. 치주과학. 군자출판사. 2010
- Edward F. Wright. 측두하악관절장애 매뉴얼. 군자 출판사. 2007
- Jeffrey P. Okeson. 악관절장애와 교합 제3판. 고문사. 1994
- 정성창외. 구강안면동통과 측두하악장애. 신흥인터내셔날. 1996
- 동일 부위에 치석제거와 교합조정술 동시 실시 시 진료수가 산정방법(보건복지부 고시 제2010-115호, 2011. 1. 1. 시행)

■ 심의내용

차29 교합조정술은 치주질환의 진행에 미칠 수 있는 영향을 감소시킬 목적으로 실시할 수 있으며, 악관절(temporomandibular joint; TMJ)장애 치료의 보조요법이나 교합변화를 동반하는 보조치료에 시행할 수 있어, 반드시 치주질환 또는 TMJ 질환의 원인치료와 동반하여 교합조정술을 실시해야 하는 것으로 볼 수는 없음. 다만 차29 교합조정술이 청구되는 기관에 대하여는 진료기록부상 진단 및 증상, 치료계획에 대한 기록 등을 확인하여 의학적 타당성이 있는 경우 사례별로 인정하는 것이 타당함 또한 동일 부위에 차29 교합조정술과 차101 치주소파술 동시 실시하는 경우에는 고시 제2010-115호(2011. 1. 1. 시행) '동일 부위에 치석제거와 교합조정술 동시 실시 시 진료수가 산정방법'과 동일하게 각각의 소정금액을 산정하도록 함

※ 참고

〈동일 부위에 치석제거와 교합조정술 동시 실시 시 진료수가 산정방법〉(고시 제2010-115호, 2011. 1. 1. 시행)

동일 부위에 차23-1 치석제거와 차29 교합조정술을 동시에 시행한 경우에는 각각의 소정금액을 산정함

(2012. 6. 18. 진료심사평가위원회)

05

05 교합기부착 모형상의 교합성형술

분류번호	코드	분류
차-36	U2360	교합기부착 모형상의 교합성형술 Occlusal Adjustment on Model Mounted on Articulator 주: 1. 치료기간 중 1회만 산정한다. 2. 교합기부착 모형상에서 최대교합위, 중심위, 전방위, 측방위 등의 하악위치에 대한 교합상태를 분석하고 교합성형술을 모형상에서 실시한 경우에 산정한다. 3. 인상채득, 교합채득, 재료대 및 부착료를 포함하므로 별도 산정하지 아니한다.

• 교합기부착 모형상의 교합성형술은 구강내의 치아에 대한 교합성형술을 시행하기 전에 모형상에서 교합성형술을 시행하는 것으로, 구강내의 상태를 외부로 재현하여 구강내에서 직접적인 관찰이 어렵고 불가능한 항목에 대하여 모형을 이용하여 교합성형술을 시행하여 정확한 진단과 치료계획을 도모하며 치료결과를 예측하기 위하여 실시한다.

산정단위

• 치료기간 중 1회만 산정한다.

산정지침

• 교합기부착 모형상에서 최대교합위, 중심위, 전방위, 측방위 등의 하악위치에 대한 교합상태를 분석하고 교합성형술을 모형상에서 실시한 경우에 산정한다.
• 인상채득, 교합채득, 재료대 및 부착료를 포함하므로 별도 산정하지 아니한다.

청구 시 유의할 사항

• 교합분석은 교합기부착모형상의 교합성형술의 소정점수에 포함되므로 별도 산정하지 아니한다.

06 교합성형술

분류번호	코드	분류
차-35		교합성형술 Occlusal Equilibration 주: 교합기부착 모형상의 교합성형술을 시행한 후 각 하악위치에 대한 교합성형술을 실시한 경우에 각각 산정한다.
	U2351	가. 최대교합위 Maximum Intercuspal Position
	U2352	나. 중심위 Centric Relation
	U2353	다. 전방위 Protrusive Position
	U2354	라. 측방위 Laterotrusive Position

- 교합성형술은 교합기부착 모형상에서 최대교합위, 중심위, 전방위, 측방위 등의 하악위치에 대한 교합상태를 분석하고 모형상에서 교합성형술을 실시한 후 이를 근거로 구강내 치아에서 교합성형을 하는 경우에 산정한다.
- 안정된 기능적 하악위치 부여를 위한 완전교합조정이 필요하거나 이갈이 환자, 기능부전에 의한 동통, 치주 지지의 심한 손실, 교두간섭에 의한 하악운동의 간섭이나 외상성 교합이 존재할 경우, 치아의 조기접촉, 치아에 의한 유도가 원활하지 않은 경우 등에 실시한다.

산정단위

- 치아수와 상관없이 교합성형술을 실시한 하악위치에 따라 가. 최대교합위, 나. 중심위, 다. 전방위, 라. 측방위로 구분하여 산정한다.

산정지침

- 교합기부착 모형상의 교합성형술을 시행한 후 각 하악위치에 대한 교합성형술을 실시한 경우에 각각 산정한다.

적용 상병명

K076	턱관절장애	Temporomandibular joint disorders
K0760	턱관절내장증	Internal derangement of temporomandibular joint
K0761	턱관절잡음	Snapping jaw

청구 시 유의할 사항

- 1일 최대 4개 치아까지 인정하는 교합조정술보다 많이 여러 개 치아에 대하여 광범위한 교합관계의 형성이 필요한 경우에는 교합성형술을 실시하는 것이 타당하다.

- 교합성형술 전에 반드시 교합기부착 모형상의 교합성형술을 시행한 후 교합성형술을 실시한 경우에만 인정된다.
- 교합성형술을 실시하는 경우에는 교합분석은 교합기부착 모형상의 교합성형술의 소정점수에 포함되므로 별도 산정하지 아니한다.

교합 관련 항목의 비교

교합분석	교합조정술	교합기부착 모형상의 교합성형술	교합성형술
• 교합기부착 모형상에서 교합상태 분석	• 구강내에서 교합지를 사용하여 직접 치아에 교합조정	• 교합기부착 모형상에서 교합성형술 시행	• 교합기부착 모형상의 교합성형술에 근거하여 구강내에서 교합성형술 시행
• 치료기간 중 1회만 산정	• 1치당 • 1일에 최대 4치까지 인정	• 치료기간 중 1회만 산정	• 치아수와 상관없이 하악위치별로 산정
• 단독 청구 가능 • 후속 처치는 교합조정술 가능	• 단독 청구 가능 • 후속 처치로 교합기부착 모형상의 교합성형술 후 • 교합성형술 가능	• 단독 청구 시 교합분석으로 심사조정 가능 • 후속 처치는 교합성형술	• 전처치로 교합기부착 모형상의 교합성형술 필수

05

07 측두하악장애분석검사

분류번호	코드	분류
나-904	E9040	측두하악장애분석검사 Analytical Assessment of Temporomandibular Disorders 주: 측두하악장애를 정밀진단하기 위하여 표준화된 도구(검사지)를 이용하여 악운동측정분석검사, 악관절촉진검사, 구강내교합검사, 저작근촉진검사 등의 검사를 치과의사가 직접 실시하고 분석하는 경우에 한하여 치료기간 중 1회만 산정한다.

- 측두하악장애분석검사는 초진 또는 간이진단에 의하여 측두하악장애가 의심되는 환자들을 대상으로 체계적인 검사를 시행하는 것으로서, 하악운동의 장애 정도, 동통을 유발하는 근육의 인지, 악관절 동통의 유·무 및 부위, 악관절잡음의 유형, 구강내 교합상태에 대한 정보를 얻을 수 있는 악운동측정분석검사, 악관절촉진검사, 구강내교합검사, 저작근촉진검사 등의 4가지 행위로 구성되며 여기서 얻은 두개하악장애지수로 측두하악장애 환자의 정밀진단에 유용하게 사용한다.

악운동측정분석검사	하악운동의 어떤 기능이 있는지를 확인하는 데 그 목적이 있는 것으로 다양한 하악운동을 유도하면서 mm 단위의 자를 이용하여 각 항목을 검사함 최대개구량, 수동적최대개구량, 하악의 전방운동, 좌우측방운동을 시키면서 동통의 발생 유·무, 하악의 전방운동, 좌우측방운동의 양이 정상범위에 속하는지를 확인하여 기록함
악관절촉진검사	악관절낭의 염증 유·무와 악관절잡음의 특성과 관절잡음이 발생하는 위치를 확인함
구강내교합검사	구조적검사(앵글씨 분류, 중심교합위에서의 전방유도, 안면 또는 턱의 비대칭, 중심교합위에서 중절치의 정중선 편위, 개교합, 교합평면 문제, 반대교합, 총 자연치아의 수, 총 교합치아의 수 등)와 기능적 교합검사(전치 외상성 교합, 교합음, 중심교합위에서의 조기 치아접촉, 중심위에서의 조기 치아접촉, 중심위에서 중심교합위로의 미끄러짐, 측방 또는 전방운동 시 구치부 교합간섭 등)를 시행하고 기록함
저작근촉진검사	근질환의 유·무와 근질환의 존재 시 이환된 근육을 감별하는 데 목적이 있으며 근육이 원인이 된 근육성 측두하악장애를 관절성장애와 감별하고 그 원인 근육을 찾아냄 검사에 포함되는 근육으로는 측두근(전·중·후방부), 교근심수, 교근천부(전방부, 정지부), 외측익돌근, 승모근(견부부착부, 경부부착부)이 있음

산정지침

- 치료기간 중 1회만 산정한다.
- 별도의 표준화된 측두하악장애분석 검사지가 있어야 한다.
- 악운동측정분석검사, 악관절촉진검사, 구강내교합검사, 저작근촉진검사 등의 검사를 치과의사가 실시하고 분석하여야 한다.

적용 상병명

K076	턱관절장애	Temporomandibular joint disorders
K0760	턱관절내장증	Internal derangement of temporomandibular joint
K0761	턱관절잡음	Snapping jaw
K0762	턱관절의 재발성 탈구 및 아탈구	Recurrent dislocation and subluxation of temporomandibular joint
K0763	달리 분류되지 않은 턱관절의 통증	Pain in temporomandibular joint, not elsewhere classified
K0764	달리 분류되지 않은 턱관절의 경직	Stiffness of temporomandibular joint, not elsewhere classified
K0765	턱관절의 퇴행성 관절병	Degenerative joint disease of temporomandibular joint
K0766	저작근장애	Masticatory muscle disorders
K0768	기타 명시된 턱관절장애	Other specified temporomandibular joint disorder, not elsewhere classified
K0769	상세불명의 턱관절장애	Temporomandibular joint disorder, unspecified

청구 시 유의할 사항

- 진료기록부와는 별도의 표준화된 악관절검사지에 악운동측정분석검사, 악관절촉진검사, 구강내교합검사, 저작근촉진검사 등의 4개 검사를 치과의사가 모두 실시하고 분석하여 그 결과가 기록되어 있어야 인정된다.
- 파노라마촬영 가. 일반 및 나. 특수[악관절, 악골절단면], 측두하악관절규격촬영을 시행한 경우에는 각각 산정이 가능하다.

관련 규정

공개심의사례

측두하악장애분석검사의 인정 여부

■ 진료내역

- A병원 등 5개 요양기관은 입을 벌릴 때 아프고 불편하거나 턱관절에서 소리가 나는 등의 주소로 내원한 환자에 대하여 측두하악장애분석검사 시 악운동측정분석검사(최대절치 간 거리, 수동적 신장개구, 개구제한, 개구시 동통, 개구시 측방편위, 전방·좌·우측방 운동 시 동통 및 제한 유·무 등), 악관절촉진검사(압통의 유·무, 관절잡음, 염증 확인), 저작근촉진검사(저작에 관련된 근육을 일정한 압력으로 촉진), 구강내교합검사[치아 간의 구조적(9항목) 및 기능적(8항목)교합검사]를 시행하였다.
- B병원은 2년 전부터 양쪽 턱관절 부위가 아프다는 것을 주소로 내원한 환자에 대하여 악운동측정검사와 악관절촉진검사만 시행하였다.
- C병원은 턱관절장애로 내원한 환자에 대하여 구강내교합검사만 시행하였다.

■ 심의결과

동건의 진료내역 및 악관절차트를 검토한 결과, 별도의 검사지에 상기항목들에 대한 기록이 확인되고 이를 통해 진단이 가능한 A병원 등 5개 요양기관은 인정하였고, 악운동측정검사와 악관절촉진검사만 시행하고 별도의 검사지로 보기 곤란한 B병원과 별도의 검사결과지의 형식은 갖추었으나 구강내교합검사만 시행한 C병원은 인정하지 않았다.

(진료심사평가위원회)

08 하악운동궤적검사

분류번호	코드	분류
너-931	EX931	하악운동궤적검사 Mandibular Kinesiography

- 하악운동궤적검사는 측두하악장애, 악안면기형, 부정교합 등의 환자에서 치료 전 하악운동상태를 평가할 필요가 있을 때 하악운동궤적분석(Mandibular movement trajectory analysis)을 가능하게 하는 전자기록장치(예: BioPak system, K-6 등)를 이용하여 하악의 한계운동범위와 양상, 기능운동의 양상, 운동속도 등을 측정하는 것을 말한다. 이때 시행하는 운동은 주로 최대개폐구, 최대전방운동, 최대측방운동, 습관성 개폐구운동 등으로 이를 조합하여 컴퓨터를 이용하여 분석, 기록한다.
- 100분의 100 전액 본인부담 항목에서 2005년 8월 1일부터 일부 본인부담 항목으로 전환되었다.

의료장비 등록

- 검사에 사용하는 '하악운동궤적검사기'는 건강보험심사평가원에 보유 의료장비로 등록하여야 한다.

적용 상병명

K076	턱관절장애	Temporomandibular joint disorders
K0760	턱관절내장증	Internal derangement of temporomandibular joint
K0761	턱관절잡음	Snapping jaw
K0762	턱관절의 재발성 탈구 및 아탈구	Recurrent dislocation and subluxation of temporomandibular joint
K0763	달리 분류되지 않은 턱관절의 통증	Pain in temporomandibular joint, not elsewhere classified
K0764	달리 분류되지 않은 턱관절의 경직	Stiffness of temporomandibular joint, not elsewhere classified
K0765	턱관절의 퇴행성 관절병	Degenerative joint disease of temporomandibular joint
K0766	저작근장애	Masticatory muscle disorders
K0768	기타 명시된 턱관절장애	Other specified temporomandibular joint disorder, not elsewhere classified
K0769	상세불명의 턱관절장애	Temporomandibular joint disorder, unspecified

09 관절음도검사

분류번호	코드	분류
너-932	EX932	관절음도검사 TMJ Sonography

- 관절음도검사는 측두하악장애 증상 중 하나인 관절음을 검사하는 청진 이외의 진단법으로, 음파분석기를 통해 증폭시켜 관절음의 유형을 진단하는 방법이다.
- 장비를 환자의 두부에 부착하고 센서를 악관절부에 위치시킨 다음, 관절음도검사장비를 이용하여 하악과두의 운동 시 발생되는 관절잡음 및 미세 진동을 기록하여 분석한다.
- 병적소견의 경우 특이한 진동유형이나 양상을 나타내므로 관절음을 기록한 후 그래프로 나타내어 경향을 분석하는 것으로, 미세관절음의 빈도, 진폭, 진동양상을 분석하여 관절면의 퇴행성 변화, 천공 등의 미세골 변화 및 측두하악관절원판의 기능적 변위 등, 악관절내 병소를 진단한다.
- 100분의 100 전액 본인부담 항목에서 2005년 8월 1일부터 일부 본인부담 항목으로 전환되었다.

의료장비 등록

- 검사에 사용하는 '관절음도검사기'는 건강보험심사평가원에 보유 의료장비로 등록하여야 한다.

적용 상병명

K076	턱관절장애	Temporomandibular joint disorders
K0760	턱관절내장증	Internal derangement of temporomandibular joint
K0761	턱관절잡음	Snapping jaw
K0762	턱관절의 재발성 탈구 및 아탈구	Recurrent dislocation and subluxation of temporomandibular joint
K0763	달리 분류되지 않은 턱관절의 통증	Pain in temporomandibular joint, not elsewhere classified
K0764	달리 분류되지 않은 턱관절의 경직	Stiffness of temporomandibular joint, not elsewhere classified
K0765	턱관절의 퇴행성 관절병	Degenerative joint disease of temporomandibular joint
K0766	저작근장애	Masticatory muscle disorders
K0768	기타 명시된 턱관절장애	Other specified temporomandibular joint disorder, not elsewhere classified
K0769	상세불명의 턱관절장애	Temporomandibular joint disorder, unspecified

10 동기능적교합검사

분류번호	코드	분류
너-933	EX933	동기능적교합검사 Dynamic Functional Occlusion Analysis

- 동기능적교합검사는 측두하악장애, 부정교합, 치아의 접촉이상 등의 환자에서 생리적이고 동적인 치아접촉 상태를 전자장비를 이용하여 분석함으로써 치아의 접촉시간, 접촉순서, 접촉강도, 좌우대칭관계, 시간에 따른 치아의 접촉 위치변화 및 접촉강도의 변화 등을 동시에 분석하여 치아접촉이상을 간편하고 정확하게 진단할 수 있고 기록을 보존하여 치료 전후의 교합변화를 객관적으로 비교할 수 있는 방법이다.
- 센서(T-scan censor)를 환자의 구강내에 위치시킨 후 환자에게 한번 강하게 치아를 접촉하게 하여 환자 개인의 상·하악 치궁을 입력한 후 static mode에서 정적상태의 치아접촉 상태를 입력하고 time mode에서 동적상태의 치아접촉 상태를 입력한 후 입력된 기록을 분석한다.
- 모든 측정 및 기록은 여러 번 실시하여 그 재현도를 확인하고 재현성이 있으면 이를 출력하여 분석을 시행한다.
- 100분의 100 전액 본인부담 항목에서 2005년 8월 1일부터 일부 본인부담 항목으로 전환되었다.

의료장비 등록

- 검사에 사용하는 '치과용교합분석기'(T-scan 등)는 건강보험심사평가원에 보유 의료장비로 등록하여야 한다.

적용 상병명

K076	턱관절장애	Temporomandibular joint disorders
K0760	턱관절내장증	Internal derangement of temporomandibular joint
K0761	턱관절잡음	Snapping jaw
K0762	턱관절의 재발성 탈구 및 아탈구	Recurrent dislocation and subluxation of temporomandibular joint
K0763	달리 분류되지 않은 턱관절의 통증	Pain in temporomandibular joint, not elsewhere classified
K0764	달리 분류되지 않은 턱관절의 경직	Stiffness of temporomandibular joint, not elsewhere classified
K0765	턱관절의 퇴행성 관절병	Degenerative joint disease of temporomandibular joint
K0766	저작근장애	Masticatory muscle disorders
K0768	기타 명시된 턱관절장애	Other specified temporomandibular joint disorder, not elsewhere classified
K0769	상세불명의 턱관절장애	Temporomandibular joint disorder, unspecified

청구 시 유의할 사항

- 교합조정술과 동기능적교합검사를 함께 시행한 경우에는 각각 산정할 수 있다.

11 측두하악관절자극요법

분류번호	코드	분류
차-38		측두하악관절자극요법[1일당] 주: 해당 항목의 치료를 실시할 수 있는 일정한 면적의 해당 치료실과 실제 사용할 수 있는 장비를 보유하고 있는 요양기관에서 안면동통분야 교육을 이수한 치과의사가 측두하악장애분석검사(나-904)에서 측두하악장애로 진단된 환자에게 직접 실시하고 그 결과를 진료기록부에 기록한 경우에 산정한다.
	U2381	가. 악관절단순자극요법 주: 표층열치료, 심층열치료, 한냉치료 등을 포함한다.
	U2382	나. 악관절전기자극요법 주: 경피적전기신경자극치료, 저주파자극요법, Myomonitor, SSP 등을 포함하되 Myomonitor 시 사용된 재료대는 소정점수에 포함되어 별도 산정하지 아니한다.
	U2383	다. 악관절복합자극요법 주: 측두하악장애운동요법, 재활저출력레이저치료, 자기제어치료, 이온삼투요법, 근막동통유발점 주사자극치료 등을 포함한다.

- 측두하악관절자극요법은 치과에서 측두하악장애로 진단된 환자에게 시행하는 물리치료이며, 보호성 근긴장, 근통, 근막동통 및 근염 등의 악안면계의 근육성 질환과 측두하악관절에 발생하는 통증관리 및 염증해소를 위해 사용한다.
- 시행하는 물리치료요법에 따라 측두하악관절자극요법 가. 악관절단순자극요법, 측두하악관절자극요법 나. 악관절전기자극요법, 측두하악관절자극요법 다. 악관절복합자극요법으로 구분하여 산정한다.

가. 악관절단순자극요법	나. 악관절전기자극요법	다. 악관절복합자극요법
표층열치료, 심층열치료, 한냉치료 등	경피적전기신경자극치료, 저주파자극요법, Myomonitor, SSP 등	측두하악장애운동요법, 재활저출력레이저치료, 자기제어치료, 이온삼투요법, 근막동통유발점 주사자극치료 등

인정 요건

- 해당 항목의 치료를 실시할 수 있는 일정한 면적의 해당 치료실
- 실제 사용할 수 있는 장비를 보유
- 안면동통분야 교육을 이수
- 시술 전 측두하악장애분석검사 실시
- 시술 후 결과를 진료기록부에 기록

- 측두하악관절자극요법의 급여를 인정받기 위해서는 해당 항목의 치료를 실시할 수 있는 일정한 면적의 해당 치료실과 실제 사용할 수 있는 장비를 보유하고 있어야 한다. 따라서 건강보험심사평가원에 요양기관현황통보서의 주

요의료장비현황에서 사전에 의료장비가 등록되어 있어야 한다.

산정단위

• [1일당]

산정지침

• 해당 항목의 치료를 실시할 수 있는 일정한 면적의 해당 치료실과 실제 사용할 수 있는 장비를 보유하고 있는 요양기관에서 안면동통분야 교육을 이수한 치과의사가 측두하악장애분석검사(나-904)에서 측두하악장애로 진단된 환자에게 직접 실시하고 그 결과를 진료기록부에 기록한 경우에 산정한다.
• 측두하악관절자극요법을 인정받기 위해서는 반드시 측두하악장애분석검사를 시행해야 한다. 측두하악장애분석검사 없이 측두하악관절자극요법을 청구하면 심사조정된다.
• 안면동통분야 교육을 이수한 치과의사가 측두하악장애분석검사를 실시하여 측두하악장애로 진단한 후에 환자에게 직접 측두하악관절자극요법을 실시하고 그 결과를 진료기록부에 기록한 경우에만 인정받을 수 있다.

05

적용 상병명

K076	턱관절장애	Temporomandibular joint disorders
K0760	턱관절내장증	Internal derangement of temporomandibular joint
K0761	턱관절잡음	Snapping jaw
K0762	턱관절의 재발성 탈구 및 아탈구	Recurrent dislocation and subluxation of temporomandibular joint
K0763	달리 분류되지 않은 턱관절의 통증	Pain in temporomandibular joint, not elsewhere classified
K0764	달리 분류되지 않은 턱관절의 경직	Stiffness of temporomandibular joint, not elsewhere classified
K0765	턱관절의 퇴행성 관절병	Degenerative joint disease of temporomandibular joint
K0766	저작근장애	Masticatory muscle disorders
K0768	기타 명시된 턱관절장애	Other specified temporomandibular joint disorder, not elsewhere classified
K0769	상세불명의 턱관절장애	Temporomandibular joint disorder, unspecified

청구 시 유의할 사항

• 측두하악관절자극요법 시행 전에 반드시 측두하악장애분석검사를 시행한 후 측두하악관절자극요법을 실시한 경우에만 인정된다.
• 당일에 측두하악장애분석검사 후 즉시 측두하악관절자극요법을 시행하여 검사와 치료가 동시 청구되는 것은 인정된다.
• 측두하악관절자극요법 가. 나. 다. 항목은 사용하는 장비에 따라 청구 가능한 항목이 다르므로 심사평가원에 의료

장비 신고를 확인하고 청구하도록 한다.

- 각 항목에 해당하는 장비를 모두 신고하였더라도 환자의 증상에 따른 각 항목의 치료가 당일에 모두 필요하다는 타당한 근거가 있다면 하루에 가. 나. 다. 항목의 동시 청구도 가능하지만, 일률적인 청구는 심사조정될 가능성이 있으므로 타당한 근거에 대하여 진료기록부에 자세한 기록이 있어야 한다.
- 초음파치료는 심장 부위·안면 부위에는 금기이며, 성장기아동의 관절 부위에 실시 시 골단(Epiphysis)의 성장에 지장을 초래하므로 인정하지 아니한다. 다만 15세 이상의 측두하악관절에는 치료효과 등 임상적 유용성을 감안하여 인정한다.

관련 규정

○ 요양급여비용의 적용기준 및 방법에 관한 세부사항

Ⅰ. 행위

제7장 이학요법료

항목	제목	세부인정사항
사102 심층열치료	초음파치료 인정기준	초음파치료는 심장 부위·안면 부위에는 금기이며, 성장기아동의 관절 부위에 실시 시 골단(epiphysis)의 성장에 지장을 초래하므로 인정하지 아니함. 다만 15세 이상의 측두하악관절에는 치료효과 등 임상적 유용성을 감안하여 인정함 (고시 제2007-139호(행위), 2008. 1. 1. 시행)

12 분사신장치료

분류번호	코드	분류
서-32	MX032	분사신장치료[1일당] 주: 치과의사가 근막내 동통유발점에 기화성냉각제 분사 후 스트레치운동을 시술한 경우에 산정하되 사용된 냉각제의 비용은 소정점수에 포함되므로 별도 산정하지 아니한다.

- 분사신장치료는 측두하악장애 환자의 근막통증에 대한 비침습적 치료법으로, 두경부 근육의 발통점에 의한 통증과 이로 인한 기능장애가 있을 경우 통증유발점을 갖고 있는 근육을 신장시키기 전에 기화성 냉각제(예: fluoromethane, ethyl chloride)를 분사하여 근육신장에 따른 통증을 차단하여 근육신장을 원활히 하여 활동성 동통유발점을 비활성화시켜서 동통을 감소시키고 근육을 정상화시키는 방법이다.
- 100분의 100 전액 본인부담 항목에서 2005년 8월 1일부터 일부 본인부담 항목으로 전환되었다.

산정단위

- [1일당]

산정지침

- 물리치료실이나 상근하는 물리치료사가 없어도 치과의사가 실시한 경우에는 청구할 수 있다.
- 치과의사가 근막내 동통유발점에 기화성 냉각제 분사 후 스트레치운동을 시술한 경우에 산정한다.
- 사용된 냉각제의 비용은 소정점수에 포함되므로 별도 산정하지 아니한다. 재료대 신고도 할 필요가 없지만, 구입 명세서는 보관해 두는 것이 좋다.

청구 시 유의할 사항

- 별도의 측두하악장애분석검사 없이 단독으로 청구할 수 있다.
- 파노라마촬영 가. 일반 및 나. 특수[악관절, 악골절단면], 측두하악관절규격촬영을 시행한 경우에는 각각 산정이 가능하다.

적용 상병명

K076	턱관절장애	Temporomandibular joint disorders
K0760	턱관절내장증	Internal derangement of temporomandibular joint
K0761	턱관절잡음	Snapping jaw
K0762	턱관절의 재발성 탈구 및 아탈구	Recurrent dislocation and subluxation of temporomandibular joint
K0763	달리 분류되지 않은 턱관절의 통증	Pain in temporomandibular joint, not elsewhere classified
K0764	달리 분류되지 않은 턱관절의 경직	Stiffness of temporomandibular joint, not elsewhere classified
K0765	턱관절의 퇴행성 관절병	Degenerative joint disease of temporomandibular joint
K0766	저작근장애	Masticatory muscle disorders
K0768	기타 명시된 턱관절장애	Other specified temporomandibular joint disorder, not elsewhere classified
K0769	상세불명의 턱관절장애	Temporomandibular joint disorder, unspecified

청구 시 유의할 사항

- 별도의 측두하악장애분석검사 없이 단독으로 청구할 수 있다.
- 파노라마촬영 가. 일반 및 나. 특수[악관절, 악골절단면], 측두하악관절규격촬영을 시행한 경우에는 각각 산정이 가능하다.

13 악관절고착해소술

분류번호	코드	분류
서-36	MX036	악관절고착해소술[1일당] 주: 치과의사가 측두하악장애환자의 급·만성 과두걸림이 있는 경우 하악과두운동을 도수적으로 실시한 경우에 산정한다.

- 악관절고착해소술은 폐구성 과두걸림이 있는 경우 기구 없이 수조작으로 하악을 하방으로 신연시켜 전방으로 변위된 관절원판을 정복시켜 주는 술식이다.
- 100분의 100 전액 본인부담 항목에서 2005년 8월 1일부터 일부 본인부담 항목으로 전환되었다.

산정단위

- [1일당]

산정지침

- 물리치료실이나 상근하는 물리치료사가 없어도 치과의사가 실시한 경우에는 청구할 수 있다.
- 치과의사가 측두하악장애환자의 급·만성 과두걸림이 있는 경우 하악과두운동을 도수적으로(맨손으로) 실시한 경우에 산정한다.

적용 상병명

K076	턱관절장애	Temporomandibular joint disorders
K0760	턱관절내장증	Internal derangement of temporomandibular joint
K0764	달리 분류되지 않은 턱관절의 경직	Stiffness of temporomandibular joint, not elsewhere classified
K0768	기타 명시된 턱관절장애	Other specified temporomandibular joint disorder, not elsewhere classified
K0769	상세불명의 턱관절장애	Temporomandibular joint disorder, unspecified

청구 시 유의할 사항

- 입이 다물려 있는 상태(폐구성 과두걸림 closed lock)에서 정상적 범위까지 벌어지지 않는 경우에 산정한다.
- 별도의 측두하악장애분석검사 없이 단독으로 청구할 수 있다.
- 파노라마촬영 가. 일반 및 나. 특수[악관절, 악골절단면], 측두하악관절규격촬영을 시행한 경우에는 각각 산정이 가능하다.

14 악관절탈구 비관혈적정복술

분류번호	코드	분류
차-90	U4900	악관절탈구 비관혈적정복술 Closed Reduction of TMJ Dislocation

- 악관절탈구 비관혈적정복술은 하악과두가 관절융기부를 넘어서 전방 탈구되어서 폐구위로 되돌아올 수 없는 상태, 임상적으로 입을 다물 수 없게 된 상태에서 기구를 사용하지 않고 맨손으로 탈구된 하악을 정복시켜 주는 술식이다.

산정지침

- 18시~익일 09시, 토요일 및 공휴일에 치과의원(보건의료원 포함)에서 실시한 경우에는 마취를 포함하여 소정점수의 30%를 가산한다. 다만 18시~09시 또는 공휴일의 응급진료 50% 가산과는 중복 가산하지 않는다.
- 악관절탈구 비관혈적정복술을 상급종합병원·치과대학부속치과병원에서 시행한 경우에는 해당 항목 소정점수의 30%를 가산하여 산정한다.

적용 상병명

K0762	턱관절의 재발성 탈구 및 아탈구	Recurrent dislocation and subluxation of temporomandibular joint

청구 시 유의할 사항

- 측두하악관절의 탈구(Luxation, 개구성 과두걸림 Open lock) 시 시행하는 정복술에 적용한다.
- 별도의 측두하악장애분석검사 없이 단독으로 청구할 수 있다.
- 파노라마촬영 가. 일반 및 나. 특수[악관절, 악골절단면], 측두하악관절규격촬영을 시행한 경우에는 각각 산정이 가능하다.

악관절고착해소술과 악관절탈구 비관혈적정복술의 비교

악관절고착해소술	악관절탈구 비관혈적정복술
K0760 턱관절내장증	K0762 턱관절의 재발성 탈구 및 아탈구
입을 다문 상태에서 벌리지 못하는 경우에 산정 (폐구성 과두걸림 Closed lock)	입이 벌어진 상태에서 다물지 못하는 경우에 산정 (Luxation, 개구성 과두걸림 Open lock)

15 구강안면통증질환

- 삼차신경통, 구강안면부의 비특이성 통증질환 등의 진단을 위하여 실시한 방사선촬영은 별도 청구할 수 있으며, 원외처방전의 발행도 가능하다.
- 구강안면동통에 대한 상담과 검사는 기본진료료에 포함되므로 별도 산정할 수 없고 진찰료만 청구한다.

16 안면신경마비질환

- 안면마비의 진단을 위하여 실시한 방사선촬영은 별도 청구할 수 있으며, 원외처방전의 발행도 가능하다.
- Hunt-Ramsay Syndrome 시 안면신경마비가 동반될 경우 실시한 운동치료는 사106 단순운동치료의 소정금액을 산정한다.
- '사106 단순운동치료'는 의사의 처방에 따라 상근하는 물리치료사가 실시하는 경우에 인정되는 항목이므로 유의해야 한다.

관련 규정

○ 요양급여비용의 적용기준 및 방법에 관한 세부사항

Ⅰ. 행위

제7장 이학요법료

항목	제목	세부인정사항
사106 단순운동 치료	안면신경마비에 실시한 운동치료 인정 여부	Hunt-Ramsay Syndrome 시 안면신경마비가 동반될 경우 실시한 운동치료는 사106 단순운동치료의 소정금액을 산정함 (고시 제2000-73호(행위), 2001. 1. 1. 시행)

Ⅲ. 국민건강보험 요양급여의 기준에 관한 규칙 제10조에 의거 신의료기술로 신청된 항목 중 이미 심사기준으로 운용되고 있는 항목

제1장 기본진료료

항목	제목	세부인정사항
가1 진찰료 가2 입원료	구강안면동통 주관적검사	가1 진찰료 또는 가2 입원료의 소정점수에 포함됨 (고시 제2000-73호)
	구강악안면동통 기왕력검사	
	구강안면동통 간이병력검사	
	구강악안면동통 상담 및 치료계획	
	구강악안면동통 정기검사	

17 수면무호흡증후군

- 단순 코골음은 비급여대상이지만 수면무호흡증후군은 업무 또는 일상생활에 지장을 초래할 뿐 아니라 여러 합병증을 유발할 수 있어서 수면다원검사에서 호흡 곤란 지수가 15 이상인 경우 또는 호흡 곤란 지수가 5 이상이면서 불면증, 주간 졸음, 인지기능 감소, 기분장애, 고혈압, 빈혈성 심장질환, 뇌졸중의 기왕력이 있거나 산소포화도 85% 미만인 경우에는 요양급여를 인정한다.
- 수면다원검사는 수면검사실의 시설기준과 이비인후과, 신경과, 정신과, 소아과, 호흡기내과 등 5개 분과가 참여하는 수면다원검사 정도관리위원회에서 정한 인력기준을 충족해야 하는 의과 항목이다.
- 수면무호흡증후군 환자의 지속적상기도양압술 치료를 위한 교육 및 처방은 외래환자 진찰료의 소정점수에 포함되므로 별도 산정할 수 없다.

관련 규정

○ 요양급여비용의 적용기준 및 방법에 관한 세부사항

Ⅰ. 행위

제9장 처치 및 수술료 등

항목	제목	세부인정사항
일반사항	수면무호흡증후군의 급여기준	「국민건강보험 요양급여의 기준에 관한 규칙」 [별표2] 제1호에 따라 '단순 코골음'은 비급여대상이나, '수면무호흡증후군'은 업무 또는 일상생활에 지장을 초래할 뿐 아니라 여러 합병증을 유발할 수 있어, 다음과 같은 경우 요양급여를 인정함 - 다음 - 가. 수면다원검사상 호흡 곤란 지수(RDI: Respiratory Disturbance Index)가 15 이상인 경우 나. 수면다원검사상 호흡 곤란 지수(RDI: Respiratory Disturbance Index)가 5 이상이면서 아래 1) 중 하나 또는 2)에 해당하는 경우 - 아래 - 1) 불면증, 주간 졸음, 인지기능 감소, 기분장애, 고혈압, 빈혈성 심장질환, 뇌졸중의 기왕력 2) 산소포화도 85% 미만 (고시 제2018-135호, 2018. 7. 1. 시행)

○ 요양급여비용의 적용기준 및 방법에 관한 세부사항

Ⅲ. 국민건강보험 요양급여의 기준에 관한 규칙 제10조에 의거 신의료기술로 신청된 항목 중 이미 심사기준으로 운용되고 있는 항목

제1장 기본진료료

항목	제목	세부인정사항
가1 외래환자 진찰료	수면무호흡증후군 환자의 지속적상기도양압술(Continuous Positive Airway Pressure; CPAP) 치료를 위한 교육 및 처방	가1 외래환자 진찰료의 소정점수에 포함됨 (고시 제2013-208호)

18 조직병리검사

분류번호	코드	분류
나-560	C5600 C1561-7	조직병리검사[1장기당] Histopathologic Examination 주: 1. 각 항목별 세부내용은 「요양급여의 적용기준 및 방법에 관한 세부사항」에 따라 산정한다. 2. 천자, 절개, 침 또는 내시경하 생검 검체에 대하여 검사를 시행한 경우에도 각 항목별 소정점수를 산정한다. 3. 탈회 과정을 별도로 시행하는 경우에는 56.20점을 별도 산정한다. 4. 당해 요양기관에 상근하는 병리과 전문의가 외부 슬라이드를 판독하고 판독소견서를 작성·비치한 경우에는 소정점수의 20%에 해당하는 점수를 산정한다[⊙가1), 나2), 다(1)3), 다(2)4), 라(1)5), 라(2)6), 라(3)7)]. 5. 신속처리조직병리검사 Pathologic Examination using Rapid Tissue Process를 실시한 경우에도 소정점수를 산정한다.
		가. Level A
	C5601	주: 염증성, 감염성, 비종양성 병변이 의심되는 소견이 있는 경우에 산정한다.
		나. Level B
	C5602	주: 골, 뇌, 간, 심근, 췌장, 연부조직, 고환, 전립선 이외의 장기에서 생검한 경우에 산정한다.
		다. Level C 주: 1. 양성종양절제, 위장관 폴립절제, 태아·출혈 등의 이상이 있는 태반, 병변 전체를 검색하여 치료방침을 결정해야 하는 비종양성 병변의 경우에는 파라핀 블록수에 따라 산정한다. 2. 골, 뇌, 간, 심근, 췌장, 연부조직, 고환, 전립선을 생검한 경우에는 파라핀 블록수를 불문하고 다(1)의 소정점수를 산정한다. 3. 양성종양에서 조직구축학적 방법으로 블록을 제작한 경우에는 파라핀 블록수를 불문하고 다(2)의 소정점수를 산정한다.
	C5603	(1) 파라핀블록: 1~9개 Number of Paraffin Blocks ≤9
	C5604	(2) 파라핀블록: 10개 이상 Number of Paraffin Blocks ≥10
		라. Level D 주: 악성종양절제 또는 경계형 악성 이상의 종양에서 조직구축학적검사를 시행한 경우에 파라핀 블록수에 따라 산정한다.
	C5605	(1) 파라핀블록: 1~9개 Number of Paraffin Blocks ≤9
	C5606	(2) 파라핀블록: 10~15개 Number of Paraffin Blocks =10~15
	C5607	(3) 파라핀블록: 16개 이상 Number of Paraffin Blocks ≥16

조직병리검사의 각 항목별 세부내용

조직병리검사 항목	세부내용
가. Level A	• 염증성, 감염성, 비종양성 병변 • 염증성 낭(Inflammatory cyst) • 침샘-점액류(Salivary-Mucocele)
나. Level B	• 입술-생검/쐐기절제(Lip-Biopsy/Wedge resection) • 잇몸/구강점막-생검(Gingiva/Oral mucosa-Biopsy) • 침샘-생검(Salivary gland-Biopsy) • 혀-생검(Tongue-Biopsy)
다. Level C	• 양성종양절제 • 골-생검/소파술(Bone-Biopsy/Curettage) • 치원성-종양/치아-낭종(Odontogenic-Tumor/Dental-Cyst) • 발육성 낭(Developmental cyst) • 침샘(Salivary gland)
라. Level D	• 악성종양절제 • 침샘-악성종양, 절제(Salivary-Malignant tumor, Resection) • 혀/편도-악성종양, 절제(Tongue/Tonsil-Malignant tumor, Resection)

산정지침

- 검사에 사용된 약제 및 재료대(1회용 주사침 및 주사기 포함)는 소정점수에 포함되므로 별도 산정하지 아니한다.
- 인체에서 채취한 가검물에 대한 검사를 '(부록) 검체검사 위탁에 관한 기준'에서 정한 수탁기관으로 위탁하는 경우에는 제2장 제1절 및 제2절 분류항목 소정점수(가감률 적용 포함)에 수탁기관의 점수당 단가를 곱하여 계산한 금액의 10%를 '위탁검사관리료'로 산정한다.
- 병리과 전문의 또는 구강병리과가 설치된 요양기관의 치과의사가 판독하고 판독소견서를 작성·비치한 경우에만 산정한다.

19 침생검

분류번호	코드	분류
나-850	C8506	침생검 Needle Aspiration Biopsy 가. 표재성 Superficial (3) 기타 부위 Others 주: 림프절, 액와, 안, 비, 이, 구강, 안면, 외부생식기 등을 생검한 경우에 산정한다.

• 침생검은 구강편평세포암종, 상피성낭종, 혈관종, 유두종, 과립세포종 등에서 실시하며, 생검 부위를 국소마취 후 25G 주사침 등으로 특징적 점막 병변 부위에서 조직 혹은 세포를 채취한다.

산정지침

• 세침흡인생검을 실시한 경우에도 각 항목의 소정점수를 산정한다.

• 유도 생검 시 영상장치(투시, CT 등)를 이용한 경우에 유도 비용은 제3장 제1절 및 제2절에 의하여 산정한다.

• 만 1세 미만의 소아에 대하여는 소정점수의 50%를, 만 1세 이상 만 6세 미만의 소아에 대하여는 소정점수의 30%를 가산한다.

• 생검 시 Biopsy gun을 사용한 경우, 사용된 Biopsy gun과 Coaxial guide needle은 별도 산정한다.

20 절개생검

분류번호	코드	분류
나-853	C8532	절개생검 Incisional Biopsy 가. 표재성 Superficial (3) 기타 부위 Others 주: 림프절, 액와, 안, 비, 이, 구강, 안면, 생식기 등을 생검한 경우에 산정한다.

- 절개생검은 결체조직에 종물이 있는 경우에 실시하며, 생검 부위를 국소마취 후 No. 15 mass로 피부를 절개하고 조직을 일부 채취한 후 피하층 및 피부를 봉합한다.

산정지침

- 유도 생검 시 영상장치(투시, CT 등)를 이용한 경우에 유도 비용은 제3장 제1절 및 제2절에 의하여 산정한다.
- 만 1세 미만의 소아에 대하여는 소정점수의 50%를, 만 1세 이상 만 6세 미만의 소아에 대하여는 소정점수의 30%를 가산한다.
- 생검 시 Biopsy gun을 사용한 경우, 사용된 Biopsy gun과 Coaxial guide needle은 별도 산정한다.

21 채취한 조직을 검사 의뢰하는 경우

- 요양기관(위탁기관)이 인체에서 채취한 가검물(검체)에 대한 검사(검체검사)를 구강병리학과 등 검사가 가능한 다른 요양기관 또는 검사기관(수탁기관)으로 검사를 의뢰(위탁)하는 경우가 해당된다.
- 구강내에서 채취한 검체의 병리조직검사를 위탁하기 위해서는 채취한 조직을 포르말린 용액이 담긴 용기에 넣어 '검체검사의뢰서'와 함께 수탁기관으로 발송하고, 그 사본을 관련 법령이 정한 바에 따라 보존한다.
- 수탁기관은 「검체검사결과지」를 위탁기관에 송부하여 해당 검체검사 결과를 통보하고, 그 사본을 관련 법령이 정한 바에 따라 보존한다.
- 검체검사를 위탁한 경우의 요양급여는 검사료, 위탁검사관리료, 별도 산정 가능한 치료재료대의 비용을 합산하여 산정하되, 요양기관 종별가산율은 적용하지 아니한다.
- 조직을 채취하기 위하여 사용한 마취는 별도 청구할 수 있으며, 봉합사도 별도 산정할 수 있다.

검체검사 위탁 시 요양급여비용

검체검사 위탁 시 요양급여비용 = 검사료 + 위탁검사관리료 + 치료재료대

검사료

- 「건강보험 행위 급여·비급여 목록표 및 급여 상대가치점수」 제2부 제2장 제1절 검체 검사료 및 제2절 병리 검사료의 각 분류항목의 상대가치점수에 수탁기관의 점수당 단가를 곱한 금액(10원 미만은 4사5입)으로 하되, 의과대학 기초의학교실·진단검사의학교실은 의원의 점수당 단가를 곱하고 치과대학구강병리학교실은 치과의원의 점수당 단가를 곱한 금액

위탁검사관리료

- 채혈 등 가검물 채취 및 검사의뢰서 작성에 소요되는 비용
- 검사료의 10%에 상당하는 금액

치료재료대

- 별도 산정이 가능한 치료재료대

본인일부부담금

- 본인일부부담금은 '검체검사 위탁 시 요양급여비용'을 위탁기관의 진료 형태(입원 또는 외래) 등에 따라 산정하여 위탁기관에서 환자에게 청구한다.

위탁검사비용의 청구

- 위탁기관은 위탁한 검사내역과 수탁기관의 요양기관기호를 요양급여비용명세서의 '진료내역'란에 기재하고, '검체검사 위탁 시 요양급여비용'을 '9. 검사료'란의 '기본진료·약제·특정재료(Ⅰ)'란에 기재하여 청구한다.
- 수탁기관은 '건강보험 「요양급여비용 청구방법, 심사청구서·명세서서식 및 작성요령」 붙임 1 전자문서서식'에 의한 검체검사공급내역통보서를 수진자별로 작성하여 위탁기관별로 분철한 후 해당 위탁기관 관할 건강보험심사평가원에 통보한다.

위탁검사비용의 심사·지급

- 건강보험심사평가원은 수탁기관에서 통보한 검체검사공급내역과 해당 수진자에 대한 위탁기관의 위탁검사 청구내역을 대조 심사하고, 국민건강보험공단은 확인된 검체검사공급내역에 해당하는 비용을 위탁기관에서 청구한 '검체검사 위탁 시 요양급여비용' 중 위탁검사관리료를 제외하고 수탁기관으로 직접 지급한다.

관련 규정

심사 지침

나560 조직병리검사 중 치아 낭종(dental cyst)의 인정기준
치아 낭종 중 염증성 낭(inflammatory cyst)은 나560가 조직병리검사[1장기당]-Level A로 인정하며, 발육성 낭(developmental cyst)은 나560다 조직병리검사[1장기당]-Level C로 인정함 (공고 제2019-422호, 2019. 12. 27.)

행정해석

치과에서 실시한 조직병리검사 등 건강보험 요양급여 적용방법 통보
건강보험 요양급여시 '동일 대표자, 동일 소재지에 각각의 요양기관으로 개설된 의과대학병원과 치과대학부속치과병원 간에 검사 및 방사선촬영 등 각종 시설, 인력, 장비의 동시 사용 시 적용기준' 및 '조직병리검사 등 치과에서 실시한 진료행위에 대한 건강보험 요양급여비용 산정방법'에 대하여 붙임과 같이 통보하였음을 알려드리니 건강보험 요양급여 업무에 차질이 없도록 조치하여 주시기 바랍니다. (붙임) • 구강병리 등 치과 전속지도전문의의 진료행위에 대하여 의과 전문의와 동등하게 건강보험 요양급여비용을 산정하여야 한다는 건의내용에 대하여 면밀히 검토한 결과, 현행 「건강보험 요양급여 행위 및 그 상대가치점수」 제1편 제2부 제2장 검사료 제2절 조직병리검사료 '주'에 의거 조직병리검사 등은 병리과 전문의가 판독하고 판독소견서를 작성·비치한 경우에만 산정토록 규정하고 있는 바, 치과 분야에서는 이미 병리과 전문의가 아닌 구강병리를 전공한 치과의사가 조직병리검사를 직접 실시(판독)하고 있음이 확인되었습니다. • 따라서 「치과의사 전문의의 수련 및 자격 인정 등에 관한 규정(2003. 6. 30. 제정)」에 의한 치과 전문의 제도도입의 근본취지 및 치과 전문의가 배출되지 않았지만 치과 분야에서 구강병리과에 대한 진료과목의 전문성 등을 감안하여 다음과 같이 적용토록 통보하오니 건강보험 요양급여 업무에 차질이 없도록 귀 산하 회원에게 홍보하여 주시기 바랍니다. • 아울러 동 산정기준은 행정해석 시행일부터 적용토록 하되, 지금까지 해당 요양급여비용을 청구·지급 받아온 요양기관에 대하여 기 지급된 요양급여비용을 일괄 환수하는 것은 무리가 있다고 판단되므로 기 지급된 요양급여비용(심사계류건 및 미청구건 포함)은 인정토록 함을 알려드리니 참고하시기 바랍니다.

- 다음 -

○ 산정기준

가. 「건강보험 요양급여 행위 및 그 상대가치점수」 제1편 제2부 제2장 검사료 제2절 조직병리검사료의 분류항목 중 병리과 전문의가 판독하고 판독소견서를 작성·비치한 경우에만 산정토록 명시되어 있는 항목에 대하여 치과 분야에서 구강병리과가 설치된 요양기관의 치과의사가 판독하고 판독소견서를 작성·비치한 경우에도 건강보험 요양급여를 인정함

나. 「건강보험 요양급여 행위 및 그 상대가치점수」 (부록) 검체검사 위탁에 관한 기준 제3조 제1항에 의한 수탁기관에 '치과대학의 구강병리학교실'을 수탁기관으로 포함토록 하고, 동 조 제2항 수탁기관에 상근하여야 하는 인력 중 '병리과 전문의'에 대하여 '구강병리과' 또는 '치과대학의 구강병리학교실이 설치되어 있는 경우'에도 인정토록 하며, 이 경우는 동 기준 제5조에 의거 요양기관종별가산율이 아닌 위탁검사관리료(소정금액의 10%)를 산정함

다. 다만 동 고시 제3장 제1절 및 제2절의 '주1'에서 규정하고 있는 '당해 요양기관에 상근하는 진단방사선과 전문의가 판독하고 판독소견서를 작성한 경우에 소정점수의 10% 가산'과 관련하여 구강악안면방사선과에서 실시한 영상진단의 소정점수(판독료 포함)는 인정되고 있으므로 전문의에 대한 가산(10%)은 현시점에서는 인정하지 아니함

(보험급여과-1452호, 2004-04-02)

22 당검사

분류번호	코드	분류
누-302	D3021 D3022	당검사[화학반응-장비측정] Glucose 가. 반정량 주: 간이혈당측정기, 간이검사 kit·장비에 의한 검사 시에도 소정점수를 산정한다. 나. 정량

05

• 당검사는 외과 및 치주수술 시 당뇨병의 진단 및 치료방침 결정을 위하여 실시하며, 검사방법에 따라 가. 반정량과 나. 정량으로 구분하여 산정한다.

가. 반정량	나. 정량
간이혈당측정기, 간이검사 kit·장비를 이용한 혈당측정 시	정맥 혈액을 채혈하여 원심분리 후 분광 광도계의 원리를 이용한 자동화학장비로 혈당측정 시

산정지침

• 검사에 사용된 약제 및 재료대(1회용 주사침 및 주사기 포함)는 소정점수에 포함되므로 별도 산정하지 아니한다.

• 만 1세 미만의 소아에 대하여는 소정점수의 50%를, 만 1세 이상 만 6세 미만의 소아에 대하여는 소정점수의 30%를 가산한다.

적용 상병명

E1062	구강 및 치주 합병증을 동반한 1형 당뇨병	Type 1 diabetes mellitus, with oral cavity and periodontal complication
E1062	구강 및 치주 합병증을 동반한 불안정당뇨병(진성)	Brittle diabetes(mellitus), with oral cavity and periodontal complication
E1062	구강 및 치주 합병증을 동반한 연소-발병당뇨병(진성)	Juvenile-onset diabetes(mellitus), with oral cavity and periodontal complication
E1062	구강 및 치주 합병증을 동반한 케톤증-경향당뇨병(진성)	Ketosis-prone diabetes(mellitus), with oral cavity and periodontal complication
E1062	치주농양을 동반한 1형 당뇨병	Type 1 diabetes mellitus, with periodontal abscess
E1062	치주농양을 동반한 불안정당뇨병(진성)	Brittle diabetes(mellitus), with periodontal abscess
E1062	치주농양을 동반한 연소-발병당뇨병(진성)	Juvenile-onset diabetes(mellitus), with periodontal abscess
E1062	치주농양을 동반한 케톤증-경향당뇨병(진성)	Ketosis-prone diabetes(mellitus), with periodontal abscess

E1062	치주염(급성)(만성)을 동반한 1형 당뇨병	Type 1 diabetes mellitus, with periodontitis(acute)(chronic)
E1062	치주염(급성)(만성)을 동반한 불안정당뇨병(진성)	Brittle diabetes(mellitus), with periodontitis(acute)(chronic)
E1062	치주염(급성)(만성)을 동반한 연소-발병당뇨병(진성)	Juvenile-onset diabetes(mellitus), with periodontitis (acute)(chronic)
E1062	치주염(급성)(만성)을 동반한 케톤증-경향당뇨병(진성)	Ketosis-prone diabetes(mellitus), with periodontitis(acute) (chronic)
E1062	치주질환을 동반한 1형 당뇨병 NOS	Type 1 diabetes mellitus, with periodontal disease NOS
E1062	치주질환을 동반한 불안정당뇨병(진성) NOS	Brittle diabetes(mellitus), with periodontal disease NOS
E1062	치주질환을 동반한 연소-발병당뇨병(진성) NOS	Juvenile-onset diabetes(mellitus), with periodontal disease NOS
E1062	치주질환을 동반한 케톤증-경향당뇨병(진성) NOS	Ketosis-prone diabetes(mellitus), with periodontal disease NOS

청구 시 유의할 사항

- 혈당측정기는 별도의 의료장비 신고는 필요하지 않지만, 구매내역서는 보관하도록 한다.
- 혈당 측정값을 진료기록부에 기록하여야 한다.

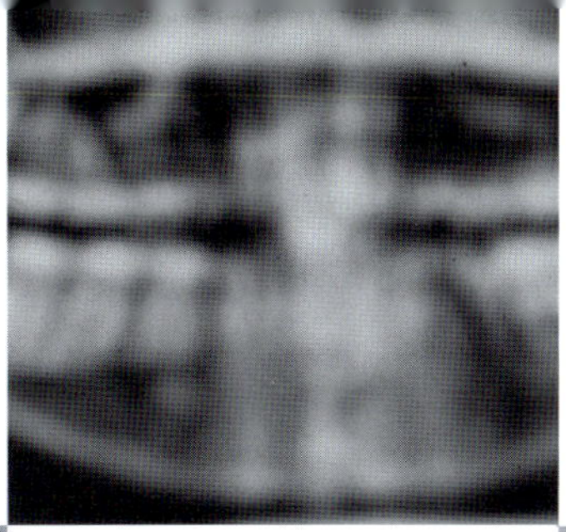

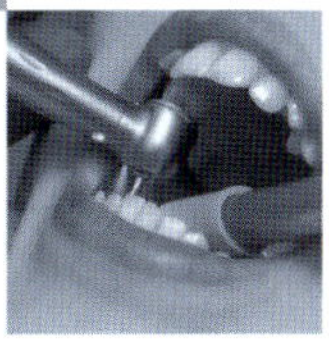

Chapter

6

보존

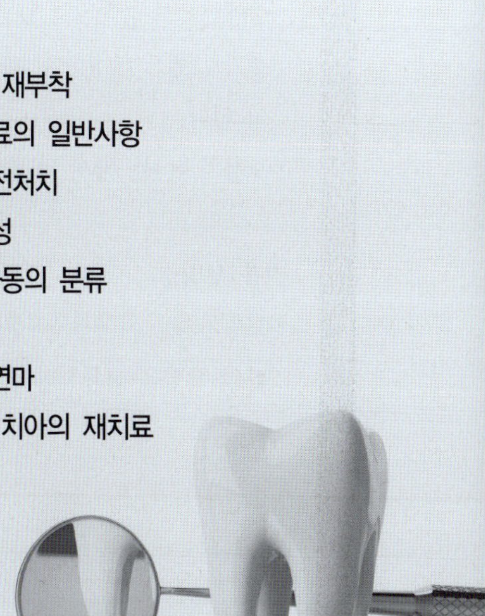

01 보통처치

분류번호	코드	분류
차-1	U0010	보통처치[1치 1회당] Simple Treatment 주: 약제 및 임시충전 비용이 포함되므로 별도 산정하지 아니한다.

- 보통처치는 치질이 상실된 경우와 수복물이 상실된 경우 및 우식 이환된 치질을 제거한 후 당일 완전수복물 장착이 어려워 임시충전 등을 시행한 경우에 적용한다. 또한 보험진료항목에 따로 분류되지 않은 치아 경조직에 실시하는 간단한 처치에도 적용한다.
- 반면에 구강내 연조직에 실시하는 간단한 처치는 보통처치로 산정하지 않고 진찰료(초진료·재진료)에 포함되는 기본진료로 간주하여 별도 산정하지 않는다.
- 보통처치 항목은 2001년부터 보통처치, 치아진정처치, 치아파절편제거 등 3항목으로 세분화되었다.

산정단위

- [1치 1회당]
- 보통처치는 치아진정처치[1치당]와 치수복조[1치당]와 달리 산정단위가 [1치 1회당]이므로, 동일 치아에 내원일을 달리하여 계속 보통처치를 실시하는 경우에도 실시할 때마다 청구할 수 있다.

산정지침

- 만 8세 미만의 소아에 대하여는 소정점수의 30%를 가산한다(산정코드 첫 번째 자리에 3으로 기재).
- 장애인으로 등록되어 있는 뇌병변장애인, 지적장애인, 정신장애인, 자폐성장애인에 대하여는 소정점수의 100%를 추가로 별도 산정한다. 하지만 추가되는 본인부담금은 전액 보험공단에서 부담하므로, 환자의 본인부담금은 변동이 없다.
- 보통처치에는 약제 및 재료대, 임시충전 비용이 포함되므로 별도 산정할 수 없다.

적용 상병명

- 보통처치는 치아경조직질환에 실시하는 행위이므로 치아경조직질환의 상병을 적용한다. 치주염과 같은 연조직질환의 상병을 적용하면 심사조정된다.

보통처치로 적용할 수 있는 처치

• 치료 전 임시충전한 경우 • 우식의 일부만을 제거하고 통증 등 증상을 완화하기 위하여 임시충전한 경우 • 우식을 제거하고 ZOE 등으로 임시충전한 경우 • 우식된 부위가 제거된 상태에서 ZOE 등의 약제를 교환하는 경우 • 임시충전물이 탈락되어 다시 임시충전한 경우
• 점막에 교상을 입힐 수 있는 치아의 날카로운 면을 삭제 연마한 경우 • 치아가 표면이 파절되어 거친 면만을 연마하는 경우 • 이갈이로 인하여 교합면의 예리한 부위를 삭제한 경우
• 발치 도중에 발치를 완료되지 못하고 중단한 경우
• 치수절단을 하기 전에 치수강 개방만을 한 경우 • 치수절단 치료과정에서 FC 교환을 하는 경우 • 치수절단 치료과정에서 트리오나 ZOE 충전한 경우
• 발수를 완료하기 전 치수의 일부만 발수한 경우 • 근관치료 시행 전 치수강을 개방하고 약제(FC 등)를 넣고 임시충전을 한 경우 • 근관치료 시술 과정에서 임시충전재가 탈락되어 내원하여 임시충전재만 다시 충전하는 경우
• 공간유지장치(Space maintainer)의 loop 부위만 제거하는 경우

청구 시 유의할 사항

- 보통처치와 동시에 시행한 마취, 방사선촬영, 보철물제거 등은 별도 산정 가능하지만, 러버댐장착은 인정되지 않는다.
- 충전 당일에 같이 실시한 보통처치는 별도 산정할 수 없다.
- 차13-다. 광중합형 복합레진 충전 이전에(1개월 이내) 내원하여 동일 치아에 실시한 보통처치는 차13-다. 광중합형 복합레진 충전의 소정점수에 포함되므로 별도 인정하지 않는다.
- 치아우식증 상병으로 보통처치를 실시한 이후에 영구수복물로 충전하는 경우, 즉일충전처치를 산정할 수 없고 와동형성 충전으로 청구해야 한다.
- 동일한 치아에 여러 날에 걸쳐 지오이 등 임시충전물을 교환하는 것은 보통처치로 산정하며, 일반적으로 횟수의 제한은 없지만 4~5회 정도까지 적용할 수 있다.
- 치수절단 치료 시 FC 약제 교환은 보통처치로 산정 가능하며, 2~3회 산정 가능하다.
- 어떤 이유로 인하여 발수가 하루에 이루어지지 못하고 여러 날에 걸쳐 시행되는 경우, 발수는 발수 완료일에만 산정하고, 그 이전까지의 처치는 보통처치로 산정한다.
- 근관장측정검사의 유·무를 불문하고 치수치료 중 X-Ray 촬영 없이 실시한 근관치료(발수, 근관세척, 근관확대, 근관충전)는 보통처치로 심사조정된다.
- 발치 후 신경손상이 우려되는 매복된 하악제3대구치의 치관만 절제하는 매복치 치관절제술(Coronectomy)은 발치가 완전히 완료되지 않은 상태로 간주하여 보통처치로 산정한다.

다른 치료와 동시에 시행한 경우

보통처치와 아말감충전을 동시에 시행한 경우

치료내용	청구항목 및 산정비율
보통처치 아말감충전	보통처치 산정 불가 즉일충전처치+아말감충전+재료대 각각 100%

• 충전 당일에 같이 실시한 보통처치는 산정할 수 없다. 따라서 즉일충전처치로 청구하고 보통처치는 청구하지 않는다.

예시: #46의 원심 설측 모서리 부위가 파절되어 혀에 손상을 주는 날카로운 파절면을 부드럽게 연마한 경우

내원일	1일째
상병명	S025.2 에나멜만의 파절
청구내역	초진료 보통처치
추가	
내역설명	혀에 손상 주는 날카로운 파절면을 연마함

• 위와 같이 구강내 연조직에 손상을 주는 치아의 거친 면을 연마하는 경우에는 보통처치로 산정할 수 있다.

관련 규정

○ 요양급여비용의 적용기준 및 방법에 관한 세부사항

Ⅰ. 행위

제10장 치과 처치·수술료

항목	제목	세부인정사항
차13 충전	충전 당일에 실시한 보통처치 인정 여부	차13 충전 당일에 실시한 차1 보통처치는 차13 충전에 포함되므로 별도 인정하지 아니함 (고시 제2007-46호(행위), 2007. 6. 1. 시행)

항목	제목	세부인정사항
차1 보통처치	방사선촬영이 없이 시행한 근관치료 수기료 산정방법	• 근관치료는 근관장측정검사만으로 근관의 길이, 치근의 병변 및 해부학적 치근의 형태 등을 예측할 수 없으므로 방사선촬영으로 근단의 병소나 근관의 상태 등을 확인하여야 함 • 따라서 근관장측정검사의 유·무를 불문하고 치수치료 중 X-Ray 촬영 없이 실시한 근관치료(발수, 근관세척, 근관확대, 근관충전)는 차1 보통처치로 산정함 (고시 제2007-46호(행위), 2007. 6. 1. 시행)

행정해석

광중합형 복합레진 충전에 포함된 행위를 충전 이전에 내원하여 실시하는 경우 별도 인정 가능한가요?
• 광중합형 복합레진 수가에는 충전을 목적으로 하는 접착 전처치 및 약제, 재료비용과 러버댐장착, 즉일충전처치(치수복조, 와동형성 포함), 충전물연마, 충전재료, 교합조정 및 외형 마무리 등의 비용이 포함되어 있습니다. • 따라서 광중합형 복합레진 충전 이전에(1개월 이내) 내원하여 동일 치아에 충전을 목적으로 하는 행위*들은 소정점수를 별도 인정하지 않습니다. * 차-1 보통처치, 차-1-1 치아진정처치, 차-2 치수복조, 차-6 즉일충전처치, 차-15 와동형성 (의료보장관리과-784호, 2020-04-29)

심사사례

매복된 제3대구치 발치 중 치관만 절제하여 제거한 경우 수가 산정방법
■ 청구내역(여/40세) • 청구 상병명: 하악제3대구치의 매복 • 주요 청구내역: 치관분리술(UX102) 1*1*1 치과 관련 수술에 사용한 Burr, Saw 등 절삭기류-발치, 치근, 치조골성형술 등(N0051018) 1*1*1 ■ 심의결과 • 안전성 및 유효성을 평가할만한 연구결과가 부족한 기술로 판단되어 연구단계기술로 결정되었으므로 매복된 하악제3대구치의 치관절제술을 실시한 후 청구된 처102 치관분리술은 인정하지 않기로 함 ■ 심의내용 • 동 사례는 매복된 하악제3대구치의 치근이 하치조신경에 인접한 경우, 신경의 손상을 최소화하기 위해 의도적으로 치관 부분은 절제하고, 신경에 가까운 치근은 남겨 둔 후 이를 치관분리술로 청구하였음 • 매복된 하악제3대구치의 치관절제술은 제3대구치의 치근이 하치조신경에 인접한 경우, 신경의 손상을 최소화하기 위해 고안된 수술법으로, 치관 부분은 절제하고, 신경에 가까운 치근은 남겨 두는 방법으로 술후 3~6개월이 경과한 후 방사선 소견상 잔존치근이 변위되어 하치조신경에 분리되면 잔존치근의 발치를 시행하는 행위임 • 이는 신의료기술평가 결과 건강보험 요양급여비용 목록에 등재되어 있는 제3대구치 발치와는 사용방법이 다르고, 치관분리술과는 시술방법은 유사하나 사용대상 및 목적이 상이한 기술로 판단되어 연구단계기술로 결정되었음 • 따라서 매복된 하악제3대구치의 치관절제술을 실시한 후 청구된 처102 치관분리술은 인정하지 않기로 함 ■ 참고 • 국민건강보험 요양급여의 기준에 관한 규칙 제10조 제1항 • 국민건강보험 요양급여의 기준에 관한 규칙 [별표1] 요양급여의 적용기준 및 방법 • 대한구강악안면외과학회, 구강악안면외과학 교과서, 의치학사, 2013 • 매복된 하악제3대구치의 치관절제술 신의료기술평가보고서 HTA-2012-40(2012. 7.) [2016. 9. 7. 진료심사평가위원회(중앙심사조정위원회)]

02 치아진정처치

분류번호	코드	분류
차-1-1	U0011	치아진정처치[1치당] Dental Sedative Filing 주: 우식상아질제거 및 임시충전재를 사용하여 충전하는 경우 산정하되 약제비용이 포함되므로 별도 산정하지 아니한다.

• 치아진정처치는 초기 우식증 상병에서 우식상아질을 제거하고 당일에 와동형성을 완료했으나, 치아 시림 또는 통증 등의 이유로 영구 충전을 할 수 없는 경우 임시충전재를 사용하여 치아를 진정시키는 술식이다.

산정단위

• [1치당]

• 산정단위가 보통처치 [1치 1회당]과 달리 [1치당]이므로 치료기간 동안에 동일 치아에 1회만 산정할 수 있다.

산정지침

• 만 8세 미만의 소아에 대하여는 소정점수의 30%를 가산한다(산정코드 첫 번째 자리에 3으로 기재).

• 장애인으로 등록되어 있는 뇌병변장애인, 지적장애인, 정신장애인, 자폐성장애인에 대하여는 소정점수의 100%를 추가로 별도 산정한다. 하지만 추가되는 본인부담금은 전액 보험공단에서 부담하므로 환자의 본인부담금은 변동이 없다.

• 우식상아질 제거 및 임시충전재를 사용하여 충전하는 경우에 산정한다.

• 약제비용과 재료대는 소정수가에 포함되므로 별도 산정하지 아니한다.

• 인레이 또는 광중합 G.I.시멘트 등 비급여 충전물로 충전하기로 한 경우에는 치아진정처치를 산정할 수 없다.

적용 상병명

K02	치아우식	Dental caries
K021	상아질의 우식	Caries of dentin
K022	시멘트질의 우식	Caries of cementum

• 치아진정처치의 산정지침이 우식상아질 제거 및 임시충전재를 사용하여 충전하는 경우에 산정하도록 되어 있으므로, 그에 맞는 상병명을 적용한다.

청구 시 유의할 사항

- 치아진정처치와 동시에 시행한 마취, 방사선촬영, 보철물제거 등은 별도 산정 가능하지만, 러버댐장착은 인정되지 않는다.
- 충전 당일에 같이 실시한 치아진정처치는 별도 산정할 수 없다.
- 차13-다. 광중합형 복합레진 충전 이전에(1개월 이내) 내원하여 동일 치아에 실시한 치아진정처치는 차13-다. 광중합형 복합레진 충전의 소정점수에 포함되므로 별도 인정하지 않는다.
- 치아진정처치를 실시한 이후에 영구수복물로 충전하는 경우, 즉일충전처치를 산정할 수 없고 와동형성 충전으로 청구해야 한다.

다른 치료와 동시에 시행한 경우

기존 아말감을 제거하고 치아진정처치와 아말감충전을 동시에 시행한 경우

치료내용	청구항목 및 산정비율
기존 아말감 제거 치아진정처치 아말감충전	치관수복물 또는 보철물의 제거 가. 간단한 것 100% 치아진정처치 산정 불가 즉일충전처치+아말감충전+재료대 각각 100%

- 충전 당일에 같이 실시한 치아진정처치는 산정할 수 없다. 따라서 즉일충전처치로 청구하고 치아진정처치는 청구하지 않는다.
- 기존 수복물을 제거한 경우에는 치관수복물 또는 보철물의 제거 가. 간단한 것을 별도 산정 가능하다.

예시: #36의 우식부위를 제거하고 IRM으로 임시충전하고, 일주일 후에 G.I.시멘트로 충전한 경우

내원일	1일째	2일째
상병명	K02.1 상아질의 우식증	
청구내역	초진료 치과전달마취 마. 하치조신경블록 리도카인 의약품관리료 치아진정처치	재진료 와동형성 가. 1면 충전 나. 복합레진 충전 (1) 1면 G.I.시멘트 재료대 충전물연마
추가	치근단촬영 가. 1매 보철물제거	
내역설명		

- 당일에 영구 충전하지 않고 우식부위를 제거하고 임시충전만 한 경우에는 치아진정처치로 산정한다. 이때 임시충전물의 재료대는 별도 산정할 수 없지만, 마취, 방사선촬영, 보철물제거 등을 시행하였다면 별도 산정 가능하다.
- 이후에 임시충전물을 제거하고 영구충전물로 충전하는 경우에는 즉일충전처치가 아닌 와동형성 충전으로 산정해야 한다.

03 치아파절편제거

분류번호	코드	분류
차-1-2	U0012	치아파절편제거[1치당] Removal of Fractured Tooth Fragment

- 치아파절편제거는 치아의 일부분이 파절되었으나 파절된 부위가 완전히 떨어져 나오지 않고 속으로 박혀 들어가거나 잇몸에 붙어 있는 치아파절편을 제거하는 경우에 적용한다.
- 예전에는 보통처치로 청구했으나 2001년부터 따로 항목이 신설되었다.

산정단위

- [1치당]

산정지침

- 만 8세 미만의 소아에 대하여는 소정점수의 30%를 가산한다(산정코드 첫 번째 자리에 3으로 기재).
- 장애인으로 등록되어 있는 뇌병변장애인, 지적장애인, 정신장애인, 자폐성장애인에 대하여는 소정점수의 100%를 추가로 별도 산정한다. 하지만 추가되는 본인부담금은 전액 보험공단에서 부담하므로, 환자의 본인부담금은 변동이 없다.

적용 상병명

S025	치아의 파절	Fracture of tooth
S0252	에나멜만의 파절	Fracture of enamel of tooth only
S0253	치수침범이 없는 치관의 파절	Fracture of crown of tooth without pulpal involvement
S0254	치수침범이 있는 치관의 파절	Fracture of crown of tooth with pulpal involvement
S0255	치근의 파절	Fracture of root of tooth
S0256	치근을 포함한 치관의 파절	Fracture of crown with root of tooth

청구 시 유의할 사항

- 치아파절편을 제거할 때 같이 실시한 마취나 방사선촬영 등은 별도 산정이 가능하다.
- 파절로 인한 치수의 실활 여부 및 생활력을 판단하기 위해 실시한 전기치수반응검사 등도 별도 산정 가능하다.
- 근관치료를 하는 도중에 치아가 파절되어 파절된 일부분을 제거하는 경우에도 치아파절편제거로 청구할 수 있다. 치아파절편제거 후 남아 있는 잔존부에 대한 근관치료도 역시 산정 가능하며, 청구 시 내역설명을 기재해 주는 것

이 좋다.

• 치아가 부러져 나간 단면이 날카로워 이를 부드럽게 연마하는 경우에는 보통처치로 산정한다. 하지만 치아파절편을 제거하고 파절면을 부드럽게 연마한 경우에는 치아파절편제거와 보통처치를 중복해서 적용하지 못한다.
• 치아파절편은 보통처치와는 동시에 중복하여 산정할 수 없으나, 치아진정처치, 치수복조와는 중복하여 산정할 수 있다.

치아파절 시 파절편을 제거하고 보통처치로 청구한 경우

보통처치 → 와동형성 충전
치아파절편제거 → 즉일충전처치

• 치아파절편제거 항목은 원래 보통처치였기 때문에 치아파절편을 제거하고 치아파절편제거로 청구하지 않고 보통처치로 청구한다고 해서 이것이 심사조정될 가능성은 매우 적다. 하지만 후속 처치로 파절된 부위를 G.I.시멘트로 충전하였다면 치아파절편제거로 청구한 경우에는 즉일충전처치를 적용할 수 있지만, 보통처치로 청구한 경우에는 보통처치라는 전처치가 있기 때문에 즉일충전처치로 청구할 수 없다.
• 이와 같이 수가의 차이나 심사조정 여부 이전에 급여항목의 적용에 따라 이어지는 치료의 급여항목 적용이 영향을 받으므로 상병명과 시술내용에 의거하여 정확한 보험항목을 적용하도록 한다.

다른 치료와 동시에 시행한 경우

치아파절편을 제거하고 발수를 동시에 시행한 경우

치료내용	청구항목 및 산정비율
치아파절편제거 발수	치아파절편제거 100% 발수 100%

• 치아가 파절되어 당일에 파절편을 제거하고 근관치료를 한 경우에는 치아파절편제거 100%, 발수 100%로 산정 가능하다.

치아파절편을 제거하고, 이전에 수복된 기존 아말감을 제거한 후 치아진정처치를 동시에 시행한 경우

치료내용	청구항목 및 산정비율
치아파절편제거 기존 아말감 제거 치아진정처치	치아파절편제거 100% 치관수복물 또는 보철물의 제거 가. 간단한 것 100% 치아진정처치 100%

• 치아파절편제거, 치관수복물 또는 보철물의 제거 가. 간단한 것, 치아진정처치는 각각 100% 별도 산정 가능하다.

발치와 관련하여 보통처치와 치아파절편제거의 차이

	보통처치	치아파절편제거
진료내용	발치 도중에 치아를 완전히 발치하지 못하고 중단한 경우	치아의 일부분이 파절되어 파절부위만 제거한 경우
적용 상병명	발치의 원인 상병명	치아파절 상병명
후속 처치	발치	즉일충전처치 또는 근관치료

- 치아를 완전히 발치하지 못하고 일부가 남겨진 상태에서 중단한 경우에는 해당 치아의 발치로 청구하지 못하고 보통처치로 청구해야 한다. 반면 치아파절편제거는 치아가 파절되어 파절된 치아의 일부분만 제거하는 경우에 산정한다.
- 따라서 적용하는 상병명도 보통처치의 경우에는 발치하게 된 상병명을 적용하고 청구 시 내역설명을 첨부하도록 하며, 치아파절편제거는 치아파절의 상병명을 적용한다.
- 각각의 후속 처치도 상병명에 따른 처치를 실시하고, 이에 따라 청구를 하도록 한다.

예시: 식사 중 #16의 일부가 파절되어 마취 후 파절된 치아 조각을 제거하고, 다음 번 내원 시 G.I.시멘트로 파절 부위를 충전한 경우

내원일	1일째	2일째
상병명	S0253 치수침범이 없는 치관 파절	
청구내역	초진료 치근단촬영 가. 1매 치과전달마취 다. 후상치조신경블록 리도카인 의약품관리료 치아파절편제거	재진료 즉일충전처치 나. 복합레진 충전 2면 G.I.시멘트 재료대 충전물연마
추가	전기치수반응검사	
내역설명		

- 파절된 치아 조각만을 제거한 경우 치아파절편제거로 청구하며, 같이 실시한 마취와 방사선촬영 등은 별도 산정할 수 있다. 치수의 실활 여부를 판단하기 위해 전기치수반응검사를 실시하였다면 추가로 별도 산정 가능하다.
- 다음 번 내원 시 G.I.시멘트로 파절부위를 충전한 것은 즉일충전처치로 산정 가능하다. 하지만 파절편 제거를 보통처치로 청구하였다면 즉일충전처치로 산정하면 와동형성으로 심사조정된다.

04 치수복조

분류번호	코드	분류
차-2	U0020	치수복조[1치당] Pulp Capping

- 치수복조는 치수에 근접된 깊은 우식을 제거하고, 치수를 보호하고 상아질 형성을 유도하기 위하여 충전에 앞서 칼슘하이드록사이드[$Ca(OH)_2$] 제제 등 치수복조제로 이장(base)하는 것을 말한다.
- 치수복조는 치수의 노출 여부에 따라 간접치수복조와 직접치수복조로 나눌 수 있으며, 청구 시에는 두 가지를 구별하지 않고 치수복조로 산정한다.

간접치수복조	육안으로 치수가 노출되지는 않았으나 치수의 보호가 필요한 경우
직접치수복조	좁은 범위로 치수가 노출되었으나, 치수생활력유지가 가능하리라 판단되는 경우

06

산정단위

- [1치당]
- 산정단위는 [1치당]으로 치료기간 중에 동일 치아에는 1회만이 인정되므로, 여러 번 실시했더라도 첫 1회만 치수복조로 인정되고 그다음부터는 보통처치로 청구하여야 한다.

산정지침

- 치수복조에서는 보통처치, 치아진정처치, 치아파절편제거 등에서 적용되는 만 8세 미만의 소아가산과 장애인 가산이 적용되지 않는다.
- 치수복조 행위료에 약제 및 재료대, 임시충전 비용이 포함되어 있어 별도 산정하지 아니한다. 과거에는 치수복조재의 비용을 별도 산정할 수 있었는데, 2011년부터 치수복조의 소정점수에 포함시켜 별도 산정할 수 없게 되었다.
- 인레이 등 비급여 치료의 전 단계에서 행한 치수복조는 청구할 수 없다.

적용 상병명

K02	치아우식	Dental caries
K021	상아질의 우식	Caries of dentin
K022	시멘트질의 우식	Caries of cementum
K025	치수노출이 있는 우식	Caries with pulp exposure
K030	치아의 과다한 생리적 마모	Excessive attrition of teeth

K0300	교합면마모	Occlusal wear of teeth
K0301	인접면마모	Approximal wear of teeth
K031	치아의 마모	Abrasion of teeth
K0310	치아의 쐐기결손 NOS	Wedge defect of teeth NOS
K032	치아의 침식	Erosion of teeth
K0329	치아의 상세불명 침식	Erosion of teeth, unspecified
K0380	민감상아질	Sensitive dentine
S0253	치수침범이 없는 치관의 파절	Fracture of crown of tooth without pulpal involvement
S0254	치수침범이 있는 치관의 파절	Fracture of crown of tooth with pulpal involvement

청구 시 유의할 사항

- 보존학 교과서에 서술되는 치수복조는 치수와 근접한 상아질 표면(혹은 치수노출 부위)에 치수복조제를 도포하는 행위를 뜻하지만, 건강보험에서 말하는 치수복조는 치수복조제를 도포하고 그 위에 행해지는 베이스와 임시가봉(임시충전) 등을 완료하는 것까지를 포함하고 있다.
- 치수복조와 동시에 시행한 마취, 방사선촬영, 보철물제거 등은 별도 산정 가능하지만, 러버댐장착은 인정되지 않는다.
- 치수복조는 치수보호를 위하여 충전에 앞서 이장(Base)하는 것으로, 충전 당일에 같이 실시한 치수복조는 인정하지 않는다.
- 차13-다. 광중합형 복합레진 충전 이전에(1개월 이내) 내원하여 동일 치아에 실시한 치수복조는 차13-다. 광중합형 복합레진 충전의 소정점수에 포함되므로 별도 인정하지 않는다.
- 보통처치, 치아진정처치, 치수복조는 동일 치아에 동시에 중복하여 산정할 수 없다.
- 치수복조를 실시한 이후에 영구수복물로 충전하는 경우, 즉일충전처치를 산정할 수 없고 와동형성 충전으로 청구해야 한다.

다른 치료와 동시에 시행한 경우

치아진정처치(또는 보통처치)와 치수복조를 동시에 시행한 경우

치료내용	청구항목 및 산정비율
치아진정처치(보통처치) 치수복조	치아진정처치(보통처치) 산정 불가 치수복조 100%

- 보통처치, 치아진정처치, 치수복조를 동시에 중복하여 산정할 수 없으므로 치아진정처치(또는 보통처치)와 치수복조를 동시에 시행한 경우에는 치수복조만을 산정한다.

예시: 내원 첫날에 #36의 우식부위를 제거하고 Dycal로 이장하고 IRM으로 임시충전한 후, 다음 번 내원 시 불편감을 호소하여 재차 치수복조를 시행하고, 세 번째 내원 시 G.I.시멘트로 충전한 경우

내원일	1일째	2일째	3일째
상병명	K02.1 상아질의 우식증		
청구내역	초진료 치과전달마취 마. 하치조신경블록 리도카인 의약품관리료 치수복조	재진료 보통처치	재진료 와동형성 가. 1면 충전 나. 복합레진 충전 (1) 1면 G.I.시멘트 재료대 충전물연마
추가	치근단촬영 가. 1매		
내역설명			

- 당일에 영구 충전하지 않고 우식부위를 제거하고, Dycal과 같은 칼슘하이드록사이드 제제로 이장하고 임시충전만 한 경우에는 치수복조로 산정한다. 이때 임시충전물의 재료대는 별도 산정할 수 없지만, 마취, 방사선촬영 등을 시행하였다면 별도 산정 가능하다.
- 치수복조의 산정단위는 [1치당]으로 치료기간 중에 동일 치아에는 1회만이 인정되므로 여러 차례 내원하여 여러 번 실시했더라도 첫 1회만 치수복조로 청구하고 그다음부터는 보통처치로 청구해야 한다.
- 이후에 임시충전물을 제거하고 영구충전물로 충전하는 경우에는 즉일충전처치가 아닌 와동형성 충전으로 산정해야 한다.

06

치아우식증 치료와 관련하여 보통처치, 치아진정처치, 치수복조의 비교

	보통처치	치아진정처치	치수복조
산정기준	우식에 이환된 치질을 제거한 후 임시충전만 시행한 경우	우식상아질 제거 및 임시충전재를 사용하여 (치아진정의 목적으로) 충전하는 경우	치수에 근접된 깊은 우식을 제거하고 치수보호와 상아질 형성 유도를 위하여 이장하는 경우
술식	우식제거(±) 임시충전	우식제거 와동형성(±) 임시충전	우식제거 와동형성(±) $Ca(OH)_2$ 이장 임시충전
산정단위	1치 1회당 여러 번 청구 가능	1치당 1회만 청구 가능	1치당 1회만 청구 가능
약제, 재료대	별도 산정 불가		
동시 시행	• 마취, 방사선촬영, 보철물제거 산정 가능 • 러버댐 산정 불가		
충전	• 충전 당일 산정 불가 • 즉일충전처치 산정 불가, 와동형성 충전으로 산정		

- 보통처치, 치아진정처치, 치수복조 등은 우식치아의 수복(충전)이라는 최종진료가 이루어지기 전에 행해지는 '전(前)처치'라는 점에서는 동일하다고 생각되지만, 행해지는 처치 내용에 따라 구분하여 항목을 적용하도록 한다.
- 보통처치(Simple treatment)와 치아진정처치(Dental sedative filling)의 명칭에서 알 수 있듯이 보통처치는 우식부위를 간단히 임시로 충전만을 하는 것이고, 치아진정처치는 치아의 치수진정 목적을 위한 것으로 구분할 수 있다.
- 보통처치는 완전한 우식제거가 이루어지지 않은 상태에서 임시충전한 경우에, 치아진정처치는 우식제거가 완전히 이루어진 후에 임시충전한 경우로 나누어 적용하도록 한다. 따라서 우식제거를 여러 번에 걸쳐 시행했다면 그때마다 보통처치로 산정 가능하다.
- 치아진정처치와 치수복조와의 차이점은 칼슘하이드록사이드 제제와 같은 '치수보호제'로 이장했는지의 여부이므로 칼슘하이드록사이드 제제 이장과 임시충전이 이루어졌다면 치수복조로 산정한다. 즉, 다이칼 등 칼슘하이드록사이드 제제를 사용했다면 치수복조로, 단순히 지오이 등 임시충전재로만 충전했다면 치아진정처치로 산정한다.
- 여기서 와동형성의 여부는 크게 관계없다고 여겨지는데, 이는 최종 수복단계에서 와동형성이 마무리되고 산정되기 때문이다.

06

광중합레진 또는 인레이 충전 등 비급여 진료 시 치수복조의 인정 여부

- 광중합레진 또는 인레이 충전과 관련한 '치수복조의 보험청구가 인정되느냐, 그렇지 않느냐'의 기준은 이 치수복조가 '인레이 충전의 일련의 과정에 포함된 것이냐, 포함되지 않은 것이냐'에 따라 판단되어야 한다.
- 인레이 충전을 하기로 결정된 상태에서 행한 치수복조는 비급여 진료에 포함된 일련의 과정이기 때문에 청구할 수 없다. 즉, 기존 아말감충전된 치아 주위에 이차 우식이 생긴 치아를 인레이로 충전하기 위해서 마취 후 기존 아말감을 제거하고 치수복조 등을 시행하고 인레이 인상을 떴다면, 이때 실시한 마취나 치수복조는 인레이라는 비급여치료를 위한 일련의 과정으로 보기 때문에 보험으로 청구할 수 없다.
- 다만 내원 첫날 기존 아말감과 치아우식을 제거하고 치수보호와 치아 진정을 위하여 치수복조와 임시충전을 시행하고, 다음 번 내원 시 충전재료로 인레이를 하기로 하여 임시충전한 것을 제거하고 인상을 떴다면, 내원 첫날에 실시한 아말감 제거와 함께 보철물제거간단과 치수복조로 보험청구할 수 있다.
- 만약 내원 첫날 치수복조를 한 후 아말감충전을 했는데 며칠 후 환자가 다시 와서 충전했던 아말감을 금으로 바꾸고 싶다고 할 때에는 첫날에 실시한 아말감충전을 그대로 보험청구를 할 수 있다. 하지만 며칠 후 아말감을 금으로 바꿀 때의 아말감 제거는 인레이치료과정에 포함되는 것으로 간주하여 보험청구할 수 없다.
- 이와 같이 상황에 따라 보험급여의 적용 가능 여부를 고려하여 보험청구가 누락되거나 잘못 적용되는 일이 없도록 한다.

관련 규정

○ 요양급여비용의 적용기준 및 방법에 관한 세부사항

Ⅰ. 행위

제10장 치과 처치·수술료

항목	제목	세부인정사항
차2 치수복조	차13 충전 당일에 실시한 치수복조 인정 여부	차2 치수복조는 치수에 근접된 깊은 우식을 제거하고 상아질 형성을 유도하는 것으로 치수복조 처치에 대한 경과 관찰 후 차13 충전을 행하게 되므로 차13 충전 당일 치수복조는 인정하지 아니함 (고시 제2000-73호(행위), 2001. 1. 1. 시행)

05 지각과민처치

분류번호	코드	분류
차-4	 U0041 UX001	지각과민처치[1치당] Desensitizing Treatment 주: 약제 및 재료의 비용이 포함되므로 별도 산정하지 아니한다. 가. 약물도포, 이온도입법의 경우 Topical Application, Iontophoresis 나. 레이저치료, 상아질접착제 도포의 경우 Laser Treatment, Dentin Adhesive Application

- 지각과민처치는 치아의 마모, 교모, 산식증, 치은퇴축, 외상성 교합 등으로 치근과 치경부, 교합면 등의 상아질이 노출되어 외부자극에 대한 치아의 반응이 정상범주를 벗어나 민감성을 나타내는 경우 약물 도포, 상아질접착제 도포 및 레이저 처치 등을 시행하여 증상을 완화시키는 술식을 말한다.
- 지각과민처치는 도포하는 약제와 처치 방식에 따라 가. 약물도포, 이온도입법의 경우(이하 지각과민처치 가.)와 나. 레이저치료, 상아질접착제 도포의 경우(이하 지각과민처치 나.)로 구분하여 산정한다.
- 지각과민처치 나. 레이저치료, 상아질접착제 도포의 경우는 100분의 100 전액 본인부담 항목에서 2005년 8월 1일부터 일부 본인부담 항목으로 전환되있다.

06

산정단위

- [1치당]

산정지침

	가. 약물도포, 이온도입법	나. 레이저치료, 상아질접착제 도포
약제, 치료재료	• 약제 및 치료재료 비용은 별도 산정 불가 • 치료재료 구입신고 불필요	
의료장비 신고	불필요	레이저기기, 광중합기 신고
산정지침	• 동일 치아에 충전, 근관치료, 치주치료, 보철치료 등과 동시에 시행 시 산정 불가 • 동일 치아에 차4가와 차4나를 동시 시행 시 차4나 1종만 인정	
1일 치아수	1일 최대 6치아까지	
사용 기기 및 약제	Gluma, Super-seal, Ms-coat, 불소이온도입법 등	식약청에서 '지각과민증' 치료로 허가받은 레이저, 상아질접착제
1일 다수 치아 시행 시	• 최대 6치 • 각각 100%씩 • 총 600% 모두 산정 가능	제1치는 100%를 산정하고, 제2치부터는 초과되는 치아수마다 소정점수의 20%를 산정하되 최대 6치까지(1일 최대 200%까지) 산정

	가. 약물도포, 이온도입법	나. 레이저치료, 상아질접착제 도포
동일 치아에 재시행 시	1~2주 간격, 2~3회 산정 가능	동일 치아에 6개월 이내 재시행 시 산정 불가(초진료·재진료만 청구)
내역설명	-	레이저기기, 상아질접착제 명칭 등 내역설명 필수

- 지각과민처치에 사용하는 약제 및 재료의 비용은 지각과민처치 수가에 포함되어 있으므로 별도 산정하지 않는다. 지각과민처치에 사용하는 약제 및 재료는 심사평가원에 치료재료대 신고를 하지 않는다(청구 후 증빙자료 요청 시 거래명세서가 필요함).
- 나. 레이저치료, 상아질접착제 도포의 경우는 식품의약품안전처(이하 식약처)로부터 '지각과민증'의 치료를 목적으로 허가받은 레이저기기와 상아질접착제를 이용하여 시행하는 경우에만 인정된다.
- 상아질접착제의 경우, 식약처에서 '지각과민처치' 목적으로 허가받은 상아질접착제를 사용한 경우에 인정되며, 도포 시 사용되는 광중합기는 사전에 심사평가원에 의료장비 신고가 되어 있어야 청구가 가능하다. 따라서 상아질접착제의 거래명세서는 보관하고, 차트에 진료내역과 함께 사용한 재료명을 반드시 기입해 두고, 보험청구 시에도 내역설명을 해 주어야 한다.
- 레이저치료의 경우, 식약처에서 '지각과민처치' 목적으로 허가받은 레이저기기를 사용한 경우에만 인정하고, 반드시 사전에 심사평가원에 장비 신고 후 청구하여야 한다. 차트에 진료내역과 함께 사용한 레이저기기를 반드시 기입해 두고, 보험청구 시에도 내역설명을 해 주어야 한다.

참고

지각과민처치 관련 식약처 허가제품

1. 지각과민처치 허가 레이저수술기

모델명	품목분류명	업소명	허가일자
SD-201B	의료용 레이저조사기	(주)이오니아	2010. 05. 07.
KaVo Key Laser Ⅲ unit	기타 레이저수술기	오스템임플란트(주)	2008. 08. 22.

2. 지각과민처치 허가 상아질접착제

제품명	제조사/원산지	허가일자
Clearfil SE Bond	Kuraray/일본	1999. 12. 07.
BisBlock	Bisco/미국	2004. 10. 12.
Syetemp Desensitizer	Vivadent/미국	2007. 11. 28.
Hybrid Coat	Sun Medical	2008. 07. 28.
Gluma 2bond	Heraeus Kulzer GmbH/독일	2013. 09. 23.
Gluma Self Etch Bottle Assortment	Heraeus Kulzer GmbH/독일	2013. 11. 14.
Gluma Bond universal	Heraeus Kulzer GmbH/독일	2016. 04. 08.

제품명	제조사/원산지	허가일자
AdperTM Easy Bond Selt-Etch Adhesive	3M ESPE/미국	2011. 11. 01.
Adper Single Bond 2 Adhesive	3M ESPE/미국	2011. 11. 24.
G-premio Bond	GC/일본	2016. 03. 23.

적용 상병명

K030	치아의 과다한 생리적 마모	Excessive attrition of teeth
K0300	교합면마모	Occlusal wear of teeth
K0301	인접면마모	Approximal wear of teeth
K0308	치아의 기타 명시된 생리적 마모	Other specified attrition of teeth
K0309	치아의 상세불명의 생리적 마모	Attrition of teeth, unspecified
K031	치아의 마모	Abrasion of teeth
K0310	치아의 치약마모	Dentifrice abrasion of teeth
K0310	치아의 쐐기결손 NOS	Wedge defect of teeth NOS
K0311	치아의 습관성 마모	Habitual abrasion of teeth
K0312	치아의 직업성 마모	Occupational abrasion of teeth
K0313	치아의 전통성 마모	Traditional abrasion of teeth
K0313	종교의식성 마모	Ritual abrasion of teeth
K0318	치아의 기타 명시된 마모	Other specified abrasion of teeth
K0319	치아의 상세불명 마모	Abrasion of teeth, unspecified
K032	치아의 침식	Erosion of teeth
K0320	직업성 치아의 침식	Occupational erosion of teeth
K0321	지속적 구토에 의한 치아의 침식	Due to persistent regurgitating or vomiting erosion of teeth
K0322	식사에 의한 치아의 침식	Due to diet erosion of teeth
K0323	약물 및 약제의 의한 치아의 침식	Due to drug and medicaments erosion of teeth
K0324	특발성 치아의 침식	Idopathic erosion of teeth
K0328	치아의 기타 명시된 침식	Other specified erosion of teeth
K0329	치아의 상세불명 침식	Erosion of teeth, unspecified
K0380	민감상아질	Sensitive dentine
K060	치은퇴축	Gingival recession
K0600	국소적 치은퇴축	Localized gingival recession
K0609	상세불명의 치은퇴축	Gingival recession, unspecified
K0609	치은퇴축(감염후, 수술후)	Gingival recession(postinfective, postoperative)

06

- 치아의 교모, 마모, 침식 등을 설명하는 상병명을 치아 상태에 맞게 적용하면 된다. 지각과민처치는 치아의 교모, 마모, 침식 등에 의해 치아가 외부자극에 정상범주를 벗어나 민감한 상태를 치료하는 것이므로 모든 경우에 가장 무난하게 적용할 수 있는 상병명은 'K0380 민감상아질'이다.
- 지각과민처치는 우식치료, 근관치료, 치주치료 등의 치료와 동시에 시행할 경우 지각과민처치는 산정 불가하기 때문에 우식치료, 근관치료, 치주치료의 상병명으로 청구 시 심사조정될 수 있다.

청구 시 유의할 사항

- 지각과민처치를 위한 치아의 온도 및 외부자극검사 등은 기본진료료에 포함되므로 별도 청구할 수 없다.
- 인레이 등 비급여 치료 시에는 지각과민처치를 산정할 수 없다.
- 구순구개열의 치과교정 및 악정형 치료 수가에는 치료 중인 치아의 치아우식을 예방하기 위한 치석제거, 불소도포 등의 행위가 포함된 수가이므로, 구순구개열의 치과교정 및 악정형 치료 중에는 지각과민처치(불소도포) 비용을 별도로 급여 또는 비급여 비용으로 산정할 수 없다.
- 당일에 치주치료와 시린 증상을 호소하는 치아에 지각과민처치를 동시에 시행하는 경우에는 지각과민처치는 인정되지 않는다.
- 치주치료 후에 실시하는 지각과민처치에 대해서는 공개심의사례에서 '치주치료에 따른 출혈 및 치은열구액 증가가 정상으로 돌아와 치근면을 적절히 건조시킬 수 있을 정도의 치유기간이 필요하므로 통상적인 치은부위의 치유기간인 일주일이 경과한 후에 시행하는 것이 타당함'이라 하였으므로 치주치료 후 1주일 이후에 지각과민처치를 시행하도록 한다.
- 만약 지각과민치아가 있다면 치석제거 전에 처치하도록 한다.
- 지각과민처치 가.는 간단한 약물도포(Gluma, Super-seal, Ms-coat 등)와 탈감각, 불소탈감작, 불소이온도입법 등을 시행하는 경우에 산정한다.
- 지각과민처치 나.는 레이저치료와 Clearfil SE-bond, Bis block, Systemp desensitizer 등의 상아질접착제 도포 시행 시 산정한다. 청구 시에는 어떤 재료, 어떤 장비를 사용했는지를 '상아질접착제 Clearfil SE-Bond를 도포하였음' 등과 같은 내역설명을 반드시 기재하여야 한다. 만약 내역설명이 없으면 지각과민처치 가.로 심사조정된다.
- 지각과민처치 가.는 1일 최대 6치까지 청구 가능하고, 치아마다 각각 100% 인정되어 6치 시행 시 횟수 '6'으로 산정한다.
- 지각과민처치 나.는 1일 최대 6치까지 청구 가능하지만, 제1치는 100%, 제2치부터는 초과되는 치아수마다 소정점수의 20%씩 산정한다(1일 6치, 최대 200%까지). 따라서 6치 시행 시 횟수 '2'로 산정한다.
- 동일 치아에 지각과민처치 가.와 지각과민처치 나.를 동시에 시행한 경우에는 주된 처치(높은 수가) 1종만 인정되므로, 지각과민처치 나.만 산정한다.
- 지각과민처치 가.를 처치 후에도 증상이 호전되지 않아 동일 치아에 1주일 후에 지각과민처치 나.를 시행한 경우에는 지각과민처치 가.와 지각과민처치 나. 모두 각각 100% 인정된다. 하지만 지각과민처치 나.를 보험청구 후 6개월 이내에는 지각과민처치 가.도 청구할 수 없으며 진찰료만 산정한다. 즉, 지각과민처치 가.에서 지각과민처치 나.로 보다 상위진료로 순차적인 행위는 인정되고 처음부터 지각과민처치 나.를 시행할 수는 있지만, 지각과민처치 나.를 시행하고 지각과민처치 가.를 시행하는 것은 인정되지 않는다.
- 동일 치아에 재시행하는 경우, 지각과민처치 가.는 1~2주일 간격으로 통상적으로 치아당 2~3회 정도까지 청구가

가능하며, 그 이상을 치료할 경우에는 내역설명을 해 준다.

• 지각과민처치 나.는 동일 치아에 6개월 이내 재시행하는 경우에는 인정하지 아니하고, 기본진찰료만 산정 가능하다. 따라서 30일 이후에 재시행 시에는 초진료만 산정 가능하다.

다른 치료와 동시에 시행한 경우

• 지각과민처치는 동일 치아에 치아질환처치(충전, 근관치료 등), 치주조직의 처치(치석제거 등), 보철치료 등과 동시에 시행한 경우에는 지각과민처치는 인정하지 않는다.

• 보철물제거 후에 시행한 지각과민처치는 인정하지 않으므로 치관수복물 또는 보철물의 제거와 같이 청구할 수 없다.

예시: #13, #14, #15의 치경부가 마모되어 시린 증상 호소하여 Super-seal을 도포한 경우

내원일	1일째
상병명	K0380 민감상아질
청구내역	초진료 지각과민처치 가. 약물도포, 이온도입법의 경우 3
추가	치근단촬영
내역설명	Super-seal을 도포하여 지각과민처치를 함

• 치경부의 마모나 치근의 상아질 노출 등으로 인하여 시린 증상이 있는 경우 Gluma, Super-seal, MS-coat 등을 도포하여 지각과민처치를 한 경우에는 지각과민처치 가. 약물도포, 이온도입법의 경우를 적용한다.

• 지각과민처치 가. 약물도포, 이온도입법의 경우는 치아당 각각 100% 산정 가능하므로 3치아를 처치하였으므로 횟수를 3으로 산정한다.

예시: #13, #14, #15의 치경부가 마모되어 시린 증상 호소하여 Clearfil SE-bond를 도포한 경우

내원일	1일째
상병명	K0380 민감상아질
청구내역	초진료 지각과민처치 나. 레이저치료, 상아질접착제 도포의 경우 1.4
추가	치근단촬영
내역설명	Clearfil SE-bond를 도포하여 지각과민처치를 함

06

- Clearfil SE-bond와 같은 상아질접착제를 도포한 경우에는 지각과민처치 나. 레이저치료, 상아질접착제 도포의 경우를 산정한다.
- 지각과민처치 나. 레이저치료, 상아질접착제 도포의 경우는 첫 번째 치아는 100%를 산정하고 두 번째 치아부터는 20%씩 산정하고 1일 최대 200%까지 인정된다.
- 3치아를 처치하였으므로 첫 치아는 100%, 두 번째, 세 번째 치아는 20%씩 산정하여 횟수를 1.4로 산정한다.

관련 규정

○ 요양급여비용의 적용기준 및 방법에 관한 세부사항

Ⅰ. 행위

제10장 치과 처치·수술료

항목	제목	세부인정사항
차4 지각과민처치	차4나 지각과민처치[레이저치료, 상아질접착제 도포의 경우]의 급여기준	차4나 지각과민처치는 '지각과민증'의 치료를 목적으로 허가받은 레이저, 상아질접착제를 이용하여 시행하는 경우에 다음과 같이 인정함 - 다음 - 가. 동일 치아에 재시행한 경우 6개월 이내 재시행한 경우에는 인정하지 아니함 나. 동시 다수 치아를 시행한 경우 제1치는 차4나의 소정점수 100%를 산정하고, 제2치부터는 초과되는 치아수마다 소정점수의 20%를 산정하되 최대 6치까지(1일 최대 200%까지) 산정함 다. 동일 치아에 2가지 이상 처치를 동시 시행한 경우 1) 차4가와 차4나를 동시 시행한 경우에는 주된 처치 1종만 인정함 2) 차4나와 치아질환처치(충전 등), 치주조직의 처치(치석제거 등), 보철치료를 동시 시행한 경우에는 차4나를 인정하지 아니함 (고시 제2016-224호, 2016. 12. 1. 시행)

Ⅲ. 국민건강보험 요양급여의 기준에 관한 규칙 제10조에 의거 신의료기술로 신청된 항목 중 이미 심사기준으로 운용되고 있는 항목

제1장 기본진료료

항목	제목	세부인정사항
가1 외래환자 진찰료 가2 입원료	치수온도검사 Thermal Pulp Test	가1 외래환자 진찰료 또는 가2 입원료의 소정점수에 포함됨 (고시 제2002-98호)

제10장 치과 처치·수술료

항목	제목	세부인정사항
차4 지각과민처치	Gluma 탈감각, 불소탈감작 불소이온도포법	차4가 지각과민처치[약물도포, 이온도입법의 경우]의 소정점수를 산정함 (고시 제2011-172호(기결정), 2012. 1. 1. 시행)

행정해석

구순구개열의 치과교정 및 악정형 치료 중인 치아에 치아우식을 예방하기 위하여 치석제거, 불소도포 등을 실시한 경우 '차23-1 치석제거' 또는 '차4 지각과민처치[1치당]'를 별도 산정 가능한가요?

- 구순구개열의 치과교정 및 악정형 치료 수가는 치료 중인 치아의 치아우식을 예방하기 위하여 실시하는 치석제거, 불소도포 등의 행위가 포함된 수가입니다([참고1] 표준행위분류 참조).
- 따라서 구순구개열의 치과교정 및 악정형 치료 중에 '차23-1 치석제거', '차4 지각과민처치[1치당]'(불소도포) 비용을 별도로 급여 또는 비급여 비용으로 산정할 수 없습니다.
- 또한 치석제거, 지각과민처치 이외에 표준행위분류에 포함된 행위*에 대해서도 별도로 급여 또는 비급여 비용으로 산정할 수 없습니다.

* 치면세마, 파노라마, 전산화단층촬영술 등 [참고1] 표준행위분류 참조

(보험급여과-2884호, 2019-06-03 시행)

공개심의사례

치석제거 등 치주치료 후에 시행되는 차4 지각과민처치 나[레이저치료, 상아질접착제 도포의 경우] 요양급여 인정 여부

■ 심의배경

지원치과심사 일관성 향상 및 효율적인 운영을 위하여 2012. 9. 26. 개최한 치과심사 실무자회의결과 치석제거 등 치주치료 후에 시행되는 차4 지각과민처치 나[레이저치료, 상아질접착제 도포의 경우]의 의학적 타당성 여부에 대한 논의가 필요하다는 의견이 있어 부의하게 됨

■ 진료내역

- 56세(남)
- 상병명: 만성 치주염(#44~47), 마모증(#45, 46, 47)
- 청구내역
  - 초진(8/16)
  - 파노라마
  - 치석제거*1회
  - 재진(8/23)
  - 지각과민처치*1.4회

■ 심의내용

- 현행 지각과민처치[레이저치료, 상아질접착제 도포의 경우]의 인정기준(고시 제2008-149호, 2008. 12. 1.)에 의거 차4 지각과민처치(나. 레이저치료, 상아질접착제도포의 경우, 이하생략)와 치아질환처치(충전 등), 치주조직의 처치(치석제거 등), 보철치료를 동일 치아에 시행한 경우 차4 지각과민처치는 인정하지 않고 있음
- 이에 치석제거 등 치주치료 후 청구되는 차4 지각과민처치의 적정 시행시기에 대하여 관련 교과서 및 학회 의견 등을 참조하여 논의한 결과, 치주치료 후 치은출혈이나 염증이 있는 치은조직이 치유가 된 후에 지각과민처치를 해야 효과가 있으며, 치석제거(Scaling) 등 비외과적 치주치료(Root planning, Subgingival curettage) 시 치태, 치석 그리고 내독소(endotoxin)가 제거될 때 상아세관(dentinal tubule)이 노출됨으로써 상아질 지각과민현상이 나타나게 되고 이러한 과민현상은 치료 1~2일 후에 가장 심하며, 그 후 점차 증상이 완화되면서 7일 이내에 정상적으로 돌아온다고 명시되어 있음
- 따라서 치주치료 후 차4 지각과민처치는 치주치료에 따른 출혈 및 치은열구액 증가가 정상으로 돌아와 치근면을 적절히 건조시킬 수 있을 정도의 치유기간이 필요하므로 통상적인 치은부위의 치유기간인 일주일이 경과한 후에 시행하는 것이 타당함

■ 참고

- 처1 지각과민처치[레이저치료, 상아질접착제 도포의 경우]의 인정기준

(보건복지가족부고시 제2008-149호, 2008. 11. 28.)

- 비외과적 치주치료 scaling Root Planing, 군자출판사 2005년
- 치과보존학, Theodore M. Roberson, 대한나래출판사, 2003년
- 치주과학, 전국치주과학교수협의회, 군자출판사, 2010년

(2013. 1. 7. 진료심사평가위원회)

중앙심사평가위원회(2007. 9. 10.) 결정사항
• 레이저지각과민처치(처-1)의 세부사항 인정기준은 아래와 같이 결정함 1) 다양한 종류(가격)의 레이저기기로 시행되는 레이저 지각과민처치 인정기준 - 장비는 요양급여장비의 적정기준(보건복지부 고시 제2006-71호, 2006. 9. 27.)에 의거 식약청장의 허가 또는 신고된 범위 내에서 사용토록 규정하고 있는 바, '레이저지각과민처치(처-1)'를 시술할 때 사용하는 장비의 경우도 동 규정을 따라야 함이 타당함. 다만 그동안 사용범위가 '방사되는 광에너지(레이저)를 이용하여 조직 등의 절개, 파괴, 제거를 목적으로 수술 시 사용' 또는 '경조직 수술 및 치료' 등 광의적 표현으로 허가된 장비로 '지각과민처치'를 한 경우에 대하여는 그동안의 인정사례 등을 고려하여 당분간 인정토록 하되, 2008. 1. 1. 진료분부터는 '지각과민처치'라는 구체적인 표현으로 허가된 장비를 사용하는 경우에 한하여 인정토록 함 2) 레이저를 이용한 지각과민처치(처-1) 실시 후 동일 부위 재실시 인정기간 - 레이저를 이용한 지각과민처치(처-1) 실시 후 동일 부위 재실시 인정기간은 치료기간 중 1치 1회에 한하여 인정하며, 6개월 이내 재실시하는 경우는 인정하지 아니함 3) 시린증상(마모증상병) 및 치아우식증 상병으로 치주치료나, 충전치료 시 동 부위에 실시한 레이저의 지각과민처치 인정 여부 - 레이저 지각과민처치(처-1)는 진료기록부에 원인 치아와 관련 주 증상기록이 없는 경우 인정하지 아니하며, 구강연조직질환의 처치나 수술 및 치주치료, 충전치료, 근관치료, 보철치료 등과 같이 동일 부위에 실시한 경우는 인정하지 아니함 4) 약물도포에 의한 지각과민처치(차-4) 후 일률적으로 산정된 레이저의 지각과민처치(처-1) 인정 여부와 다양한 CO_2 laser 기기 사용 시 향후 심사처리방안에 대하여 - 약물도포 지각과민처치(차-4)와 레이저지각과민처치(처-1)를 동일 부위에 실시한 경우에는 주된 처치만 인정함. 또한 다양한 CO_2 laser 기기로 레이저 지각과민처치(처-1) 시 향후 심사 처리방안은 레이저지각과민처치(처-1)의 세부사항 인정기준과 동일하게 적용함

06 불소도포

- 치아우식증을 예방하기 위하여 실시하는 불소도포는 비급여항목이지만, 두경부 방사선 치료를 받은 환자, 쉐그렌 증후군 환자, 구강건조증 환자(비자극 시 분비되는 전타액 분비량이 분당 0.1ml 이하인 경우) 등의 경우에는 질환의 특성상 다발성 치아우식증이 빈발할 가능성이 크기 때문에 이들 환자에게 시행한 예방적 불소도포에 한하여 2005년 9월 15일부터 보험급여를 적용하였다(고시 제2004-36호, 2005. 9. 15. 시행).
- 하지만 불소도포의 급여항목이 없기 때문에 차-4 지각과민처치 가. 약물도포, 이온도입법의 경우를 준용하여 산정하고, 청구 시 예방적 불소도포를 시행한 사유에 대한 내역설명을 기재하여야 한다.
- 이 경우에 약제 및 재료대는 해당 소정수가에 포함되어 있으므로 별도 산정하지 않는다.

관련 규정

○ 요양급여비용의 적용기준 및 방법에 관한 세부사항

Ⅰ. 행위

제10장 치과 처치·수술료

항목	제목	세부인정사항
차4 지각과민처치	치과에서 불소를 이용한 치아우식증 예방처치의 급여기준	치과에서 불소를 이용한 치아우식증 예방처치(불소바니시도포, 불소용액도포, 이온영동법 등)는 다음과 같은 경우에 인정하며, 수기료는 차4 지각과민처치에 준용 산정하고 약제료는 별도 산정하지 아니함 - 다음 - 가. 두경부 방사선 치료를 받은 환자 나. 쉐그렌 증후군 환자 다. 구강건조증 환자(비자극 시 분비되는 전타액 분비량이 분당 0.1ml 이하를 의미함) 라. 장애인으로 등록되어 있는 뇌병변장애인, 지적장애인, 정신장애인, 자폐성장애인 (고시 제2016-224호, 2016. 12. 1. 시행)

항목	제목	세부인정사항
차4 지각과민처치	Elmex Fluid 및 Elmex Gel(성분명: 불화아민)의 급여 여부	두경부 방사선치료로 유발될 수 있는 치아우식증의 예방처치는 진료상 필요하므로 동 목적으로 치과에서 Elmex Fluid 도포처치 시 수기료는 차-4 지각과민처치에 준용하여 산정하되 약제료는 별도 산정할 수 없음

07 러버댐장착

분류번호	코드	분류
차-14	U0140	러버댐장착[1악당] Rubber Dam Application 주: Rubber Dam의 재료대는 소정점수에 포함되므로 별도 산정하지 아니한다.

• 보존치료 시 구강내 타액조절과 근관치료 시 구강내 세균에 의한 근관내 감염예방 및 기구나 재료의 예기치 않은 식도 또는 기도내 흡입을 방지하기 위하여 러버댐을 장착하는 경우에 적용한다.

산정단위

• [1악당]

• 전치부, 구치부에 모두 산정 가능하고, 치아수에 상관없이 악당으로 산정한다.

• 상악과 하악 치아를 동시에 치료하며 사용한 경우에는 2회로 청구한다. 즉, #16과 #26을 같이 치료할 때 러버댐을 장착했다면 1회로 청구를 하고, #16과 #36을 같이 치료하며 사용한 경우에는 2회로 청구한다.

산정지침

• 러버댐장착의 수가는 재료대가 아니라 행위료이며, 따라서 행위료에 가산되는 의료기관종별가산료(의원 15%)가 적용된다.

• 러버댐의 재료비는 러버댐장착의 행위료에 포함되어 있으므로 따로 청구하지 않으며, 치료재료 구입신고도 하지 않는다.

• 러버댐을 소독하여 재사용하거나 1/2등분 등 분할하여 사용하는 것은 금지하고 있다.

러버댐장착을 산정할 수 있는 치료

• 즉일충전처치+충전, 와동형성+충전, 치수절단, 당일발수근충, 발수, 근관확대, 근관세척, 근관충전, 충전

• 매 근관치료(발수, 근관확대, 근관세척, 근관충전) 시 러버댐을 장착하는 경우 모두 보험청구가 가능하다.

러버댐장착을 산정할 수 없는 치료

• 12세 이하 영구치의 광중합형 복합레진 충전, 보통처치, 치아진정처치, 치수복조, 치관수복물 또는 보철물의 제거, 응급근관처치

청구 시 유의할 사항

- 차-13다. 광중합형 복합레진 충전에는 러버댐장착의 수가가 포함되어 있어서 러버댐을 장착하였어도 별도로 청구할 수 없다.
- 만약 러버댐을 장착하고 하악우측제1대구치의 광중합형 복합레진 충전과 하악좌측유구치의 글래스아이오노머시멘트(Ⅱ) 충전(G.I. 충전)을 동시에 한 경우에도 러버댐장착을 별도로 산정할 수 없다. G.I. 충전 시에는 러버댐장착을 별도로 청구할 수 있지만, 광중합형 복합레진 충전과 G.I. 충전을 동시 시행했을 때에는 광중합형 복합레진 충전료에는 러버댐장착의 수가가 포함되어 있고, 러버댐장착은 [1악당]이기 때문에 동일 악인 경우에는 G.I. 충전 시에도 러버댐장착을 별도로 산정할 수 없다.

06

관련 규정

○ 요양급여비용의 적용기준 및 방법에 관한 세부지침과 심사지침

부록

2. 심사기준(지침)

제10장 치과 처치·수술료

항목	제목	내용
차14 러버냄상착	러버댐장착 시 사용한 러버댐재료에 내하여	차14 러버댐장착 시 러버댐재료를 소독하여 재사용하거나 1/2등분하여 분할 사용함은 보편적인 방법이 아니므로 인정하지 아니한다.

행정해석

차-13다. 광중합형 복합레진 충전에는 어떤 행위가 포함되어 있나요?

- 차-13다. 광중합형 복합레진 충전에는 광중합형 복합레진 충전 시 실시하는 접착 전처치 및 약제, 재료비용과 러버댐장착, 즉일충전처치(치수복조, 와동형성 포함), 충전물연마, 충전재료, 교합조정 및 외형 마무리 등의 행위가 포함되어 있습니다.
- 따라서 차-13다. 광중합형 복합레진 충전 당일 동일 치아에 접착 전처치 및 약제, 차-1 보통처치, 차-1-1 치아진정처치, 차-2 치수복조, 차-6 즉일충전처치, 차-13-2 충전물연마, 차-14 러버댐장착, 차-15 와동형성, 차-29 교합조정술, 충전재료 비용은 별도 산정할 수 없습니다.

(의료보장관리과-784호, 2020-04-29)

광중합형 복합레진 충전 당일 다른 치아에 타 충전을 동시 시행할 경우 '러버댐장착'을 별도 인정 가능한가요?

- 차-14 러버댐장착은 '1악당 수가'로 차-13다. 광중합형 복합레진 충전 수가에 러버댐장착 비용이 포함되어 있으므로 당일 다른 진료행위로 동일 악(상악, 하악)에 차-14 러버댐장착을 실시할지라도 별도 인정하지 않습니다(단 반대악일 경우 별도 인정 가능).
  - 예시: 상악우측제1큰어금니에 광중합형 복합레진 충전, 상악우측제1유구치와 하악우측제1유구치에 아말감충전 시 러버댐장착을 시행할 경우 하악에만 인정 가능

(의료보장관리과-784호, 2020-04-29)

(광중합형 복합레진 충전) 상악우측제1큰어금니에 광중합형 복합레진 충전, 상악좌측제1큰어금니에 아말감충전을 동시 시행할 경우에 차-14 러버댐장착을 별도 산정 가능한가요?

차-14 러버댐장착은 1악당 수가로 차-13다 광중합형 복합레진 충전 수가에 러버댐장착 비용이 포함되어 있으므로 차-14 러버댐장착을 별도 산정하지 않습니다.

(의료보장관리과-2494, 2019-01-01)

08 치면열구전색술

분류번호	코드	분류
차-39	U2390	치면열구전색술[1치당] Fissure Sealing 주: 1. 재료대(전색제 비용 포함), 러버댐장착료 및 재도포 비용은 소정점수에 포함되므로 별도 산정하지 아니한다. 2. 만 8세 미만의 소아에 대하여 소정점수의 30%를 가산한다(산정코드 첫 번째 자리에 3으로 기재).

- 치면열구전색술(치아홈메우기)는 우식이 발생하기 쉬운 치아의 교합면 등에 존재하는 깊은 소와와 열구(Pit & Fissure)를 흐름성이 강한 레진계 재료인 실란트로 메워서 세균이나 음식물 찌꺼기가 끼지 않게 하여 우식을 예방하는 술식이다.

급여대상 및 범위

- 치료받는 당일, 생년월일을 기준으로 만 18세 이하
- 만 18세 이하는 만 19세가 되기 전(만 18세 364일)까지를 의미하는 것으로, 만 18세 생일이 지나도 만 19세 이전까지는 만 18세 이하에 해당되어 급여대상이다.
- 치아우식증에 이환되지 않은 순수 건전치아('교합면'이 우식증 등 질환에 이환되지 않은 치아)인 제1대구치와 제2대구치 – 급여대상이 '교합면이 우식증 등 질환에 이환되지 않은 치아'이므로, 협면소와 또는 설면소와에 우식이 있어도 교합면에 우식이 없으면 적용 가능하다.
- 유치와 영구치 중 소구치와 전치, 제3대구치는 급여대상이 아니므로 비급여로 적용한다.

의료장비 신고

- 치면열구전색술에 사용하는 광중합기에 대한 의료장비 신고가 되어 있어야 한다.
- 하지만 치면열구전색술에 재료대가 포함되어 있으므로 사용되는 에칭제 및 전색제 등의 치료재료 신고는 필요 없다.

본인부담률

- 의원급 요양기관의 본인부담률은 30%이지만, 치면열구전색술의 경우 뛰어난 우식예방 효과로 인한 건강보험재정의 절감효과가 인정되어 2017년 10월 1일부터 건강보험가입자의 본인부담률을 10%로 인하하였다.
- 하지만 이 10%의 본인부담률은 진찰료를 포함한 총진료비의 10%를 뜻하는 것이 아니라 치면열구전색술의 행위료의 10%만을 의미하고 진찰료와 다른 치료의 본인부담률은 그대로 30%이다. 즉, 환자가 부담하는 금액인 본인부담금은 다음과 같다.

본인부담금＝(진찰료×30%)＋(치면열구전색술 행위료×의료기관종별가산료 15%)×10%

보험종별 본인부담률

1) 건강보험 환자

환자 구분	본인일부부담률 및 부담액
18세이하 아동의 치아홈메우기	치아홈메우기 수가의 10%
입원하고 있는 15세 이하 아동	치아홈메우기 수가의 5%

- 의료기관 종별에 구분 없이 입원, 외래 모두 10%이다.
- 예외: 입원하고 있는 15세 이하 아동이 치아홈메우기를 받는 경우에는 본인부담률은 5%이다. 이는 15세 이하 아동의 경우 2017년 10월 1일부터 입원 본인부담률이 5%로 낮아짐에 따라 입원 시 치아홈메우기 시술을 한 경우 그 비용의 5%만 본인이 부담하게 된다.

2) 차상위 대상자

- 희귀난치성·중증질환자('C')는 입원·외래 구분 없이 면제이고, 만성질환자·18세 미만자('E', 'F')는 아래 표와 같다.

구분			부담금 및 부담률
치아홈메우기 (6세 미만)	(상급)종합병원·병원·의원	입원	면제
	(상급)종합병원·병원	외래	5%
	의원	외래	1,000원
치아홈메우기 (6~15세 이하)	(상급)종합병원·병원·의원	입원	3%
	(상급)종합병원·병원	외래	5%
	의원	외래	1,000원
치아홈메우기 (16세 이상~18세 이하)	(상급)종합병원·병원·의원	입원	5%
	(상급)종합병원·병원	외래	5%
	의원	외래	1,000원

3) 의료급여 환자

	의료급여 종별	부담금 및 부담률		
1종	치과의원	1,000원		
	치과병원			
2종	치과의원	1,500원		
	치과병원	외래	5%	
		입원	6세 미만	면제
			6세 이상 15세 이하	3%
			16세 이상 18세 이하	5%

산정단위

• [1치당]

산정지침

• 만 8세 미만의 소아에 대하여 소정점수의 30%가 가산된다.
• 장애인으로 등록되어 있는 뇌병변장애인, 지적장애인, 정신장애인, 자폐성장애인에 대하여는 소정점수의 100%를 추가로 별도 산정한다. 하지만 추가되는 100% 치면열구전색술 행위료 가산분은 전액 보험공단에서 부담하고, 환자는 초·재진료의 장애인 가산분만 부담한다.
• 재료대(전색제 등 비용 포함)와 러버댐장착료 및 재도포 비용은 소정점수에 포함되므로 별도 산정하지 않는다.
• 2년 이내에 동일 의료기관에서 동일 치아에 재도포를 시행한 경우에는 비용은 별도 산정할 수 없다.

적용 상병명

06

Z298	기타 명시된 예방적 조치	Other specified prophylactic measures

• 치면열구전색술은 치아우식증이 발생하지 않은 건강한 치아에만 요양급여대상에 해당되므로 치아우식증 등의 질환이 있는 경우는 적용대상이 아니다. 따라서 치아우식증 상병을 적용해서는 안 된다.

청구 시 유의할 사항

• 치아우식증 상병인 경우, 연령이 초과한 경우, 제1, 2대구치 이외의 치아에 치아홈메우기를 한 경우에는 치면열구전색술의 급여기준에 부합되지 않으므로 비급여로 적용해야 한다.
• 7세와 12세의 아동에게 각각 1개 치아에 치면열구전색술을 시행한 경우 같은 날, 같은 치료에 대하여 본인부담금이 차이가 나는 이유는 만 8세 미만의 소아에 대하여 치면열구전색술 행위료가 30% 가산되는 산정지침이 7세 아동에게 적용되기 때문이다.
• 치면열구전색 시 사용한 재료대나 러버댐은 별도 산정할 수 없다.
• 치면열구전색술을 시행한 치아에 우식증이 발생하여 우식치료를 위하여 전색제를 제거하는 경우 전색제 제거 비용은 별도 산정하지 않는다. 즉, 치면열구전색제는 수복물이나 보철물이 아니기 때문에 치관수복물 또는 보철물의 제거로 청구할 수 없다.
• 동일 치아에서 우식이 없는 교합면은 치면열구전색을 실시하고 우식이 있는 협면은 아말감이나 G.I.시멘트로 충전하는 경우에는 치면열구전색 100%, 아말감(G.I.시멘트)충전 100%로 청구 가능하다. 이 경우 반드시 내역설명을 첨부한다. 반대로 교합면 우식으로 충전을 하고 협면에 치면열구전색을 한 경우에는 치면열구전색술은 인정되지 않으므로 비급여로 적용해야 한다.
• 동일 치아에서 보험급여 광중합형 복합레진 충전과 치면열구전색술을 동시 시행한 경우에는 보험급여 광중합형 복합레진 충전 소정점수의 100%와 치면열구전색술 소정점수의 50%(상급종합병원, 종합병원, 치과대학부속치과병원은 소정점수의 70%)를 산정한다.

치면열구전색제의 탈락 또는 파절로 2년 이내에 동일 치아에 재도포를 시행한 경우

- 치면열구전색제의 탈락 또는 파절 등으로 2년 이내에 동일 의료기관에서 동일 치아에 재도포를 시행한 경우의 비용은 별도 산정할 수 없으며, 환자에게 별도 부담하게 해서도 안 된다. 따라서 치면열구전색술을 청구할 수도 없고, 기본진료료(초·재진료)만 청구가 가능하므로 30일 이내 재시행 시 재진, 30일 이후 재시행 시 초진으로 산정한다. 보험청구 시 상병명은 'Z298 기타 명시된 예방적 조치'로 하며, 기본진료료(초·재진료)만을 청구하고 '치면열구전색제의 탈락으로 재도포 시행' 등과 같은 내역설명이 필요하다.
- '2년 이내 재도포 시 별도 산정 불가'는 시술 치과의사 기준이 아닌 시술 요양기관 기준이므로 동일 요양기관에서 시행한 경우에만 해당하고, 다른 요양기관에서 시술하는 것은 기간에 상관없이 산정할 수 있다. 따라서 동일 의료기관에서 다른 의사로부터 치면열구전색을 받는다고 하여도 요양기관기호가 같은 동일 의료기관이므로 재도포 비용은 산정할 수 없다. 하지만 2년 이내에 같은 치과의사에게 치면열구전색을 받는다고 하여도 요양기관기호가 다른 의료기관인 경우에는 치면열구전색술 소정점수의 100%를 산정할 수 있다. 다른 치과에서 치면열구전색을 하고 탈락되어 온 경우에는 2년 이내라도 치면열구전색술 소정점수의 100%를 산정할 수 있다.
- 같은 날 동일 치아에 광중합형 복합레진 충전과 치면열구전색술(치아홈메우기) 시행 후, 치면열구전색제의 탈락 또는 파절 등으로 2년 이내에 동일 의료기관에서 동일 치아에 재도포를 시행한 경우에도 위의 내용에 따라, 별도 산정 불가하다.

06

다른 치료를 같이 한 경우

당일 동일 치아에 우식부위는 광중합형 복합레진으로 충전하면서 치아홈메우기를 동시 시행한 경우

치료내용	청구항목 및 산정비율
우식부위에 광중합형레진 충전 치아홈메우기	광중합형 복합레진 충전 100% 치면열구전색술 50%

- 당일 동일 치아에 광중합형 복합레진 충전과 치면열구전색술(치아홈메우기)을 동시 시행한 경우에는 광중합형 복합레진 충전 소정점수의 100%와 치면열구전색술 소정점수의 50%(상급종합병원, 종합병원, 치과대학부속치과병원은 소정점수의 70%)를 인정한다.

교합면 부위로 덮고 있는 잇몸을 절제하고 치아홈메우기를 한 경우

치료내용	청구항목 및 산정비율
교합면 부위로 덮고 있는 잇몸을 절제 치아홈메우기	치은판절제술 100% 치면열구전색술 100%

- 치아가 부분 맹출되어 교합면이 완전히 노출되지 않은 상태에서 구강위생상태가 불량하여 우식 발생이 우려되고 완전히 맹출될 때까지 기다리기 곤란하여 당일 교합면을 덮고 있는 치은을 절제하고 치면열구전색을 동시에 시행하는 경우에는 치은을 절제하는 치은판절제술과 치면열구전색술을 각각 산정 가능하다. 치은판절제술와 함께 실시한 마취도 별도 산정 가능하다.
- 이때 상병명은 치면열구전색술의 상병명인 'Z298 기타 명시된 예방적 조치'를 적용하고 치은판절제술에 대해서는

내역설명을 해 준다.

- 만약 첫날에는 치은을 절제하는 치은판절제술을 시행하고 다음 날 재내원하여 치면열구전색술을 시행하면서 치은을 절제한 부위를 소독과 드레싱을 진행한 경우에는 치면열구전색술과 수술후 처치(가) 간단처치를 각각 청구할 수 있다. 이때 치은판절제술은 K00.68(기타 명시된 치아 맹출의 장애) 등의 상병명을 적용한다.

예시: 러버댐을 장착하고 #37의 우식이 없는 교합면은 치면열구전색술을 시행하고, 초기 우식이 진행된 협면은 Glass ionomer 시멘트로 충전한 경우

내원일	1일째
상병명	Z29.8 기타 명시된 예방적 조치
청구내역	초진료 치면열구전색술 1
상병명	K021 상아질의 우식
청구내역	즉일충전처치 나. 복합레진 충전 1면 G.I.시멘트 재료대 충전물연마
추가	
내역설명	교합면은 치면열구전색을 하고 협면은 G.I.시멘트로 충전하였음

- 치면열구전색술의 인정기준에 치아우식증에 이환되지 않은 순수 건전치아('교합면'이 우식증 등 질환에 이환되지 않은 치아)라고 돼 있으므로 교합면 이외의 협측이나 설측의 pit 부위의 우식치료는 치면열구전색과 별도로 산정할 수 있다.
- 따라서 교합면에 치면열구전색술 시행과 함께 동일 치아에 협면의 우식부위에 충전한 경우 각각 산정 가능하다. 같은 치아에 치아홈메우기와 충치치료가 동시에 진행되었기 때문에 반드시 상병명을 달리하여 처치내역을 따로 적용하고 내역설명을 기재하여 청구하여야 한다.
- Z29.8 기타 명시된 예방적 조치 상병명으로 치면열구전색을 입력하고, K02.1 상아질의 우식 상병명으로 우식치료 내용을 입력한다. 이때 상병명과 청구내역이 맞지 않으면 심사조정되므로 주의해야 한다. 만약 상병명의 불일치로 심사조정되었다면 '상병기재착오'의 사유로 재심사조정청구를 해야 한다.
- 러버댐장착료는 협면에 즉일충전처치를 하였더라도 치면열구전색술의 행위료에 러버댐장착료가 포함되어 있어 별도 청구가 불가하다.

관련 규정

○ 요양급여비용의 적용기준 및 방법에 관한 세부사항

Ⅰ. 행위

제10장 치과 처치·수술료

항목	제목	세부인정사항
차39 치면열구 전색술	차39 치면열구전색술의 급여 기준	국민건강보험 요양급여의 기준에 관한 규칙 [별표2] 비급여대상 3. 라에 따른 치면열구전색술(치아홈메우기)의 요양급여대상은 다음과 같이 함 - 다음 - 18세 이하를 대상으로 치아우식증에 이환되지 않은 순수 건전치아('교합면'이 우식증 등 질환에 이환되지 않은 치아)인 제1큰어금니 또는 제2큰어금니에 시행한 치면열구전색술(치아홈메우기)은 요양급여를 인정함. 다만 탈락 또는 파절 등으로 2년 이내에 동일 의료기관에서 동일 치아에 재도포를 시행한 경우의 비용은 별도 산정 불가함 (고시 제2017-173호, 2017. 10. 1. 시행)

항목	제목	세부인정사항
차13 충전	광중합형 복합레진 충전 당일 동일 치아에 치면열구전색술 동시 시행 시 인정 여부	차13다 광중합형 복합레진 충전 당일 동일 치아에 차39 치면열구전색술(치아홈메우기)을 동시 시행한 경우 광중합형 복합레진 충전 소정점수의 100%와 치면열구전색술 소정점수의 50%(상급종합병원, 종합병원, 치과대학부속치과병원은 소정점수의 70%)를 인정함 (고시 제2020-84호, 2020. 5. 1. 시행)

행정해석

치아홈메우기(치면열구전색술)를 실시한 날의 모든 진료에 본인부담 인하가 적용되나요?

- 치아홈메우기(치면열구전색술) 시술에만 본인부담 인하가 적용되며, 진찰료 등 다른 비용은 종전과 동일한 본인부담률이 적용됩니다. (변경사항 없음)
- (신설)「국민건강보험법」 시행령 개정(170929)

(보험급여과-7161, 2017-09-29 시행)

치면열구전색술(치아홈메우기)을 시행한 치아에 우식증이 발생하여 전색제를 제거 후 광중합형 복합레진 충전을 실시한 경우에 전색제 제거 비용을 별도 산정 가능한가요?

치면열구전색술(치아홈메우기)을 시행한 치아에 우식증이 발생하여 전색제를 제거 후 광중합형 복합레진 충전을 실시한 경우라도 차-13다 광중합형 복합레진 충전 비용만 산정하며, 전색제 제거 비용은 별도 산정하지 않습니다.

(의료보장관리과-784호, 2020-04-29)

같은 날 동일 치아에 광중합형 복합레진 충전과 치아홈메우기를 시행한 경우, 수가 산정방법은?

- 같은 날 동일 치아에 광중합형 복합레진 충전과 치아홈메우기를 시행한 경우, 차-13다. 광중합형 복합레진 충전 소정점수의 100%와 차-39 치면열구전색술 소정점수의 50%(산정코드 세 번째 자리에 1로 기재)[상급종합병원·종합병원·치과대학부속치과병원은 소정점수의 70%(산정코드 세 번째 자리에 4로 기재)]를 산정합니다.
  - 예시: 2020. 5. 4.에 치과의원에 내원한 7세 아동의 하악좌측제1큰어금니의 씹는면(우식증 등 질환에 이환되지 않은 건전치면)에 치아홈메우기를 시행하고 우식증이 있는 협면에 광중합형 복합레진 충전을 시행한 경우, 차-13다. 소정점수의 100%와 차-39 소정점수의 50%를 산정합니다.

(의료보장관리과-784호, 2020-04-29)

06

같은 날 동일 치아에 광중합형 복합레진 충전과 치아홈메우기를 시행 후, 치아홈메우기 재도포 시 2년 이내 산정 가능한가요?

- 같은 날 동일 치아에 광중합형 복합레진 충전과 치면열구전색술(치아홈메우기) 시행 후, 치면열구전색제의 탈락 또는 파절 등으로 2년 이내에 동일 의료기관에서 동일 치아에 재도포를 시행한 경우의 비용은 현행 고시*에 따라, 별도 산정 불가합니다.

  * 차-39 치면열구전색술의 급여기준(보건복지부 고시 제2017-173호, 2017. 10. 1. 시행)

  - 예시: 2020. 5. 4.에 하악우측제1큰어금니의 씹는면에 치아홈메우기를 시행하고, 우식증이 있는 협면에 광중합형 복합레진 충전을 시행한 아동이 2020. 9. 14.에 내원하여 치아홈메우기 재도포와 광중합형 복합레진 재충전을 시행 시, 차-13다. 광중합형 복합레진 충전 소정점수의 50%만 인정합니다.

(의료보장관리과-784호, 2020-04-29)

09 치관수복물 또는 보철물의 제거

분류번호	코드	분류
차-19		치관수복물 또는 보철물의 제거[1치당] Removal of Restoration 주: 간단한 것은 아말감, 복합레진(글래스아이오노머시멘트 포함), 광중합형 복합레진, SP crown 제거 시에 산정하고, 복잡한 것은 Casting crown, Onlay, Inlay 제거 시 산정한다.
	U2241	가. 간단한 것 Simple
	U2242	나. 복잡한 것 Complicated

- 충치치료 혹은 근관치료를 하기 위하여 이전에 수복된 충전물 또는 보철물을 절삭용 bur나 크라운 리무버 등을 이용하여 제거하는 술식을 말한다.
- 치관수복물 또는 보철물의 제거는 제거하는 수복물 또는 보철물에 따라 치관수복물 또는 보철물의 제거 가. 간단한 것(이하 보철물제거 가. 간단)과 치관수복물 또는 보철물의 제거 나. 복잡한 것(이하 보철물제거 나. 복잡)으로 구분하여 산정한다.

가. 간단한 것	나. 복잡한 것
아말감, 복합레진, 글래스아이오노머시멘트, 광중합형 복합레진, SP crown 등 제거 시	Casting crown, Onlay, Inlay, Bridge 등 제거 시

산정단위

- [1치당]

산정지침

- 치관수복물 또는 보철물을 여러 번에 걸쳐 제거하는 경우, 완전히 제거가 완료된 날에 산정한다.
- 영구충전물이나 영구보철물을 완전히 제거하는 경우에 산정하는 것이므로 지오이 가봉과 같은 임시충전물이나 임시치아(Temporary crown) 등의 임시 보철물을 제거하는 경우에는 적용할 수 없다.

적용 상병명

- 치관수복물 또는 보철물을 제거하고 치료하게 된 원인 상병명을 적용한다.

06

계속가공의치(Bridge) 제거 시 치아수(제거 횟수)를 산정하는 방법

지대치는 지대치의 개수대로 산정한다.
지대치와 지대치 사이의 가공치(Pontic)는 가공치의 개수와 상관없이 1치로 산정한다.
Cantilever bridge의 경우, 보철물 최후방의 가공치는 개수에 포함하지 않는다.
다만 보철물 최후방의 가공치만을 제거하는 경우에는 1치로 산정한다.

예시:

지대치-Pontic-지대치 ① ① ①	지대치의 개수 2치, 가공치 개수 1치로 계산하여 3치로 산정
지대치-Pontic-Pontic-지대치 ① ① ①	지대치의 개수 2치, 지대치 사이의 2개의 Pontic은 1치로 계산하여 3치로 산정
지대치-Pontic-Pontic-지대치-Pontic-지대치 ① ① ① ① ①	중간지대치가 있는 경우에도 지대치의 개수 3치, 지대치 사이의 Pontic이 2부분에 있으므로 2치로 계산하여 5치로 산정
지대치-지대치-Pontic ① ① ×	#45, #46, #47의 cantilever bridge와 같이 #47이 Pontic인 경우 #45, #46, #47 bridge를 모두 제거하는 경우는 최후방 Pontic은 개수에 포함하지 않으므로 2치로 산정
지대치-지대치-Pontic ①	#45, #46, #47의 cantilever bridge에서 #45, #46은 살리고 #47 Pontic 부분만 제거하는 경우에는 1치로 산정

청구 시 유의할 사항

- 보철물제거 시 사용한 Bur 등 제거기구의 비용은 치관수복물 또는 보철물의 제거 소정수가에 포함되어 있으므로 별도 청구할 수 없고, 환자에게도 별도의 금액을 따로 부담시켜서도 안 된다.
- 수복물 또는 보철물을 제거 시 시행한 방사선촬영, 마취 등은 별도 산정이 가능하지만, 러버댐은 장착을 하였어도 별도로 산정할 수 없다.
- 치관수복물 또는 보철물의 제거의 산정단위가 [1치당]이기 때문에, 동일 치아에 보철물제거 가. 간단, 보철물제거 나. 복잡을 중복하여 산정할 수 없다. 즉, 아말감으로 수복되어 있고 크라운을 한 치아를 치료하기 위하여 크라운과 아말감을 모두 제거하는 경우, 아말감을 제거하는 보철물제거 가. 간단과 크라운을 제거하는 보철물제거 나. 복잡 두 가지 모두 인정되지 않는다. 따라서 이런 경우에는 수가가 높은 보철물제거 나. 복잡으로만 청구하도록 한다.
- Single crown이 씌워져 있는 치아를 발치하는 경우에는 치관수복물 또는 보철물의 제거는 별도로 인정하지 아니한다. 하지만 2020년 2월 1일부터는 수복물 및 보철물을 제거하여 상태를 확인한 이후 보존처치가 어렵다고 판단되어 발치하게 된 경우와 같이 수복물 및 보철물의 제거, 상태 확인, 발치가 순차적으로 이루어진 경우에는 치관수복물 또는 보철물의 제거와 발치술의 각각의 소정점수를 별도 산정할 수 있다. 따라서 이런 경우에는 청구 시 '크라운 제거 후 보존처치가 어렵다고 판단되어 발치함'과 같이 내역설명을 반드시 기재하여야 한다.
- 지대치가 여러 개가 연결된 보철물 중 일부만 제거하고 발치하는 경우에는 치관수복물 또는 보철물의 제거와 발치술의 각각의 소정점수를 별도 산정할 수 있다. 예를 들어, #13, #14, #15이 연결된 보철물인 경우 #15 부위의 보철물을 절단하여 #15만 발치하는 경우에는 치관수복물 또는 보철물의 제거 나. 복잡한 것 1치와 발치술 다. 구치 1치로 청구하고, 반드시 '#13, #14, #15 보철물 중 #15만 절단하여 발치함'과 같이 내역설명을 해 주어야 한다.
- 와동 이장(Cavity lining) 또는 Cement base 목적의 글래스아이오노머 등을 제거한 경우에는 치관수복물 또는

보철물의 제거를 별도 산정할 수 없다.

- 소아환자의 공간유지장치(Space maintainer)의 Band 또는 SP crown을 제거하는 경우에는 보철물제거 가. 간단을 적용하며, 주조된 것(Casting crown)은 보철물제거 나. 복잡으로 적용한다. 하지만 공간유지장치의 Wire loop 부분만을 제거한 경우에는 보통처치로 산정한다.
- 치면열구전색술(치아홈메우기)을 시행한 치아에 우식증이 발생하여 전색제를 제거하는 경우에는 치관수복물 또는 보철물의 제거를 산정할 수 없다. 크라운이 되어 있는 치아를 근관치료를 하기 위하여 크라운을 완전히 제거하지 않고 크라운에 일부 구멍을 뚫는 경우는 크라운에 구멍을 뚫는 행위 자체가 근관와동형성 행위에 포함되는 것으로 간주하여 치관수복물 또는 보철물의 제거를 별도 산정할 수 없다.
- 근관치료 시 내원할 때마다 근관치료를 위하여 임시 가봉된 충전물을 제거하는 경우에도 치관수복물 또는 보철물의 제거가 인정되지 않는다.
- 재근관치료를 위하여 치관수복물 또는 보철물의 제거 후 금속재 포스트의 제거와 근관내 기존 충전물의 제거를 각각 실시한 경우에는 치관수복물 또는 보철물의 제거[1치당]와 금속재 포스트 제거[1근관당]는 각각 소정점수의 100%를 산정하고, 근관내 기존 충전물 제거[1근관당]는 소정점수의 50%를 산정한다.
- 보철물(크라운)의 부분제거 또는 다듬는(Trimming) 행위는 치관수복물 또는 보철물의 제거의 시술방법과 다르며, 일반적인 진료행위로도 볼 수 없어 인정하지 아니한다.

06

인레이나 비급여 레진으로 교체하기 위해 기존의 아말감을 제거하는 경우

- 단순히 심미성 등의 이유로 기존의 아말감을 골드인레이나 비급여 레진으로 교체하기 위하여 아말감을 제거하는 경우 기존의 수복물이나 보철물을 제거하는 행위가 인레이나 레진과 같은 비급여 치료를 하기 위한 진료과정에 포함되는 것이라고 판단하여 치관수복물 또는 보철물의 제거를 따로 인정하지 않고 있다.
- 다만 2차 우식, 파절, 탈락 등의 병적인 문제가 발생하여 기존 수복물을 제거하는 경우에는 치관수복물 또는 보철물의 제거의 산정이 가능하다.
- 이때 치관수복물 또는 보철물의 제거는 보험청구하고 보험진료에 대한 본인부담금을 수납하여야 하며, 만약 비급여 보철물 수가만을 받을 시에는 보험청구한 내역을 인정받지 못할 수도 있다.

예시: 치아우식증으로 인하여 주조금관(Single crown)이 되어 있는 치아를 보철물을 제거한 후 지대치에 충전되어 있던 아말감도 제거하고 다시 아말감충전을 한 경우

내원일	1일
상병명	K021 상아질의 우식
청구내역	초진료 치관수복물 또는 보철물의 제거 나. 복잡한 것 1치 즉일충전처치 충전 가. 아말감충전 아말감 재료대
추가	마취 방사선촬영
내역설명	

- 보철물제거에 대한 상병명은 제거의 원인이 된 상병(여기에서는 치아우식증)을 적용한다. 보철물과 기존 아말감을 제거했어도 치관수복물 또는 보철물의 제거는 산정단위가 [1치당]으로 동일 치아에 1회만을 산정할 수 있으므로 보철물제거 나. 복잡과 가. 간단을 중복하여 산정할 수 없다.
- 보철물제거 시 방사선촬영, 마취 등을 시행하였다면 별도 산정 가능하다.

예시: 치주염으로 4본 Bridge(34-P-P-37)를 제거하고 지대치 하나(#37)를 발치한 경우

내원일	1일
상병명	K053 만성단순치주염
청구내역	초진료 치근단촬영 가. 1매 치과전달마취 마. 하치조신경블록 리도카인 의약품관리료 치관수복물 또는 보철물의 제거 나. 복잡한 것 3치 발치술 다. 구치
추가	
내역설명	4본 Bridge(34-P-P-37)를 제거 후 발치하였음

- 청구 시 보철물제거는 치식을 #34, #35, #36, #37으로 입력하고, 지대치 사이의 Pontic이 여러 개가 있더라도 1개로 계산하므로 치관수복물 또는 보철물의 제거 나. 복잡한 것 3치로 입력한다. 이와 같이 지대치 사이의 Pontic이 여러 개가 있는 경우에는 치식 입력 후 어느 치아가 Pontic임을 내역설명한다.

관련 규정

○ 요양급여비용의 적용기준 및 방법에 관한 세부사항

Ⅰ. 행위

제10장 치과 처치·수술료

항목	제목	세부인정사항
차19 치관수복물 또는 보철물의 제거	재충전 등을 위해 충전물 제거 시 수기료 산정방법	재충전 등을 위하여 기존 충전물(아말감, 복합레진, 글래스아이오노머시멘트, 광중합형 복합레진 등)을 제거할 경우의 수기료는 차19 치관수복물 또는 보철물의 제거 '주'에 의거 소정금액을 산정함 (고시 제2020-84호, 2020. 5. 1. 시행)

항목	제목	세부인정사항
차19 치관수복물 또는 보철물의 제거	차41 발치술[1치당]과 동시에 실시된 차19 치관수복물 또는 보철물의 제거[1치당] 급여기준	차41 발치술(1치당)과 동시에 실시된 차19 치관수복물 또는 보철물의 제거[1치당]는 별도로 인정하지 아니함. 다만 수복물 및 보철물을 제거하여 상태를 확인한 이후 발치가 순차적으로 이루어진 경우에는 각각의 소정점수를 산정함 (고시 제2020-19호(행위), 2020. 2. 1. 시행)

항목	제목	세부인정사항
차19 치관수복물 또는 보철물의 제거	차19 치관수복물 또는 보철물의 제거[1치당] 후 처2 금속재 포스트제거[1근관당]와 차19-1 근관내 기존 충전물 제거[1근관당]의 수가 산정방법	재근관 치료를 위하여 차19 치관수복물 또는 보철물의 제거[1치당] 후 처2 금속재 포스트 제거[1근관당]와 차19-1 근관내 기존 충전물 제거[1근관당]를 각각 실시한 경우, 차19 치관수복물 또는 보철물의 제거[1치당]와 처2금속재 포스트 제거[1근관당]는 각각 소정점수의 100%를 산정하고, 차19-1 근관내 기존 충전물 제거[1근관당]는 소정점수의 50%를 산정함 (고시 제2020-19호(행위), 2020. 2. 1. 시행)

Ⅲ. 국민건강보험 요양급여의 기준에 관한 규칙 제10조에 의거 신의료기술로 신청된 항목 중 이미 심사기준으로 운용되고 있는 항목
제10장 치과 처치·수술료

항목	제목	세부인정사항
차5 근관와동형성	금관치아 근관와동형성 Access Opening for Crown	차5 근관와동형성[1근관당]의 소정점수를 산정함

06

행정해석

와동 이장(Cavity Lining) 또는 Cement Base 목적으로 사용한 글래스아이오노머 등 제거 시 차-19 치관수복물 또는 보철물의 제거를 별도 산정 가능한가요?

와동 이장(Cavity Lining) 또는 Cement Base 목적의 글래스아이오노머 등 제거 시에는 차-19 치관수복물 또는 보철물의 제거 수가를 별도 산정할 수 없습니다.

(의료보장관리과-784호, 2020-04-29)

치면열구전색술(치아홈메우기)을 시행한 치아에 우식증이 발생하여 전색제를 제거 후 광중합형 복합레진 충전을 실시한 경우에 전색제 제거 비용을 별도 산정 가능한가요?

치면열구전색술(치아홈메우기)을 시행한 치아에 우식증이 발생하여 전색제를 제거 후 광중합형 복합레진 충전을 실시한 경우라도 차-13다 광중합형 복합레진 충전 비용만 산정하며, 전색제 제거 비용은 별도 산정하지 않습니다.

(의료보장관리과-784호, 2020-04-29)

공개심의사례

보철의 치경부 변연부위를 다듬은 후(Trimming) 「차19나 치관수복물 또는 보철물의 제거[1치당]-복잡한 것」의 인정 여부

■ 청구내역
○ A 사례(남/70세)
• 청구 상병명: 치아의 기타 명시된 마모, 상아질의 우식
• 주요 청구내역
- 2018-11-09 차6 U0060 즉일충전처치[1치당] 1*5*1
차13나(3) U0137 복합레진 충전(글래스아이오노머시멘트(Ⅱ) 충전 포함)-3면 1*5*1
L7250161 FUJI Ⅱ(1-1 pack) 분말15G+액10G 1*0.16*1
차19나 U2242 치관수복물 또는 보철물의 제거[1치당]-복잡한 것 1*1*1
○ B 사례(여/64세)
• 청구 상병명: 치아의 기타 명시된 마모
• 주요 청구내역
- 2018-11-07 차6 U0060 즉일충전처치[1치당] 1*4*1

차13나(3) U0137 복합레진 충전(글래스아이오노머시멘트(Ⅱ) 충전 포함)-3면 1*4*1
L7250161 FUJI Ⅱ(1-1 pack) 분말15G+액10G 1*0.13*1
차19가 U2241 치관수복물 또는 보철물의 제거[1치당]-간단한 것 1*2*1
차19나 U2242 치관수복물 또는 보철물의 제거[1치당]-복잡한 것 1*2*1

○ C 사례(여/61세)

- 청구 상병명: 치아의 기타 명시된 마모
- 주요 청구내역
  - 2018-11-07 차6 U0060 즉일충전처치[1치당] 1*4*1
    차13나(3) U0137 복합레진 충전(글래스아이오노머시멘트(Ⅱ) 충전 포함)-3면 1*4*1
    L7250161 FUJI Ⅱ(1-1 pack) 분말15G+액10G 1*0.13*1
    차19가 U2241 치관수복물 또는 보철물의 제거[1치당]-간단한 것 1*2*1
    차19나 U2242 치관수복물 또는 보철물의 제거[1치당]-복잡한 것 1*2*1

■ 심의내용 및 결과

- 관련 학회 및 전문가 의견에 의하면 보철물(크라운)의 부분제거 또는 다듬은(Trimming) 경우는 '차19. 치관수복물 또는 보철물의 제거[1치당]'에 해당되지 않는 행위이며, 통상적인 진료행위로 보기 어려워 '차19나. 치관수복물 또는 보철물의 제거[1치당]-복잡한 것'은 인정하지 아니함
- '차19나. 치관수복물 또는 보철물의 제거[1치당]-복잡한 것'에 대하여는 관련 학회 및 전문가 의견 참조하여 아래와 같이 결정함

- 아래 -

▶ A 사례(여/65세)

- 보철물의 치경부 일부를 제거하거나 다듬은(Trimming) 행위를 시행하고 '차19나. 치관수복물 또는 보철물의 제거[1치당]-복잡한 것'으로 청구된 건으로 진료기록 등을 검토한 결과, 차19 치관수복물 또는 보철물의 제거[1치당]는 치아와 수복물 또는 보철물을 완전히 분리하는 행위이며, 간단한 것은 아말감, 복합레진, Sp Crown을 제거하는 경우, 복잡한 것은 Cast Crown, Onlay, Inlay를 제거하는 경우 산정 가능한 행위임
- 따라서 보철물(크라운)의 부분제거 또는 다듬은(Trimming) 행위는 '차19. 치관수복물 또는 보철물의 제거[1치당]'의 시술방법과도 다르며, 일반적인 진료행위로도 볼 수 없어 '차19나. 치관수복물 또는 보철물의 제거[1치당]-복잡한 것'은 인정하지 아니함

■ 참고

○ 국민건강보험 요양급여의 기준에 대한 규칙 [별표1] 요양급여의 적용기준 및 방법

[2018. 12. 18. 진료심사평가위원회(지역심사평가위원회)]

10 보철물 재부착

분류번호	코드	분류
차-20	U0220	보철물 재부착[1치당] Recementation 주: 장착된 보철물이 탈락되어 재부착하는 경우에 산정하되 재료의 비용은 포함되므로 별도로 산정하지 아니한다.

- 보철물 재부착은 기존에 장착된 금인레이, 금온레이, 레진전장관, 레진인레이, 도재소부전장관, 금전장관, 치관계속치, SS crown 등 보철물이 탈락되어 다시 부착(Cementation)할 때 산정한다.

산정단위

- [1치당]

산정지침

- 탈락된 보철물을 재부착하는 것은 보철물이 비급여이지만 보철물 재부착이라는 급여항목이 있기 때문에 보험급여로 산정해야 하고 임의로 비급여로 받아서는 안 된다.
- 재부착에 사용하는 시멘트 등의 재료의 비용은 보철물 재부착 행위료에 포함되어 있으므로 별도로 산정하지 않는다. 따라서 레진시멘트 등 고가의 접착제를 사용하였더라도 환자에게 접착제 비용을 별도로 청구할 수 없다.

적용 상병명

Z463	치과보철 장치의 부착 및 조정을 위하여 보건서비스와 접하고 있는 사람	Persons encountering health services for fitting and adjustment of dental prosthetic device

계속가공의치(Bridge) 부착 시 치아수(부착 횟수)를 산정하는 방법

지대치는 지대치의 개수대로 산정한다.
지대치와 지대치 사이의 가공치(Pontic)는 산정하지 않는다.

예시:

지대치-Pontic-지대치 ① × ①	지대치의 개수만 계산하여 2치로 산정
지대치-Pontic-Pontic-지대치 ① × × ①	지대치의 개수만 계산하여 2치로 산정
지대치-Pontic-Pontic-지대치-Pontic-지대치 ① × × ① × ①	중간지대치가 있는 경우에도 지대치의 개수만 계산하여 3치로 산정
지대치-지대치-Pontic ① ① ×	#45, #46, #47의 cantilever bridge의 경우에도 지대치의 개수만 계산하여 2치로 산정

청구 시 유의할 사항

- 영구보철물이 탈락되어 임시접착제가 아닌 영구접착제로 재부착을 시행하는 경우에 적용하는 것이므로 임시치아(Temporary crown)가 탈락되어 재부착하는 경우나 보철물의 임시접착은 보철물 재부착으로 산정할 수 없고 비급여로 적용한다.
- 임플란트의 보철물이 탈락하여 다시 부착하는 경우에도 급여 또는 비급여, 환자 연령, 본원 또는 타 의원에서의 제작과 상관없이 보철물 재부착으로 산정한다. 단 보험급여로 시술받은 치과임플란트의 보철수복 완료 후 3개월이 초과하지 않은 사후점검기간의 경우에는 동일한 병·의원에서만 시술받아야 하며, 보철물 재부착의 비용은 산정할 수 없고 진찰료만 산정 가능하다.
- 급여 치과임플란트의 3단계에서 임플란트의 특성상 영구부착을 실시하지 않고 임시부착한 임플란트 보철물이 탈락된 경우, 3개월이 초과하였더라도 영구부착을 하지 않고 임시부착을 반복하게 되는 경우에는 보철물 재부착을 산정할 수 없고 진찰료만 산정 가능하다.
- 치아접착 브릿지(Meryland bridge), 라미네이트 등이 탈락하여 부착하는 경우에도 보철물 재부착을 산정하고 레진시멘트 등 접착 재료의 비용은 별도 산정하지 않는다.

예시: #15~17의 3본 Bridge가 탈락하여 재부착하는 경우

내원일	1일
상병명	Z463 치과보철 장치의 부착 및 조정
청구내역	초진료 보철물 재부착 2
추가	
내역설명	#15~17의 3본 Bridge를 재부착하였음

- 보철물 재부착은 실제 부착하는 지대치에만 [1치당]으로 산정하므로 3본 Bridge의 경우 Pontic을 제외한 지대치의 개수대로 2회로 산정한다.

보철물제거와 보철물 재부착 시 횟수(치아수) 산정방법

치관수복물 또는 보철물의 제거		보철물 재부착	
지대치 개수+지대치 사이의 Pontic은 1개로		지대치 개수(Pontic은 계산 안 함)	
지대치-Pontic-지대치 ① ① ①	3회	지대치-Pontic-지대치 ① ①	2회
지대치-Pontic-Pontic-지대치 ① ① ①	3회	지대치-Pontic-Pontic-지대치 ① ①	2회
지대치-Pontic-Pontic-지대치-Pontic-지대치 ① ① ① ① ①	5회	지대치-Pontic-Pontic-지대치-Pontic-지대치 ① ① ①	3회

• 치관수복물 또는 보철물의 제거의 횟수(치아수)를 산정하는 방법은 지대치는 개수대로 산정하고, Pontic은 지대치와 지대치 사이의 Pontic이 여러 개로 연속된 경우라도 횟수(치아수)를 1로 산정한다. 보철물 재부착은 Pontic은 산정하지 않고 지대치의 개수만큼 산정한다.

관련 규정

○ 요양급여비용의 적용기준 및 방법에 관한 세부사항

Ⅰ. 행위

제10장 치과 처치·수술료

항목	제목	세부인정사항
차20 보철물 재부착	치과임플란트 치아에 보철물(크라운) 재부착	치과임플란트 치아의 보철물을 재부착하는 경우에는 차20 보철물 재부착[1치당]의 소정점수에 포함됨 (고시 제2014-100호(행위), 2014. 7. 1. 시행)

공개심의사례

보철물(Meryland bridge)이 탈락되어 사용한 광중합레진에 대한 보험급여 인정 여부

■ 진료내역

○ A 사례(남/40세)

• 주호소: 하악 #32~#41 브릿지 전치부 탈락(타 치과)

• 상병명: 치과 보철장치의 부착 및 조정을 위하여 보건서비스와 접하고 있는 사람(Z462)

• 내원일수: 1일(2013. 12. 24.)

• 진료내역: 하악 #32~#41 치아접착 브릿지(일명: 메릴랜드브릿지)가 탈락하여 광중합레진을 이용한 보철물 재접착 실시하고 비급여로 징수함

■ 심의내용

• 건강보험 요양급여비용 제1편 행위 급여·비급여 목록표 및 급여 상대가치점수 제10장 제1절 차-20(보철물 재부착) 주)항에 의하면 장착된 보철물이 탈락되어 재부착하는 경우는 보철물 재부착(1치당)으로 산정하되, 재료의 비용은 포함되므로 별도 산정하지 아니한다고 규정하고 있음

- 동 건(M/40세)은 타 요양기관에서 하악 전치부에 장착된 보철물(Meryland bridge)이 탈락되어 2013년 12월 동 요양기관에 내원하여 광중합레진을 이용한 보철물 재접착을 실시한 후 비급여로 징수하였으나, 민원이 제기되어 요양급여항목인 차-20 보철물 재부착(1치당)으로 인정함. 이에 해당 요양기관에서 이의신청되어 논의한 결과,

- 제출된 진료기록부 및 전문가들에 의하면 장착된 보철물(Meryland bridge)이 탈락되어 재접착하는 시술행위는 현행 급여항목인 보철물 재부착 시술행위보다 난이도는 다소 높고 고가의 치료재료(광중합레진)를 사용하였으나 신의료기술로 보기는 어렵다는 의견임

- 따라서 건강보험 요양급여비용 제1편 행위 급여·비급여 목록표 및 급여 상대가치점수 제10장 [산정지침] (1)항 및 (7)항과 제9장 [산정지침] (4)항에 의거 처치 및 수술 항목에 기재되지 아니한 경우 처치 및 수술 중에서 가장 비슷한 분류항목의 소정점수를 산정하도록 함에 따라, 동 건은 차-20(보철물 재부착, 1치당)*3으로 인정하고, 급여·비급여 목록표에 별도 고시되지 않은 재료대는 인정하지 아니함

- 다만 장착된 보철물(Meryland bridge)이 탈락되어 재접착하는 행위는 관련 학회에서 수가 산정방법에 대하여 건의하기로 함

■ 참고

• 고정성 치과보철학 원리와 임상, 나래출판사

(2014. 12. 17. 진료심사평가위원회)

11 충전치료의 일반사항

광중합형 복합레진, 아말감 및 자가중합형 글래스아이오노머의 청구 시 산정 가능 범위

	아말감충전	자가중합형 글래스아이오노머	광중합형 복합레진 충전
러버댐장착	가능	가능	불가
즉일충전처치	가능	가능	불가
접착 전처치 및 약제, 재료비용	불가	불가	불가
충전 면수	1, 2, 3, 4면	1, 2, 3, 4면	1, 2, 3면
충전물 재료비	가능	가능	불가
충전물연마	가능	가능	불가
마취 방사선촬영 수복물 제거	가능	가능	가능

- 아말감과 자가중합형 글래스아이오노머 충전 시에는 즉일충전처치, 충전재료대, 충전물연마, 러버댐장착 등이 청구 가능하지만, 광중합형 복합레진 충전은 러버댐장착, 에칭, 본딩 등의 접착 전처치료와 약제, 재료비용, 즉일충전처치, 레진 충전료와 레진의 재료비용, 충전물연마 비용 등이 광중합형 복합레진 충전의 소정점수에 포함되어 있으므로 별도 산정하지 않는다.

산정단위

- [1치당]

산정지침

- 만 8세 미만의 소아에 대하여 다음 항목을 실시한 경우에는 소정점수의 30%를 가산한다(산정코드 첫 번째 자리에 3으로 기재).
  - 보통처치, 치아진정처치, 치아파절편제거, 즉일충전처치, 충전, 와동형성, 치면열구전색
- 장애인으로 등록되어 있는 뇌병변장애인, 지적장애인, 정신장애인, 자폐성장애인에 대하여 다음 항목을 실시한 경우에는 소정점수의 100%를 별도 산정한다.
  - 보통처치, 치아진정처치, 치아파절편제거, 즉일충전처치, 충전, 와동형성, 치면열구전색

충전치료 시의 방사선촬영

• 충전치료 시 진단을 위한 방사선촬영은 별도 산정 가능하다.

충전치료 시의 마취

• 마취는 필요에 따라 선택적으로 실시하며 별도 산정 가능하다. 충전마다 일률적으로 산정한 마취는 심사조정될 수 있다.

충전치료 시의 약제 및 치료재료의 산정

• 충전치료에 사용되는 약제 및 재료의 비용은 해당 행위료에 포함되어 있으므로, 다이칼 등의 치수복조제 비용이나 코팔라이트, 지오이, 인산시멘트 등 이장재 및 베이스 등의 비용 등을 별도 산정할 수 없고, 환자에게 별도 부담시켜도 안 된다.

• 충전재료인 아말감, (자가중합형)글래스아이오노머시멘트, (자가중합형)복합레진 등은 '약제 및 치료재료의 비용에 대한 결정기준'에 따라 별도 산정한다.

• 캐탁실버와 미라클믹스 등과 같은 금속강화형 시멘트는 지대치축조형 및 유치충전용으로 사용한 경우에 한해 인정되며, 충전 가. 아말감충전으로 산정한다.

충전치료 시의 투약 및 처방

• 충전 시에는 항생제, 진통소염제 등의 처방은 인정되지 않는다.

관련 규정

○ 요양급여비용의 적용기준 및 방법에 관한 세부사항

Ⅰ. 행위

제10장 치과 처치·수술료

항목	제목	세부인정사항
일반사항	금속강화형시멘트의 급여기준 및 수기료 산정방법	금속강화형 시멘트는 지대치축조형 및 유치충전용으로 사용 시 인정하며, 해당 수기료는 차13가 아말감충전으로 산정함 (고시 제2016-30호(행위), 2016. 3. 1. 시행)

12 즉일충전처치

분류번호	코드	분류
차-6	U0060	즉일충전처치[1치당] Treatment for One Visit Filling 주: 1. 1일에 경조직처치(치수절단, 발수 등 제외)와 와동형성을 완료하고 충전을 실시한 경우에 산정한다. 2. 치수복조, 와동형성, 약제 및 재료의 비용이 포함되므로 별도 산정하지 아니한다.

• 즉일충전처치는 수복물 상실, 치질 상실, 우식증 등의 이유로 당일 영구충전물로 충전을 완료하기 위하여 우식의 제거, 와동형성, 이장(Lining) 및 베이스(Base) 등 경조직처치(치수복조)와 와동형성을 실시하는 것을 말한다.

영구충전물이란?

건강보험에서 영구충전물이란 보험급여 적용이 되는 완전수복물이나 영구충전재를 의미하며, 아말감, (자가중합형)복합레진, (자가중합형)글래스아이오노머시멘트(Ⅱ), 광중합형 복합레진이 해당된다.

산정단위

• [1치당]

• 와동수와 상관없이 치료기간 동안에 1치아에 1회만 산정할 수 있다.

산정지침

• 만 8세 미만의 소아에 대하여는 소정점수의 30%를 가산한다(산정코드 첫 번째 자리에 3으로 기재).

• 장애인으로 등록되어 있는 뇌병변장애인, 지적장애인, 정신장애인, 자폐성장애인에 대하여는 소정점수의 100%를 추가로 별도 산정한다. 하지만 추가되는 본인부담금은 전액 보험공단에서 부담하므로, 환자의 본인부담금은 변동이 없다.

• 1일에 경조직처치(치수절단, 발수 등 제외)와 와동형성을 완료하고 충전을 실시한 경우에 산정한다.

• 치수복조, 와동형성 등의 행위료와 약제 및 재료의 비용이 포함되어 있으므로, 다이칼 등의 치수복조제 비용이나 코팔라이트, 지오이, 인산시멘트 등 이장재 및 베이스 등의 비용 등을 별도 산정할 수 없고, 환자에게 별도 부담시켜도 안 된다.

• 즉일충전처치는 와동의 면수의 구별이 없이 산정한다.

적용 상병명

K02	치아우식	Dental caries
K020	에나멜에 제한된 우식	Caries limited to enamel
K021	상아질의 우식	Caries of dentin

K022	시멘트질의 우식	Caries of cementum
K030	치아의 과다한 생리적 마모	Excessive attrition of teeth
K0300	교합면마모	Occlusal wear of teeth
K0301	인접면마모	Approximal wear of teeth
K031	치아의 마모	Abrasion of teeth
K0310	치아의 쐐기결손 NOS	Wedge defect of teeth NOS
K032	치아의 침식	Erosion of teeth
K0329	치아의 상세불명 침식	Erosion of teeth, unspecified
K0330	치아의 외부 흡수	External resorption of teeth
K0339	상세불명의 치아의 병적 흡수	Pathological resorption of teeth, unspecified
S025	치아의 파절	Fracture of tooth
S0252	에나멜만의 파절	Fracture of enamel of tooth only
S0253	치수침범이 없는 치관의 파절	Fracture of crown of tooth without pulpal involvement

청구 시 유의할 사항

- 즉일충전처치만을 별도로 청구하는 것은 시술내용상 적합하지 않으므로 '즉일충전처치+충전+충전재료대'와 같이 청구해야 한다. 와동형성료는 포함되어 있으므로 별도 산정하지 아니한다.
- 즉일충전처치와 함께 시행한 보통처치, 치아진정처치, 치수복조 등은 즉일충전처치 안에 포함되는 경조직처치와 같은 개념의 처치이므로 별도 산정이 불가능하며 즉일충전처치만을 산정한다.
- 당일에 충전까지 모두 이루어진 경우에는 즉일충전처치를 적용하고, 충전이 당일에 이루어지지 않은 경우에는 즉일충전처치를 청구할 수 없고 와동형성으로 청구해야 한다.
- 마취, 방사선촬영, 러버댐 기존 수복물 제거 등을 같이 시행하였을 경우에는 별도 산정 가능하다.
- 지각과민처치와 동시에 시행한 경우에는 지각과민처치는 인정하지 않는다. 고시에는 '동시에 시행한 경우'라고 되어 있으나, 충전 후 수일 내에 지각과민처치를 시행한 경우에도 심사조정되는 경우가 있으므로 주의가 필요하다.
- 오전에 우식치아에 즉일충전처치를 한 후 오후에 통증이 발생하여 발수를 한 경우를 포함한, 즉일중전처치와 근관치료를 동시에 시행하는 경우에는 즉일충전처치는 인정되지 않고 근관치료만 인정된다.

치수절단, 근관치료 등 치수치료를 한 치아에 실시한 즉일충전처치의 적용 가능 여부

- 치수치료(치수절단, 근관충전)한 치아가 다시 우식이 생겼거나 혹은 파절이나 마모가 발생하여 충전을 해야 하는 경우 즉일충전처치로 청구가 가능한지 여부에 대해서는 치수치료를 한 치아에 '우식증, 마모증의 상병으로 당일에 충전처치를 완료한 경우 차-6 즉일충전처치 인정'이라는 공개심의사례[2015. 10. 16. 진료심사평가조정위원회(중앙심사조정위원회)]도 있었으며, 따라서 치수치료를 한 치아라도 우식, 파절, 마모 등의 상병명으로 즉일충전처치 산정이 가능하다.
- 하지만 공개심의사례는 심사기준 일제정비 과정에서 삭제되었고(2020. 2. 29.), 즉일충전처치는 생활치에서 치수를 보호하기 위한 경조직처치와 와동형성으로 이루어진 것으로, 즉일충전처치는 생활치에만 적용하고 치수치료한 치아는 와동형성을 적용해야 한다는 관점에서 전후의 진료내역에 따라 지원마다 심사기준을 달리 적용하는 경우도 있기 때문에 주의를 요한다.

06

관련 규정

심의사례

근관치료 후 비우식성 치아결손 치경부 마모증에 실시한 차-6 즉일충전처치 인정 여부

〈공개심의사례 삭제〉
- 삭제사유: 심사기준 일제정비에 따른 공개심의사례 유형분류 결과
- 삭제일자: 2020. 2. 29.

■ 청구내역(여/73세)
- 청구 상병명: 비가역적 치수염
- 주요 청구내역

[20120102] 차10 발수[1근관당] 1*1(#45)
[20120103] 차11 근관세척[1근관 1회당] 1*1(#45)
[20120106] 차11 근관세척[1근관 1회당] 1*1(#45)
[20120111] 차12나 가압근관충전[1근관당] 1*1(#45)
[20120116] 차15가 와동형성[1치당]-1면 1*1(#45)
[20120116] 차13가(1) 아말감충전[1치당]-1면 1*1(#45)
[20120117] 차13-2 충전물연마[1치당] 1*1(#45)
[20120120] 차6 즉일충전처치[1치당] 1*1(#45)
[20120120] 차13나(1) 복합레진 충전(글래스아이오노머시멘트(II) 충전 포함)-1면 1*1(#45)
[20120120] 차13-2 충전물연마[1치당] 1*1(#45)

■ 진료내역

[20120116] 아말감충전(#45)
[20120117] 아말감연마(#45)
[20120120] 글래스아이오노머 충전(치경부)(#45), 충전물연마(#45)

■ 심의내용
- 「건강보험 행위 급여·비급여 목록표 및 급여 상대가치점수」 제1편 제2부 제10장 제1절 '차-6 즉일충전처치'는 「주1. 초기 우식증에 대하여 1일에 경조직처치(치수절단, 발수 등 제외)와 와동형성을 완료하고 충전을 실시한 경우에 산정한다.」이었으나 2012. 7. 1.부터 '초기 우식증'이 삭제되어 「주1. 1일에 경조직처치(치수절단, 발수 등 제외)와 와동형성을 완료하고 충전을 실시한 경우에 산정한다.」로 고시가 변경되었음
- 교과서에 의하면 비우식성 치아결손인 마모증은 치아와 외부의 물체 사이에 발생하는 직접적인 마모력이나 마모성 매개물이 있는 상태에서 접촉으로 치아 사이에 발생하는 마찰력에 의해 발생된 비정상적인 치아표면의 결손이며, 「건강보험 행위 급여·비급여 목록 및 급여 상대가치점수」 행위정의에서 즉일충전처치는 수복물이 상실된 경우, 치질이 상실된 경우, 우식증으로 이환된 경우에 당일 와동형성을 완료하고 영구충전물로 충전한 경우임
- 이에 우식증, 마모증의 상병으로 당일에 충전처치를 완료한 경우 차-6 즉일충전처치 인정함. 그러나 동 사례는 다음과 같이 결정함

\- 다음 -

- 동 건(여/73세)은 비가역적 치수염 상병으로 2012. 1. 2.~2012. 1. 17.(6일간) 내원하여 근관치료를 완료하고 3일 뒤 비가역적 치수염 상병으로 즉일충전처치(복합레진 충전)를 청구하였으나 와동형성으로 심사조정되어 해당 기관에서 마모증에 대한 상병이 누락되었다는 사유로 이의신청이 제기된 건임
- 진료기록부 등 검토 결과 동 건은 고시 제2012-66호(2012. 7. 1. 시행) 시행 이전 진료분으로 '초기 우식증'에 한하여 인정 가능하므로 동 건에 실시한 즉일충전처치는 인정하지 아니함

■ 참고
- 건강보험 행위 급여·비급여 목록표 및 급여 상대가치점수 제1편 제2부 제10장 치과 처치 및 수술료
- 대한치과보존학회, 치과보존학, 신흥인터내셔날, 2010

[2015. 10. 16. 진료심사평가조정위원회(중앙심사조정위원회)]

13 와동형성

분류번호	코드	분류
차-15		와동형성[1치당] Cavity Preparation 주: 1. 치료기간 중 충전을 완료한 날에 1회만 별도 산정한다. 2. 동일 치아에 2 이상의 와동을 형성한 경우에는 각 와동에 대한 면수를 합산하여 산정하되, 단 동일면에 국한한 2와동 이상의 와동을 형성한 경우에는 와동수에 관계없이 1면으로 산정한다.
	U0151	가. 1면
	U0152	나. 2면
	U0153	다. 3면
	U0154	라. 4면 이상

• 와동형성은 보통처치, 치아진정처치, 치수복조, 치수절단, 근관충전 등의 전처치를 한 치아에서 영구충전물로 충전을 완료하기 위하여 치아에 저항, 유지 형태 등을 부여하는 등 충전 와동을 형성하는 것을 말한다.

산정단위

• [1치당]

산정지침

• 만 8세 미만의 소아에 대하여는 소정점수의 30%를 가산한다.
• 치과에서 장애인으로 등록되어 있는 뇌병변장애인, 지적장애인, 정신장애인, 자폐성장애인에 대하여 소정점수의 100%를 별도 산정한다. 하지만 추가되는 본인부담금은 전액 보험공단에서 부담하므로, 환자의 본인부담금은 변동이 없다.
• 치료기간 중 충전을 완료한 날에 1회만 별도 산정한다.
• 와동형성은 와동의 면수에 따라 가. 1면, 나. 2면, 다. 3면, 라. 4면 이상으로 구분하여 산정한다.
• 와동의 면수는 동일 치아에 2 이상의 와동을 형성한 경우에는 각 와동에 대한 면수를 합산하여 산정하되, 단 동일면에 국한한 2와동 이상의 와동을 형성한 경우에는 와동수에 관계없이 1면으로 산정한다.

적용 상병명

• 전처치에 적용하였던 상병명을 적용한다.

청구 시 유의할 사항

• 와동형성만을 별도로 청구하는 것은 시술내용상 적합하지 않으므로 '와동형성+충전+충전재료대'와 같이 청구해

야 한다.

- 마취, 방사선촬영, 러버댐 등을 같이 시행하였을 경우에는 별도 산정 가능하다.
- 전처치로 보통처치, 치아진정처치, 치수복조를 시행한 후 다른 날에 영구충전물로 충전하는 경우에 즉일충전처치가 아닌 와동형성을 적용한다.
- 치수절단, 당일발수근충, 근관충전 등을 치료 후에는 치료한 당일 혹은 다른 날에 충전하는 경우에 즉일충전처치가 아닌 와동형성을 적용한다.
- 즉일충전처치로 충전한 후 30일 이내에 재충전하는 경우에는 와동형성을 적용한다.
- 임플란트 보철물의 교합면 나사 삽입구(Screw hole)의 충전물이 탈락되어 재충전하는 경우에 와동형성을 산정한다.
- 진료기록부에 와동면수와 와동명을 기재하여야 한다(예: MO, BO, MOD 등). 와동면이 기재되어 있지 않으면 2, 3, 4면도 모두 1면으로 심사조정될 수 있다.

즉일충전처치와 와동형성의 비교

	즉일충전처치	와동형성
정의	당일에 경조직처치와 와동형성을 하고 충전을 완료하는 경우	전처치를 실시하고 다른 날 충전을 실시하는 경우
전처치	없음	필요(보통처치, 치아진정처치, 치수복조, 치수절단, 근관충전 등)
와동면수	구분 없이 산정	1, 2, 3, 4면으로 구분하여 산정
청구 조합	즉일충전처치+충전+충전재료대	와동형성+충전+충전재료대
충전일	당일 충전	전처치와 다른 날 충전(치수절단, 당일발수근충은 당일 적용 가능)
기타	–	임플란트 보철물의 교합면 나사 삽입구(Screw hole) 재충전 시 적용

- 즉일충전처치는 경조직처치과 와동형성으로 이루어진 것이다. 경조직처치는 치수를 보호하기 위한 치수복조와 충전물을 유지, 지지하기 위한 베이스와 이장을 포함하고 있다. 이러한 경조직처치가 전처치로 실시한 후 다른 날에 충전하는 경우에 와동형성을 적용한다. 치수치료(치수절단, 근관치료)를 한 경우에는 치수복조의 과정은 불필요하고 베이스와 이장 등은 치수치료의 과정에 포함되는 것으로 간주하여 와동형성을 적용한다.

관련 규정

○ 요양급여비용의 적용기준 및 방법에 관한 세부사항

Ⅰ. 행위

제10장 치과 처치·수술료

항목	제목	세부인정사항
차15 와동형성료 차13 충전 차13-2 충전물연마	치과임플란트 치아에 보철물의 교합면 나사 삽입구 재충전	치과임플란트 치아 보철물의 교합면 나사 삽입구 재충전을 하는 경우 수기료는 차15 와동형성료(면당), 차13 충전(면당), 차13-2 충전물연마(치당)의 소정점수를 각각 산정함 (고시 제2014-100호(행위), 2014. 7. 1. 시행)

14 충전 와동의 분류

- 과거에는 충전 와동을 와동 중심개념으로 와동수와 면에 따라 1와 1면에서 3와 3면까지 6가지로 구분하였으나, 2001년부터 면 중심개념으로 바꾸어 포함되는 면의 수에 따라 1면에서 4면 이상까지의 4가지로 구분되고 있다.
- 이전의 분류에서는 MO+DO와동은 3와 3면이었지만, 지금은 4면 이상 와동으로 분류되는 등 약간의 변화가 있다.

와동 분류의 원칙

- 치아면은 선각(Line angle)으로 구분하여, 근심면, 원심면, 교합면(절단면), 협면(순면), 설면(구개면) 등 총 5면으로 분류한다.

구치	전치
• 근심면(mesial surface; M) • 원심면(distal surface; D) • 교합면(occlusal surface; O) • 협면(bucca lsurface; B) • 설면/구개면(lingual/palatal surface; L)	• 근심면(mesial surface; M) • 원심면(distal surface; D) • 절단면(incisal surface; I) • 순면(facial surface; F) • 설면(lingual surface; L)

와동(충전) 면수에 따른 분류

1면	근심면, 원심면, 교합면(절단면), 협면(순면), 설면의 5면 중 1개 면에 국한된 와동
2면	근심면, 원심면, 교합면(절단면), 협면(순면), 설면의 5면 중 2개 면에 걸친 와동
3면	근심면, 원심면, 교합면(절단면), 협면(순면), 설면의 5면 중 3개 면에 걸친 와동
4면 이상	근심면, 원심면, 교합면(절단면), 협면(순면), 설면의 5면 중 4개 이상의 면을 포함한 와동

- 2개 면에 걸친 와동은 2면으로 산정하고, 4개 면 이상을 포함한 경우에는 4면 이상으로 산정한다.

  예: MO와동−M면과 O면의 2개 면에 걸쳐 있으므로 2면으로 산정

  B와동+O와동−B면과 O면에 있으므로 2면으로 산정

  BO와동−B면과 O면에 걸쳐 있으므로 2면 산정

  MOD와동−M면, O면, D면의 3개 면에 걸쳐 있으므로 3면 산정
- 동일 치아에 2개 이상의 와동을 따로 형성한 경우에는 각 와동에 대한 면수를 합산하여 산정한다.

  예: MO와동과 DO와동=2면 와동+2면 와동→4면 이상 와동

  (MO, DO와동은 MO면과 DO면에 와동이 따로 존재하므로 이를 각각 산정하여 더함)

  DOP와동과 MO와동=3면 와동+2면 와동→4면 이상 와동

• 단 동일면(1개 면)에 국한한 2개 이상의 와동을 형성한 경우에는 와동수에 관계없이 1면으로 산정한다.

예: 교합면의 mesial pit와 distal pit에 각각 독립된 와동이 있어 교합면에 2개의 와동이 있는 경우 1면으로 인정한다(O+O→1면 와동).

B와동과 O와동과 O와동=1면 와동(B)+1면 와동(O+O)→2면 와동

(O면에는 2개의 와동이 있지만 동일면에 있으므로 1면으로 인정함)

LO와동과 O와동=2면 와동→2면 와동

('LO와동과 O와동=2면 와동+1면 와동→3면 와동'으로 해야 하지만, O와동을 중복 합산하지 않고(O+O→1면 와동) 2면으로 산정함)

LO와동과 O와동은 3면으로 산정해야 한다

• '동일 치아에 2 이상의 와동을 형성한 경우에는 각 와동에 대한 면수를 합산하여 산정하되, 단 동일면에 국한한 2와동 이상의 와동을 형성한 경우에는 와동수에 관계없이 1면으로 산정한다.'
• LO와동과 O와동은 동일 치아에 2와동을 형성한 것이고, LO와동과 O와동이 동일면에 국한한 와동이 아니기 때문에 1와동으로 산정하지 않고 합산하여 3면으로 산정해야 한다.
• 하지만 와동 분류가 면 개념으로 바뀌기 이전에 LO와동과 O와동이 1와 2면으로 분류되어서 2면으로 산정하는 경우도 있기 때문에 유념해야 한다.

06

현행 분류와 대비되는 변경된 와동 분류와의 관계

• 구치

구분	1와동	2와동	3와동
1면	M, D, O, B, L, O&O		
2면	O&B, O&L, BO, LO, O&BO, O&LO	MO, DO	
3면	BOL	MOB, DOB MOL, DOL	MOD
4면		MOBL, DOBL	MODB, MODL, MODBL, MO&DO, MO&BO, DO&BO, MO&LO, DO&LO

Buccal(B), Lingual(L), Mesial(M), Distal(D), Oclusal(O)

• 전치

구분	1와동	2와동	3와동
1면	M, D, I, F, L		
2면	FI, LI, I&FI, I&LI	MI, DI, MF, DF, ML, DL	
3면	FIL	MIF, DIF, MIL, DIL, MLF, DLF	MID, MFD, MLD
4면		MIFL, DIFL, MI&DI, ML&DL	MIDF, MIDL, MIDFL

Facial(F), Lingual(L), Mesial(M), Distal(D), Incisal(I)

와동 급수에 따른 분류

• G.V. Black의 분류에 따른 와동의 급수

와동 급수(G.V. Black+Davis 와동의 분류)

와동	치아	와동면
1급	모든 치아	소구치·대구치의 교합면, 대구치의 협면·설면, 전치의 설면 와동(O, B, L, BO, LO)
2급	구치부	소구치·대구치의 인접면 와동(MO, DO, MOD)
3급	전치부	절치·견치의 절단연을 포함하지 않은 인접면 와동(절단우각 미포함)(M, D, MB, DB, ML, DL)
4급	전치부	절치·견치의 절단연을 포함하는 인접면 와동(절단우각 포함)(MI, DI, MIF, MIL, DIF, DIL)
5급	모든 치아	모든 치아의 협면(순면), 설면의 치경부 와동
6급	모든 치아	전치의 절단연, 구치의 교두정에 위치한 와동

• 광중합형 복합레진 충전의 경우에만 청구 시 와동 급수/충전 면수를 기재하여 청구하도록 되어 있다.

15 충전

분류번호	코드	분류
차-13		충전[1치당] Filling 주: 1. 아말감충전 및 복합레진 충전(글래스아이오노머시멘트(Ⅱ) 충전 포함)을 즉일충전처치, 치수절단, 당일발수근충, 근관충전 후 당일에 실시한 경우에는 소정점수를 별도 산정한다. 2. 동일 치아에 2와동 이상의 충전을 실시한 경우에는 각 와동에 대한 면수를 합산하여 산정하되, 단 동일면에 국한한 2와동 이상의 충전을 실시한 경우에는 와동수에 관계없이 1면으로 산정한다. 가. 아말감충전 Amalgam Filling
	U0131	(1) 1면
	U0132	(2) 2면
	U0133	(3) 3면
	U0134	(4) 4면 이상
		나. 복합레진 충전(글래스아이오노머시멘트(Ⅱ) 충전 포함) Composite Resin Filling 주: 접착 전처치 및 약제, 재료비용은 포함되므로 별도 산정하지 아니한다.
	U0135	(1) 1면
	U0136	(2) 2면
	U0137	(3) 3면
	U0138	(4) 4면 이상
		다. 광중합형 복합레진 충전 Light Curing Composite Resin Restoration 주: 접착 전처치 및 약제, 재료비용과 러버댐장착, 즉일충전처치, 충전물연마, 충전재료비용은 소정점수에 포함되므로 별도 산정하지 아니한다.
	U0239	(1) 1면
	U0240	(2) 2면
	U0241	(3) 3면 이상

- 충전은 치아 경조직질환에 이환된 치아에서 와동형성이 완료된 상태에서 와동에 보험급여로 인정되는 충전재료로 영구 충전하는 것을 말한다.

산정단위

- [1치당]

산정지침

- 만 8세 미만의 소아에 대하여는 소정점수의 30%를 가산한다.
- 치과에서 장애인으로 등록되어 있는 뇌병변장애인, 지적장애인, 정신장애인, 자폐성장애인에 대하여 소정점수의

100%를 별도 산정한다. 하지만 추가되는 본인부담금은 전액 보험공단에서 부담하므로, 환자의 본인부담금은 변동이 없다.

- 아말감충전 및 복합레진 충전(글래스아이오노머시멘트(Ⅱ) 충전 포함)을 즉일충전처치, 치수절단, 당일발수근충, 근관충전 후 당일에 실시한 경우에는 소정점수를 별도 산정한다.
- 충전은 충전 면수에 따라 가. 아말감충전과 나. 복합레진 충전(글래스아이오노머시멘트(Ⅱ) 충전 포함)은 (1) 1면, (2) 2면, (3) 3면, (4) 4면 이상으로, 다. 광중합형 복합레진 충전은 (1) 1면, (2) 2면, (3) 3면 이상으로 구분하여 산정한다.
- 충전 면수는 동일 치아에 2와동 이상의 충전을 실시한 경우에는 각 와동에 대한 면수를 합산하여 산정하되, 단 동일면에 국한한 2와동 이상의 충전을 실시한 경우에는 와동수에 관계없이 1면으로 산정한다.

적용 상병명

- 즉일충전처치와 와동형성에 적용한 상병명과 동일하게 적용한다.

청구 시 유의할 사항

- 충전만을 별도로 청구하는 것은 시술내용상 적합하지 않으므로 '즉일충전처치+충전+충전재료대', '와동형성+충전+충전재료대'와 같이 청구해야 한다.
- 충전과 함께 시행한 보통처치, 치아진정처치, 치수복조 등은 별도 인정하지 않으므로 충전만 산정한다.
- 마취, 방사선촬영, 러버댐 등을 같이 시행하였을 경우에는 별도 산정 가능하다.
- 재충전 등을 위하여 기존 충전물(아말감, 복합레진, 글래스아이오노머시멘트, 광중합형 복합레진 등)을 제거할 경우의 수기료는 차19 치관수복물 또는 보철물의 제거 '주'에 의거 소정금액을 산정한다.
- 당일, 동일 치아에 충전과 함께 시행한 교합조정술은 주된 처치료에 포함되므로 별도 인정하지 아니한다.
- 진료기록부에 충전 면수와 충전면명을 기재하여야 한다(예: MO, BO, MOD 등). 충전면명이 기재되어 있지 않으면 2, 3, 4면도 모두 1면으로 심사조정될 수 있다.
- 충전 시 사용한 Base cement 재료는 충전 전 와동 이장 목적에 해당하는 행위의 상대가치점수에 이미 포함되어 현재 별도 산정할 수 없으며, 「치료재료 급여·비급여 목록 및 급여 상한금액표」에서도 Base cement 재료가 삭제되었다. 따라서 base 목적으로 사용한 G.I.시멘트도 별도 산정할 수 없다.

관련 규정

○ 요양급여비용의 적용기준 및 방법에 관한 세부사항
Ⅰ. 행위
제10장 치과 처치·수술료

항목	제목	세부인정사항
차19 치관수복물 또는 보철물의 제거	재충전 등을 위해 충전물 제거 시 수기료 산정방법	재충전 등을 위하여 기존 충전물(아말감, 복합레진, 글래스아이오노머시멘트, 광중합형 복합레진 등)을 제거할 경우의 수기료는 차19 치관수복물 또는 보철물의 제거 '주'에 의거 소정금액을 산정함 (고시 제2020-84호, 2020. 5. 1. 시행)

06

항목	제목	세부인정사항
차13 충전	차13 충전 시 Base Cement 재료대 인정 여부	삭제 변경사유: 치과 충전 시 Base Cement 재료는 충전 전 와동 이장 목적에 해당하는 행위의 상대가치점수에 이미 포함되어 현재 별도 산정할 수 없으며, 「치료재료 급여·비급여 목록 및 급여 상한금액표」에서 삭제되어 고시 개정함 (고시 제2017-118호(행위), 2017. 7. 1. 시행)

항목	제목	세부인정사항
차29 교합조정술	동일 치아에 충전처치 또는 치수치료와 동시 실시한 차29 교합조정술 인정 여부	동일 치아에 충전처치 또는 치수치료와 동시 실시한 차29 교합조정술은 주된 처치료에 포함되므로 별도 인정하지 아니함 (고시 제2020-19호(행위), 2020. 2. 1. 시행)

Ⅲ. 국민건강보험 요양급여의 기준에 관한 규칙 제10조에 의거 신의료기술로 신청된 항목 중 이미 심사기준으로 운용되고 있는 항목
제10장 치과 처치·수술료

항목	제목	세부인정사항
차13 충전	지오이 이장 글래스아이오노머 이장 Cement base	차13 충전료의 소정점수에 포함됨 (고시 제2000-73호)

아말감충전

- 아말감충전은 충전 면수에 따라 (1) 1면, (2) 2면, (3) 3면, (4) 4면 이상으로 구분하여 산정한다.
- 2020년 1월 1일부터 치과용 아말감 중 분말·정제형은 유통과 사용을 금지하여, 캡슐형만 사용 가능하다. 따라서 「치료재료 급여·비급여 목록 및 급여 상한금액표」 고시에 등재된 분말·정제형 치과용아말감은 목록에서 삭제되었다.
- 아말감 재료대는 캡슐형 아말감만 사용함에 따라 충전 면수에 따른 산정이 아닌 1치당으로 산정한다.
- 아말감충전 후에는 충전 다음 날부터 충전물연마를 적용할 수 있다.
- 아말감충전을 1일에 좌·우측을 동시에 여러 개 충전하는 경우에는 심사조정될 수 있으므로 반드시 내역설명을 해준다.
- 당일, 동일 치아에 광중합형 복합레진 충전과 동시에 아말감충전을 시행하는 경우에는 아말감충전은 인정하지 않고, 광중합형 복합레진 충전만 인정한다. 단 병변의 위치 등으로 불가피하게 아말감충전을 동시에 시행하고 요양급여비용 청구 시 아말감충전에 대한 사유를 명시한 의사소견서를 제출한 경우에는 광중합형 복합레진 충전 소정점수의 100%와 아말감충전 소정점수의 50%를 인정한다. 또한 광중합형 복합레진 충전에 와동형성 비용이 포함되어 있어, 아말감충전에 시행된 와동형성은 별도 인정하지 않는다.
- Ketac silver, Miracle mix, Alpha silver 등 금속강화형 시멘트는 지대치축조형(core) 및 유치충전용으로 사용 시 인정하며, 해당 수기료는 가. 아말감충전으로 산정한다. 따라서 영구치 충전치료에는 산정할 수 없다.

아말감충전 후 동일 치아에 재충전하는 경우

<table>
<tr><th>재충전 시기</th><th>즉일충전처치 후</th><th colspan="2">와동형성 충전 후</th></tr>
<tr><td>1개월 이내</td><td>재진
와동형성 50%
가. 아말감충전 50%
아말감 재료대 100%</td><td colspan="2">재진
와동형성 50%
가. 아말감충전 50%
아말감 재료대 100%</td></tr>
<tr><td rowspan="2">1개월 이후</td><td rowspan="2">초진
즉일충전처치 100%
가. 아말감충전 100%
아말감 재료대 100%</td><td>우식치료 후</td><td>치수치료 후</td></tr>
<tr><td>초진
즉일충전처치 100%
가. 아말감충전 100%
아말감 재료대 100%</td><td>초진
와동형성 100%
가. 아말감충전 100%
아말감 재료대 100%</td></tr>
</table>

- 아말감충전을 실시한 후 1개월 이내에 동일 치아에 재충전을 실시한 경우에는 가. 아말감충전 소정점수의 50%와 와동형성 소정점수의 50%를 인정하고 치료재료는 별도 산정한다.
- 아말감충전을 하고 1개월 이후에 동일 치아에 재충전하는 경우에는 이전의 충전이 즉일충전처치 또는 치수복조 후 와동형성 충전(우식치료)을 한 경우에는 즉일충전처치 100%를 산정하고, 이전의 충전이 치수치료 후 충전인 경우에는 와동형성 100%를 산정한다.

재충전 시기	2020년 5월 1일 이전	2020년 5월 1일부터
1개월 이내 재충전 시	[차13 충전+차15 와동형성]의 50%를 산정하고 치료재료는 별도 산정함	차13가 아말감충전 소정점수의 50%와 차15 와동형성 소정점수의 50%를 인정하고 치료재료는 별도 산정함

예시: 즉일충전처치

- 초진 시 우식이 있는 #36을 당일에 아말감충전(BO와동)하였다.

내원일	1일째
상병명	K021 상아질의 우식
청구내역	초진진찰료 즉일충전처치 충전 가. 아말감충전 2면 아말감 재료대 1
추가	마취 방사선촬영 러버댐
내역설명	

- 초진 당일에 아말감충전을 했기 때문에 즉일충전처치를 산정한다. 마취와 방사선촬영을 시행한 경우에는 추가하여 청구할 수 있다. 러버댐을 장착한 경우에는 러버댐도 인정된다.
- 아말감 재료대는 캡슐형 아말감만 사용함에 따라 충전 면수에 따른 산정이 아닌 1치당으로 산정한다.

예시: 와동형성 충전

• 초진 시 깊은 우식이 있는 #36에 치수복조를 시행하고, 다음 번 내원 시 아말감으로 충전(MO와동)하였다.

내원일	1일째	2일째	3일째
상병명	K021 상아질의 우식		
청구내역	초진진찰료 치수복조	재진진찰료 와동형성 충전 가. 아말감충전 2면 아말감 재료대 1	재진진찰료 충전물연마
추가	마취 방사선촬영	러버댐	
내역설명			

• 초진 시 치수복조라는 전처치가 있으므로 즉일충전처치를 산정하지 않고 와동형성을 적용해야 한다. 마취와 방사선촬영을 시행한 경우에는 추가하여 청구할 수 있다. 러버댐을 장착하고 치수복조를 하였다고 해도 치수복조 시 러버댐은 인정되지 않는다. 충전 시에는 인정된다. 아말감충전 후에는 충전 다음 날부터 충전물연마를 적용할 수 있다.

관련 규정

○ 요양급여비용의 적용기준 및 방법에 관한 세부사항

Ⅰ. 행위

제10장 치과 처치·수술료

항목	제목	세부인정사항
차13 충전	충전 후 동일 치아에 재충전 시 급여기준	• 차13가 아말감충전을 실시한 후 1개월 이내에 재충전을 실시한 경우 차13가 아말감충전 소정점수의 50%와 차15 와동형성 소정점수의 50%를 인정하고 치료재료는 별도 산정함 • 차13나 복합레진 충전을 실시한 후 3개월 이내(글래스아이오노머시멘트의 경우 1개월 이내)에 재충전을 실시한 경우 차13나 복합레진 충전 소정점수의 50%와 차15 와동형성 소정점수의 50%를 인정하고 치료재료는 별도 산정함 • 차13다 광중합형 복합레진 충전을 실시한 후 6개월 이내에 재충전을 실시한 경우 소정점수의 50%를 인정함 (고시 제2020-84호, 2020. 5. 1. 시행)

항목	제목	세부인정사항
차13 충전	광중합형 복합레진 충전 당일 동일 치아에 동시 시행된 타 충전 인정 여부	차13다 광중합형 복합레진 충전 당일 동일 치아에 타 충전이 동시에 시행된 경우에는 광중합형 복합레진 충전의 소정점수만 인정함(단 병변의 위치 등으로 불가피하게 타 충전을 동시에 시행하여 요양급여비용 청구 시 타 충전 사유를 명시한 의사소견서를 제출한 경우 광중합형 복합레진 충전 소정점수의 100%와 타 충전 소정점수의 50%를 인정함) (고시 제2020-84호(행위), 2020. 5. 1. 시행)

항목	제목	세부인정사항
일반사항	금속강화형시멘트의 급여 기준 및 수기료 산정방법	금속강화형 시멘트는 지대치축조형 및 유치충전용으로 사용 시 인정하며, 해당 수기료는 차13가 아말감충전으로 산정함 (고시 제2016-30호(행위), 2016. 3. 1. 시행)

복합레진 충전(글래스아이오노머시멘트(II) 충전 포함)

- 광중합형 글래스아이오노머시멘트는 비급여이다. 여기서 얘기하는 보험급여가 되는 복합레진과 글래스아이오노머시멘트(Ⅱ)는 자가중합형을 말한다.
- 복합레진 충전(글래스아이오노머시멘트(Ⅱ) 충전 포함)은 충전 면수에 따라 (1) 1면, (2) 2면, (3) 3면, (4) 4면 이상으로 구분하여 산정한다.
- 복합레진 충전(글래스아이오노머시멘트(Ⅱ) 충전 포함)에는 접착 전처치 및 약제, 재료비용은 포함되므로 별도 산정하지 않고, 복합레진과 글래스아이오노머시멘트의 충전재료 비용은 치아당으로 산정한다. 따라서 충전재료대는 치아당 1회로 청구한다.
- 당일, 동일 치아에 광중합형 복합레진 충전과 동시에 타 충전(복합레진 충전 또는 글래스아이오노머시멘트 충전)을 시행하는 경우에는 타 충전은 인정하지 않고, 광중합형 복합레진 충전만 인정한다. 단 병변의 위치 등으로 불가피하게 타 충전을 동시에 시행하고, 요양급여비용 청구 시 타 충전에 대한 사유를 명시한 의사소견서를 제출한 경우에는 광중합형 복합레진 충전 소정점수의 100%와 타 충전 소정점수의 50%를 인정한다. 또한 광중합형 복합레진 충전에 와동형성 비용이 포함되어 있어, 타 충전에 시행된 와동형성은 별도 인정하지 않는다.
- 글래스아이오노머시멘트로 충전한 경우에는 충전 당일에 시행한 충전물연마를 적용할 수 있다.
- 치경부 부위의 복합레진 또는 글래스아이오노머시멘트 충전 시 3면 충전은 치경부의 결손부위 수복 범위가 근심면, 원심면, 협면을 포함하여 치질의 구조적 손상이 크고 명확할 때는 인정할 수 있으나, 근심면과 원심면 등에서 치아의 구조적 손상이 크지 않거나 명확하지 않을 때는 일반적으로 협면에 해당하는 1면 충전이 적정한 것으로 판단하고 있다. 따라서 치은퇴축이나 치경부마모증과 같은 상병으로 3면 충전을 청구하는 경우에는 이들 상병에서는 근심면과 원심면까지 치아의 구조적 손상이 크고 명확한 가능성이 적다고 인정되어 1면으로 심사조정될 수 있다.

복합레진 충전 후 동일 치아에 재충전하는 경우

재충전 시기	즉일충전처치 후	와동형성 충전 후	
3개월 이내	초진(30일 이내 재진) 와동형성 50% 나. 복합레진 충전 50% 복합레진 재료대 100%	초진(30일 이내 재진) 와동형성 50% 나. 복합레진 충전 50% 복합레진 재료대 100%	
3개월 이후	초진 즉일충전처치 100% 나. 복합레진 충전 100% 복합레진 재료대 100%	우식치료 후	치수치료 후
		초진 즉일충전처치 100% 나. 복합레진 충전 100% 복합레진 재료대 100%	초진 와동형성 100% 나. 복합레진 충전 100% 복합레진 재료대 100%

- 복합레진의 재충전 시기 기준은 3개월이지만, 초진·재진의 기준은 30일이므로 30일 이내에 재충전하는 경우에는 재진으로 산정한다.
- 복합레진 충전을 실시한 후 3개월 이내에 동일 치아에 재충전을 실시한 경우에는 나. 복합레진 충전 소정점수의 50%와 와동형성 소정점수의 50%를 인정하고 치료재료는 별도 산정한다.
- 복합레진 후 3개월 이후에 동일 치아에 재충전하는 경우에는 이전의 충전이 즉일충전처치 또는 치수복조 후 와동형성 충전(우식치료)을 한 경우에는 즉일충전처치 100%를 산정하고, 이전의 충전이 치수치료 후 충전인 경우에는 와동형성 100%를 산정한다.

글래스아이오노머시멘트(G.I.시멘트) 충전 후 동일 치아에 재충전하는 경우

<table>
<tr><th></th><th>즉일충전처치 후</th><th colspan="2">와동형성 충전 후</th></tr>
<tr><td>1개월 이내</td><td>재진
와동형성 50%
나. 복합레진 충전 50%
G.I.시멘트 재료대 100%</td><td colspan="2">재진
와동형성 50%
나. 복합레진 충전 50%
G.I.시멘트 재료대 100%</td></tr>
<tr><td rowspan="2">1개월 이후</td><td rowspan="2">초진
즉일충전처치 100%
나. 복합레진 충전 100%
G.I.시멘트 재료대 100%</td><td>우식치료 후</td><td>치수치료 후</td></tr>
<tr><td>초진
즉일충전처치 100%
나. 복합레진 충전 100%
G.I.시멘트 재료대 100%</td><td>초진
와동형성 100%
나. 복합레진 충전 100%
G.I.시멘트 재료대 100%</td></tr>
</table>

- 1개월 이내에 재충전하는 경우에는 재진을 적용하고, 원래의 충전이 즉일충전이든 와동형성 충전이든 모두 와동형성 50%, 충전 50%, 충전재료대 100%를 산정한다.
- 글래스아이오노머시멘트 충전을 실시한 후 1개월 이내에 동일 치아에 재충전을 실시한 경우에는 나. 복합레진 충전 소정점수의 50%와 와동형성 소정점수의 50%를 인정하고 치료재료는 별도 산정한다.
- 1개월 이후에 재충전하는 경우에는 초진을 적용하고, 즉일충전처치를 한 경우는 즉일충전처치 100%로 청구하며, 와동형성 충전의 경우는 이전의 치료가 우식치아를 충전한 경우에는 즉일충전처치 100%, 충전 100%, 충전재료대 100%로, 이전의 치료가 치수치료 후 충전한 경우에 와동형성 100%, 충전 100%, 충전재료대 100%로 산정한다.

<table>
<tr><th></th><th>2020년 5월 1일 이전</th><th>2020년 5월 1일부터</th></tr>
<tr><td rowspan="2">재충전 시</td><td rowspan="2">1개월 이내에 재충전을 실시한 경우에는 [차13 충전+차15 와동형성]의 50%를 산정하고 치료재료는 별도 산정</td><td>복합레진 충전을 실시한 후 3개월 이내에 재충전을 실시한 경우 나. 복합레진 충전 소정점수의 50%와 와동형성 소정점수의 50%를 인정하고 치료재료는 별도 산정</td></tr>
<tr><td>글래스아이오노머시멘트 충전을 실시한 후 1개월 이내에 재충전을 실시한 경우 나. 복합레진 충전 소정점수의 50%와 와동형성 소정점수의 50%를 인정하고 치료재료는 별도 산정함</td></tr>
</table>

예시: 동일 치아에 교합면은 아말감, 치경부는 글래스아이오노머 충전을 시행한 경우

내원일	1일째
상병명	K021 상아질의 우식
청구내역	초진진찰료 [교합면] 즉일충전처치 충전 가. 아말감충전 1면 아말감 재료대 1면 [치경부] 충전 나. 복합레진 충전(글래스아이오노머시멘트(Ⅱ) 충전 포함) 1면 G.I.시멘트 재료대 1회
추가	마취 방사선촬영 러버댐
내역설명	교합면 우식부위는 치경부의 마모 부위는 G.I.시멘트로 충전함

- 교합면과 치경부에 재료를 달리하여 충전하였다고 각각 즉일충전처치로 청구하면 즉일충전처치료의 횟수가 2회가 된다. 즉일충전처치는 와동수와 상관없이 1치아당 1회만 청구 가능하므로 즉일충전처치는 1회만 청구한다.
- 충전 가. 아말감충전 1면과 충전 나. 복합레진 충전(글래스아이오노머시멘트(Ⅱ) 충전 포함) 1면을 각각 청구한다. '교합면 우식부위는 치경부의 마모 부위는 G.I.시멘트로 충전함' 등으로 내역설명을 해 준다. 이때 재료대가 G.I.시멘트 재료대는 횟수가 1이 되며, 이는 G.I.시멘트는 아말감(면당)과 다르게 치아당 산정하기 때문이다.

내원일	1일째
상병명	K021 상아질의 우식
청구내역	초진진찰료 [교합면] 즉일충전처치 충전 가. 아말감충전 1면 아말감 재료대 1면
상병명	K031 치아의 마모
청구내역	[치경부] 충전 나. 복합레진 충전(글래스아이오노머시멘트(Ⅱ) 충전 포함) 1면 G.I.시멘트 재료대
추가	마취 방사선촬영 러버댐
내역설명	교합면 우식부위는 치경부의 마모 부위는 G.I.시멘트로 충전함

• 상병명을 교합면 부위의 우식과 치경부 부위의 마모부위를 나누어서 각각 적용할 수 있다. 상병명을 2가지 상병을 각각 적용하여도 즉일충전처치는 1회만 산정한다.

관련 규정

○ 요양급여비용의 적용기준 및 방법에 관한 세부사항

Ⅰ. 행위

제10장 치과 처치·수술료

항목	제목	세부인정사항
차13 충전	충전 후 동일 치아에 재충전 시 급여기준	• 차13가 아말감충전을 실시한 후 1개월 이내에 재충전을 실시한 경우 차13가 아말감충전 소정점수의 50%와 차15 와동형성 소정점수의 50%를 인정하고 치료재료는 별도 산정함 • 차13나 복합레진 충전을 실시한 후 3개월 이내(글래스아이오노머시멘트의 경우 1개월 이내)에 재충전을 실시한 경우 차13나 복합레진 충전 소정점수의 50%와 차15 와동형성 소정점수의 50%를 인정하고 치료재료는 별도 산정함 • 차13다 광중합형 복합레진 충전을 실시한 후 6개월 이내에 재충전을 실시한 경우 소정점수의 50%를 인정함 (고시 제2020-84호(행위), 2020. 5. 1. 시행)

행정해석

복합레진 충전을 재충전하는 경우 수가 산정방법은?
• 복합레진 충전을 실시한 후 3개월 이내에 동일 치아에 재충전을 실시한 경우 차-13나. 복합레진 충전 소정점수의 50%와 차-15 와동형성 소정점수의 50%를 인정하고 치료재료는 별도 산정합니다. - 예시: 2020. 5. 11.에 복합레진 충전치료를 상악좌측제2큰어금니 씹는면에 시행 후 탈락하여 2020. 7. 15.에 재충전 시, 차-13 충전 나. 1면 50%와 차-15 와동형성 1면 50%를 인정함 • 다만 글래스아이오노머시멘트로 충전을 실시한 경우, 1개월 이내 동일 치아에 재충전 시행 시 차-13나. 복합레진 충전 소정점수의 50%와 차-15 와동형성 소정점수의 50%를 인정하고, 치료재료는 별도 산정합니다. - 예시: 2020. 5. 15. 글래스아이오노머시멘트 충전치료를 하악좌측제1유구치 씹는면에 시행 후 2020. 6. 5. 동일 치아에 충치가 발생하여 근심면과 협면에 재충전 시, 차-13 충전 나. 2면 50%와 차-15 와동형성 2면 50%를 인정함 (의료보장관리과-784호, 2020-04-29)

공개심의사례

상병 및 진료내역 참조, 「차13나 복합레진 충전(글래스아이오노머시멘트(Ⅱ) 충전 포함)」의 적정 여부
• 이 건(4 사례)은 '차13나. 복합레진 충전(글래스아이오노머시멘트(Ⅱ) 충전 포함)'의 적정 여부에 대하여 논의함 • 관련 학회와 전문가에 의하면 3면 충전은 치경부의 결손부위 수복 범위가 근심면, 원심면, 협면을 포함하여 치질의 구조적 손상이 크고 명확할 때는 인정할 수 있으나, 근심면과 원심면 등에서 치아의 구조적 손상이 크지 않거나 명확하지 않을 때는 일반적으로 협면에 해당하는 1면 충전이 적정한 것으로 판단됨 또한 치경부의 결손부위 수복의 적응증은 경조직 손상, 경조직 변색, 치은퇴축 등에서 상병이 확인되지 않아 의학적으로 타당한 진료로 볼 수 없는 경우 시행된 '차13나. 복합레진 충전(글래스아이오노머시멘트(Ⅱ) 충전 포함)'은 인정하지 아니함 • 따라서 '차13나. 복합레진 충전(글래스아이오노머시멘트(Ⅱ) 충전 포함)'에 대하여는 진료기록부와 시술 전후 영상자료에서 해당 치아의 치질 변화 및 근심면, 원심면, 협면 등의 치질의 손상 등을 고려하여 아래와 같이 결정함 - 아래 - ▶ 사례 1(여/65세) 치아의 기타 명시된 마모, 상아질의 우식상병으로 하악 전치 6개 치아부위에 차13나(3) 복합레진 충전-3면(#31, 32, 33, 41, 42, 43)이 청구된 건으로, 교모증으로 실시한 것이 확인되나, 인접면 치질의 변화와 치질의 구조적 손상이 확인되지 않으므로 청구된 차13나(3) 복합레진 충전-3면(글래스아이오노머시멘트(Ⅱ) 충전 포함) 치아(#31, 32, 33, 41, 42, 43)는 교합면 차13나(1) 복합레진 충전-1면(글래스아이오노머시멘트(Ⅱ) 충전 포함)으로 인정함

▶ 사례 2(여/39세) 치아의 기타 명시된 마모, 상아질의 우식상병으로 상악 좌측 5개 치아부위에 차13나(1) 복합레진 충전(글래스아이오노머시멘트(Ⅱ) 충전 포함)–1면(#24, 25), 차13나(2) 복합레진 충전(글래스아이오노머시멘트(Ⅱ) 충전 포함)–2면(#23), 차13나(3) 복합레진 충전(글래스아이오노머시멘트(Ⅱ) 충전 포함)–3면(#26, 27) 등이 청구된 건으로,
#26 치아는 근심면, 원심면, 협면에서 치질의 구조적 손상이 확인되어 차13나(3) 복합레진 충전(글래스아이오노머시멘트(Ⅱ) 충전 포함)–3면으로 인정하며, #23, 24, 25, 27 치아는 복합레진 충전의 적응증(경조직 손상, 경조직의 변색, 치은퇴축 등)에 해당되지 않으며, 의학적으로도 타당하지 아니하여 차13나(1) 복합레진 충전(글래스아이오노머시멘트(Ⅱ) 충전 포함)–1면×2, 차13나(2) 복합레진 충전(글래스아이오노머시멘트(Ⅱ) 충전 포함)–2면×1, 차13나(3) 복합레진 충전(글래스아이오노머시멘트(Ⅱ) 충전 포함)–3면은 인정하지 아니함

▶ 사례 3(여/31세) 치아의 기타 명시된 마모, 상아질의 우식상병으로 하악 우측 5개 치아부위에 차13나(1) 복합레진 충전(글래스아이오노머시멘트(Ⅱ) 충전 포함)–1면(#43), 차13나(2) 복합레진 충전(글래스아이오노머시멘트(Ⅱ) 충전 포함)–2면(#44, 45), 차13나(3) 복합레진 충전(글래스아이오노머시멘트(Ⅱ) 충전 포함)–3면(#46, 47) 등이 청구된 건으로,
복합레진 충전의 적응증(경조직 손상, 경조직 변색, 치은퇴축 등)에 해당되지 않으며, 의학적으로도 타당하지 아니하여 차13나(1) 복합레진 충전(글래스아이오노머시멘트(Ⅱ) 충전 포함)–1면×1, 차13나(2) 복합레진 충전(글래스아이오노머시멘트(Ⅱ) 충전 포함)–2면×2, 차13나(3) 복합레진 충전(글래스아이오노머시멘트(Ⅱ) 충전 포함)–3면×2는 인정하지 아니함

▶ 사례 4(여/34세) 치아의 기타 명시된 마모, 상아질의 우식상병으로 상악 좌측 5개 치아부위에 차13나(3) 복합레진 충전(글래스아이오노머시멘트(Ⅱ) 충전 포함)–3면(#23, 24, 25, 26, 27) 등이 청구된 건으로,
복합레진 충전의 적응증(경조직 손상, 경조직 변색, 치은퇴축 등)에 해당되지 않으며, 의학적으로도 타당하지 아니하여 차13나(3) 복합레진 충전(글래스아이오노머시멘트(Ⅱ) 충전 포함)–3면×5는 인정하지 아니함

□ 중앙심사조정위원회 심의결과: 상 동
□ 공개구분: 외부공개

(2018. 12. 18.)

06

광중합형 복합레진 충전

• 광중합형 복합레진 충전은 치과 분야 건강보험 보장성 확대 방안으로 2019년 1월 1일부터 12세 이하 아동에 한하여 보험급여로 적용한 이후 1년간의 시행 상황을 검토 후 2020년 5월 1일부터 급여대상과 범위 급여기준 등을 수정 보완하여 관련 내용을 고시하였다.

2020년 5월 1일 이전	2020년 5월 1일부터
12세 이하 아동	5세 이상~12세 이하 아동
치아우식증에 이환된 영구치	치수병변이 없는 치아우식증에 이환된 영구치(제3대구치는 제외)
〈신설〉	1일 최대 4치까지 인정
〈신설〉	보통처치, 치아진정처치, 치수복조, 러버댐장착, 즉일충전처치, 와동형성, 충전물연마, 교합조정 등은 광중합형 복합레진 충전 전후(당일 포함) 1개월 이내에 동일 치아에 실시한 경우 별도 인정하지 아니함
〈신설〉	광중합형 복합레진 충전 당일 동일 치아에 아말감, 복합레진, G.I.시멘트 충전이 동시에 시행된 경우에는 광중합형 복합레진 충전의 소정점수만 인정함
〈신설〉	광중합형 복합레진 충전 당일 동일 치아에 치면열구전색술을 동시 시행한 경우 광중합형 복합레진 충전 소정점수의 100%와 치면열구전색술 소정점수의 50%(상급종합병원·종합병원·치과대학부속치과병원은 소정점수의 70%)를 인정함

• 광중합형 복합레진 충전은 충전 당일에 치아 경조직처치(치수절단, 발수 등 제외)와 와동형성 완료 후 실시한 경우에 적용하며, 급여대상과 급여범위에 해당한 경우만 보험급여에 해당하고 그 외에는 비급여로 한다.

급여대상

- 진료일 기준으로 만 5세 이상~12세 이하 아동. 치료 당일에 생일 기준으로 만 13세가 되기 전까지는 보험적용을 받는다. (예시: 2020년 5월 4일 내원 시, 2007. 5. 5.~2015. 5. 4. 기간 중 출생한 아동에 대해 급여가 적용되고, 2007. 5. 5. 이전 출생하거나 2015. 5. 4. 이후 출생한 경우는 비급여로 적용함)
- 다만 아동의 성장발육 속도가 빨라 만 5세 이전에 맹출된 영구치에 대하여 충전을 시행한 경우에는 요양급여비용 청구 시 영상자료 등 증빙자료를 첨부 및 제출하여야 급여 적용이 가능하다.

급여범위

- 치수병변이 없는 치아우식증에 이환된 영구치(제3대구치는 제외). 따라서 치수병변 치료를 충전 당일에 시행했거나 완료한 치아는 급여 적용대상이 아니다.

치수병변 치료란?

치수병변 치료는 근관와동형성, 당일발수근충, 치수절단, 발수, 근관세척, 근관확대(근관성형 포함), 근관충전, 응급근관처치, 근관내 기존 충전물 제거 등을 말한다.

- 치아우식증이 아닌 치수염, 치아의 마모, 침식, 외상에 의한 파절 등으로 광중합형 복합레진 충전을 실시한 경우는 급여 적용대상이 아니다.
- 유치는 보험적용이 안 된다. 선천적으로 영구치가 결손된 유치의 경우도 급여 적용대상이 아니다.
- 우식증이 있는 치아에 보철을 목적으로 광중합형 복합레진 충전을 실시한 경우는 「국민건강보험 요양급여의 기준에 관한 규칙」 [별표2] 비급여대상 제4호 바목에 의거 비급여대상에 해당하므로 광중합형 복합레진 충전은 비급여로 적용해야 한다.

1일 산정횟수

- 1일 최대 4치까지 인정하며, 그 외에는 비급여대상이다.
- 단 환자의 구강건강 상태, 치료 순응도, 장애 등의 사유로 전신마취 또는 진정요법을 이용한 행동조절 시행 후 1일 최대 인정 치아수를 초과하여 충전을 실시한 경우에는 요양급여비용 청구 시 특정내역에 의사소견서를 첨부하여 제출하여야 급여 적용이 가능하다.

전신마취와 행동조절이란?

전신마취는 바-1가. 전신마취, 바-1나. 부위(국소)마취, 바-2가.(1) 마취의 기관내 삽관에 의한 폐쇄순환식 전신마취 등을 말하며, 진정요법을 이용한 행동조절은 차-37 행동조절(아산화질소 흡입)을 말한다.

산정지침

- 광중합형 복합레진 충전에는 접착 전처치 및 약제, 재료비용과 러버댐장착, 즉일충전처치, 충전물연마, 충전재료비용은 소정점수에 포함되므로 별도 산정하지 아니한다.

장비 및 재료대 신고

- 광중합형 복합레진 충전을 실시하기 전에 반드시 보건의료자원통합신고포털에 광중합기 신고를 하여야 한다.
- 보건의료자원통합신고포털(http://www.hurb.or.kr)로 공인 로그인 후 신고 여부를 확인할 수 있다. 신고가 누락되어 있는 경우 심사 시 삭감 조정되므로 반드시 확인 후 청구해야 한다.
- 또한 광중합형 복합레진 충전에 사용되는 에칭, 본딩 등 약제 및 재료비용과 레진 충전재료 비용은 광중합형 복합레진 충전 행위료에 포함되어 있으므로 별도의 재료 구입신고가 필요하지 않다.

적용 상병명

K02	치아우식	Dental caries
K020	에나멜에 제한된 우식	Caries limited to enamel
K020	백색반점병변(초기 우식)	White spot lesions[initial caries]
K021	상아질의 우식	Caries of dentin
K022	시멘트질의 우식	Caries of cementum
K023	정지된 치아우식	Arrested dental caries
K028	기타 치아우식	Other dental caries
K029	상세불명의 치아우식	Dental caries, unspecified

- 광중합레진의 급여범위가 치수병변이 없는 치아우식증에 이환된 영구치로 명시되어 있기 때문에 반드시 치아우식증과 관련된 상병명을 적용해야 한다.

충전 면수

- 광중합형 복합레진 충전은 충전 면수에 따라 1면, 2면, 3면 이상으로 구분하여 산정한다.
- 광중합형 복합레진 충전의 청구 시에는 줄번호 단위의 특정내역 구분코드 JX999(기타내역)에 와동 급수/충전 면수를 기재하여 청구하여야 한다.

특정내역이란?

특정내역(JX999)은 진료행위별로 해당 행위에 대한 내역을 말한다.

청구 시 유의사항

별도 산정 불가 항목(광중합형 복합레진 충전 수가에 포함)	별도 산정 가능 항목
접착 전처치 및 약제, 재료비용, 충전재료 비용 보통처치, 치아진정처치, 치수복조, 즉일충전처치, 와동형성, 충전물연마, 러버댐장착, 교합조정술	방사선촬영 마취 치관수복물 또는 보철물의 제거

- 다. 광중합형 복합레진 충전은 에칭, 본딩 등의 접착 전처치 및 약제, 재료비용과 레진 충전재료, 러버댐장착, 즉일충전처치(치수복조, 와동형성 포함), 충전물연마, 교합조정 및 외형 마무리 등의 비용이 포함되어 있어 별도 산정하지 않는다.
- 광중합형 복합레진 충전 이전에(1개월 이내) 내원하여 동일 치아에 충전을 목적으로 하는 전처치는 별도 인정하지 않는다.

전처치란?

전처치는 보통처치, 치아진정처치, 치수복조, 즉일충전처치, 와동형성 등을 말한다.

- 따라서 전처치를 시행한 경우에는 전처치 항목을 제외한 당일 진찰료(초·재진료), 방사선촬영, 마취 등은 청구가 가능하며, 기존 충전된 수복물을 제거하였다면 치관수복물 또는 보철물의 제거도 청구 가능하다.
- 치면열구전색술(치아홈메우기)을 시행한 치아에 우식증이 발생하여 전색제를 제거 후 광중합형 복합레진 충전을 실시한 경우에 전색제 제거 비용을 별도 산정하지 않는다.
- 광중합형 복합레진 충전 후(당일 포함) 1개월 이내에 동일 치아에 실시한 충전물연마, 교합조정 등은 별도 인정하지 않는다. 단 광중합형 복합레진 충전 시행 전, 이전 처치의 연장으로 충전물연마, 교합조정술 등을 시행한 경우에는 별도 인정 가능하다.
- 러버댐장착은 다. 광중합형 복합레진 충전 수가에 포함되어 있고, [1악당] 수가이므로 당일 다른 진료행위로 동일 악(상악 또는 하악)에 러버댐장착을 실시하여도 별도 인정하지 않는다. 단 반대악일 경우에는 별도 인정 가능하다.
- 동일 치아에 2면 이상의 치아우식증이 있어 각각의 면에 대해 서로 다른 날에 광중합형 복합레진 충전을 시행한 경우에는 시술하는 날마다 각각 청구하지 않고, 치료가 종료되는 시점에 각 면수를 합산하여 다. 광중합형 복합레진 충전을 1회만 청구한다.

광중합형 복합레진 충전 후 동일 치아에 재충전하는 경우

	충전
6개월 이내	초진(30일 이내 재진) 다. 광중합형 복합레진 충전 50%
6개월 이후	초진 다. 광중합형 복합레진 충전 100%

- 광중합형 복합레진 충전은 치아우식증인 경우에만 보험적용이 되며, 소정점수에 즉일충전처치 및 충전재료 비용 등이 포함되어 있으므로 별도 산정하지 않는다.
- 광중합형 복합레진 충전을 실시한 후 6개월 이내에 동일 치아에 재충전을 실시한 경우에는 다. 광중합형 복합레진 충전 소정점수의 50%를 산정한다.
- 광중합형 복합레진 충전의 재충전 시기 기준은 6개월이지만 초진·재진의 기준은 30일이므로 30일 이내에 재충전하는 경우에는 재진으로 산정한다.

	2020년 5월 1일 이전	2020년 5월 1일부터
재충전 시	1개월 이내에 재충전을 실시한 경우에는 [차13 충전 +차15 와동형성]의 50%를 산정하고 치료재료는 별도 산정	다. 광중합형 복합레진 충전을 실시한 후 6개월 이내에 재충전을 실시한 경우 소정점수의 50%를 인정함

다른 치료를 동시에 시행한 경우

광중합형 복합레진 충전 당일, 동일 치아에 타 충전(아말감충전, 복합레진 충전, 글래스아이오노머시멘트 충전)이 동시에 시행된 경우

치료내용	청구항목 및 산정비율
광중합형 복합레진 충전 타 충전(아말감, 복합레진, G.I.시멘트 충전)	광중합형 복합레진 충전 100% 타 충전 산정 불가

- 광중합형 복합레진 충전 당일, 동일 치아에 타 충전(아말감충전, 복합레진 충전, 글래스아이오노머시멘트 충전)이 동시에 시행된 경우에는 다. 광중합형 복합레진 충전의 소정점수만 인정한다.
- 단 병변의 위치 등으로 불가피하게 타 충전을 동시에 시행하여, 요양급여비용 청구 시 타 충전 사유를 명시한 의사소견서를 제출한 경우 광중합형 복합레진 충전 소정점수의 100%와 타 충전 소정점수의 50%를 인정한다.
- 또한 광중합형 복합레진 충전에 와동형성 비용이 포함되어 있어, 타 충전에 시행된 와동형성은 별도 인정하지 않는다.

같은 날 동일 치아에 광중합형 복합레진 충전과 치아홈메우기를 시행한 경우

치료내용	청구항목 및 산정비율
광중합형 복합레진 충전 치아홈메우기	광중합형 복합레진 충전 100% 치면열구전색술 50%

- 우식이 없는 교합면에 치아홈메우기를 시행하고 우식증이 있는 협면에 광중합형 복합레진 충전을 시행한 경우와 같이 같은 날 동일 치아에 광중합형 복합레진 충전과 치아홈메우기를 시행한 경우, 다. 광중합형 복합레진 충전 소정점수의 100%와 치면열구전색술 소정점수의 50%(상급종합병원·종합병원·치과대학부속치과병원은 소정점수의 70%)를 인정한다.

광중합형 복합레진 충전 후 동일 치아에서 광중합형 복합레진 충전 당시에 없었던 새로운 우식증을 발견한 경우

- 2019년 행정해석에서는 '광중합형 복합레진 충전을 실시한 치아에 기존 치료 당시 없었던 새로운 우식증을 발견한 경우라면 추가청구 가능하다'라고 되어 있으나, 2020년 5월 1일부터 '다. 광중합형 복합레진 충전을 실시한 후 6개월 이내에 재충전을 실시한 경우 소정점수의 50%를 인정한다'라고 되어 있으므로 청구 시 추가청구를 할지, 50%로 청구할지 주의해야 하고 자세한 내역설명이 반드시 기재되어야 한다.

예시: 8세 환자가 #36 교합면과 협면에 충치가 생겨 치근단촬영, 전달마취 후 러버댐을 장착하고 광중합형 복합레진으로 충전 후 충전물연마까지 시행한 경우

내원일	1일째
상병명	K021 상아질의 우식
청구내역	초진진찰료 치근단촬영 가. 1매 치과전달마취 마. 하치조신경블록 리도카인 의약품관리료 광중합형레진 충전 2면-1급/2면
추가	
내역설명	

- 광중합형 복합레진 충전에는 접착 전처치 및 약제, 재료비용과 러버댐장착, 즉일충전처치(치수복조, 와동형성 포함), 충전물연마, 충전재료, 교합조정 및 외형 마무리 등의 행위가 포함되어 있다. 따라서 러버댐과 충전물연마는 별도 청구할 수 없고, 방사선촬영과 마취는 별도로 청구할 수 있다.
- 청구 시 줄번호 단위 특정내역 구분코드에 와동 급수/충전 면수를 기재하여야 하므로 1급/2면으로 기재한다.

예시: 아말감으로 충전된 치아에 이차 우식이 생겨 광중합형레진으로 충전한 경우

- 10세 환자로 #36을 방사선촬영검사를 한 결과, 근심 인접면의 아말감충전물 주위의 이차우식과 함께 #75의 원심 인접면에도 우식을 발견하였다. 하악전달마취 후 러버댐을 장착하고 #36은 이전에 충전되어 있던 아말감을 제거한 후 우식이 깊은 부위는 G.I.시멘트로 베이스를 하고 광중합레형 복합레진으로 충전하였다. #75은 자가중합형 글래스아이오노머시멘트로 충전하였다.

내원일	1일째
상병명	K021 상아질의 우식
청구내역	초진료 치근단촬영 가. 1매 치과전달마취 마. 하치조신경블록 리도카인 의약품관리료 [#36] 치관수복물 또는 보철물의 제거 가. 간단한 것 광중합형레진 충전 2면 - 2급/2면 [#75] 즉일충전처치 나. 복합레진 충전 2면 G.I.시멘트 재료대 충전물연마
선택	
내역설명	

- #36의 광중합형 복합레진 충전 시 시행한 치근단방사선촬영과 하악전달마취는 별도 산정 가능하며, 기존 아말감을 제거한 것은 치관수복물 또는 보철물의 제거 가. 간단한 것으로 청구 가능하다.
- 러버댐장착은 광중합형 복합레진 충전의 소정수가에 포함되어 있기 때문에 따로 청구할 수 없다. 러버댐장착은 [1악당]으로 산정하는 항목이고, 광중합형 복합레진 충전에 러버댐이 포함되어 있어 #75 치료 시 동일 '악'이므로 산정할 수 없다.
- 우식이 깊은 부위에 실시한 베이스(치수복조)와 충전 후 실시한 충전물연마도 광중합형 복합레진 충전의 소정수가에 포함되어 있기 때문에 따로 청구할 수 없다. 하지만 #75에 자가중합형 글래스아이오노머 충전 후 실시한 충전물연마는 별도 청구할 수 있다.

06

관련 규정

○ 요양급여비용의 적용기준 및 방법에 관한 세부사항

Ⅰ. 행위

제10장 치과 처치·수술료

항목	제목	세부인정사항
차13 충전	광중합형 복합레진 충전의 급여기준	차13다 광중합형 복합레진 충전은 충전 당일 치아 경조직처치(치수절단, 발수 등 제외)와 와동형성 완료 후 실시한 경우에 다음과 같이 요양급여를 인정하며, 그 외에는 비급여함 - 다음 - 가. 급여대상: 5세 이상~12세 이하 아동 (단 5세 미만 아동의 맹출된 영구치에 대하여 충전을 시행한 경우에는 요양급여비용 청구 시 영상자료 등 증빙자료를 첨부하여 제출토록 함) 나. 급여범위: 치수병변이 없는 치아우식증에 이환된 영구치(제3대구치는 제외) 다. 산정횟수: 1일 최대 4치까지 인정 (단 환자의 구강건강 상태, 치료 순응도, 장애 등을 고려하여 전신마취 또는 진정요법을 이용한 행동조절 시행 후 1일 최대 인정 치아수를 초과하여 충전을 실시한 경우에는 요양급여비용 청구 시 의사소견서를 첨부하여 제출토록 함) (고시 제2020-84호(행위), 2020. 5. 1. 시행)

항목	제목	세부인정사항
차13 충전	광중합형 복합레진 충전 당일 동일 치아에 치면열구전색술 동시 시행 시 인정 여부	차13다 광중합형 복합레진 충전 당일 동일 치아에 차39 치면열구전색술(치아홈메우기)을 동시 시행한 경우 광중합형 복합레진 충전 소정점수의 100%와 치면열구전색술 소정점수의 50%(상급종합병원, 종합병원, 치과대학부속치과병원은 소정점수의 70%)를 인정함 (고시 제2020-84호(행위), 2020. 5. 1. 시행)

항목	제목	세부인정사항
차13 충전	광중합형 복합레진 충전 전후 1개월 이내 동일 치아에 시행된 타 처치 인정 여부	차13다 광중합형 복합레진 충전은 접착 전처치 및 약제, 재료비용과 러버댐장착, 즉일충전처치, 충전물연마, 충전재료, 교합조정 및 외형 마무리 등의 비용이 포함되어 있어 충전을 목적으로 광중합형 복합레진 충전 전후(당일 포함) 1개월 이내에 동일 치아에 광중합형 복합레진 충전 비용에 포함된 행위를 실시한 경우 별도로 인정하지 아니함 (고시 제2020-84호(행위), 2020. 5. 1. 시행)

행정해석

우식증이 있는 치아에 보철(보철재료 및 기공료 등을 포함)을 목적으로 광중합형 복합레진 충전을 실시한 경우에 급여 산정 가능한가요?
우식증이 있는 치아에 보철을 목적으로 광중합형 복합레진 충전을 실시한 경우 「국민건강보험 요양급여의 기준에 관한 규칙」 [별표2] 비급여대상 제4호 바목에 의거 비급여대상에 해당하므로 차-13다. 광중합형 복합레진 충전을 요양급여로 산정하지 않습니다. (의료보장관리과-784호, 2020-04-29)

광중합형 복합레진 충전을 실시하는 기관에서 별도의 장비 신고 절차를 거쳐야 하나요?
광중합형 복합레진 충전을 실시하려는 기관은 실시 전에 반드시 보건의료자원통합신고포털(http://www.hurb.or.kr)에 광중합기 신고를 하여야 합니다. (의료보장관리과-784호, 2020-04-29)

치아우식증이 아닌 치수염, 치아의 마모, 침식, 파절 등으로 광중합형 복합레진 충전을 실시한 경우 급여 적용이 가능한가요?

- 광중합형 복합레진 충전은 치수병변이 없는 치아우식증*(충치)의 치료를 위해 실시한 경우에만 급여 적용 가능합니다.
  * 치아우식 상병(K020~K029) 참고
- 따라서 치아우식증이 아닌 치수염, 치아의 마모, 침식, 파절 등으로 광중합형 복합레진 충전을 실시한 경우 급여 적용대상이 아닙니다.

(의료보장관리과-784호, 2020-04-29)

차-13다. 광중합형 복합레진 충전에는 어떤 행위가 포함되어 있나요?

- 차-13다. 광중합형 복합레진 충전에는 광중합형 복합레진 충전 시 실시하는 접착 전처치 및 약제, 재료비용과 러버댐장착, 즉일충전처치(치수복조, 와동형성 포함), 충전물연마, 충전재료, 교합조정 및 외형 마무리 등의 행위가 포함되어 있습니다.
- 따라서 차-13다. 광중합형 복합레진 충전 당일 동일 치아에 접착 전처치 및 약제, 차-1 보통처치, 차-1-1 치아진정처치, 차-2 치수복조, 차-6 즉일충전처치, 차-13-2 충전물연마, 차-14 러버댐장착, 차-15 와동형성, 차-29 교합조정술, 충전재료 비용은 별도 산정할 수 없습니다.

(의료보장관리과-784호, 2020-04-29)

광중합형 복합레진 충전 당일 동일 치아에 타 충전을 동시에 시행할 경우 '타 충전'을 별도 인정 가능한가요?

- 광중합형 복합레진 충전 당일 동일 치아에 타 충전*이 동시에 시행된 경우 차-13다. 광중합형 복합레진 충전의 소정점수만 인정합니다.
  * 차-13가. 아말감충전, 차-13나. 복합레진 충전(글래스아이오노머시멘트(Ⅱ) 충전 포함)
- 단 병변의 위치 등으로 불가피하게 타 충전을 동시에 시행하여, 요양급여비용 청구 시 타 충전 사유를 명시한 의사소견서를 제출한 경우 광중합형 복합레진 충전 소정점수의 100%와 타 충전 소정점수의 50%를 인정합니다.
- 또한 광중합형 복합레진 충전에 와동형성 비용이 포함되어 있어, 타 충전에 시행된 '차-15 와동형성[1치당]'은 별도 인정하지 않습니다.

(의료보장관리과-784호, 2020-04-29)

광중합형 복합레진 충전에 포함된 행위를 충전 이전에 내원하여 실시하는 경우 별도 인정 가능한가요?

- 광중합형 복합레진 수가에는 충전을 목적으로 하는 접착 전처치 및 약제, 재료비용과 러버댐장착, 즉일충전처치(치수복조, 와동형성 포함), 충전물연마, 충전재료, 교합조정 및 외형 마무리 등의 비용이 포함되어 있습니다.
- 따라서 광중합형 복합레진 충전 이전에(1개월 이내) 내원하여 동일 치아에 충전을 목적으로 하는 행위*들은 소정점수를 별도 인정하지 않습니다.
  * 차-1 보통처치, 차-1-1 치아진정처치, 차-2 치수복조, 차-6 즉일충전처치, 차-15 와동형성

(의료보장관리과-784호, 2020-04-29)

광중합형 복합레진 충전 후 다른 날에 내원하여 충전물연마와 교합조정술을 시행한 경우 별도 인정 가능한가요?

- 광중합형 복합레진 충전 수가에는 충전 후 충전물연마 및 교합조정 비용이 포함되어 있으므로, 광중합형 복합레진 충전 후 다른 날(1개월 이내) 내원하여 동일 치아에 충전물연마 또는 교합조정을 실시한 경우라도 차-13-2 충전물연마와 차-29 교합조정술을 별도 인정하지 않습니다.
  - 예시: 2020. 5. 18. 하악우측제1큰어금니 광중합형 복합레진 충전 시행 후, 2020. 6. 7.에 내원하여 동일 치아에 교합조정술 시행한 경우 인정 불가
- 단 광중합형 복합레진 충전 시행 전, 이전 처치의 연장으로 해당 행위를 시행한 경우 별도 인정 가능합니다.
  - 예시: 2020. 5. 18. 아말감으로 충전된 하악우측제1큰어금니 불편으로 내원한 아동에게 당일 교합조정술을 시행 후, 2020. 6. 7.에 내원하여 동일 치아에 다른 충전재인 광중합형 복합레진 충전 시행한 경우 차-29 인정 가능

(의료보장관리과-784호, 2020-04-29)

치면열구전색술(치아홈메우기)을 시행한 치아에 우식증이 발생하여 전색제를 제거 후 광중합형 복합레진 충전을 실시한 경우에 전색제 제거 비용을 별도 산정 가능한가요?

치면열구전색술(치아홈메우기)을 시행한 치아에 우식증이 발생하여 전색제를 제거 후 광중합형 복합레진 충전을 실시한 경우라도 차-13다 광중합형 복합레진 충전 비용만 산정하며, 전색제 제거 비용은 별도 산정하지 않습니다.

(의료보장관리과-784호, 2020-04-29)

신경치료를 시행한 치아에 광중합형 복합레진 충전을 실시한 경우 급여 적용이 가능한가요?

- 광중합형 복합레진 충전의 급여대상은 치수병변이 없는 우식 치아이므로, 치수병변 치료*를 충전 당일에 시행했거나 완료한 치아는 급여 적용대상이 아닙니다.
  * 차-5 근관와동형성, 차-7 당일발수근충, 차-9 치수절단, 차-10 발수, 차-11 근관세척, 차-11-1 근관확대(근관성형 포함), 차-12 근관충전, 차-18 응급근관처치, 차-19-1 근관내 기존 충전물 제거
- 따라서 치수복조, 치아 진정처치 등 전처치를 시행하고 차회 충전으로 '광중합형 복합레진 충전'을 산정할 수 없습니다.
  - 예시: 2020. 5. 11. 하악우측제1큰어금니에 근관충전을 완료한 아동이 2020. 6. 15.에 내원하여 동일 치아에 광중합형 복합레진 충전을 시행한 경우 인정 불가

(의료보장관리과-784호, 2020-04-29)

같은 날 동일 치아에 광중합형 복합레진 충전과 치아홈메우기를 시행 후, 치아홈메우기 재도포 시 2년 이내 산정 가능한가요?

- 같은 날 동일 치아에 광중합형 복합레진 충전과 치면열구전색술(치아홈메우기) 시행 후, 치면열구전색제의 탈락 또는 파절 등으로 2년 이내에 동일 의료기관에서 동일 치아에 재도포를 시행한 경우의 비용은 현행 고시*에 따라, 별도 산정 불가합니다.
  * 차-39 치면열구전색술의 급여기준(보건복지부 고시 제2017-173호, 2017. 10. 1. 시행)
  - 예시: 2020. 5. 4.에 하악우측제1큰어금니의 씹는면에 치아홈메우기를 시행하고, 우식증이 있는 협면에 광중합형 복합레진 충전을 시행한 아동이 2020. 9. 14.에 내원하여 치아홈메우기 재도포와 광중합형 복합레진 재충전을 시행 시, 차-13다. 광중합형 복합레진 충전 소정점수의 50%만 인정합니다.

(의료보장관리과-784호, 2020-04-29)

광중합형 복합레진 충전은 1일 최대 몇 개의 치아까지 인정 가능한가요?

- 광중합형 복합레진 충전은 1일 최대 4치까지 급여 인정하며, 그 외에는 비급여대상입니다.
- 단 구강건강 상태 및 장애 등의 사유로 전신마취* 또는 진정요법을 이용한 행동조절** 시행 후 1일 최대 인정 치아수를 초과하여 충전을 실시할 경우, 요양급여비용 청구 시 특정내역에 의사소견서를 첨부하여 제출할 경우 급여 적용이 가능합니다.
  * 바-1가. 전신마취, 바-1나. 부위(국소)마취, 바-2가.(1) 마취의 기관내 삽관에 의한 폐쇄순환식 전신마취
  ** 차-37 행동조절(아산화질소 흡입)

(의료보장관리과-784호, 2020-04-29)

동일 치아에 2면 이상의 치아우식증이 있는 경우 각각의 면에 대해 서로 다른 날에 광중합형 복합레진 충전을 시행한 경우 차-13다. 광중합형 복합레진 충전을 각각 산정 가능한가요?

동일 치아에 2면 이상의 치아우식증이 있어 각각의 면에 대해 서로 다른 날에 광중합형 복합레진 충전을 시행한 경우라도 각 면수를 합산하여 치료가 종료되는 시점에 차-13다. 광중합형 복합레진 충전을 1회만 인정합니다.

- 예시: 2020. 5. 11.에 상악우측제1큰어금니에 치아우식증에 이환된 3면(씹는면, 협면, 설면) 발견 후, 당일에 씹는면 충전(1면) 치료 후 2020. 5. 25.에 내원하여 동일 치아 협면과 설면 충전(2면)을 치료한 경우, 2020. 5. 25. 차-13다. 광중합형 복합레진 충전(3면 이상)만 인정합니다.

(의료보장관리과-784호, 2020-04-29)

광중합형 복합레진 충전을 재충전하는 경우 수가 산정방법은?

광중합형 복합레진 충전을 실시한 후 6개월 이내에 동일 치아에 재충전을 실시한 경우 광중합형 복합레진 충전 소정점수의 50%를 인정합니다.

- 예시: 2020. 5. 25.에 치아우식증에 이환된 하악우측제1큰어금니 협면에 광중합형 복합레진을 이용하여 충전을 시행 후, 2020. 11. 6.에 재내원하여 하악우측제1큰어금니 협면의 이차 우식(secondary caries) 발생과 씹는면의 초기 우식을 확인하여 광중합형 복합레진 충전을 시행할 경우 차-13 충전 다. 2면의 50%를 인정

(의료보장관리과-784호, 2020-04-29)

광중합형 복합레진 충전 청구 시 별도 기재할 항목이 있나요?

- (치식구분) 광중합형 복합레진 충전 청구 시 「요양급여비용 청구방법, 심사청구서·명세서서식 및 작성요령」에 따라 해당 치식번호를 (치식구분 기재요령)과 같이 기재하여 청구
- (특정내역) 줄번호 단위 특정내역 구분코드 JX999(기타내역)에 와동 급수와 충전 면수를 기재하여 청구

(의료보장관리과-2494, 2019-01-01)

광중합형 복합레진 충전 후 동일 치아의 다른 부위에 우식증이 발견되어 광중합형 복합레진 충전을 재실시한 경우에 차-13다 광중합형 복합레진 충전을 추가산정 가능한가요?

- 광중합형 복합레진 충전을 실시한 치아의 다른 부위에 충전 이전에 존재했던 우식증이 늦게 발견되어 동일 치아에 광중합형 복합레진 충전을 재실시한 경우에는 기존의 면수와 합산하여 1회만 산정합니다.
- 다만 광중합형 복합레진 충전을 실시한 치아에 기존 치료 당시 없었던 새로운 우식증이 발생한 경우라면 차-13다 광중합형 복합레진 충전은 추가산정 가능합니다.

(의료보장관리과-2494, 2019-01-01)

16 충전물연마

분류번호	코드	분류
차-13-2	U0200	충전물연마[1치당] Restoration Polishing 주: 아말감연마는 충전 익일부터 산정한다.

• 아말감이나 복합레진 혹은 글래스아이오노머 충전물의 해부학적인 형태, 외형 및 변연부를 다듬고, 수복물의 표면 질감을 향상시키기 위한 연마 술식을 말한다.

산정단위

• [1치당]으로 1치아에 1회에 한하여 산정할 수 있다.

산정지침

• 아말감연마는 충전 다음 날부터 산정한다.
• 복합레진과 글래스아이오노머시멘트(G.I.시멘트) 연마는 충전 당일부터 산정 가능하다. 하지만 충전처치에 사용되는 치료재료별 특성(경화시간 등)의 차이점이 있으므로 치료재료별 경화시간 등을 고려하여 일률적으로 충전물연마를 산정하지 않고 치료재료별로 당일 또는 익일에 연마를 시행한 후 충전물연마를 청구하도록 한다.
• 광중합형 복합레진 충전 수가에는 충전물연마 비용이 포함되어 있으므로 충전물연마를 별도 산정하지 않는다.
• 인레이, 광중합형레진, 광중합형글래스아이오노머 등의 비급여 충전물의 연마는 산정이 불가하다.

적용 상병명

• 충전 시 적용한 상병명과 동일하게 적용한다.
• 우식으로 인해 충전한 충전물을 연마한 경우는 'K02.1 상아질의 우식' 등의 치아우식 상병을 적용하고, 치경부마모증으로 충전한 경우라면 'K03.10 치아의 치약마모' 등의 치아의 마모 상병을 적용할 수 있다.

청구 시 유의할 사항

• 충전 후 30일 후에 동일 치아를 연마하는 경우 30일이 지났다고 해도 치료가 종결된 것이 아닌 계속 이어지는 상황으로 보기 때문에 재진으로 산정한다. 초진에 기존에 충전되어 있는 충전물을 연마하는 것도 가능하며, 초진에 다른 치과에서 충전한 충전물을 연마하는 경우도 가능하다. 이때는 '기존 아말감을 연마함', '타 의원에서 충전한 아말감을 연마함' 등의 내역설명을 첨부해야 초진진찰료의 삭감을 방지할 수 있다.
• 광중합형 복합레진 충전 수가에는 충전물연마 비용이 포함되어 있으므로 충전 후(당일 포함) 1개월 이내에 내원하여 연마하는 경우 별도 산정하지 않는다.

- 치수치료 후 아말감, 복합레진, 글래스아이오노머시멘트(G.I.시멘트) 충전을 하고 보철(Crown 또는 Bridge)을 시행할 경우에는 충전물연마가 필요하지 않으므로 별도 산정할 수 없다. 다만 보철을 하지 않고 충전만으로 치료가 끝나는 경우에는 충전물연마가 인정되며, 이 경우에는 반드시 '충전 후 보철치료를 하지 않고 치료종결함' 등의 내역설명을 하여 심사조정되는 것을 방지한다.
- 치과임플란트의 보철물 교합면 나사 삽입구를 재충전하는 경우에도 충전물연마를 산정할 수 있다.

예시: 글래스아이오노머시멘트 충전 후 연마

초진 시 우식이 있는 #36에 당일에 글래스아이오노머시멘트(G.I.시멘트)로 충전(MO와동) 후 연마한 경우

내원일	1일째
상병명	K021 상아질의 우식
청구내역	초진진찰료 즉일충전처치 충전 나. 복합레진 충전(글래스아이오노머시멘트(Ⅱ) 충전 포함) 2면 G.I.시멘트 재료대 1회 충전물연마
추가	마취 방사선촬영 러버댐
내역설명	

- 글래스아이오노머시멘트(G.I.시멘트)로 충전한 경우에는 충전 당일에도 충전물연마를 적용할 수 있다.

관련 규정

○ 요양급여비용의 적용기준 및 방법에 관한 세부사항

Ⅰ. 행위

제10장 치과 처치·수술료

항목	제목	세부인정사항
차13-2 충전물연마	아말감충전 후 보철을 시행한 경우 충전물연마료 별도 인정 여부	근관치료 후 아말감충전을 하고 보철(Crown 또는 Bridge)을 시행할 경우에는 아말감연마가 필요하지 않으므로 차13-2 충전물연마는 별도 산정할 수 없음 (고시 제2000-73호, 2001. 1. 시행)

행정해석

광중합형 복합레진 충전 후 다른 날에 내원하여 충전물연마를 실시한 경우에 차-13-2 충전물연마를 별도 산정 가능한가요?
차-13다 광중합형 복합레진 충전 수가에는 충전물연마 비용이 포함되어 있으므로 광중합형 복합레진 충전 후 다른 날에 내원하여 충전물연마를 실시한 경우라도 차-13-2 충전물연마를 별도 산정하지 않습니다. (의료보장관리과-2494, 2019-01-01)

공개심의사례

마모증 상병으로 치경부 마모 충전 시 동시 산정된 차13-2 충전물연마 요양급여 인정 여부

■ 심의내용

- 지원 치과심사 일관성 향상 및 효율적인 운영을 위하여 개최한 치과실무자회의(2012. 9. 26.)에서 마모증 상병으로 치경부 마모 충전 시 동시 산정된 차13-2 충전물연마에 대한 논의가 필요하다는 의견이 있어 관련 진료기록부 등을 참조하여 논의한 결과,
- 마모증으로 치경부에 충전 후 부풀어오르는 레진재료의 특성상 연마는 반드시 필요하며, 특히 치경부의 경우는 연마하지 않을 경우 인접면에 치주염 등을 유발하는 요인이 됨
- 또한 마모부위 충전 후 당일 연마하지 않고 2~3일 후에 다시 내원하게 할 경우 재진진찰료 비용이 추가로 발생되어 오히려 충전물연마(8.36점) 대비 재진진찰료(110.46점) 비용 증가가 예상되며, 최근 사용되는 대부분의 복합레진 및 글래스아이오노머는 충전한 시점부터 경화되므로 바로 외형을 다듬고 곧바로 마무리와 연마를 시행할 수 있으므로 치경부 치료 시 충전 당일 충전물연마가 가능하다는 의견이었음
- 따라서 치경부 마모 충전과 동시에 충전물의 해부학적인 형태, 외형 및 변연부를 다듬고, 수복물의 표면질감을 향상시키기 위하여 동시에 시행한 충전물연마료는 인정키로 함
- 다만 충전처치에 사용되는 치료재료별 특성(경화시간 등)의 차이점이 있으므로 치료재료별 경화시간 등을 고려하여 사례별로 판단하여 인정하는 것이 타당함

■ 참고

- 치과보존학, 개정판, 대한치과보존학회, 신흥인터내셔날
- 치과보존학, 대한치과보존학회, 대한나래출판사, 2003년
- 치과재료학, 한국치과재료학교수협의회, 군자출판사

(2013. 1. 7. 진료심사평가위원회)

17 충전한 치아의 재치료

• 충전한 치아의 재치료는 본인이 치료한 치아의 충전물이 탈락 혹은 파절 또는 동통 등의 증상이 발생하여 기존 충전물을 제거하고 재치료하는 경우에만 해당하며, 다른 병원에서 충전한 치아를 재치료하는 경우에는 아래의 내용에 상관없이 처음 치료하는 것과 동일하게 한다.

충전 후 동일 치아에 재충전 시 산정지침

• 차-13 충전 완료 후 재충전은 동일 치면이 아닌 '동일 치아'로 이전에 치료를 받았던 충전 면수와 관계없이 재충전 당일 충전 면수의 소정점수 50%를 인정한다.
• 재충전을 위하여 방사선촬영이나 마취, 러버댐장착 등을 같이 실시했을 때는 100% 산정 가능하다.
• 재충전을 위하여 기존의 충전물을 제거하는 경우에는 재충전 시기와 관계없이 치관수복물 또는 보철물의 제거 가. 간단한 것 100%를 산정할 수 있다. 만약 충전물이 완전히 탈락되어 재충전하는 경우에는 보철물제거간단은 산정하지 않는다.
• 충전 후 1개월 이내라도 치수염으로 진행되어 근관치료가 필요한 경우에는 근관치료를 100% 산정이 가능하다. 이때 상병명은 근관치료의 상병명을 적용하고, 내역설명을 기재하도록 한다.

06

재충전 시 산정방법

• 재충전 시 산정방법은 아말감, 복합레진, 글래스아이오노머시멘트, 광중합형 복합레진 등의 충전물의 종류, 재치료 시기와 이전의 치수치료의 여부에 따라 인정범위가 다르므로 다음과 같이 구분하여 청구하여야 한다.

1) 아말감충전의 재충전

<table>
<tr><th>재충전 시기</th><th>즉일충전</th><th colspan="2">와동형성 충전</th></tr>
<tr><td>1개월 이내</td><td>재진
와동형성 50%
가. 아말감충전 50%
아말감 재료대 100%</td><td colspan="2">재진
와동형성 50%
가. 아말감충전 50%
아말감 재료대 100%</td></tr>
<tr><td rowspan="2">1개월 이후</td><td rowspan="2">초진
즉일충전처치 100%
가. 아말감충전 100%
아말감 재료대 100%</td><td>우식치료 후</td><td>치수치료 후</td></tr>
<tr><td>초진
즉일충전처치 100%
가. 아말감충전 100%
아말감 재료대 100%</td><td>초진
와동형성 100%
가. 아말감충전 100%
아말감 재료대 100%</td></tr>
</table>

• 아말감충전을 실시한 후 1개월 이내에 동일 치아에 재충전을 실시한 경우에는 차13 가. 아말감충전 소정점수의 50%와 차15 와동형성 소정점수의 50%를 인정하고 치료재료는 별도 산정한다.

• 아말감충전 후 1개월 이후에 동일 치아에 재충전하는 경우에는 이전의 충전이 즉일충전처치 또는 치수복조 후 와동형성 충전(우식치료)을 한 경우에는 즉일충전처치 100%를 산정하고, 이전의 충전이 치수치료 후 충전인 경우에는 와동형성 100%를 산정한다.

2) 복합레진 충전의 재충전

<table>
<tr><th>재충전 시기</th><th>즉일충전</th><th colspan="2">와동형성 충전</th></tr>
<tr><td>3개월 이내</td><td>초진(30일 이내 재진)
와동형성 50%
나. 복합레진 충전 50%
복합레진 재료대 100%</td><td colspan="2">초진(30일 이내 재진)
와동형성 50%
나. 복합레진 충전 50%
복합레진 재료대 100%</td></tr>
<tr><td rowspan="2">3개월 이후</td><td rowspan="2">초진
즉일충전처치 100%
나. 복합레진 충전 100%
복합레진 재료대 100%</td><td>우식치료 후</td><td>치수치료 후</td></tr>
<tr><td>초진
즉일충전처치 100%
나. 복합레진 충전 100%
복합레진 재료대 100%</td><td>초진
와동형성 100%
나. 복합레진 충전 100%
복합레진 재료대 100%</td></tr>
</table>

• 복합레진의 재충전 시기 기준은 3개월이지만, 초진·재진의 기준은 30일이므로 30일 이내에 재충전하는 경우에는 재진으로 산정한다.

• 복합레진 충전을 실시한 후 3개월 이내에 동일 치아에 재충전을 실시한 경우에는 나. 복합레진 충전 소정점수의 50%와 와동형성 소정점수의 50%를 인정하고 치료재료는 별도 산정한다.

• 복합레진 후 3개월 이후에 동일 치아에 재충전하는 경우에는 이전의 충전이 즉일충전처치 또는 치수복조 후 와동형성 충전(우식치료)을 한 경우에는 즉일충전처치 100%를 산정하고, 이전의 충전이 치수치료 후 충전인 경우에는 와동형성 100%를 산정한다.

3) 글래스아이오노머시멘트(G.I.시멘트) 충전의 재충전

<table>
<tr><th>재충전 시기</th><th>즉일충전</th><th colspan="2">와동형성 충전</th></tr>
<tr><td>1개월 이내</td><td>재진
와동형성 50%
나. 복합레진 충전 50%
G.I.시멘트 재료대 100%</td><td colspan="2">재진
와동형성 50%
나. 복합레진 충전 50%
G.I.시멘트 재료대 100%</td></tr>
<tr><td rowspan="2">1개월 이후</td><td rowspan="2">초진
즉일충전처치 100%
나. 복합레진 충전 100%
G.I.시멘트 재료대 100%</td><td>우식치료 후</td><td>치수치료 후</td></tr>
<tr><td>초진
즉일충전처치 100%
나. 복합레진 충전 100%
G.I.시멘트 재료대 100%</td><td>초진
와동형성 100%
나. 복합레진 충전 100%
G.I.시멘트 재료대 100%</td></tr>
</table>

• 글래스아이오노머시멘트 충전을 실시한 후 1개월 이내에 동일 치아에 재충전을 실시한 경우에는 이전의 충전이 즉일충전이든 와동형성 충전이든 모두 와동형성 소정점수의 50%, 나. 복합레진 충전 소정점수의 50%를 산정하고 충전재료대 100% 별도 산정한다.

• 1개월 이후에 재충전하는 경우에는 초진을 적용하고, 즉일충전처치를 한 경우는 즉일충전처치 100%로 청구하며, 와동형성 충전의 경우는 이전의 치료가 우식치아를 충전한 경우에는 즉일충전처치 100%, 충전 100%, 충전재료대 100%로, 이전의 치료가 치수치료 후 충전한 경우에 와동형성 100%, 충전 100%, 충전재료대 100%로 산정한다.

4) 광중합형 복합레진 충전

재충전 시기	충전
6개월 이내	초진(30일 이내 재진) 다. 광중합형 복합레진 충전 50%
6개월 이후	초진 다. 광중합형 복합레진 충전 100%

• 광중합형 복합레진 충전의 재충전 시기 기준은 6개월이지만, 초진·재진의 기준은 30일이므로 30일 이내에 재충전하는 경우에는 재진으로 산정한다.

• 광중합형 복합레진 충전을 실시한 후 6개월 이내에 동일 치아에 재충전을 실시한 경우에는 차13 다. 광중합형 복합레진 충전 소정점수의 50%를 인정한다.

06

관련 규정

○ 요양급여비용의 적용기준 및 방법에 관한 세부사항

Ⅰ. 행위

제10장 치과 처치·수술료

항목	제목	세부인정사항
차13 충전	충전 후 동일 치아에 재충전 시 급여기준	• 차13가 아말감충전을 실시한 후 1개월 이내에 재충전을 실시한 경우 차13가 아말감충전 소정점수의 50%와 차15 와동형성 소정점수의 50%를 인정하고 치료재료는 별도 산정함 • 차13나 복합레진 충전을 실시한 후 3개월 이내(글래스아이오노머시멘트의 경우 1개월 이내)에 재충전을 실시한 경우 차13나 복합레진 충전 소정점수의 50%와 차15 와동형성 소정점수의 50%를 인정하고 치료재료는 별도 산정함 • 차13다 광중합형 복합레진 충전을 실시한 후 6개월 이내에 재충전을 실시한 경우 소정점수의 50%를 인정함 (고시 제2020-84호, 2020. 5. 1. 시행)

항목	제목	세부인정사항
차19 치관수복물 또는 보철물의 제거	재충전 등을 위해 충전물 제거 시 수기료 산정방법	재충전 등을 위하여 기존 충전물(아말감, 복합레진, 글래스아이오노머시멘트, 광중합형 복합레진 등)을 제거할 경우의 수기료는 차19 치관수복물 또는 보철물의 제거 '주'에 의거 소정금액을 산정함 (고시 제2020-84호, 2020. 5. 1. 시행)

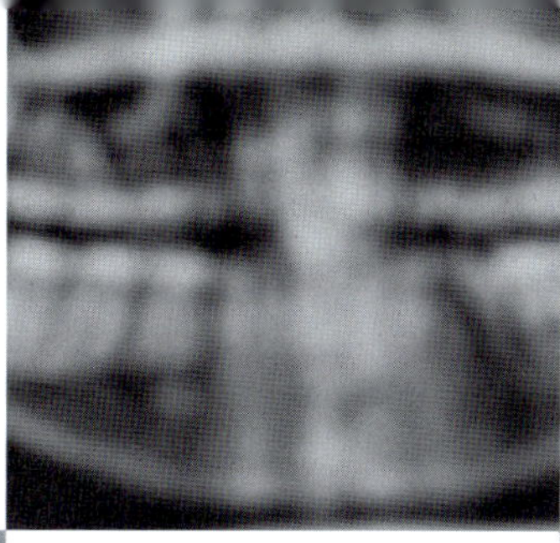

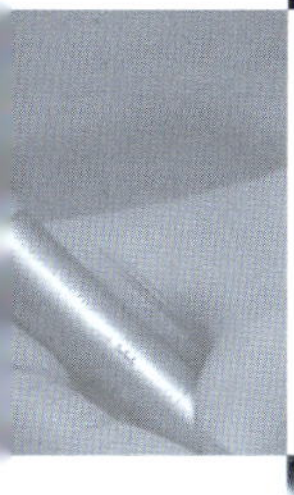

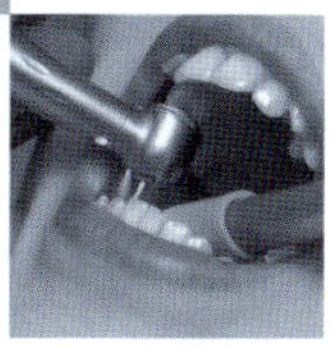

Chapter

7

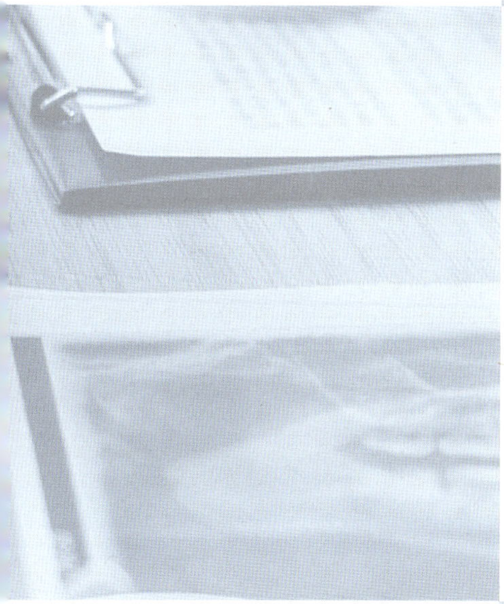

근관치료

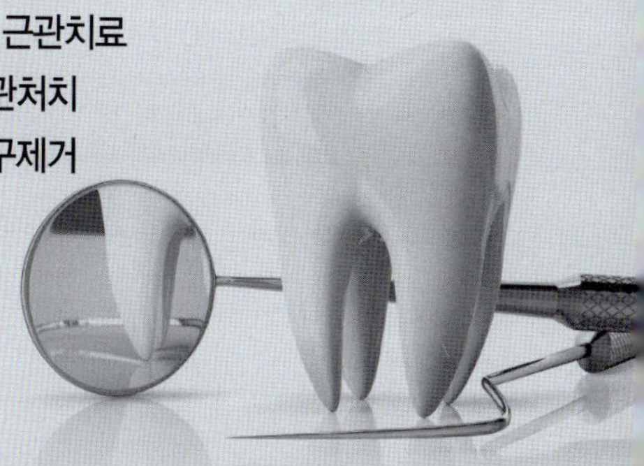

01 근관치료의 일반사항

근관치료의 행위별 산정기준과 인정 횟수

	산정단위	산정기준	인정 횟수
발수	1근관당	발수 완료 시 산정	1회
근관와동형성	1근관당	발수 시, 근관내 기존 충전물 제거 시 산정	1회
근관확대	1근관 1회당	발수, 근관충전과 동시 산정 가능	2회
근관성형	1근관 1회당	근관확대 시 산정	2회
근관세척	1근관 1회당	발수, 근관충전 시 산정 불가	5회, 초과 시 내역설명 필요
근관장측정검사	1근관당		3회
가압근관충전	1근관당	방사선촬영, 근관장측정검사, 근관성형 필수	1회
Barbed broach	1근관당	발수 시 산정	1회
Ni-Ti file	1치당	근관확대 시 산정	1회
Reamer, File	1근관당	근관확대 시 산정, Ni-Ti file과 동시산정 불가	1회
당일발수근충	1근관당	발수 당일 근관충전까지 완료한 경우	1회

- 근관치료 행위 중 발수, 근관와동형성, 근관충전 등은 여러 날에 걸쳐 실시하였어도 행위가 완료되는 날 1회에 한하여 청구할 수 있다.
- 근관확대, 근관세척, 근관장측정검사는 근관치료 과정 중 어느 날에 실시하여도 관계없지만(실제로는 근관치료하는 모든 날에 실시하게 되는 행위이지만), 근관확대는 치료기간 중에 2회, 근관세척은 통상적으로 5회까지, 근관장측정검사는 3회까지 인정되며, 근관성형은 단독으로 산정하지 못하고 근관확대를 실시한 날에 2회까지 인정된다.
- 반면에 근관세척은 당일발수근충, 발수, 근관충전 시에는 인정되지 않는다.

산정단위

- 근관치료 시 산정단위는 [1근관당]으로 치료하는 치아의 실제 근관수에 따라서 산정한다.
- 일반적인 치아의 근관수

1근관	2근관	3근관	4근관
1, 2, 3, 5	4	6, 7, 8	
1, 2, 3, 4, 5		6, 7, 8	6

- 위의 경우가 보편적이지만 상악제1소구치나 상악제3대구치도 1근관인 경우가 많으며, 전치나 제2소구치의 경우도 2근관인 경우도 있다. 또한 4근관 이상인 대구치도 흔히 발견되므로 근관수를 일률적으로 정해 놓고 청구하면 안 되고 실제 근관수를 청구해야 한다.

산정지침

- 만 8세 미만의 소아에 대하여 다음 항목을 실시한 경우에는 소정점수의 30%를 가산한다(산정코드 첫 번째 자리에 3으로 기재).
  - 근관와동형성, 치수절단, 발수, 근관세척, 근관확대, 근관충전, 응급근관처치
- 장애인으로 등록되어 있는 뇌병변장애인, 지적장애인, 정신장애인, 자폐성장애인에 대하여 다음 항목을 실시한 경우에는 소정점수의 100%를 별도 산정한다.
  - 근관와동형성, 치수절단, 발수, 근관세척, 근관확대, 근관충전, 응급근관처치

적용 상병명

- 하나의 상병명을 청구프로그램에 세팅해 놓고 모든 근관치료 환자에게 일률적으로 적용하는 것은 좋지 않다. 환자마다 증상이나 근관치료를 하게 되는 원인이 다양할 것이므로 그에 다른 상병명도 다양하게 나타날 것이다. 따라서 다양한 상병명을 숙지하고 환자의 상태에 맞고 치료내용에 가장 합당한 상병명을 적용하도록 한다.
- 진료내역이 부적합한 상병명의 적용으로 뜻하지 않은 삭감을 당할 수 있다.

K025	치수노출이 있는 우식	Caries with pulp exposure
K033	치아의 병적 흡수	Pathological resorption of teeth
K0330	치아의 외부 흡수	External resorption of teeth
K0331	치아의 내부 흡수[내부 육아종][분홍반점]	Internal resorption of teeth[internal granuloma][pink spot]
K0339	상세불명의 치아의 병적 흡수	Pathological resorption of teeth, unspecified
K040	치수염	Pulpitis
K040	급성 치수염	Acute pulpitis
K040	만성 (증식성)(궤양성) 치수염	Chronic (hyperplastic)(ulcerative) pulpitis
K0400	가역적 치수염	Reversible pulpitis
K0401	비가역적 치수염	Irreversible pulpitis
K0409	상세불명의 치수염	Pulpitis NOS
K041	치수의 괴사	Necrosis of pulp
K041	치수괴저	Pulpal gangrene
K042	치수변성	Pulp degeneration
K044	치수 기원의 급성 근단치주염	Acute apical periodontitis of pulpal origin

K044	급성 근단치주염 NOS	Acute apical periodontitis NOS
K045	만성 근단치주염	Chronic apical periodontitis
K045	근단 또는 근단주위 육아종	Apical or periapical granuloma
K045	근단치주염 NOS	Apical periodontitis NOS
K046	동이 있는 근단주위농양	Periapical abscess with sinus
K046	동이 있는 치아농양	Dental abscess with sinus
K046	동이 있는 치아치조농양	Dentoalveolar abscess with sinus
K046	동이 있는 치수 기원의 치주농양	Periodontal abscess of pulpal origin with sinus
K047	동이 없는 근단주위농양	Periapical abscess without sinus
K047	치아의 농양 NOS	Dental abscess NOS
K047	치아치조농양 NOS	Dentoalveolar abscess NOS
K047	근단주위농양 NOS	Periapical abscess NOS
K048	치근낭	Radicular cyst
K048	근단(치주)낭	Apical(periodontal) cyst
K048	근단주위낭	Periapical cyst
K0480	근단 및 외측의 치근낭	Apical and lateral radicular cyst
K0482	염증성 치주의 치근낭	Inflammatory paradental radicular cyst
S0254	치수침범이 있는 치관의 파절	Fracture of crown of tooth with pulpal involvement
S032	치아의 탈구	Dislocation of tooth
S0320	치아의 아탈구	Subluxation of tooth
S0321	치아의 함입 또는 탈출	Intrusion or extrusion of tooth
S0322	치아의 박리(완전탈구)	Avulsion of tooth(exarticulation)
S0329	상세불명의 치아의 탈구	Dislocation of tooth, unspecified

- 근관세척은 2005년 2월 1일부터 심사기준이 변경되어, 통상적으로 2~3일 간격으로 5회 정도 인정하며, 심한 치근단농양 등의 경우에는 환자 상태에 따라 사례별로 5회를 초과하여도 청구가 가능하다. 만약 근관치료를 '치수염' 상병으로만 청구하게 될 경우 심사기준 이상으로 근관세척의 횟수가 초과한 부분이 심사조정될 수도 있다. 따라서 처음부터 적합한 상병명 적용이 필요하며, 근관세척의 횟수 초과 시 'K04.6 동이 있는 근단주위농양', 'K047 동이 없는 근단주위농양' 등의 상병명으로 변경하고 '치근단농양으로 배농이 계속됨'과 같이 내역설명을 해 준다.
- 'K04.0 치수염'으로 항생제를 처방 시 심사조정될 수 있다. 치수염이란 염증이 근단주위로 퍼지지 않고 치수에 국한되어 있다는 것을 뜻하기 때문에 전신적인 항생제 처방은 필요 없다고 보기 때문이다.
- 치수괴사 발생 시 발수는 산정하지 않으며 마취가 없어도 무방하다곤 하는데 치수괴사가 일어났다고 해서 발수나 마취가 필요 없다고 단정 지을 수는 없다. 따라서 'K041 치수괴저', 'K042 치수변성'과 같이 이렇게 불확실한 상황을 생각할 수 있는 상병명은 적절하지 않다.

근관치료 시의 방사선촬영

최소한 1회 이상의 방사선촬영이 필수적

- 근관치료는 근관장측정검사 만으로 근관의 길이, 치근의 병변 및 해부학적 치근의 형태 등을 예측할 수 없으므로 방사선촬영으로 근단의 병소나 근관의 상태 등을 확인하여야 한다. 따라서 근관장측정검사의 유·무를 불문하고 치수치료 중 방사선촬영 없이 실시한 근관치료(발수, 근관세척, 근관확대, 근관충전)는 보통처치로 심사조정된다.
- 이것은 근관치료의 각 단계마다 방사선촬영을 요구하는 것이 아니라 근관치료 전 과정에서 최소한 1회 이상의 방사선촬영이 필요하다는 의미이다. 따라서 방사선촬영 없이 근관장측정기기만을 사용하여 근관장측정을 시행하고 근관치료를 하는 경우에도 근관치료 전 기간 중에 최소한 1회 이상의 방사선촬영이 필수적이다.
- 만약 환자가 방사선촬영을 우려하는 임신부인 이유로 방사선촬영이 없이 근관치료를 한 경우라면 반드시 내역설명을 해 주어야 한다.

인정되는 방사선촬영 및 횟수

- 근관치료 기간 동안에 인정되는 방사선촬영의 횟수는 정해진 것이 없으나, 보통 발수 전에 진단목적의 방사선촬영과 근관장측정을 위한 방사선촬영은 두 번 모두 인정되며, 근관확대 및 근관세척 도중에, 근관충전 전에 1회를 촬영할 수 있으며, 근관충전 후에 방사선촬영을 하게 되면 기본적으로 발수에서 근관충전까지 3~4회의 방사선촬영은 인정이 된다.
- 하지만 일률적인 방사선촬영은 피해야 하며, 근관장측정이 어려운 경우나 예후가 불량한 경우 더 많은 방사선촬영을 하게 되는 경우에는 내역설명을 해야 한다.
- 초진 시 환자의 전반적인 구강 상태를 파악하기 위하여 파노라마촬영을 하고 근관치료할 치아의 치근단촬영을 하는 경우, 각각 100% 산정 가능하다.
- Cone Beam 전산화단층영상촬영은 통상적인 근관(신경)치료 시 비정상으로 계속적인 동통을 호소하는 경우, 치근의 파절 또는 비정상적 근관형태로 추가적인 근관치료를 요하는 경우에 적용한다. 또한 근관치료 완료 후 계속적인 동통을 호소하여 재근관치료를 위해 시행된 Cone Beam 전산화단층영상진단 나. 3차원 CT는 인정하고 있다.

당일 여러 회를 촬영한 경우 산정방법(독립촬영과 동시촬영)

- 근관치료 과정 중 하루에 여러 번 방사선촬영을 한 경우, 촬영목적과 상황에 따라 산정방법을 달리해야 한다.
- 동일 치아를 같은 날 여러 번 촬영했지만 촬영목적이 다르다면 같은 치아라도 독립적인 촬영으로 인정된다. 예를 들어, 발수 전 진단을 위하여 방사선촬영을 하고 발수 후 근관장측정을 위하여 방사선촬영을 한 경우나 근관충전 전 방사선촬영을 하고 근관충전 후 확인을 위하여 방사선촬영을 한 경우 등은 하루에 동일 치아를 2회 이상 방사선촬영을 하였더라도 각기 다른 목적으로 독립적으로 촬영한 것이므로 치근단촬영 가. 1매를 촬영한 횟수(×횟수)만큼 산정한다(독립촬영).
- 반면에 근관의 방향이나 길이를 확인하기 위하여 방사선촬영 각도를 달리하여 2회 이상 촬영한 경우에는 동일한 촬영목적으로 같은 치아를 여러 번 촬영한 것이므로 2번째 촬영부터는 별도 책정된 치근단 나. 2매, 치근단 다. 3매 등의 항목으로 산정한다(동시촬영). 단 표준필름 재료대는 촬영한 횟수만큼 100% 인정한다.

07

관련 규정

○ 요양급여비용의 적용기준 및 방법에 관한 세부사항

Ⅰ. 행위

제10장 치과 처치·수술료

항목	제목	세부인정사항
차1 보통처치	방사선촬영이 없이 시행한 근관치료 수기료 산정방법	• 근관치료는 근관장측정검사만으로 근관의 길이, 치근의 병변 및 해부학적 치근의 형태 등을 예측할 수 없으므로 방사선촬영으로 근단의 병소나 근관의 상태 등을 확인하여야 함 • 따라서 근관장측정검사의 유·무를 불문하고 치수치료 중 X-Ray 촬영 없이 실시한 근관치료(발수, 근관세척, 근관확대, 근관충전)는 차1 보통처치로 산정함 (고시 제2007-46호, 2007. 6. 1. 시행)

근관치료 시의 마취

- 근관치료 시의 마취는 치료하는 치아에 따라 전치부는 침윤마취, 구치부는 전달마취를 적용할 수 있으며, 근관내 주사와 치근막내주사는 침윤마취로 적용한다.
- 보통 발수 시에 마취를 산정하며, 이후 근관확대 시에도 환자가 동통을 호소하여 마취가 필요한 경우에도 마취를 산정할 수 있다. 환자가 통증을 호소하거나 마취를 원하는 등 꼭 필요한 경우에 마취를 시행하고, 근관확대 시에 일률적인 마취는 삭감을 당할 염려가 있으며, 마취 횟수가 늘어날 경우에는 내역설명을 해 준다. 내역설명을 하는 것이 좋다.
- 근관세척이나 근관충전 시의 마취는 인정되지 않는다. 근관충전 시 통증 예방적으로 마취를 시행했어도 청구가 불가능하다고 생각하면 된다. 근관충전을 한다는 것은 환자분의 통증 등의 증상이 없어졌다는 것을 의미하며, 마취할 정도로 통증이 있는 상태에서 근관충전을 하는 것은 보편적이지 않다고 보는 시각에서 근관충전 시의 마취는 인정되지 않는다.
- 근관세척은 근관확대와 함께 시행된 경우에는 마취가 가능하지만 세척만 한 경우라면 마취는 인정되지 않는다. 하지만 염증이 매우 심하여 근관세척 시 환자분의 통증 호소로 마취를 하여 청구한 경우라면 내역설명이 반드시 필요하며 그에 따른 진료기록부상의 기재 및 방사선사진 등을 구비하여 차후의 이의신청 시나 자료제출의 요구에 대비하도록 한다.
- 치수괴사가 된 치아의 발수 시에는 마취 없이 근관치료가 가능하다고도 하지만, 마취가 필요 없다고 단정 지을 수는 없다.

근관치료 시의 약제 및 치료재료의 산정

- 2010년 1월 1일부터 근관치료 과정 중 사용한 약제 및 치료재료는 아래의 치료재료를 제외하고 해당 진료항목의 소정점수에 포함되어 별도 산정하지 않는다.
- 별도 산정 가능 치료재료

치료재료	산정단위	산정기준
바브드브로치	1근관당	발수 시 1근관당 3.61점 1회 산정
리머 또는 파일	1근관당	근관확대 시 1회 산정
Ni-Ti file	1치당	리머 또는 파일과 중복산정 불가
MTA	비급여	근관충전 시 비급여로 산정

- 근관치료 중 바브드브로치(Barbed-broach), 파일, Ni-Ti file을 여러 번 사용하였더라도, 바브드브로치는 발수를 시행한 당일 1근관당 3.61점을 1회 산정하며, 근관확대 시 리머 또는 파일(1근관당)과 Ni-Ti file(1치당) 중 1가지만 산정 가능하다.
- 근관치료 시 사용하는 근관충전재인 MTA는 기존의 충전재에 비해 고가이므로 비용효과성 등을 감안하여 비급여로 적용한다.
- 러버댐을 사용한 경우에는 러버댐장착 행위료는 산정할 수 있지만 러버댐의 재료비용은 별도 산정할 수 없다.
- 심한 치근단농양에서 염증을 완화하기 위하여 비타펙스(Vitapex)와 같은 칼슘하이드록사이드 제제 등을 근관내 첨약으로 사용하는 경우, 치근단 미완성치아의 치근첨형성술에서 비타펙스로 충전하는 경우, 유치의 근관충전에 사용한 경우에도 비타펙스의 치료재료 비용을 별도 산정할 수 없다.

관련 규정

○ 요양급여비용의 적용기준 및 방법에 관한 세부사항

II. 치료재료

2. 처치 및 수술료 등

제목	세부인정기준
전동형태 Ni-Ti File 인정 여부	전동형태의 Ni-Ti File은 차11-1 근관확대 실시에 사용한 경우 「치료재료 급여·비급여 목록 및 급여 상한금액표」에서 정한 금액(코드 N0061001)을 치료기간 중 치아당 1회 산정하되, 전동형태 Ni-Ti File과 기존 File(U0002)을 각각 사용한 경우에도 1종만 인정함 (고시 제2010-2호(치료재료), 2010. 4. 1. 시행)

3. 비급여

제목	세부인정기준
근관치료 시 사용하는 근관충전재인 MTA 인정 여부	근관치료 시 사용하는 근관충전재인 MTA는 기존의 충전재에 비해 고가이므로 비용효과성 등을 감안하여 비급여토록 함 (고시 제2009-200호(치료재료), 2009. 11. 1. 시행)

근관치료 시의 투약 및 처방

- 근관치료 시 통증 및 염증 완화 등의 이유로 항생제와 진통소염제의 처방을 할 수 있으며 이 경우 청구 시 내역설명을 첨부하면 좋다.
- 항생제 처방은 환자의 증상에 따라서 처방이 가능하며, 원칙적으로 근단주위염증이 병소가 있는 경우에 인정된다. 염증이 치근단 너머 또는 전신으로 퍼지지 않도록 하는 데 목적이 있기 때문에, '가역적 치수염, 비가역적 치

수염' 등의 상병으로는 항생제 처방이 인정되기 어려우므로 근단주위염증 관련 상병을 적용해야 한다.

- 진통소염제 단독 처방 시에는 '가역적 치수염, 비가역적 치수염' 등의 상병으로도 가능하다.
- 환자의 상태에 따라 선택적으로 투약을 해야 할 상황을 판별하여 처방하도록 하며, 일률적으로 처방해서는 안 된다.

근관치료 시의 임시 가봉

- 관치료 기간 중에 실시한 임시가봉재의 충전과 제거에 대한 비용은 청구할 수 없다.
- 또한 치질이 많이 상실되어 있는 경우 근관치료 중에 타액 등으로부터 감염을 방지할 목적으로 와동의 격벽을 만들어주기 위하여 충전하는 경우에도 충전 등의 비용을 별도 산정할 수 없다. 근관치료 중에 시행한 충전은 임시가봉으로 간주하기 때문에 따로 인정되지 않으며, 근관충전을 완료한 후 충전 시 충전면을 합산하여 산정한다.

다근관치아를 1일에 1근관씩 치료하는 경우

- 다근관치아의 근관치료를 일부 환자에서 개별적 상태 등을 감안하여 1일 1근관씩 치료할 필요가 있는 경우도 있지만, 일률적으로 1일에 1근관씩만 치료함으로 인해 재진진찰료 및 내원일수가 다빈도로 산정되는 경우는 환자의 내원 편리성 및 비용 효과적인 측면 등을 고려할 때 적절한 진료 형태라고 볼 수 없으므로 재진진찰료 등 추가되는 진료행위는 인정하지 아니한다.

07

관련 규정

공개심의사례

내원일을 달리하여 수일에 걸쳐 근관당으로 실시한 근관치료에 대하여
■ 청구내역(남/61세) • 상병명: #14~17 만성 치주염 #17 치수염 • 주요청구내역 가-1 초진진찰료×1, 재진진찰료×9 나-901 근관장측정검사(3근관)×1 바-9 전달마취×2 차-10 발수(3근관)×1 차-5 근관와동형성(3근관)×1 차-11 근관세척(1근관)×3, 근관세척(3근관)×1 차-12 근관충전(1근관)×4 차-23-1 치석제거×1, 치근단×5 ■ 진료내역 7/16 전악 파노라마(#17 Mobility +) Local Anethesia. Chamber Open depulpin, #15~17 local scaling 7/23 #17(P, MB, DB) CE P: bleeding 7/27 #17 DB: GP Filling X-ray 8/2 #17 MB: 17mm GP(치료재료) Filling X-ray 8/8 #17 P: 17mm CE, FC(치료재료) X-ray 8/10 #17 P: vitapex Filling

8/14 #14~17 Root Planning(N: #17 Endo Tx)
8/21 #17 X-ray vitapex 상태 확인, CE
8/28 #17 Palatal fx fragment Re(1개월 후 확인)
9/20 #17 P: vitapex 제거
9/28 #17 P: GP Filling, X-ray
※ P: Palatal, MB: mesio buccal, DB: distal buccal, CE: canal enlargement

■ 참고
- 「국민건강보험 요양급여의 기준에 관한 규칙」 [별표1] 요양급여의 적용기준 및 방법
- 도해로 보는 근관치료아틀라스, 이승종, 신흥인터내셔날, 2000년
- Color Atlas 근관치료학, 최기운, 지성출판사, 2001년
- 치과보존학, Theodore M. Roberson, 대한나래출판사, 2003년

■ 심의내용
동 기관은 치수염 상병 등으로 다근관치아를 일률적으로 1일에 1근관씩만 치료함으로 인해 재진진찰료 및 내원일수가 다빈도로 산정되고 있는 바, 일부 환자에서 개별적 상태 등을 감안하여 1일 1근관씩 치료할 필요가 있는 경우도 있지만, 해당 기관처럼 대부분 환자의 근관치료를 일률적으로 1근관씩 치료하는 것은 환자의 내원 편리성 및 비용 효과적인 측면 등을 고려할 때 적절한 진료 형태라고 볼 수 없으므로 재진진찰료 등 추가되는 진료행위는 인정하지 아니함

(2008. 5. 6. 진료심사평가위원회)

근관치료 도중에 치아가 파절되어 발치한 경우

- 근관치료와 발치가 별개로 이루어진 경우이므로 이제까지 진행된 근관치료는 모두 청구할 수 있고, 발치도 100% 청구 가능하다.
- 보험청구 시 근관치료 중에 발치하게 된 사유를 내역설명으로 첨부해 준다.
- 이제까지 진행된 근관치료의 청구는 근관치료의 상병명으로, 발치는 치아파절의 상병명으로 적용한다.
- 발치 시 치근만곡 등의 이유로 치아분리술을 시행하였다면 난발치로 산정 가능하다.

근관치료 시 진료기록부 기록 시 유의사항

- 근관치료는 각 행위별로 수가가 정해져 있기 때문에 근관치료의 각 단계마다 실시하는 진료행위는 그대로 기록하여야 한다. 다만 발수, 근관확대의 과정에서 함께 실시하는 근관와동형성과 근관성형은 실제 청구에서 누락되는 경우가 많이 있으므로 빠지지 않게 기록하도록 한다.
- 근관장측정검사는 측정된 근관의 길이를 mm 단위로 근관별로 기록해야 인정된다.
- 근관충전은 단순근관충전과 가압근관충전으로 구분하여 기록할 필요는 없지만, 근관길이가 기록되어 있지 않으면, 즉 근관장측정검사 없이는 가압근관충전을 인정받을 수 없다.
- 근관치료 과정 중 사용한 약제 및 치료재료는 해당 진료항목의 소정점수에 포함되어 별도 산정하지 않아서 따로 기록하지 않아도 되지만, 별도 산정 가능한 바브드브로치, 리머 또는 파일, Ni-Ti file, MTA 등은 기록하도록 한다.
- 진료기록부의 기록과 청구내역이 일치하지 않을 경우 허위부당청구로 간주될 수 있으니 기록에 유의하도록 한다.

02 전기치수반응검사

분류번호	코드	분류
나-900	E9000	전기치수반응검사[1구강 1회당] Electric Pulpal Test

- 전기치수반응검사는 치아에 약한 전류를 흐르게 한 후 관찰되는 전기저항을 이용하여 치수의 실활 여부 및 생활력 정도를 알아보는 검사이다.
- 전기치수반응검사는 외상으로 인한 치수의 염증 의심, 치아변색, 치아파절, 치관수복물에 의한 치수의 병변 의심, 생활치수 예후 판단, 치수염의 감별진단 등의 목적으로 시행한 경우에 산정 가능하다.

산정단위

- [1구강 1회당]
- 산정단위가 [1구강 1회당]이므로 당일 여러 치아를 여러 번 실시했더라도 1회만 인정된다. 하지만 동일 치아를 여러 날에 걸쳐 실시한 경우에는 실시한 날마다 1회씩 모두 인정된다.

산정지침

- 전기치수반응검사는 치수진단기가 심사평가원에 의료장비로 신고가 되어 있어야 산정 가능한 항목이다. 치수진단기의 의료장비 신고와 확인은 보건의료자원통합신고포털에서 가능하다.

요양기관업무포털서비스(biz.hira.or.kr) → 공인인증서(로그인) → 보건의료자원통합신고포털 → 현황신고·변경 → 장비현황 → 일반장비 현황신고

적용 상병명

K0024	치외치[교합면 이상결절]	Dens evaginatus[occlusal tuberculum]
K0025	치내치(齒內齒)[확장성 치아종] 및 절치 이상	Dens invaginatus[dens in dente][dilated odontoma] and incisor anomalies
K040	치수염	Pulpitis
K040	급성 치수염	Acute pulpitis
K040	만성 (증식성)(궤양성) 치수염	Chronic (hyperplastic)(ulcerative) pulpitis
K0400	가역적 치수염	Reversible pulpitis
K0401	비가역적 치수염	Irreversible pulpitis

K0409	상세불명의 치수염	Pulpitis NOS
K041	치수의 괴사	Necrosis of pulp
K041	치수괴저	Pulpal gangrene
K042	치수변성	Pulp degeneration
S025	치아의 파절	Fracture of tooth
S025	파절치	Broken tooth
S0252	에나멜만의 파절	Fracture of enamel of tooth only
S0253	치수침범이 없는 치관의 파절	Fracture of crown of tooth without pulpal involvement
S032	치아의 탈구	Dislocation of tooth
S0320	치아의 아탈구	Subluxation of tooth
S0321	치아의 함입 또는 탈출	Intrusion or extrusion of tooth

• 상병명은 치아의 형태이상, 치수염, 외상 등의 상병을 환자의 증상에 맞게 적용한다.

청구 시 유의할 사항

• 당일 상악과 하악에 걸쳐 여러 치아를 검사하더라도 1회만 청구 가능하다. 하지만 다음 내원 시 재실시하는 경우에는 100% 산정할 수 있다. 재시행 가능 시기에 대한 산정지침이 따로 있지 않으므로, 너무 빈번하거나 일률적인 검사만 아니라면 기간에 상관없이 청구할 수 있다.

• 검사 후 진료기록부에 치수생활력에 대한 결과를 전기치수검사기의 해당 반응수치로 기록하거나 양성 또는 음성의 표시로 기재하여야 한다.

• 치아우식증, 구강연조질질환, 발치, 외과적 시술 후의 관찰 등에는 산정이 불가하다.

03 치수절단

분류번호	코드	분류
차-9	U0090	치수절단[1치당] Pulpotomy 주: 임시충전, 약제 및 재료의 비용이 포함되므로 별도 산정하지 아니한다.

- 치수절단은 치관부 치수에만 감염된 경우, 치관부 치수를 모두 제거하고 치수 절단면을 적당한 약제 등으로 고정하여 보호층을 만들어 감염되지 않은 치근부 치수만을 살려두어 생활력을 유지시키는 술식이다.
- 주로 유치에 많이 하는 치수치료로, 치수강내에 국한된 치수염으로 치관부의 노출된 생활치수인 경우, 근첨형성이 미완성인 경우, 우식치질을 제거하다가 치수가 노출된 경우, 치근만곡이나 근관의 폐쇄 등으로 발수조작이 어려운 구치, 전치부의 치관파절이 치수각의 일부만 포함한 경우 등에 적용한다.

산정단위

- [1치당]

산정지침

- 만 8세 미만의 소아에 대하여는 소정점수의 30%를 가산한다.
- 장애인으로 등록되어 있는 뇌병변장애인, 지적장애인, 정신장애인, 자폐성장애인에 대하여 소정점수의 100%를 별도 산정한다. 하지만 추가되는 본인부담금은 전액 보험공단에서 부담하므로, 환자의 본인부담금은 변동이 없다.
- 임시충전, 약제 및 재료의 비용이 포함되므로 별도 산정하지 아니한다.

적용 상병명

K025	치수노출이 있는 우식	Caries with pulp exposure
K040	치수염	Pulpitis
K040	급성 치수염	Acute pulpitis
K040	만성 (증식성)(궤양성) 치수염	Chronic (hyperplastic)(ulcerative) pulpitis
K0400	가역적 치수염	Reversible pulpitis
K0401	비가역적 치수염	Irreversible pulpitis
K0409	상세불명의 치수염	Pulpitis NOS

- 치수절단은 치관부에 국한된 치수염에 적용하므로, 치수괴사나 근단병소의 상병명은 적용하지 않는다.
- 치수절단을 치수괴사, 급성근단치주염, 근단주위농양과 같은 상병으로 청구하면 상병명과 진료행위의 불일치로 응급근관처치나 보통처치로 심사조정될 수 있다.

청구 시 유의할 사항

- 치수절단은 유치와 영구치에서 모두 시행할 수 있다.
- 치수절단은 치료의 내용상 마취하에서 실시하는 것이 합당하므로 마취가 없는 일률적인 치수절단은 보통처치로 심사조정될 수 있다.
- 유치에 행한 치수절단은 방사선촬영 행위가 없더라도 인정한다. 영구치의 경우에는 방사선촬영결과에 따라 실시하여야 하는 것이 보편적인 치료절차라 할 수 있으므로 방사선촬영이 없는 일률적인 치수절단은 보통처치로 심사조정될 수 있다.
- 러버댐장착은 별도 산정 가능하다.
- 치수절단을 하기 위하여 기존의 수복물이나 보철물을 제거하는 경우에는 치관수복물 또는 보철물의 제거를 별도 산정할 수 있다.
- 치아우식과 치수노출을 장기간 방치하여 치수가 증식된 치수폴립을 제거하는 것은 치수절단에 포함되므로 별도 산정하지 않는다.
- 치수절단 후 FC 교환이나 Trio-base, ZOE 임시충전 등은 보통처치로 산정하며, 2~3회 정도 청구 가능하다. 그 이상으로 실시할 경우에는 내역설명을 해 준다.
- 치수절단 이후에 후속치료가 없는 경우에는 보통처치로 심사조정될 수 있다. 치수절단 이후의 후속치료로 근관세척, 근관충전 등은 산정 착오이다.
- 치수절단 후 영구수복물로 충전하는 경우에는 '와동형성+충전'으로 적용한다.
- 치수절단 후에는 보험급여 광중합형 복합레진 충전을 청구할 수 없다.
- 당일 치수절단과 충전처치를 동시에 시행하는 경우에는 각각 100% 산정 가능하다. 이 경우에는 즉일충전처치는 인정되지 않고 와동형성 충전으로 적용해야 한다.
- 치수절단의 치료종결은 치수절단 후 영구수복물로의 충전을 말하며, 만약 치수절단 후 발수가 진행되었다면 치수절단은 보통처치로 심사조정될 수 있다. 이런 경우에는 청구 시 치수절단 후 발수를 하게 된 이유에 대한 내역설명을 반드시 기재하여야 한다.
- 수산화칼슘을 이용한 부분치수절단술은 2017년 6월 1일부터 치수절단으로 산정하며, 재료대는 치수절단의 소정수가에 포함되므로 별도 산정하지 않는다.
- 수산화칼슘이나 MTA를 이용하여 치수절단을 한 경우에도 따로 약제비를 산정하지 못하고 치수절단의 행위료만 인정된다.
- 당일, 동일 치아에 치수절단과 시행한 교합조정술은 주된 처치료에 포함되므로 별도 인정하지 아니한다.
- 치수의 급성염증으로 인하여 환자가 통증을 호소하고, 급성 증상을 가라앉히기 위하여 치수절단을 하고 이후의 치료로 발수(근관치료)가 이어진다면 치수절단이 아닌 급성염증의 상병명과 함께 응급근관처치로 청구하여야 한다.

다른 치료를 같이 한 경우

치료 당일에 치수절단과 아말감충전까지 시행한 경우

치료내용	청구항목 및 산정비율
치수절단 아말감충전	치수절단 100% 와동형성 100%, 충전 가. 아말감충전 100%, 아말감재료대 100%

07

• 당일에 치수절단을 시행하고 아말감충전까지 완료한 경우에는 치수절단과 충전은 각각 목적이 다른 치료행위이므로 모두 100% 인정받을 수 있다. 이때 아말감충전이 당일에 모두 완료되었더라도 치수절단이라는 전처치가 시행되었기 때문에 즉일충전처치가 아닌 와동형성 충전(와동형성+충전)으로 산정한다.

치수절단과 구강내소염수술을 동시에 시행한 경우

치료내용	청구항목 및 산정비율
치수절단 농양의 절개와 배농	산정 불가 구강내소염수술 나. 치조농양 또는 구개농양의 절개 100%

• K040 치수염 상병으로 치수절단을 시행하고 동시에 K047 근단주위농양 상병으로 구강내소염술을 시행하는 경우에는 치수절단을 인정받지 못할 수 있다. 근단주위농양에는 치수절단이 아닌 발수가 올바른 치료이다. 따라서 이때의 치수절단은 응급증상을 완화시키기 위한 치수강 개방으로 인정되어 응급근관처치로 심사조정되거나 보통처치로 심사조정된다.

치료내용	청구항목 및 산정비율
치수절단 농양의 절개와 배농	치수절단 100% 구강내소염수술 가. 치은농양, 치관주위농양 절개 등 50%

• 하지만 치수절단과 치은농양으로 인한 구강내소염수술은 당일 동시에 시행한 경우에는 높은 수가인 치수절단은 100%, 낮은 수가인 구강내소염수술 가. 치은농양, 치관주위농양 절개 등은 50%로 산정한다.

예시: 내원 당일에 #85 마취 후 치수절단과 트리오베이스, ZPC 베이스, G.I.시멘트 충전을 함께 시행한 경우

내원일	1일째
상병명	K040 치수염
청구내역	초진진찰료 치과전달마취 마. 하치조신경블록 리도카인 의약품관리료 치수절단 와동형성 충전 나. 복합레진 충전 G.I.시멘트 재료대 충전물연마
추가	방사선촬영 러버댐
내역설명	

- 당일에 치수절단과 G.I.시멘트(글래스아이오노머시멘트) 충전을 동시에 한 경우에는 치수절단 100%, 와동형성 100%, 복합레진 충전 100%, G.I.시멘트 재료대 100%를 산정한다. 이때 트리오베이스, ZPC 베이스 등 치수절단에 사용된 약제나 이장재의 비용은 치수절단 수가에 포함되므로 별도 산정하지 않는다.
- 치수절단 시 함께 시행한 방사선촬영, 기존 수복물제거, 러버댐장착 등은 별도 산정 가능하다.

예시: 내원 첫날에 치수절단을 하고 2일째 FC 교환을 한 후에 3일째 내원 때 트리오베이스, ZPC 베이스, G.I.시멘트로 충전한 경우

내원일	1일째	2일째	3일째
상병명	K040 치수염		
청구내역	초진진찰료 치과전달마취 마. 하치조신경블록 리도카인 의약품관리료 치수절단	재진진찰료 보통처치	재진진찰료 와동형성 충전 나. 복합레진 충전 G.I.시멘트 재료대 충전물연마
추가	방사선촬영 러버댐		러버댐
내역설명			

- 2일째 FC 교환은 보통처치로 적용하며, 이때에는 러버댐장착을 산정할 수 없다.

예시: 치아우식증 상병으로 G.I.시멘트로 즉일충전을 한 후 다음 날부터 통증을 호소하여 치수절단을 한 경우

내원일	1일째	2일째	3일째
상병명	K021 상아질의 우식	K040 치수염	K040 치수염
청구내역	초진진찰료 즉일충전처치 충전 나. 복합레진 충전 G.I.시멘트 재료대 충전물연마	재진진찰료 치과전달마취 마. 하치조신경블록 리도카인 의약품관리료 치관수복물 또는 보철물의 제거 가. 간단한 것 치수절단	재진진찰료 와동형성 충전 나. 복합레진 충전 G.I.시멘트 재료대 충전물연마
추가	방사선촬영 러버댐	방사선촬영 러버댐	러버댐
내역설명		아말감충전 후 통증으로 치수절단 시행	

- 치료한 내역 그대로 청구하면 된다. 첫날에는 치아우식증 상병으로 즉일충전처치와 복합레진 충전으로 청구하고, 2일째부터는 상병명을 K04.0 치수염으로 하고 치수절단의 진료내역을 그대로 청구한다.

07

• 이때 치수절단을 하기 위하여 전날에 충전한 G.I.시멘트를 제거하는 것은 치관수복물 또는 보철물의 제거 가. 간단한 것으로 청구하고 치수절단을 하게 된 내역설명을 첨부해 준다.

관련 규정

○ 요양급여비용의 적용기준 및 방법에 관한 세부사항

Ⅰ. 행위

제10장 치과 처치·수술료

항목	제목	세부인정사항
차9 치수절단	유치 치수치료 시 방사선촬영 없이 실시한 차9 치수절단 인정 여부	차9 치수절단을 하고자 할 때는 X-Ray 촬영결과에 따라 실시하여야 하는 것이 보편적인 치료절차라 할 수 있으나, 유치는 치료 도중 치수가 개방되는 경우가 많아 X-Ray 촬영을 하지 않더라도 치수관의 위치를 확인할 수 있으므로, 유치에 행한 차9 치수절단은 X-Ray 촬영 행위가 없더라도 인정할 수 있음 (고시 제2000-73호, 2001. 1. 1. 시행)

Ⅲ. 국민건강보험 요양급여의 기준에 관한 규칙 제10조에 의거 신의료기술로 신청된 항목 중 이미 심사기준으로 운용되고 있는 항목

제10장 치과 처치·수술료

항목	제목	세부인정사항
차9 치수절단	수산화칼슘을 이용한 부분치수절단술	차9 치수절단[1치당]의 소정점수를 산정함 (고시 제2017-91호, 2017. 6. 1. 시행)

07

04 당일발수근충

분류번호	코드	분류
차-7		당일발수근충[1근관당] One Visit Endodontics 주: 1. 발수 당일에 근관치료 및 근관충전을 완료한 경우에 산정한다. 2. 근관와동형성, 발수, 근관장측정, 근관확대, 근관성형, 근관세척 및 건조, (가압)근관충전 비용이 포함되므로 별도 산정하지 아니한다.
	U0001	3. Barbed-broach를 사용한 경우에는 3.61점을 1회에 한하여 산정한다.
	U0002	4. Reamer 또는 File을 사용한 경우에는 치료기간 중 1회에 한하여 5.96점을 산정한다.
	U0074	가. 영구치 Permanent Tooth
	U0075	나. 유치 Deciduous Tooth

• 당일발수근충은 발수부터 근관충전까지 근관치료를 당일로 완료하는 경우에 산정한다.

• 유치의 경우에도 당일발수근충을 산정할 수 있으며, 영구치와 유치에 따라 각각 구분하여 산정한다.

산정단위

• [1근관당]

산정지침

• 발수 당일에 근관치료 및 근관충전을 완료한 경우에 산정한다.
근관와동형성, 발수, 근관장측정, 근관확대, 근관성형, 근관세척 및 건조, (가압)근관충전 비용이 포함되므로 별도 산정하지 아니한다.

• Barbed-broach를 사용한 경우에는 3.61점을 1회에 한하여 산정한다.

• Reamer 또는 File을 사용한 경우에는 치료기간 중 1회에 한하여 5.96점을 산정한다.

포함 항목	별도 산정 가능 항목
발수 근관와동형성 근관장측정검사 근관확대, 근관성형 근관세척 (가압)근관충전 사용 약제 및 재료대	마취 방사선사진촬영판독(진단, 근관장측정, 충전 등의 경우 각각 산정 가능) 러버댐 Barbed-broach Ni-Ti file 또는 Reamer(File) 치관수복물 또는 보철물의 제거

적용 상병명

S0254	치수침범이 있는 치관의 파절	Fracture of crown of tooth with pulpal involvement
K040	치수염	Pulpitis
K040	급성 치수염	Acute pulpitis
K040	만성 (증식성)(궤양성) 치수염	Chronic (hyperplastic)(ulcerative) pulpitis
K0400	가역적 치수염	Reversible pulpitis
K0401	비가역적 치수염	Irreversible pulpitis
K0409	상세불명의 치수염	Pulpitis NOS
K041	치수의 괴사	Necrosis of pulp
K041	치수괴저	Pulpal gangrene
K042	치수변성	Pulp degeneration

- 발수부터 근관충전까지 근관치료를 당일로 완료하는 시술의 특성상 근단주위까지 염증이 파급되어 있는 경우보다는 치수 내에 한정이 되어 있는 경우가 더 적절하므로 이를 고려한 상병을 적용하는 것이 좋다.
- 치근단절제술이나 치아재식술과 동시에 실시하는 경우에는 치근단절제술과 치아재식술의 근거가 되는 상병명을 적용한다.

청구 시 유의할 사항

- 기존 수복물의 제거, 방사선사진, 마취, 러버댐장착 등을 실시한 경우에는 별도 산정 가능하다.
- Barbed-broach나 Reamer 또는 File은 근관수대로 1회에 한하여 산정한다. 근관확대 시 사용한 File 또는 Ni-Ti file은 산정 가능하다. 둘 다 사용하였더라도 한 가지만 인정되므로 수가가 높은 Ni-Ti file을 1치당 1회 산정하고, File만을 사용하였다면 File을 1근관당으로 산정한다.
- 당일발수근충 후에 아말감충전을 같이 시행한 경우에는 아말감 와동형성과 충전을 산정한다.
- #46을 근관충전하면서 근관 하나가 추가로 발견되어 추가 발견된 1근관은 발수부터 근관충전까지 당일 끝냈다면, 3근관도 근관충전으로 청구하고 추가로 발견된 1근관은 당일발수근충을 청구할 수 있다. 이때에는 반드시 '추가로 1근관 더 발견되어 당일발수근충하였음'과 같이 내역설명을 하여야 한다.
- 근관충전을 완료한 치아가 예후가 불량하여 재근관치료를 하는 당일에 근관충전까지 시행한 경우에는 당일발수근충으로 산정할 수 없다. 재근관치료는 이미 발수를 완료하고 근관충전까지 마친 치아에서 재치료하는 것이므로, 이는 '발수 당일에 근관치료 및 근관충전을 완료한 경우에 산정하는' 당일발수근충에는 해당되지 않는다. 따라서 근관내 기존 충전물 제거와 함께 근관확대, 근관성형, 근관장측정검사, 근관충전 등을 각각 산정해 주어야 한다.

다른 치료를 동시에 시행한 경우

치근단절제술을 시행하는 당일 당일발수근충을 동시에 시행한 경우

치료내용	청구항목 및 산정비율
치근단절제술 당일발수근충	치근단절제술 100% 당일발수근충 100%

• 치근단절제술은 치근단에 잔존하는 염증조직을 제거하는 외과적 치료방법이고, 근관치료는 치수내 염증조직을 제거하는 방법으로 각각의 목적과 접근방법 등이 상이한 점을 감안하여, 치근단절제술 당일에 당일발수근충을 시행한 경우 소정점수를 각각 산정한다.

예시: 하루에 당일발수근충을 하고 충전까지 완료한 경우

내원일	1일째
상병명	K040 치수염
청구내역	초진료 마취 리도카인 의약품관리료 당일발수근충 Barbed broach Ni-Ti file 치근단촬영 (표준필름 재료대) 와동형성 충전 나. 복합레진 충전 G.I.시멘트 재료대 충전물연마
추가	러버댐 기존 수복물 제거
내역설명	

• 내원 첫날 발수와 근관충전을 완료하고 다음 번 내원 시 아말감(G.I.시멘트)충전을 한 경우는 1일째 당일발수근충 +2일째 와동형성, 충전으로 청구한다.

• 첫째 날에 치수강만 개방하거나, 응급근관처치를 시행하고, 둘째 날에 발수부터 근관충전까지 한 경우에는 1일째는 보통처치 또는 응급근관처치를 산정하고 2일째는 당일발수근충으로 청구한다. 첫날 통증과 급성 증상을 가라앉히기 위하여 치수강 개방을 하였다면 급성염증의 상병명과 함께 응급근관처치로 청구하며, 급성염증의 증상이 없는

07

치아에서 단순한 치수강 개방을 하였다면 보통처치를 청구해야 한다.

관련 규정

○ 요양급여비용의 적용기준 및 방법에 관한 세부사항
Ⅰ. 행위
제10장 치과 처치·수술료

항목	제목	세부인정사항
차11 근관세척	치근단절제술 당일에 근관충전 또는 당일발수근충을 실시한 경우 수가 산정방법	치근단절제술은 치근단에 잔존하는 염증조직을 제거하는 외과적 치료방법이고, 근관치료는 치수내 염증조직을 제거하는 방법으로 각각의 목적과 접근방법 등이 상이한 점을 감안하여, 치근단절제술 당일에 근관충전 또는 당일발수근충을 시행한 경우 소정점수를 각각 산정함 (고시 제2007-46호(행위), 2007. 6. 1. 시행)

05 발수

분류번호	코드	분류	점수
차-10	U0101 U0001	발수[1근관당] Pulp Extirpation 주: 1. 발수완료일에 1회 한하여 산정한다. 2. Barbed-braoch를 사용한 경우에는 3.61점을 1회에 한하여 산정한다.	56.63

- 발수는 치수 및 치근단 질환 또는 치아파절이 있어 치수의 생활력 보존이 어려운 경우, 근관치료를 위하여 치수강과 근관 내에 있는 치수 및 염증조직을 제거하는 술식이다.

산정단위

- [1근관당]
- 1근관당 산정 시 발수를 시행한 실제 근관수대로 청구해야 한다. 대구치는 3근관, 상악제1소구치는 2근관, 하악소구치는 1근관, 이런 식으로 치아별로 일률적인 근관수를 정해 놓고 청구하지 말고 실제 발수하고 근관치료하는 근관수대로 청구하도록 한다. 그리고 진료기록부에 근관명과 근관수를 기록한다.

산정지침

- 발수가 완료된 날 1회에 한하여 근관수만큼 산정한다.
- Barbed-braoch를 사용한 경우에는 3.61점을 1회에 한하여 근관수만큼 산정한다.
- 만 8세 미만의 소아에 대하여는 소정점수의 30%를 가산한다.
- 장애인으로 등록되어 있는 뇌병변장애인, 지적장애인, 정신장애인, 자폐성장애인에 대하여 소정점수의 100%를 별도 산정한다. 하지만 추가되는 본인부담금은 전액 보험공단에서 부담하므로, 환자의 본인부담금은 변동이 없다.
- 발수에 사용된 약제 및 치료재료대는 해당 처치항목의 소정점수에 포함되므로 별도 산정하지 아니한다.

적용 상병명

- 치수병변을 나타내는 상병명은 어느 것이나 가능하지만 치근단주위의 염증이 없는 상태라면 'K040 치수염', 치근단주위염증이 있는 상태라면 'K047 동이 없는 근단주위농양'의 상병명이 무난하다.

청구 시 유의할 사항

- 발수는 발수가 완료된 날 1회에 한하여 청구해야 하므로, 발수를 완료하지 않은 채 치수강만 개방하고 치료를 종료한 경우에는 보통처치로 산정해야 한다.

- 발수를 여러 회에 나누어서 실시한 경우에는 완료일에 한하여 1회만 발수로 산정하고 그 이전의 처치는 보통처치로 산정한다.
- 러버댐장착은 별도 산정 가능하다.
- 발수는 마취를 시행한 상태에서 실시하는 것이 치료의 내용상 합당한 과정이다. 그러나 치수괴사나 변성인 경우와 같이 마취를 하지 않고 발수하였다면 마취 없이도 발수의 청구는 가능하다. 이때에는 'K041 치수괴저', 'K042 치수변성'과 같이 적절한 상병명을 적용하고 내역설명을 하는 것이 좋다.
- 발수 당일 진단목적의 방사선촬영과 근관장측정을 위한 방사선촬영을 동시에 실시한 경우에는 각각의 방사선촬영이 목적이 다른 독립된 촬영이므로 동시촬영이 아닌 각각 100%를 산정한다.
- 치수절단을 하기 위하여 기존의 수복물이나 보철물을 제거하는 경우에는 치관수복물 또는 보철물의 제거를 별도 산정할 수 있다.
- 발수와 동시에 근관확대는 산정 가능하지만, 발수에는 근관세척 비용이 포함되어 있어 근관세척은 산정할 수 없다.
- 치수절단을 하였던 치아를 발수하는 경우는 발수 100%로 산정한다.
- 근관치료를 완료한 치아를 재치료하는 경우에는 발수가 이미 되어 있으므로 발수는 인정되지 않는다.
- 타 치과에서 근관치료를 하는 도중 내원하여 이미 발수가 완료된 경우에는 발수의 청구 없이 근관확대나 근관세척부터 청구를 하게 되는데 이때에는 '타 치과에서 발수 후 내원'과 같이 반드시 내역설명을 하여야 한다. 그렇지 않으면 초진료가 재진료로 심사조정된다.

07

동일 치아에 발수와 구강내소염수술을 동시에 시행한 경우

치료내용	청구항목 및 산정비율
발수 농양 I&D	발수 100% 구강내소염수술 나. 치조농양 또는 구개농양의 절개 등 100%

- 이전에는 당일 동일 치아에서 구강내소염수술과 근관치료를 동시에 시행한 경우에 주된 처치(높은 수가)는 100% 인정하고, 제2의 처치(낮은 수가)는 50%만 인정하였는데, 이러한 심사사례 내용이 삭제되면서 구강내소염수술과 동시에 실시한 근관치료는 각각의 소정점수 100%를 인정한다.

관련 규정

○ 요양급여비용의 적용기준 및 방법에 관한 세부사항

Ⅰ. 행위

제10장 치과 처치·수술료

항목	제목	세부인정사항
차18 응급근관처치	발수와 동시 산정된 응급근관처치 인정 여부	응급근관처치는 급성 증상을 없앨 목적으로 치수강 개방 등을 실시한 경우에 산정하므로 발수와 동시 산정된 경우에는 인정하지 아니함 (고시 제2007-46호(행위), 2007. 6. 1. 시행)

06 근관와동형성

분류번호	코드	분류
차-5	U0050	근관와동형성[1근관당] Access Cavity Preparation

• 근관와동형성은 치수 및 치근단 질환 또는 치아파절이 있어 근관치료가 필요한 경우 치수강내의 치수를 제거하고 근관입구의 위치를 확인한 후, 근관입구에서 치근단까지 가능한 한 직선적인 통로를 확보하여 근관성형, 근관확대, 근관충전을 효과적으로 할 수 있도록 좁아지거나 경사진 근관입구를 적절한 모양으로 개방시켜 주는 술식이다.

근관와동이란?

근관와동은 치수강에서 근관으로 들어가는 입구 부위를 말하는 것으로, 근관치료를 하기 위하여 교합면에 형성하는 access opening을 가리키는 말이 아니다.

• 이전에는 발수 시에만 근관와동형성을 인정하였으나 2020년 11월 2일부터는 발수와 재근관치료 시 근관내 기존 충전물을 제거하는 경우에도 당일 1회에 한하여 1근관당 1회 인정한다.

산정단위

• [1근관당]

산정지침

• 발수 또는 근관내 기존 충전물 제거한 경우 당일 1회에 한하여 1근관당 1회 인정한다.
• 만 8세 미만의 소아에 대하여는 소정점수의 30%를 가산한다.
• 장애인으로 등록되어 있는 뇌병변장애인, 지적장애인, 정신장애인, 자폐성장애인에 대하여 소정점수의 100%를 별도 산정한다. 하지만 추가되는 본인부담금은 전액 보험공단에서 부담하므로, 환자의 본인부담금은 변동이 없다.
• 근관와동형성에 사용된 약제 및 치료재료대는 해당 처치항목의 소정점수에 포함되므로 별도 산정하지 아니한다.

청구 시 유의할 사항

• 근관와동형성은 '발수+근관와동형성', '근관내 기존 충전물 제거+근관와동형성'과 같이 반드시 함께 청구해야 한다.
• 크라운된 치아에서 크라운 전체를 제거하지 않고 크라운 교합면에 구멍을 뚫고 근관치료를 시행하는 경우에는 근관와동형성의 소정점수에 포함되어 있으므로 별도 산정할 수 없으며, 치과수복물 또는 보철물의 제거의 항목으로

도 청구할 수 없다.

관련 규정

○ 요양급여비용의 적용기준 및 방법에 관한 세부사항

Ⅰ. 행위

제10장 치과 처치·수술료

항목	제목	세부인정사항
차5 근관와동 형성	차5 근관와동형성의 급여기준	발수 또는 근관내 기존 충전물 제거한 경우 당일 1회에 한하여 1근관당 1회 인정한다. (고시 제2020-246호, 2020. 11. 2. 시행)

Ⅲ. 국민건강보험 요양급여의 기준에 관한 규칙 제10조에 의거 신의료기술로 신청된 항목 중 이미 심사기준으로 운용되고 있는 항목

제10장 치과 처치·수술료

항목	제목	세부인정사항
차5 근관와동 형성	금관치아 근관와동형성 Access Opening for Crown	차5 근관와동형성[1근관당]의 소정점수를 산정함 (고시 제2000-73호(기결정), 2001. 1. 1. 시행)

07 근관장측정검사

분류번호	코드	분류
나-901	E9010	근관장측정검사[1근관당] Root Canal Length Measuring

- 근관장측정검사는 발수, 근관치료, 근관충전 시 기구를 근관내로 한정시키기 위한 정확한 근관의 길이를 측정하기 위하여 근관장측정기로 근관장을 측정하거나, 근관내에 Reamer나 File을 삽입한 상태에서 방사선촬영을 실시하여 근관의 길이를 확인하는 검사로 근관치료 시에 인정한다.
- 이전에는 근관치료 기간 중에 근관당 1회만 인정하던 것이 2020년 11월 2일부터 근관당 3회까지 산정할 수 있도록 확대되었다.

산정단위

- [1근관당]

산정지침

- 근관장을 측정한 경우에 치료기간 중 근관당 3회에 한하여 산정한다.

청구 시 유의할 사항

- 근관장측정검사에는 방사선사진을 이용한 측정방법과 전자식근관장측정기기를 이용한 방법이 있다.

측정방법	방사선사진	전자근관장측정기기
청구내역	근관장측정검사+치근단촬영+필름 재료대	근관장측정검사

- 방사선사진을 이용한 근관장측정 시에는 근관장측정검사 기록과 방사선촬영 기록, 영상(또는 필름)이 있어야 한다. 보다 정확한 근관 확인과 측정을 목적으로 당일 동일 부위를 각도를 달리하여 2회 촬영 시에는 동시촬영 2매로 청구한다. 디지털 방사선촬영장치를 사용한 경우에는 방사선 필름대를 청구하지 않는다.
- 전자근관장측정기(예: Root-ZX)를 이용하여 근관장을 측정한 경우에도 근관장측정검사의 소정금액을 산정할 수 있다. 이를 위해서는 사전에 건강보험심사평가원에 전자근관장측정기의 의료장비 신고·등록이 되어 있어야 한다.
- 측정한 근관의 길이는 반드시 진료기록부에 근관별로 mm 단위로 기재하여야 한다.
- 유치의 경우에도 감염된 근관인 경우, 영구치의 교환 시기가 많이 남아 있는 경우에 근관치료를 하는 과정에서 근관장측정검사를 실시하였으면 인정된다.
- 건강보험심사평가원에 전자근관장측정기를 등록하였다면 방사선촬영 없이도 근관장측정검사를 산정할 수 있으나, 근관장측정검사만으로는 근관의 길이, 치근단의 병변 및 해부학적인 형태 등을 예측할 수 없어 정확한 치료를 할

수 없으므로 모든 근관치료에서 방사선촬영 없이 일률적으로 실시한 근관치료는 인정되지 않고 보통처치로 심사 조정된다.

관련 규정

○ 요양급여비용의 적용기준 및 방법에 관한 세부사항

Ⅰ. 행위

제2장 검사료

항목	제목	세부인정사항
나901 근관장측정 검사	나901 근관장측정검사의 급여기준	치료기간 중 1근관당 3회까지 인정한다. (고시 제2020-246호, 2020. 11. 2. 시행)

항목	제목	세부인정사항
나901 근관장측정 검사	유치에 실시한 나901 근관장 측정검사 인정 여부	유치라 할지라도 근관치료 시 정확한 근관의 길이를 측정하기 위하여 나901 근관장 측정검사를 시행한 경우에는 인정함 (고시 제2000-73호(행위), 2000. 12. 30. 시행)

Ⅲ. 국민건강보험 요양급여의 기준에 관한 규칙 제10조에 의거 신의료기술로 신청된 항목 중 이미 심사기준으로 운용되고 있는 항목

제2장 검사료

항목	제목	세부인정사항
나901 근관장측정 검사	전자근관장측정술	전자근관장측정을 실시한 경우에도 나901 근관장측정검사[1근관당]의 소정금액을 산정함 (고시 제2000-73호(기결정), 2000. 12. 30. 시행)

08 근관세척

분류번호	코드	분류
차-11	U0111	근관세척[1근관 1회당] Root Canal Irrigation 주: 치근막염의 처치, 구강내 누공의 처치 및 근관내 첨약 처치 등을 포함한다.

- 근관세척은 치수 잔사, 근관내 세균 및 염증산물, 근관확대 및 근관성형 후 발생하는 상아질 절삭편 등을 세척하는 술식이며, 치근막염의 처치, 구강내 누공의 처치 및 근관내 첨약 처치 등을 포함한다.

산정단위

- [1근관 1회당]

산정지침

- 치근막염의 처치, 구강내 누공의 처치 및 근관내 첨약 처치 등을 포함한다.
- 만 8세 미만의 소아에 대하여는 소정점수의 30%를 가산한다.
- 장애인으로 등록되어 있는 뇌병변장애인, 지적장애인, 정신장애인, 자폐성장애인에 대하여 소정점수의 100%를 별도 산정한다. 하지만 추가되는 본인부담금은 전액 보험공단에서 부담하므로, 환자의 본인부담금은 변동이 없다.
- 근관세척에 사용된 약제 및 치료재료대는 해당 처치항목의 소정점수에 포함되므로 별도 산정하지 아니한다.

청구 시 유의할 사항

- 근관세척만을 시행하는 경우에는 마취는 인정되지 않는다.
- 러버댐장착은 별도 산정 가능하다.
- 근관세척은 통상 2~3일 간격으로 5회 정도 인정한다. 다만 심한 치근단농양 등의 경우에는 환자 상태에 따라 사례별로 인정하므로 5회를 초과하는 경우에는 청구가 가능하며, 청구 시에는 'K04.6 동이 있는 근단주위농양', 'K047 동이 없는 근단주위농양' 등의 상병명을 적용하고, '치근단농양으로 배농이 계속됨'과 같이 내역설명을 해 준다.
- 근관확대와 함께 시행한 근관세척은 인정하지만, 발수 또는 근관충전과 동시에 실시한 근관세척은 인정하지 않는다.
- 심한 치근단농양에서 염증을 완화하기 위하여 비타펙스와 같은 칼슘하이드록사이드 제제 등을 짧은 기간 동안에 근관내 첨약으로 사용하는 경우에는 근관세척으로 산정한다.
- 사용한 비타펙스와 같은 칼슘하이드록사이드 제제 등의 재료대는 별도 인정하지 않는다. 또한 비타펙스 제거는 근관내 기존 충전물 제거로 산정할 수 없고, 근관세척의 소정점수에 포함된다.
- 근관치료 기간 중에 실시한 임시가봉재의 충전과 제거에 대한 비용은 청구할 수 없다.

다른 치료를 같이 한 경우

근관치료 중인 심한 근단농양으로 근관세척 당일 구강내소염수술(I&D)을 동시 시행한 경우

치료내용	청구항목 및 산정비율
근관세척 농양의 절개 후 배농	근관세척 100% 구강내소염수술 나. 치조농양 또는 구개농양의 절개 등 100%

- 치수 염증이 더 심해져서 치조농양이 발생하여 절개 및 배농을 한 경우 또는 치료 중인 근관치료와는 별개로 치은농양이 발생하여 절개 및 배농을 한 경우에는 구강내소염수술을 별도 산정할 수 있다.
- 치은 기원인 경우에는 상병명은 'K0520 동이 없는 잇몸 기원의 치주농양'으로 하고 구강내소염수술 가. 치은농양, 치관주위농양 절개 등을 적용하며, 치수 기원인 경우에는 상병명은 'K047 치아치조농양'으로 하고, 구강내소염수술 나. 치조농양 또는 구개농양의 절개 등을 적용한다. 구강내소염수술(I&D)에 의한 배농은 근관치료와는 별도로 잇몸에 절개 후 절개부위를 통한 배농을 말하며, 만약 절개하지 않고 개방된 근관을 통한 염증의 배농이 이루어진 경우라면 시행된 배농처치는 근관세척만 인정되며 구강내소염수술을 별도로 산정할 수 없다.
- 치아(근관)를 통하지 않고 치은부위에서 절개술에 의한 배농처치를 시행하였다면 구강내소염수술은 근관세척에 포함될 수 없으므로 별도 산정이 가능하여 근관세척 100%, 구강내소염수술은 100%로 산정한다.

07

관련 규정

○ 요양급여비용의 적용기준 및 방법에 관한 세부사항
Ⅰ. 행위
제10장 치과 처치·수술료

항목	제목	세부인정사항
차11 근관세척	차10 발수[1근관당] 및 차12 근관충전[1근관당] 당일에 실시한 차11 근관세척[1근관1회당] 인정 여부	차10 발수[1근관당] 및 차12 근관충전[1근관당] 당일에 실시한 차11 근관세척[1근당 1회당]은 주된 처치료에 포함되므로 별도 인정하지 아니함 (고시 제2020-19호(행위), 2020. 2. 1. 시행)

항목	제목	세부인정사항
차11 근관세척	차11 근관세척의 인정기준	차11 근관세척은 통상 2~3일 간격으로 5회 정도 인정함. 다만 심한 치근단농양 등의 경우에는 환자 상태에 따라 사례별로 인정함 (고시 제2007-46호(행위), 2007. 6. 1. 시행)

심의사례

근관세척과 구강내소염수술의 산정
근관세척 당일에 구강내소염수술 산정은 배농처치가 치아를 통해(치수실 개방) 가능하다면 절개는 불필요하여 근관세척만 인정하는 것이 타당하나, 절개술에 의한 배농처치를 시행하였다면 구강내소염수술은 근관세척에 포함될 수 없으므로 2가지 이상의 수술을 동시에 시행한 경우로 판단되어 주된 처치 100%, 제2처치는 50%로 인정한다. (2011. 10. 진료심사평가위원회)

- 이전에는 당일 동일 치아에서 구강내소염수술과 근관치료를 동시에 시행한 경우에 주된 처치(높은 수가)는 100% 인정하고 제2의 처치(낮은 수가)는 50%만 인정하였는데, 이러한 심사사례 내용이 삭제되면서 구강내소염수술과 동시에 실시한 근관치료는 각각의 소정점수 100%를 인정한다.

09 근관확대

분류번호	코드	분류
차-11-1	U0116 U0002 U0119	근관확대[1근관 1회당] Root Canal Enlargement 주: 1. 치료기간 중 2회 이내만 별도 산정한다. 2. Reamer 또는 File을 사용한 경우에는 치료기간 중 1회에 한하여 근관당 5.96점을 산정한다. 3. 근관성형을 실시한 경우에는 1회에 한하여 43.92점을 별도 산정한다.

• 근관확대는 근관내 염증으로 이환된 조직 및 괴사조직을 제거하며, 근관충전을 위해 근관을 확대하는 경우에 산정한다.

산정단위

• [1근관 1회당]

산정지침

• 만 8세 미만의 소아에 대하여는 소정점수의 30%를 가산한다.
• 장애인으로 등록되어 있는 뇌병변장애인, 지적장애인, 정신장애인, 자폐성장애인에 대하여 소정점수의 100%를 별도 산정한다. 하지만 추가되는 본인부담금은 전액 보험공단에서 부담하므로, 환자의 본인부담금은 변동이 없다.
• 근관치료 치료기간 중 2회까지만 산정할 수 있으며, 근관수만큼 산정한다. 1일에 근관확대를 2회로 산정할 수 없다.
• 근관확대에 사용된 약제 및 치료재료대는 해당 처치항목의 소정점수에 포함되므로 별도 산정하지 아니한다.
• Reamer 또는 File의 재료대는 근관치료 기간 중 1회에 한하여 산정할 수 있으며, 근관확대와 같이 청구한다.
• 전동형태의 Ni-Ti file은 근관확대 실시에 사용한 경우 「치료재료 급여·비급여 목록 및 급여 상한금액표」에서 정한 금액(코드 N0061001)을 치료기간 중 치아당 1회 산정하되, 전동형태 Ni-Ti file과 기존 File(U0002)을 각각 사용한 경우에도 1종만 인정한다.
• 유치의 근관치료 시 근관확대는 일반적으로 인정되지 않으나, 감염된 근관인 경우 영구치의 교환 시기가 많이 남아 있는 경우에 인정한다.

청구 시 유의할 사항

• 러버댐장착은 별도 산정 가능하다.
• 근관확대는 발수, 근관세척, 근관충전 등과 함께 실시한 경우에는 동시에 산정할 수 있다.
• 근관확대 시 실시한 마취는 별도 산정할 수 있다. 단 근관확대할 때마다 일률적으로 마취를 청구할 경우에는 심사조정될 수도 있다.
• 리머, 파일, Ni-Ti 파일 등 근관확대 시 사용한 근관치료기구의 사용내역을 진료기록부에 기록한다.

10 근관성형

- 근관성형(Root canal shaping)은 발수 후 근관내 염증으로 이환된 조직 및 괴사조직을 제거하며, 근관내 기구조작 및 근관 소독, 세척을 용이하게 하고, 근관충전을 위해 적합한 모양으로 근관 내부의 형태를 만들어 주는 행위이다.
- 이전에는 근관치료 기간 중 1회만 인정하였으나 2020년 11월 2일부터는 1근관당 2회까지 인정한다.

산정단위

- [1근관 1회당]

산정지침

- 만 8세 미만의 소아에 대하여는 소정점수의 30%를 가산한다.
- 장애인으로 등록되어 있는 뇌병변장애인, 지적장애인, 정신장애인, 자폐성장애인에 대하여 소정점수의 100%를 별도 산정한다. 하지만 추가되는 본인부담금은 전액 보험공단에서 부담하므로, 환자의 본인부담금은 변동이 없다.
- 근관성형에 사용된 약제 및 치료재료대는 해당 처치항목의 소정점수에 포함되므로 별도 산정하지 아니한다.
- 근관확대 시 근관성형을 실시한 경우에는 근관당 2회에 한하여 43.92점씩을 별도 산정한다. 근관성형은 단독으로는 산정할 수 없고, '근관확대+근관성형'과 같이 반드시 함께 청구해야 한다.
- 일반적으로 유치의 경우는 인정되지 않는다.

청구 시 유의할 사항

- 근관성형을 실시하지 않은 경우에는 가압근관충전은 단순근관충전으로 심사조정될 수 있다.
- Ni-Ti file, Ni-Ti motor driven file 근관성형, 엔진화일, 특수근관처치, 니케-타티타늄기구조작 등 Ni-Ti file을 사용한 경우에도 근관성형을 산정한다.

관련 규정

○ 요양급여비용의 적용기준 및 방법에 관한 세부사항

Ⅰ. 행위

제10장 치과 처치·수술료

항목	제목	세부인정사항
차11-1 근관확대	근관확대 및 근관성형의 급여기준	치료기간 중 각각 1근관당 2회까지 인정한다. (고시 제2020-246호, 2020. 11. 2. 시행)

항목	제목	세부인정사항
차11-1 근관확대	유치에 실시한 근관확대의 급여기준	유치에 실시하는 차11-1 근관확대는 다음과 같은 경우에 인정함 - 다음 - 가. 감염된 근관인 경우 나. 영구치의 교환 시기가 많이 남아 있는 경우 (고시 제2016-224호, 2016. 12. 1. 시행)

항목	제목	세부인정사항
차11-1 근관확대	근관확대 시 사용하는 Ni-Ti File의 인정 여부	• 근관내 염증으로 이환된 조직 및 괴사조직을 제거하거나 근관충전을 위해 차11-1 근관확대 시 사용하는 전동형태의 Ni-Ti File은 「치료재료 급여·비급여 목록 및 급여 상한금액표」에서 정한 금액을 산정함(코드 N0061001) • 다만 치아당 치료기간 중 1회 인정하되 기존 File과 동시 사용한 경우에도 1종만 1회 산정함 (고시 제2009-250호(치료재료), 2010. 1. 1. 시행)

II. 치료재료

2. 처치 및 수술료 등

제목	세부인정기준
전동형태 Ni-Ti File 인정 여부	전동형태의 Ni-Ti File은 차11-1 근관확대 실시에 사용한 경우 「치료재료 급여·비급여 목록 및 급여 상한금액표」에서 정한 금액(코드 N0061001)을 치료기간 중 치아당 1회 산정하되, 전동형태 Ni-Ti File과 기존 File(U0002)을 각각 사용한 경우에도 1종만 인정함 (고시 제2010-2호(치료재료), 2010. 4. 1. 시행)

III. 국민건강보험 요양급여의 기준에 관한 규칙 제10조에 의거 신의료기술로 신청된 항목 중 이미 심사기준으로 운용되고 있는 항목

제10장 치과 처치·수술료

항목	제목	세부인정사항
차11-1 근관확대	Ni-Ti File, Ni-Ti Motor Driven File 근관성형, 엔진화일, 특수근관처치, 니케-타티타늄기구조작	Ni-Ti File을 사용한 근관성형의 경우에도 차11-1-주. 근관성형의 소정점수만 산정함 (고시 제2000-73호(기결정), 2000. 12. 30.)

07

11 근관충전

분류번호	코드	분류
차-12	 U0121 U0126	근관충전[1근관당] Root Canal Filling 가. 단순근관충전 Root Canal Filling with Single Cone Method 나. 가압근관충전 Root Canal Filling with Condensation Method

- 근관충전은 치수와 근관내 감염조직 등을 제거하고 근관을 확대한 후 불활성 재료로 채워 폐쇄하여 세균이나 염증조직 등이 근관내로 유입되지 못하게 치근단 및 치아 주위조직과의 통로를 차단하는 것을 말한다.
- 근관충전은 충전방식에 따라 가. 단순근관충전과 나. 가압근관충전으로 구분하여 산정한다.

가. 단순근관충전	비타펙스나 Gutta-percha cone 하나로 충전하는 경우
나. 가압근관충전	근관성형과 근관확대를 시행한 근관에서 실러(Sealer)와 Gutta-percha cone, Accessory cone을 사용하여 열가압법이나 spreader, plugger 등을 사용하여 측방 또는 수직 가압하면서 완전히 밀폐시키는 것으로 대부분의 영구치 근관충전에 이용된다.

산정단위

- [1근관당]

산정지침

- 만 8세 미만의 소아에 대하여는 소정점수의 30%를 가산한다.
- 장애인으로 등록되어 있는 뇌병변장애인, 지적장애인, 정신장애인, 자폐성장애인에 대하여 소정점수의 100%를 별도 산정한다. 하지만 추가되는 본인부담금은 전액 보험공단에서 부담하므로, 환자의 본인부담금은 변동이 없다.
- 근관충전에 사용된 약제 및 치료재료대는 해당 처치항목의 소정점수에 포함되므로 별도 산정하지 아니한다.

가. 단순근관충전	영구치의 Single cone technique 사용 시 유치의 근관충전 치근단 미완성치아의 치근첨형성술의 경우
나. 가압근관충전	온가압법, 특수근관충전, 근관충전(Obtura Ⅱ 사용), 열가소성근관충전, 열연화 Gutta-percha 충전, Thermafil 충전 유치에서 후속영구치의 선천적 결손 등으로 인하여 가압근관충전이 필요하여 실시한 경우

청구 시 유의할 사항

- 진료기록부에 근관충전 시 사용한 재료와 충전방법 등을 기록하여야 한다.

- 근관충전만을 시행하는 경우에는 마취는 인정되지 않는다.
- 러버댐장착은 별도 산정 가능하다.
- 근관충전 시에 같이 시행한 근관세척은 별도 청구할 수 없다.
- 단순근관충전은 일반적으로 유치에서 비타펙스로 근관충전을 마무리하는 경우 많이 적용된다. 하지만 유치에서도 후속영구치가 결손되어 있는 경우에는 가압근관충전이 인정된다.
- 가압근관충전은 근관을 근관충전재로 완전 밀폐할 목적으로 시행한 측방, 수직, 열 가압근관충전을 한 경우에 산정한다.
- 근관충전 당일, 충전 전 근관길이 확인을 위한 방사선촬영과 근관충전 후 확인을 위한 방사선촬영을 동시에 실시한 경우에는 각각의 방사선촬영이 목적이 다른 독립된 촬영이므로 동시촬영이 아닌 각각 100%를 산정한다.
- 근관충전을 확인하기 위하여 각도를 달리하여 2매 이상의 방사선촬영을 한 경우에는 동시촬영으로 산정한다.
- 근관치료 과정에서 방사선사진 촬영과 근관장측정검사가 없으면 가압충전을 인정받을 수 없고 단순근관충전으로 심사조정된다. 또한 근관성형을 실시하지 않은 경우에는 단순근관충전으로 심사조정될 수 있다.
- 발수와 근관세척이 없는 근관충전은 보통처치로 심사조정되므로, 타 의원에서 발수 등의 치료를 받고 온 환자를 근관충전만을 할 경우에는 반드시 내역설명을 해 준다.
- 근관충전을 여러 회에 나누어서 실시한 경우에는 완료일에 한하여 1회만 근관충전으로 산정하고 그 이전의 처치는 근관세척으로 산정한다.
- MTA 근관충전재를 사용하여 근관충전을 한 경우에는 근관충전 행위료는 보험청구를 하고, MTA 근관충전재의 재료비용은 비급여로 별도 수납한다.
- 근관충전 후에는 보험급여 광중합형 복합레진 충전을 청구할 수 없다.
- 유치에 비타펙스를 충전한 경우 단순근관충전으로 산정이 가능하다. 유치의 근관충전 시 Gutta-percha cone의 사용은 후속영구치가 없는 경우에는 인정한다.
- 비타펙스와 같은 임시근관충전재의 근관충전은 유치의 근관충전, 치근단 미완성치아의 근관충전, 심한 근관주위 염증이 있는 경우 등에 적용되며 단순근관충전으로 청구한다. 이때 영구치에서는 적어도 한 달(30일) 이상 근관내 적용하는 경우에 인정이 된다.
- 비타펙스 등으로 단순근관충전 후 1개월 이내에 다시 가압근관충전을 실시한 경우에는 비타펙스 약제의 효능, 효과 등을 참조하여 비타펙스로 단순근관충전한 것은 근관세척으로 심사조정된다.
- 치근단 미완성치아의 치근첨형성술의 경우, 비타펙스로 충전한 것은 단순근관충전으로 산정한다. 치근첨형성 후 다시 근관치료를 하기 위하여 비타펙스를 제거하는 경우에는 근관내 기존 충전물 제거로 산정한다.
- 근관충전과 동시에 코어(Core)를 형성하거나 영구수복물로 충전하는 경우에는 '와동형성+충전'으로 청구한다.
- 근관치료된 치아에서 포스트를 시행하는 경우, 기성 포스트와 함께 코어로 아말감 같은 보험이 적용되는 재료를 사용한 경우, 기성 포스트는 비보험청구하고, 아말감충전은 '와동형성+충전'으로 청구한다.
- 치근단절제술 당일에 근관충전을 동시에 시행한 경우, 치근단절제술은 치근단에 잔존하는 염증조직을 제거하는 외과적 치료방법이고, 근관치료는 치수내 염증조직을 제거하는 방법으로 각각의 목적과 접근방법 등이 상이하므로 각각 100% 산정할 수 있다.

관련 규정

○ 요양급여비용의 적용기준 및 방법에 관한 세부사항

Ⅰ. 행위

제10장 치과 처치·수술료

항목	제목	세부인정사항
차12 근관충전	유치에 실시하는 차12 근관충전[1근관당]의 급여기준	유치에 실시하는 차12 근관충전은 가. 단순근관충전[1근관당]으로 요양급여를 인정함. 다만 후속영구치의 선천적 결손 등으로 인해 나. 가압근관충전[1근관당]이 필요하여 실시한 경우는 나. 가압근관충전[1근관당]의 소정점수를 산정함 (고시 제2020-19호(행위), 2020. 2. 1. 시행)

Ⅱ. 치료재료

3. 비급여

제목	세부인정기준
근관치료 시 사용하는 근관충전재인 MTA 인정 여부	근관치료 시 사용하는 근관충전재인 MTA는 기존의 충전재에 비해 고가이므로 비용효과성 등을 감안하여 비급여토록 함 (고시 제2009-200호(치료재료), 2009. 11. 1. 시행)

Ⅲ. 국민건강보험 요양급여의 기준에 관한 규칙 제10조에 의거 신의료기술로 신청된 항목 중 이미 심사기준으로 운용되고 있는 항목

제10장 치과 처치·수술료

항목	제목	세부인정사항
차12 근관충전	근첨형성술 Apexification	차12-가. 단순근관충전[1근관당]의 소정점수를 산정함 (고시 제2000-73호(기결정), 2001. 1. 1. 시행)

항목	제목	세부인정사항
차12 근관충전	온가압법 특수근관충전 근관충전(Obtura Ⅱ 사용) 열가소성근관충전 열연화 Gutta-percha 충전 Thermafil 충전	차12-나. 가압근관충전의 소정점수를 산정함 (고시 제2000-73호(기결정), 2001. 1. 1. 시행)

12 영구치 근관치료의 청구 예시

내원 횟수에 따른 영구치의 근관치료 청구 예시

- 동일 환자에서 발수, 근관확대, 근관세척, 근관충전 등 일련의 근관치료 과정에서 상병명과 근관수 등은 통일시켜 주어야 하며, 특별한 사유가 발생하여 변경이 불가피한 경우에는 그에 대한 내역설명을 해 준다.
- 근관치료는 발수, 근관세척, 근관충전, 아말감충전의 4부분으로 나뉘어 있으며, 근관치료 기간 동안에 발수+근관와동형성 1회, 근관확대+근관성형 2회, 근관세척 5회 내외, 근관장측정검사 3회, (가압)근관충전 1회를 청구할 수 있다.
- 발수와 근관와동형성은 따로 분리하여 청구해서는 안 되고, 같이 합쳐서 묶음으로 청구해야 한다. Barbed broach는 발수 시 함께 청구한다(발수+근관와동형성+Barbed broach 청구).
- 근관확대와 근관성형은 따로 분리하여 청구해서는 안 되고, 같이 합쳐서 묶음으로 청구해야 한다(근관확대+근관성형 청구). Ni-Ti file은 근관확대 시 1회만 청구한다.
- 근관확대, 근관성형, 근관장측정검사는 치료과정 중 어느 날에 들어가도 무방하다.
- 발수와 근관충전 시에는 근관세척을 청구할 수 없다.
- 근관치료 과정에서 사용된 약제 및 치료재료대는 해당 처치항목의 소정점수에 포함되므로 별도 산정하지 아니한다. Barbed broach와 파일, 리머, Ni-Ti file 중 한 가지만 청구할 수 있다.
- 근관치료 과정에서 와동을 임시가봉재로 충전하고 다음 치료 시 제거하는 임시가봉재의 충전과 제거에 대한 비용은 청구할 수 없다.

• 다음은 내원 횟수별로 근관치료의 청구내역을 예로 든 것이다.
근관치료는 어느 정도 정형화된 청구를 해도 무방한 부분이 있지만 환자의 상태에 따라서 치료 내용이나 내원 횟수도 달라질 것이다. 근관치료를 몇 회로 마무리하냐가 중요한 것이 아니라 본인의 진료내용에 맞게 청구하는 데 예시를 참고하였으면 한다.

근관치료를 1회 내원으로 끝내는 경우

내원일	1일째
상병명	K040 치수염
청구내역	초진료 마취 리도카인 의약품관리료 당일발수근충 Barbed broach Ni-Ti file 치근단촬영 (표준필름 재료대) 와동형성 충전 나. 복합레진 충전 G.I.시멘트 재료대 충전물연마
추가	러버댐 기존 수복물 제거
내역설명	

• 하루에 발수부터 근관충전까지 완료하는 경우이다. 발수, 근관확대, 근관충전 등으로 나누어서 청구하면 안 되고, 당일발수근충으로 청구한다.

근관치료를 2회 내원으로 나누어서 하는 경우

내원일	1일째	2일째
상병명	K047 동이 없는 근단주위농양	
청구내역	초진료 마취 리도카인 의약품관리료 발수 근관와동형성 근관확대 근관성형 근관장측정검사 Barbed broach Ni-Ti file 치근단촬영 (표준필름 재료대)	재진료 근관확대 근관성형 (가압)근관충전 근관장측정검사 치근단촬영 (표준필름 재료대) 와동형성 충전 나. 복합레진 충전 G.I.시멘트 재료대 충전물연마
추가	러버댐 기존 수복물 제거	러버댐
내역설명		

- 첫날에는 발수를 하고, 둘째 날에는 근관충전을 하는 경우이다.
- 발수와 근관충전의 소정점수 안에는 근관세척 행위료가 포함되어 있어 발수와 근관충전 시에는 근관세척은 같이 산정할 수 없다. 따라서 첫날 발수, 둘째 날 근관충전이 시행되는 2회에 근관치료를 마무리하는 경우에는 근관세척을 청구하지 못하게 된다.
- 근관충전한 후에 와동을 충전한 경우에는 '와동형성+충전'으로 청구한다.

근관치료를 3회 내원으로 나누어서 하는 경우

내원일	1일째	2일째	3일째
상병명	K047 동이 없는 근단주위농양		
청구내역	초진료 마취 리도카인 의약품관리료 발수 근관와동형성 근관확대 근관성형 근관장측정검사 Barbed broach 치근단촬영 (표준필름 재료대)	재진료 근관확대 근관성형 근관세척 근관장측정검사 Ni-Ti file 치근단촬영 (표준필름 재료대)	재진료 (가압)근관충전 근관장측정검사 치근단촬영 (표준필름 재료대) 와동형성 충전 나. 복합레진 충전 G.I.시멘트 재료대 충전물연마
추가	러버댐 기존 수복물 제거	러버댐 마취	러버댐
내역설명			

- 발수 후 2일에 근관확대 시 환자가 동통을 호소하는 경우 마취를 다시 산정할 수 있으며 내역설명을 첨가하는 것이 좋다. 하지만 일률적인 마취의 청구는 인정되지 않는다.
- 근관치료 기간 중에 근관확대 2회, 근관성형 2회, 근관장측정검사 3회를 산정할 수 있으므로 각각 시행한 날에 청구한다. 다만 근관확대와 근관성형은 따로 청구하여서는 안 되고 묶음으로 청구해야 한다.

근관치료를 4회 내원으로 나누어서 하는 경우

내원일	1일째	2일째	3일째	4일째
상병명	K047 동이 없는 근단주위농양			
청구내역	초진료 마취 리도카인 의약품관리료 발수 근관와동형성 근관확대 근관성형 근관장측정검사 Barbed broach 치근단촬영 (표준필름 재료대)	재진료 근관확대 근관성형 근관세척 근관장측정검사 Ni-Ti file 치근단촬영 (표준필름 재료대)	재진료 근관세척 근관장측정검사 치근단촬영 (표준필름 재료대)	재진료 (가압)근관충전 와동형성 충전 나. 복합레진 충전 G.I.시멘트 재료대 충전물연마
추가	러버댐 기존 수복물 제거	러버댐 마취	러버댐	러버댐
내역설명				

• 근관장측정검사는 근관치료 기간 중 3회에 한하여 아무 날에 청구해도 무방하므로 검사를 시행한 날에 청구하면 된다.

07

근관치료를 여러 날에 나누어서 하는 경우

내원일	1일째	2일째	3일째	4일째
상병명	K047 동이 없는 근단주위농양			
청구내역	초진료 마취 리도카인 의약품관리료 발수 근관와동형성 근관장측정검사 Barbed broach 치근단촬영 (표준필름 재료대)	재진료 근관확대 근관성형 근관세척 Ni-Ti file	재진료 근관확대 근관성형 근관세척 근관장측정검사 치근단촬영 (표준필름 재료대)	재진료 근관세척
추가	러버댐 기존 수복물 제거	러버댐 마취	러버댐 마취	러버댐
내역설명				

내원일	5일째	6일째	7일째
상병명	K047 동이 없는 근단주위농양		
청구내역	재진료 근관세척	재진료 (가압)근관충전 근관장측정검사 치근단촬영 (표준필름 재료대)	재진료 와동형성 충전 나. 복합레진 충전 G.I.시멘트 재료대 충전물연마
추가	러버댐	러버댐	러버댐
내역설명			

• 염증이 심하여 근관치료의 횟수가 많아지는 경우는 근관세척의 청구 횟수가 늘어나게 된다. 근관세척은 일반적으로 5회 정도까지 인정하지만 횟수가 초과하여도 일률적이지만 않으면 인정되므로, 청구 시 적절한 내역설명을 첨부하도록 한다.

13 근관치료 도중 근관을 추가로 발견한 경우

• 근관치료 도중에 미처 보지 못했던 근관을 추가로 발견하는 경우가 종종 있다. 발수 혹은 근관충전 등의 처치가 완료된 상태라도 근관치료는 근관수에 따라 산정하도록 되어 있으므로 추가로 발견된 1근관은 발수부터 근관치료 모든 과정을 청구할 수 있다. 추가로 발견한 근관에 대한 보험청구는 발견 당시의 근관치료 진행 정도와 보험청구 완료 여부 등에 따라서 아래와 같이 생각할 수 있으며 상황에 맞게 청구를 하고, 누락되는 경우가 없도록 한다.

• 하악제1대구치를 3근관으로 생각하고 근관치료를 하는 도중에 1근관을 추가로 발견하였다면

① 1근관을 추가로 발견하였고 아직 보험청구가 안 된 상태라면 내원 첫날부터 입력된 것을 4근으로 고쳐서 입력하여 본인부담금의 차액은 환자에게 추가로 받고, 계속 4근으로 적용한다.

② 이제까지 3근으로 적용한 것은 그대로 두고 발견한 당일에 4근의 근관치료와 추가된 1근의 발수, 근관와동형성, 근관확대 등을 동시에 산정하고 내역설명을 해 준다. 그리고 이후에는 4근으로 적용한다.

③ 3근으로 근관충전까지 완료되고 청구까지 마친 상태에서 1근을 추가로 발견하여 발수부터 근관치료를 하게 되었다면 근관치료의 과정을 1근으로 계산하여 청구하면서 내역설명을 같이 한다. 이때에는 추가적인 환자 내원에 따른 재진료가 같이 청구될 수 있는데 재진료는 인정되지 않을 가능성이 있다.

④ 타 치과에서 3근으로 근관치료하는 도중에 내원한 경우에는 처음부터 4근으로 적용하여 청구하며, 내역설명을 해 준다.

• 기존 3근관의 근관세척과 추가 발견된 근관의 발수가 동시에 청구되면 전산심사에서 청구오류로 조정될 수 있으므로 '원심설측 근관을 추가로 발견하였음' 등과 같이 서술내역을 반드시 기재하며, 추가로 발견한 근관에 대한 방사선사진을 반드시 촬영하여 만약 심사조정이 되어 재심사조정청구 시 증빙자료로 제출하도록 한다.

• 추가 발견된 근관의 치료에 사용한 바브드브로치와 Ni-Ti file 등의 산정은 바브드브로치는 근관당 산정이고 Ni-Ti file은 1치당 1회만 산정할 수 있으므로, 바브드브로치는 1근관으로 산정 가능하지만 이미 근관확대와 함께 Ni-Ti file을 산정하였다면 추가 근관에 사용한 Ni-Ti file이나 File(또는 Reamer)은 추가산정할 수 없다.

• 상악제1대구치와 하악제1대구치의 4근관의 발생빈도가 높다 보니 그에 따른 4근관 청구도 많이 인정되고 있다. 그러나 일률적인 4근관 청구는 하지 말아야 하며, 상식적인 수준을 벗어난 빈도수의 청구는 심사조정될 가능성이 있다. 따라서 실제 진료한 그대로 청구한다는 생각으로 추가로 발견한 근관은 방사선사진과 적절한 내역설명을 기재하여 청구하고, 심사조정 시에는 반드시 재심사조정청구를 하도록 한다. 오히려 4번째 근관을 발견해 치료하고도 이를 청구하지 않는 치과가 많은 것이 문제이다.

두 번째 근관확대 시 추가로 근관을 발견한 경우

내원일	3일째	4일째
상병명	K047 동이 없는 근단주위농양	
청구내역	재진료 근관확대 3 근관성형 3 근관세척 3 치근단촬영 가. 1매 (표준필름 재료대) 치과전달마취 다. 후상치조신경블록 리도카인 의약품관리료 발수 1 근관와동형성 1 근관확대 1 근관성형 1 근관장측정검사 1 Barbed broach 1	재진료 가압근관충전 4
선택	러버댐	러버댐
내역설명	상악제1대구치의 근심설측근관을 추가로 발견하였음	

- 발수와 근관세척은 동시에 산정할 수 없으므로 추가 근관의 발수 시 근관세척은 산정하지 않는다.
- 또한 첫 번째 근관확대 시 Ni-Ti file을 산정하였다면 Ni-Ti file은 다시 산정할 수 없고, 추가 발견된 근관의 발수에 사용한 바브드브로치만 1근관으로 산정한다.

근관충전 시 추가로 발견한 근관을 발수부터 근관충전까지 시행한 경우

내원일	4일째
상병명	K047 동이 없는 근단주위농양
청구내역	재진료 가압근관충전 3 치근단촬영 가. 1매 (표준필름 재료대) 치과전달마취 마. 하치조신경블록 리도카인 의약품관리료 당일발수근충 1 Barbed broach 1
선택	러버댐
내역설명	하악제1대구치의 원심설측근관을 추가로 발견하였음

- 근관충전 시 1근관을 추가로 발견하고, 당일 발수부터 근관충전까지 완료한 경우에는 이제까지 치료하였던 3근관의 근관충전은 그대로 청구하고, 추가로 발견된 1근관은 당일발수근충 1근관으로 청구한다.
- 당일발수근충에는 근관장검사가 포함되어 있으므로 별도 산정할 수 없으며, 바브드브로치 1근관만을 산정한다. Ni-Ti file도 이미 3근관의 근관확대 시 산정하였으므로 중복 청구하지 않는다.
- 근관충전 시에는 마취를 산정할 수 없으나 새로 발견된 근관의 치료를 위한 마취가 필요하므로 이 경우에는 별도 산정할 수 있다.

14 근관내 기존 충전물 제거

분류번호	코드	분류
차-19-1	U2245	근관내 기존 충전물 제거[1근관당] Removal of Old Root Canal Filling 주: 근관치료 완료 후 재근관치료를 위해 근관내 기존 충전물 제거 시 1회에 한하여 별도 산정한다.

- 근관내 기존 충전물 제거는 근관충전이 완료된 치아의 예후가 불량하여 다시 근관치료를 하기 위하여 Gutta-percha cone과 Sealer 등 기존의 근관충전약제 및 재료를 제거한 경우에 산정한다.
- 이전에는 근관내 기존 충전물 제거 시 근관와동형성이 인정되지 않았던 것이 2020년 11월 2일부터 근관당 1회 산정할 수 있도록 확대되었다.

산정단위

- 산정단위가 [1근관당]이므로 실제 제거한 근관수대로 산정한다.
- 3근관 치아에서 1근관만 재치료하는 경우에는 근관내 기존 충전물 제거 횟수를 1로 하여 1근관만 치료한 것으로 산정할 수 있다.

산정지침

- 근관치료 완료 후 재근관치료를 위하여 근관내 기존 충전물 제거 시 1회에 한하여 별도 산정한다.
- 근관내 기존 충전물을 제거한 경우 근관와동형성을 당일 1회에 한하여 1근관당 1회 인정한다.
- Gate gridden bur, Gutta-percha solvent 등 근관충전물을 제거하기 위해 사용한 기구나 약제 등의 비용은 별도 산정할 수 없다.

적용 상병명

- 근관내 기존 충전물 제거는 근관치료를 완료한 후에 다시 근관치료를 하기 위하여 하는 술식이므로 재근관치료를 하게 된 원인을 나타내는 상병명을 적용한다.

청구 시 유의할 사항

- 방사선촬영 및 마취료는 별도 산정이 가능하다.
- 근관내 기존 충전물 제거 시 발수는 산정 불가하며, 근관확대나 근관세척 등을 동시에 시행한 경우에는 각각 100% 산정할 수 있다. 또한 근관내 기존 충전물 제거 이후의 재근관치료는 발수 이후의 근관치료 술식에 따른 청구와 동일하게 산정이 가능하다.

- 재근관치료를 위하여 당일 크라운, 코어, 포스트, 근관충전물 등을 동시에 제거하는 경우에는 치관수복물 또는 보철물의 제거[1치당]와 금속재 포스트 제거[1근관당]는 각각 소정점수의 100%를 산정하고, 근관내 기존 충전물 제거[1근관당]는 소정점수의 50%를 산정한다.
- 근관내의 충전물 제거를 당일 하루에 완료하지 못하고, 첫날 수복물과 코어 제거로 치수강을 개방하고 근관충전물을 일부만 제거한 후 다음 번 내원 시 근관충전물을 완전히 제거한 경우, 첫날 치수강 개방을 응급근관처치로 청구할 수 없고, 치관수복물 또는 보철물의 제거와 보통처치를 산정하고 근관충전물을 완전히 제거한 날에 근관내 기존 충전물 제거를 산정한다.
- 치수강 개방과 근관충전물 일부 제거로 통증 등 급성염증 증상이 호전되었다고 하여도 응급근관처치는 생활치(근관치료를 받은 적이 없는 치아)에서 발생한 급성염증을 완화하기 위한 처치이므로 근관충전된 치아에서 적용하는 것은 산정 착오이다.
- 치근단 미완성치아의 치근첨형성 후 다시 근관치료를 하기 위하여 근관내 충전되어 있던 비타펙스 등의 약제를 제거하는 경우에는 근관내 기존 충전물 제거로 산정한다. 이 경우 근관내 비타펙스를 제거하는 것은 이미 단순근관충전으로 산정이 된 상태에서 재근관치료를 하기 위하여 기존 근관내 충전물을 제거하는 것이므로 근관내 기존 충전물 제거로 산정하는 것이 맞다.
- 그러나 근관치료 과정에서 염증을 완화하기 위하여 비타펙스를 근관내 첩약으로 사용하는 경우의 비타펙스 제거는 근관내 기존 충전물 제거로 산정할 수 없고, 근관세척으로 산정한다.
- 당일에 근관내 충전물 제거를 시행하면서 동시에 근관확대와 근관충전까지 한 경우라도 해당 치아가 이미 발수가 끝난 상태에서 재근관치료를 하는 경우이므로 당일발수근충은 산정할 수 없다. 이때에는 당일 시행한 근관성형, 근관확대, 근관장측정검사, 근관충전 등을 각각 산정해야 하며, 근관충전 시에는 근관세척을 같이 청구할 수 없기 때문에 근관세척은 별도 산정할 수 없다.

다른 치료와 같이 한 경우

크라운과 아말감 수복물을 제거한 후 근관충전물을 제거한 경우

치료내용	청구항목 및 산정비율
크라운 제거	차19 치관수복물 또는 보철물의 제거 나. 복잡한 것 100%
아말감 제거	중복산정 불가
근관충전물 제거	차19-1 근관내 기존 충전물 제거 50%

- 재근관 치료를 위하여 당일 크라운 제거와 아말감 제거와 근관내 충전물 제거를 한 경우에는 크라운 제거와 아말감 제거에 해당하는 차19 치관수복물 또는 보철물의 제거[1치당]는 소정점수의 100%를 산정하고, 차19-1 근관내 기존 충전물 제거[1근관당]는 소정점수의 50%를 산정한다.
- 이때 크라운 제거는 차19 치관수복물 또는 보철물의 제거 나. 복잡한 것에 해당하고, 아말감 제거는 차19 치관수복물 또는 보철물의 제거 가. 간단한 것에 해당하여도 동일 치아에 동시 시행한 경우에는 중복해서 청구할 수 없고 주된 처치(높은 수가)에 포함되므로, 차19 치관수복물 또는 보철물의 제거 나. 복잡한 것만 산정한다.

재근관치료 시 충전물 제거의 산정

- 재근관치료를 위하여 당일 크라운, 코어, 포스트, 근관충전물 등을 동시에 제거하는 경우에는 치관수복물 또는 보철물의 제거[1치당] 100%, 금속재 포스트 제거[1근관당] 100%, 근관내 기존 충전물 제거[1근관당] 50%로 산정하게 되어 있는데, 이들 행위가 각각 다른 행위들이 별개로 이루어지므로 모두 100%씩 인정해 주는 것이 맞다고 생각된다.
- 각 행위의 상대가치점수를 보면 치관수복물 또는 보철물의 제거[1치당] 나. 복잡 65.75점, 금속재 포스트 제거[1근관당] 145.66점, 근관내 기존 충전물 제거[1근관당] 125.21점이므로, 크라운과 근관충전물을 동시에 제거하는 경우에는 치관수복물 또는 보철물의 제거[1치당] 나. 복잡의 청구는 포기하고 근관내 기존 충전물 제거[1근관당] 100%로 청구하거나 첫날은 크라운 제거만, 둘째 날 근관충전물 제거로 나누어서 치료함이 어떨까 생각한다.

당일 크라운 제거와 아말감 제거, Screw post 제거와 근관내 충전물 제거를 한 경우

치료내용	청구항목 및 산정비율
크라운 제거	차19 치관수복물 또는 보철물의 제거 나. 복잡한 것 100%
아말감 제거	중복산정 불가
Screw post 제거	처2 금속재 포스트 제거 100%
근관충전물 제거	차19-1 근관내 기존 충전물 제거 50%

- 재근관 치료를 위하여 당일 크라운 제거와 아말감 제거, Screw post 제거와 근관내 충전물 제거를 한 경우에는 크라운 제거와 아말감 제거에 해당하는 차19 치관수복물 또는 보철물의 제거 나. 복잡한 것[1치당]과 Screw post 제거에 해당하는 처2 금속재 포스트 제거[1근관당]는 각각 소정점수의 100%를 산정하고, 차19-1 근관내 기존 충전물 제거[1근관당]는 소정점수의 50%를 산정한다.

예시: 근관충전이 완료된 #16을 다시 근관치료하기 위하여 근관내 충전물을 제거한 경우

내원일	1일째	2일째
상병명	K047 동이 없는 근단주위농양	
청구내역	초진료 치근단촬영 가. 1매 (표준필름 재료대) 치과전달마취 다. 후상치조신경블록 리도카인 의약품관리료 근관내 기존 충전물 제거 3 근관와동형성 3 근관세척 3	재진료 근관확대 3 근관성형 3 근관장측정검사 3 근관세척 3 치근단촬영 가. 1매 (표준필름 재료대) Ni-Ti 파일 1
선택	러버댐	러버댐
내역설명		

- 근관내 기존 충전물 제거 시에는 발수는 산정할 수 없으며, 근관확대나 근관세척 등을 동시에 시행한 것은 각각 100% 산정할 수 있다. 또한 근관내 기존 충전물 제거 이후의 재근관치료는 발수 이후의 근관치료 술식에 따른 청구와 동일하게 산정이 가능하다.

관련 규정

○ 요양급여비용의 적용기준 및 방법에 관한 세부사항
Ⅰ. 행위
제10장 치과 처치·수술료

항목	제목	세부인정사항
차5 근관와동형성	차5 근관와동형성의 급여기준	발수 또는 근관내 기존 충전물 제거한 경우 당일 1회에 한하여 1근관당 1회 인정한다. (고시 제2020-246호, 2020. 11. 2. 시행)

항목	제목	세부인정사항
차19 치관수복물 또는 보철물의 제거	차19 치관수복물 또는 보철물의 제거[1치당] 후 처2 금속재 포스트 제거[1근관당]와 차19-1 근관내 기존 충전물 제거[1근관당]의 수가 산정방법	재근관 치료를 위하여 차19 치관수복물 또는 보철물의 제거[1치당] 후 처2 금속재 포스트 제거[1근관당]와 차19-1 근관내 기존 충전물 제거[1근관당]를 각각 실시한 경우, 차19 치관수복물 또는 보철물의 제거[1치당]와 처2 금속재 포스트 제거[1근관당]는 각각 소정점수의 100%를 산정하고, 차19-1 근관내 기존 충전물 제거[1근관당]는 소정점수의 50%를 산정함 (고시 제2020-19호(행위), 2020. 2. 1. 시행)

심사사례

근관내 기존 충전물 제거 당일 실시한 근관세척 인정 여부에 대하여

■ 청구내역
- 상병명: #11 치수염, 굴이 있는 근단주위 고름집(농양)
- 청구내역

  가-1 재진진찰료×1
  바-8 침윤마취×1
  차-19-1 근관내 기존 충전물 제거×1
  차-19 치관수복물 또는 보철물의 제거×1
  차-11 근관세척×1

■ 참고
- 「건강보험 행위 급여·비급여 목록표 및 상대가치점수」 제1편 제2부 제10장 [산정지침] (4)
- 도해로 보는 – 근관치료아틀라스, 이승종, 신흥인터내셔날, 2000년
- Color Atlas 근관치료학, 최기운, 지성출판사, 2001년
- 치과보존학, Theodore M. Roberson, 대한나래출판사, 2003년

■ 심의내용

차19-1 근관내 기존 충전물 제거는 해당 항목의 주.항에 의거 '근관치료 완료 후 재근관치료를 위해 근관내 기존 충전물 제거 시 1회에 한하여 별도 산정'토록 명시하고 있으며, 이는 근관치료 행위에 따른 일련의 과정 혹은 부수술로 볼 수 없으므로 별도의 행위비용을 보상한 것으로 보아야 함

따라서 차19-1 근관내 기존 충전물 제거 당일 실시한 차-11 근관세척은 별도 인정토록 함

(2008. 5. 6. 진료심사평가위원회)

15 금속재 포스트 제거

분류번호	코드	분류
처-2	UX002	금속재 포스트 제거[1근관당] Removal of Metallic Post

- 금속재 포스트 제거는 재근관치료를 하기 위하여 근관내에 위치한 금속재 포스트를 제거해야 하는 경우에 산정한다.
- 100분의 100 전액 본인부담 항목에서 2005년 8월 1일부터 일부 본인부담 항목으로 전환되었다.

산정단위

- [1근관당]

산정지침

- 금속재 포스트 제거 시 사용한 기구나 약제 등의 비용은 별도 산정할 수 없다.

적용 상병명

- 금속재 포스트 제거를 하게 된 원인을 나타내는 상병명을 적용한다.

청구 시 유의할 사항

- 방사선촬영 및 마취료는 별도 산정이 가능하다.
- 재근관치료를 위하여 당일 크라운, 코어, 포스트, 근관충전물 등을 동시에 제거하는 경우에는 치관수복물 또는 보철물의 제거[1치당]와 금속재 포스트 제거[1근관당]는 각각 소정점수의 100%를 산정하고, 근관내 기존 충전물 제거[1근관당]는 소정점수의 50%를 산정한다.
- 금속재 포스트 제거 후 근관내 기존 충전물 제거 시 소정점수의 50%로 산정하며, 발수는 산정할 수 없다. 근관확대나 근관세척 등을 동시에 시행한 경우에는 각각 100% 산정할 수 있다. 또한 그 이후의 재근관치료는 발수 이후의 근관치료 술식에 따른 청구와 동일하게 산정이 가능하다.

16 재근관치료

중도에 중단된 근관치료의 재치료

- 근관충전이 완료되기 전에 중단된 경우, 치료를 시작하는 시점의 치료단계에 따라 청구한다.
- 발수는 완료되어 근관확대부터 시행하였다면 근관확대부터 청구하고, 발수가 불완전하여 발수를 하게 된 경우라면 발수부터 청구할 수 있다.

적용 상병명

- 재치료 당시의 상병명을 적용한다.

청구 시 유의할 사항

- 본원에서 근관치료 중 중단된 경우라면 다시 내원한 기간에 상관없이 재진으로 산정한다. 다만 처음과 상병명이 달라지면(예: 치수염에서 근단치주농양으로) 초진으로 산정할 수 있다.
- 타 의원에서 근관치료 중 내원한 경우라면 초진으로 산정한다. 만약 발수가 완료된 상태라서 근관확대부터 청구할 경우에는 '타 의원에서 발수 후 내원' 등으로 내역설명을 하여야만 초진료가 심사조정되지 않는다.

근관충전이 완료된 치아의 재근관치료

- 재근관치료는 근관충전까지 완료한 치아에서 계속적인 통증이 있거나 치근단부의 염증이 재발하여 기존에 충전되어 있던 근관충전재를 제거하고 다시 근관치료를 하는 것을 말한다.
- 치수절단(Pulpotomy)이 되어 있는 치아를 다시 근관치료를 하는 경우에는 여기서 말하는 재근관치료에 해당하지 않고 일반적인 근관치료를 적용하여 발수부터 청구한다.
- 재근관치료와 일반적인 근관치료와의 가장 큰 차이는 발수를 산정하느냐, 근관내 기존 충전물 제거를 산정하느냐이다. 재근관치료의 경우에는 이미 근관충전까지 되어 있는 치아를 다시 치료하는 것이기 때문에 발수가 이미 완료된 상태이므로 발수는 청구할 수 없고, 근관내 기존 충전물 제거로 청구하여야 한다.
- 이전에는 재근관치료 시 1개월 이내에 재실시한 근관세척, 근관충전 등은 해당 처치료 소정점수의 50%로 산정하였지만 이에 대한 고시가 2015년 9월 1일부터 삭제되어 현재에는 재근관치료하는 시기와 상관없이 모든 근관치료 항목을 100% 산정할 수 있다.

재근관치료의 시기에 따른 산정기준

30일 이내	재진진찰료 근관내 기존 충전물 제거 100% 근관확대, 근관성형, 근관장측정검사, 근관세척, 근관충전 등 100% Barbed broach, Ni-Ti file 100%
30일 이후	초진진찰료 근관내 기존 충전물 제거 100% 근관확대, 근관성형, 근관장측정검사, 근관세척, 근관충전 등 100% Barbed broach, Ni-Ti file 100%

• 근관치료 완료(근관충전) 후 1개월 이내에 동일 부위의 재근관치료를 하는 경우에도 실시한 근관세척, 근관충전 등 모든 해당 처치료와 재료대는 100%는 산정할 수 있다. 다만 1개월 이내일 때에는 재진료, 1개월 초과일 경우에는 초진료를 산정한다.

적용 상병명

K044	급성 근단치주염 NOS	Acute apical periodontitis NOS
K045	만성 근단치주염	Chronic apical periodontitis
K045	근단 또는 근단주위 육아종	Apical or periapical granuloma
K045	근단치주염 NOS	Apical periodontitis NOS
K046	동이 있는 근단주위농양	Periapical abscess with sinus
K046	동이 있는 치아농양	Dental abscess with sinus
K046	동이 있는 치아치조농양	Dentoalveolar abscess with sinus
K046	동이 있는 치수 기원의 치주농양	Periodontal abscess of pulpal origin with sinus
K0460	상악동으로 연결된 동	Sinus to maxillary antrum
K0461	비강으로 연결된 동	Sinus to nasal cavity
K0462	구강으로 연결된 동	Sinus to oral cavity
K0463	피부로 연결된 동	Sinus to skin
K0469	상세불명의 동이 있는 근단주위농양	Periapical abscess with sinus, unspecified
K047	동이 없는 근단주위농양	Periapical abscess without sinus
K047	치아의 농양 NOS	Dental abscess NOS
K047	치아치조농양 NOS	Dentoalveolar abscess NOS
K047	근단주위농양 NOS	Periapical abscess NOS
K048	치근낭	Radicular cyst
K048	근단(치주)낭	Apical(periodontal) cyst
K048	근단주위낭	Periapical cyst

K0480	근단 및 외측의 치근낭	Apical and lateral radicular cyst
K0481	잔류성 치근낭	Residual radicular cyst
K0482	염증성 치주의 치근낭	Inflammatory paradental radicular cyst
K0489	상세불명의 치근낭	Radicular cyst, unspecified

- 이전의 근관치료의 상병명보다는 재근관치료 당시의 진단에 의하여 재근관치료를 하게 된 원인을 나타내는 상병명을 적용한다. 발수한 상태이므로 치수염을 착오 적용하는 것이며, 'K04.7 동이 없는 근단농양'과 같은 치근단주위의 염증 또는 병소를 나타내는 상병이 적합하다.
- 처음 근관치료 때와 같은 상병을 적용한다면 1개월 이후에 재근관치료를 하는 경우라도 첫 치료가 종결되지 않고 계속 이어지는 상황이라고 인식되어 재진으로 심사조정될 가능성이 있다.

청구 시 유의할 사항

- 재근관치료를 위한 방사선촬영 및 마취료는 별도 산정이 가능하다.
- 근관치료 완료 후 계속적인 동통을 호소하여 재근관치료를 위해 시행된 Cone Beam 전산화단층영상진단 나. 3차원 CT는 인정하고 있다.
- 재근관치료를 위하여 Gutta-percha cone과 Sealer 등의 근관충전물 제거는 발수가 아닌 근관내 기존 충전물 제거로 청구하며, 그 이후의 근관세척과 근관확대 등 근관치료에 대한 청구는 일반적인 근관치료와 같이 적용한다.
- 재근관치료를 위하여 당일 크라운, 코어, 포스트, 근관충전물 등을 동시에 제거하는 경우에는 치관수복물 또는 보철물의 제거[1치당]와 금속재 포스트 제거[1근관당]는 각각 소정점수의 100%를 산정하고, 근관내 기존 충전물 제거[1근관당]는 소정점수의 50%를 산정한다.
- 재근관치료를 당일에 근관충전물부터 근관충전까지 종결하였을 경우에도 발수라는 행위가 없기 때문에 당일발수근충을 산정할 수 없고, 근관확대, 근관충전 등 각각 시술한 내역을 그대로 청구한다.

발수가 불충분하여 다시 발수를 한 경우

- 근관충전물을 제거한 후 이전에 발수한 상태가 불충분하여 재차 발수가 필요하여 다시 발수하였다 하더라도 이전의 근관치료에서 이미 발수가 시행되고 청구가 완료된 것이므로 발수를 중복하여 청구하지 못하고 근관내 기존 충전물 제거[1근관당]로만 청구를 해야 한다.
- 근관의 일부는 충전이 되어 있고 일부는 치수가 남아 있다고 하여 첫날에는 근관내 기존 충전물 제거를 청구하고 다음 번 내원 시 발수 후 발수를 청구하여도 발수는 근관세척으로 심사조정된다.
- 타 치과에서 근관충전했던 치아를 재근관치료하는 경우, 아예 근관내 기존 충전물 제거로 청구하지 않고 발수로 청구하기도 하는데, 근관내 기존 충전물 제거의 수가가 발수에 비해서 크게 높기 때문에 바람직하지 않다. 불완전하게 충전된 근관충전물이라도 이를 제거하는 경우에는 근관내 기존 충전물 제거로 청구하도록 한다.

상대가치점수 비교

- 근관내 기존 충전물 제거[1근관당] 125.21점, 발수[1근관당] 45.42점, Barbed broach 3.61점

07

재근관치료 과정에서 추가로 근관이 발견된 경우

- 재근관치료 과정에서 이전에는 발견하지 못했던 근관이 추가로 발견된 경우에는 발수부터 모든 과정의 근관치료 술식의 행위료와 재료대를 별도 청구할 수 있다. 이 경우에는 '새로운 근관 추가로 발견함-MB근관' 등과 같이 내역설명을 반드시 기재해 주어야 한다.
- 만약 심사과정에서 인정되지 않고 삭감되는 경우에는 재심사조정청구를 통해서 인정받을 수 있다. 이때에는 추가로 발견된 근관임을 입증할 수 있는 방사선사진(파일을 넣고 찍은 사진 등)이 필요하다.

다른 치료를 같이 한 경우

#14에 근관충전물을 제거하면서 농양을 I&D 한 경우

치료내용	청구항목 및 산정비율
근관충전물 제거 농양 I&D	근관내 기존 충전물 제거 100% 구강내소염수술 나. 치조농양 또는 구개농양의 절개 등 100%

- 재근관치료를 하는 당일 동일 부위에 농양의 I&D와 근관충전물의 제거를 동시에 시행한 경우에는 각각 100% 산정 가능하므로 근관내 기존 충전물 제거 100%, 구강내소염수술 나. 치조농양 또는 구개농양의 절개 등 100%로 청구한다.

관련 규정

○ 요양급여비용의 적용기준 및 방법에 관한 세부사항

Ⅰ. 행위

제10장 치과 처치·수술료

항목	제목	세부인정사항
차12 근관충전	근관치료 재실시 시 수가 산정방법	★ 〈삭제〉 (고시 제2015-155호(행위), 2015. 9. 1. 시행) 차12 근관충전(근관치료 재실시 시 수가 산정방법) 치수질환치료 완료(근관충전) 후 1개월 이내에 재실시한 근관세척, 근관충전 등은 타 경조직질환 산정기준과 동일하게 해당 처치료 소정점수의 50%로 산정함 (고시 제2007-46호(행위), 2007. 6. 1. 시행)

내원 횟수에 따른 재근관치료의 청구 예시

재근관치료를 1회 내원으로 끝내는 경우

내원일	1일째
상병명	K047 동이 없는 근단주위농양
청구내역	초진료(재진료) 마취 리도카인 의약품관리료 근관내 기존 충전물 제거 근관와동형성 근관확대 근관성형 근관장측정검사 (가압)근관충전 Ni-Ti file 치근단촬영 (표준필름 재료대) 와동형성 충전 나. 복합레진 충전 G.I.시멘트 재료대 충전물연마
추가	러버댐 기존 수복물 제거
내역설명	이전에 근관충전한 치아를 재근관치료함

- 재근관치료를 당일에 근관충전물부터 근관충전까지 종결하였을 경우, 발수라는 행위가 없기 때문에 당일발수근충을 산정할 수 없고, 근관확대, 근관충전 등 각각 시술한 내역을 그대로 청구한다.
- 30일 이내에 재근관치료 시 재진료로 산정한다.
- 치관수복물이나 보철물을 제거를 함께 시행한 경우에는 시에는 치관수복물 또는 보철물의 제거 나. 복잡한 것[1치당] 100%, 근관내 기존 충전물 제거[1근관당] 50%로 산정한다.
- 근관세척은 근관충전과 동시에 산정할 수 없으므로 청구할 수 없다.
- 근관충전한 후에 와동을 충전한 경우에는 '와동형성+충전'으로 청구한다.

07

근관치료를 2회 내원으로 나누어서 하는 경우

내원일	1일째	2일째
상병명	K047 동이 없는 근단주위농양	
청구내역	초진료 마취 리도카인 의약품관리료 근관내 기존 충전물 제거 근관와동형성 근관세척 근관확대 근관성형 근관장측정검사 Ni-Ti file 치근단촬영 (표준필름 재료대)	재진료 근관확대 근관성형 (가압)근관충전 근관장측정검사 치근단촬영 (표준필름 재료대) 와동형성 충전 나. 복합레진 충전 G.I.시멘트 재료대 충전물연마
추가	러버댐 기존 수복물 제거	러버댐
내역설명		

- 첫날에는 근관충전물을 제거하고, 둘째 날에는 근관충전까지 완료하는 경우이다.
- 첫날 근관내 기존 충전물 제거와 근관세척은 같이 청구할 수 있지만 둘째 날 근관충전 시에는 근관세척은 같이 산정할 수 없다.

근관치료를 여러 날에 나누어서 하는 경우

내원일	1일째	2일째	3일째	4일째
상병명	K047 동이 없는 근단주위농양			
청구내역	초진료 마취 리도카인 의약품관리료 근관내 기존 충전물 제거 근관와동형성 근관세척 근관확대 근관성형 근관장측정검사 치근단촬영 (표준필름 재료대)	재진료 근관확대 근관성형 근관세척 근관장측정검사 Ni-Ti file 치근단촬영 (표준필름 재료대)	재진료 근관세척 근관장측정검사 치근단촬영 (표준필름 재료대)	재진료 (가압)근관충전 와동형성 충전 나. 복합레진 충전 G.I.시멘트 재료대 충전물연마
추가	러버댐 기존 수복물 제기	러버댐 마취	러버댐	러버댐
내역설명				

- 여러 날에 걸쳐 내원하는 경우에도 첫날 근관내 기존 충전물 제거 이후의 재근관치료의 과정은 일반적인 근관치료의 과정과 동일하게 청구한다.
- 일반적인 근관치료에서와 같이 근관확대, 근관성형, 근관장측정검사는 인정 횟수 한도 내에서 언제 청구하더라도 문제가 되지 않으므로, 실제 진료내용에 따라 청구하도록 한다.

07

17 유치의 근관치료

• 유치의 치수치료는 일반적으로 치수절단이 많은 부분을 차지하고 근관치료는 감염된 근관인 경우, 심한 치근단염증이 있는 경우, 영구치의 교환 시기가 많이 남아 있는 경우, 후속영구치가 없는 경우 등에서 선택적으로 시행하곤 한다.

적용 상병명

• 유치의 근관치료 시 상병명은 치수염, 치수변성 등의 상병보다는 근단주위농양 등의 상병으로 적용한다.

당일발수근충

• 유치에도 당일발수근충이 가능하며, 당일발수근충는 가. 영구치와 나. 유치로 구분하여 산정하므로 나. 유치를 적용한다.

• 마취, 러버댐장착, 방사선촬영, 행동조절 등은 별도 산정 가능하다.

• Barbed-broach를 사용한 경우에는 1근관당 1회에 한하여 3.61점을 산정한다. Reamer 또는 File을 사용한 경우에는 1근관당 1회에 한하여 5.96점을 산정한다.

발수

• 유치의 근관치료에서도 발수 시의 Barbed-broach가 인정된다.

근관장측정검사

• 유치에서도 근관치료 시 정확한 근관의 길이를 측정하기 위하여 근관장측정검사를 시행한 경우에는 인정된다.

근관확대

• 유치의 근관확대는 일률적으로 인정되는 것이 아니라 다음의 경우에 인정된다.

  가. 감염된 근관인 경우

  나. 영구치의 교환 시기가 많이 남아 있는 경우

• 근관확대는 영구치의 경우와 동일하게 2회 산정 가능하며, 반드시 유치 근관확대에 따른 내역설명을 첨부하고 청구한다.

• 근관성형은 일반적으로 인정되지 않으나, 영구치의 선천적 결손으로 영구치역할을 대신하는 경우에는 인정해 주는 사례가 있다. 이 경우에는 반드시 이에 대한 내역설명을 기재하여야 한다.

• 근관확대 시 사용되는 Reamer 또는 File, Ni-Ti file 등 1종류만 산정된다.

근관충전

- 유치에 실시하는 근관충전은 단순근관충전을 인정한다. 다만 후속영구치의 선천적 결손 등으로 인해 가압근관충전이 필요하여 실시한 경우는 가압근관충전을 산정할 수 있다.
- 유치의 근관충전재는 비타펙스와 같은 흡수 가능한 충전재를 사용하며, 단순근관충전을 적용한다.
- 유치의 근관충전 시 Gutta-percha 포인트의 사용은 인정되지 않는다. 다만 후속영구치가 없는 경우에만 인정한다.
- 근관충전 후 영구수복을 금속강화형시멘트로 충전할 수 있으며, 와동형성, 충전 가. 아말감충전으로 청구한다.

관련 규정

○ 요양급여비용의 적용기준 및 방법에 관한 세부사항

Ⅰ. 행위

제10장 치과 처치·수술료

항목	제목	세부인정사항
나901 근관장측정 검사	유치에 실시한 나901 근관장 측정검사 인정 여부	유치라 할지라도 근관치료 시 정확한 근관의 길이를 측정하기 위하여 나901 근관장 측정검사를 시행한 경우에는 인정함 (고시 제2000-73호(행위), 2000. 12. 30.)

항목	제목	세부인정사항
차11-1 근관확대	유치에 실시한 근관확대의 급여기준	유치에 실시하는 차11-1 근관확대는 다음과 같은 경우에 인정함 - 다음 - 가. 감염된 근관인 경우 나. 영구치의 교환 시기가 많이 남아 있는 경우 (고시 제2016-224호, 2016. 12. 1. 시행)

항목	제목	세부인정사항
차12 근관충전	유치에 실시하는 차12 근관충전[1근관당]의 급여기준	유치에 실시하는 차12 근관충전은 가. 단순근관충전[1근관당]으로 요양급여를 인정함. 다만 후속영구치의 선천적 결손 등으로 인해 나. 가압근관충전[1근관당]이 필요하여 실시한 경우는 나. 가압근관충전[1근관당]의 소정점수를 산정함 (고시 제2020-19호(행위), 2020. 2. 1. 시행)

유치의 재근관치료

- 유치의 재근관치료도 가능하다.
- 기존에 근관충전되어 있던 비타펙스를 제거하는 것은 차19-1 근관내 기존 충전물 제거로 청구할 수 없고 차11 근관세척을 적용한다. 유치 재근관치료는 근관내 기존 충전물 제거가 아닌 근관세척부터 청구가 되는 것이므로 재근관치료임을 알리는 내역설명이 없으면 심사조정된다.
- 필요에 따라 근관확대를 시행하는 경우에는 반드시 유치 근관확대에 따른 내역설명을 첨부하고 청구한다.
- 기존의 SP 크라운 제거는 치과수복물 또는 보철물의 제거 나. 복잡한 것이 아닌 가. 간단한 것으로 청구한다.
- 치수절단된 치아를 근관치료하는 경우는 재근관치료에 해당되지 않으므로 발수부터 청구한다.

07

18 응급근관처치

분류번호	코드	분류
차-18	U0210	응급근관처치[1치당] Emergency Pulp Treatment 주: 1. 급성 증상을 없앨 목적으로 치수강 개방 등을 시행한 경우에 산정한다. 2. 임시충전, 약제 및 재료의 비용이 포함되므로 별도 산정하지 아니한다.

- 응급근관처치는 급성 치수염, 급성근단성치주염, 급성치근단농양 등의 상태에서 급성 증상의 완화를 위하여 치수강 개방을 시행하고 근관에 대한 gross한 debridment를 실시한 경우에 산정한다.

산정단위

- [1치당]
- 근관치료의 급여항목과는 달리 [1근관당]이 아닌 [1치당]이므로 산정 시 유의하여야 한다.

산정지침

- 만 8세 미만의 소아에 대하여는 소정점수의 30%를 가산한다.
- 장애인으로 등록되어 있는 뇌병변장애인, 지적장애인, 정신장애인, 자폐성장애인에 대하여 소정점수의 100%를 별도 산정한다. 하지만 추가되는 본인부담금은 전액 보험공단에서 부담하므로, 환자의 본인부담금은 변동이 없다.
- 급성 증상을 없앨 목적으로 치수강 개방 등을 시행한 경우에 산정한다.
- 임시충전, 약제 및 재료의 비용이 포함되므로 별도 산정하지 아니한다.

적용 상병명

K040	급성 치수염	Acute pulpitis
K044	치수 기원의 급성 근단치주염	Acute apical periodontitis of pulpal origin
K044	급성 근단치주염 NOS	Acute apical periodontitis NOS
K047	동이 없는 근단주위농양	Periapical abscess without sinus

- 급성 치수염, 급성근단성치주염, 급성치근단농양 등 급성 증상을 나타내는 상병명을 적용한다.
- 'K040 급성 치수염'의 상병도 적절한 상병이지만 상병기호 'K040'에는 'K040 치수염', 'K040 급성 치수염', 'K040 만성 (증식성)(궤양성) 치수염' 등 3가지의 병명이 있기 때문에 'K040 급성 치수염'으로 적용하고 급성 치수염이라고 내역설명을 하였어도 간혹 전산심사에서 응급근관처치가 보통처치로 심사조정되는 경우가 있었다. 따라서 'K044 치수 기원의 급성 근단치주염'을 적용하는 것이 가장 무난할 것으로 생각된다.

청구 시 유의할 사항

- 발수를 완료하지 못하고 치수강만 개방한 경우에는 보통처치로 산정하며, 급성 증상의 완화를 위하여 치수강을 개방해 놓은 경우에는 응급근관처치로 산정할 수 있다.
- 응급근관처치와 보통처치는 모두 '치수강 개방' 시 산정할 수 있는 행위이지만 환자의 증상과 상병명, 진료내용에 따라 인정되는 항목이 달라질 수 있다. 응급근관처치 시 중요한 것은 환자의 '급성 증상'이므로 응급근관처치를 인정받으려면 진료기록부에 환자의 증상을 잘 기록해 두어야 한다.
- 급성 증상이 없이 시행한 치수강 개방이나 급성이 아닌 상병명을 적용한 경우에는 보통처치로 심사조정된다.
- 유치, 영구치 모두 산정 가능하다.
- 방사선촬영과 마취는 필수적으로 동반되어야 한다.
- 기존 치관수복물 또는 보철물제거도 별도 산정 가능하다.
- 발수와 동시 시행 시 응급근관처치는 인정되지 않고, 발수만 인정된다.
- 응급근관처치의 후속치료는 발수(근관치료)가 적절하며, 응급근관처치 후 치수절단은 적용 착오이다.
- 응급근관처치 후 바로 발수하지 않고 경과를 관찰하기 위하여 치수강내 드레싱만을 한 경우에는 보통처치로 산정하고 내역설명을 해 준다.
- 응급근관처치를 시행한 후 다음 내원 시 발수, 근관확대, 근관세척, 근관충전까지 모두 완료하였다면 당일발수근충을 산정할 수 있다.
- 치수절단의 전단계로 청구할 수 없으며 이때는 보통처치에 해당된다.
- 응급근관처치의 경우 러버댐장착은 별도로 산정할 수 없다.
- 응급근관처치는 급성 증상의 완화인 경우에만 인정되기 때문에 일률적으로 적용 시 심사조정될 수 있다.

다른 치료를 같이 한 경우

#11에 응급근관처치를 시행하면서 농양을 I&D 한 경우

치료내용	청구항목 및 산정비율
응급근관처치 농양 I&D	응급근관처치 100% 구강내소염수술 나. 치조농양 또는 구개농양의 절개 등 100%

- 응급근관처치와 구강내소염수술을 동시에 시행한 경우에는 각각 100% 산정할 수 있다.
- 응급근관처치와 같이 치료하게 되는 농양은 치은 기원이 아닌 치수 기원인 치조농양인 경우가 대부분이므로 구강내소염수술 나. 치조농양 또는 구개농양의 절개 등을 적용한다.

07

예시: 하악제1대구치의 심한 통증으로 치수강은 개방한 경우

내원일	1일째	2일째	3일째
상병명	K044 치수 기원의 급성 근단치주염		
청구내역	초진진찰료 치과전달마취 마. 하치조신경블록 리도카인 의약품관리료 치근단촬영 (표준필름 재료대) 응급근관처치	재진진찰료 보통처치	재진진찰료 치과전달마취 마. 하치조신경블록 리도카인 의약품관리료 발수 근관와동형성 Barbed broach
추가	치관수복물 또는 보철물의 제거		러버댐
내역설명		심한 통증과 배농 때문에 다시 개방하였음	

- 치수 염증으로 인한 급격한 통증은 대개 치수강내의 급성염증이 화농되어 가는 과정에서 치수강내 압력이 증가하는 것이 주원인이므로, 치수강 개방만으로도 통증을 많이 감소시킬 수 있다. 이런 목적으로 치수강 개방을 하는 술식이 응급근관처치이다.
- 첫날 응급근관처치 후 다음 내원 시에도 통증이 지속되고 근관으로부터 지속적인 배농이 있어 치수강내 세척과 소독 후 통증 완화와 배농을 위해 치수강을 임시가봉으로 밀폐하지 않고 코튼 등으로 개방시키는 경우에는 보통처치로 산정한다. 그 이후의 처치는 일반적인 근관치료의 치료내용을 따르면 된다.

관련 규정

○ 요양급여비용의 적용기준 및 방법에 관한 세부사항
Ⅰ. 행위
제10장 치과 처치·수술료

항목	제목	세부인정사항
차18 응급근관처치	발수와 동시 산정된 응급근관처치 인정 여부	응급근관처치는 급성 증상을 없앨 목적으로 치수강 개방 등을 실시한 경우에 산정하므로 발수와 동시 산정된 경우에는 인정하지 아니함 (고시 제2007-46호, 2007. 6. 1. 시행)

치수강 개방에 관련한 진료항목 비교

- 치수강 개방이라는 동일한 치료 행위이지만 치료목적, 환자의 증상, 상병명에 따라 항목을 달리 적용해야 한다.

	응급근관처치	치수절단	보통처치
공통사항	1치당 산정 임시충전, 약제 및 재료의 비용이 포함되므로 별도 산정하지 아니한다. 마취 및 방사선촬영은 별도 산정 가능하다.		
러버댐장착	산정 불가	산정 가능	산정 불가
인정기준	급성 증상을 없앨 목적으로 치수강 개방을 실시한 경우	치관부 치수는 모두 제거하고 치근부 치수는 생활력을 유지시키고자 하는 경우	발수를 완료하지 않고 치수강 개방만 진행한 경우
적용상병명	급성 치수염 급성근단성치주염 급성치근단농양	우식상병 치수염상병 근단병소 적용은 착오	우식상병 근관치료 상병
후속 처치	발수	와동형성 충전	치수절단 또는 발수

- 응급근관처치는 환자의 상태가 심한 통증 등 급성 증상인 경우 응급으로 급성 증상의 완화를 목적으로 치수강 개방을 시행하는 경우에 적용하며, 이에 따른 상병명과 후속 처치가 뒤따라야 한다.
- 치수절단은 치관부 치수에만 감염된 경우로 치관부 치수를 모두 제거하고 감염되지 않은 치근부 치수만 살려두어 생활력을 유지시키고자 하는 경우에 적용한다.
- 보통처치는 치수치료 예정인데 여의치 않아 치수절단 또는 발수를 완료하지 못하고 치수강만을 개방하는 경우에 산정 가능하다. 발수를 완료하기 전 치수 일부만 제거하는 경우에도 보통처치로 산정한다.

19 파절기구제거

분류번호	코드	분류
차-17	U0170	파절기구제거 Removal of Broken Instruments

• 파절기구제거는 근관치료 중 근관 내에서 파절되어 제거가 어려운 File이나 Reamer 등의 제거를 시행한 경우에 산정한다.

산정단위

• 치료기간 중 1회만 산정한다.
• 근관내에서 이루어지는 술식이지만 산정단위가 [1근관당]이 아니므로, 근관수나 파절된 기구의 개수와 상관없이 소정수가만 산정한다.
• 파절기구를 제거하기 위하여 여러 번 내원하여 진료하였더라도 완료한 날에 1회만 산정한다.

산정지침

• 근관 내에서 파절된 기구의 제거에 사용한 기구나 재료 등의 비용은 파절기구제거의 소정수가에 포함되어 있어서 별도 산정할 수 없다.

적용 상병명

• 근관치료의 상병을 적용한다.

청구 시 유의할 사항

• 본인이 파절시킨 근관치료용 기구를 제거하는 경우에도 산정할 수 있다.
• 마취와 파절된 파일의 위치를 확인하기 위한 방사선사진촬영 등은 별도 산정 가능하다.
• 파절기구제거와 함께 근관확대, 근관세척 등 시행한 근관치료의 내용 등도 각각 100% 산정 가능하다.

파절기구제거의 적용범위

• 파절기구제거는 타 치과에서 기구가 파절되어 내원한 환자뿐 아니라, 본원에서 근관치료 도중에 기구가 파절된 경우에도 산정할 수 있다.
• 이전에는 본원에서 근관치료 중에 파절된 경우는 의사의 부주의로 인하여 파절된 경우로 간주하여 산정할 수 없다고 하였는데, 최근에는 파일의 파절이 술자의 실수라기보다는 구조적인 취약성 혹은 기계적인 결함 때문인 것으로 인정하여 본인이 시술 중 파절된 기구를 제거하는 경우에도 인정하는 추세이다.
• 또한 파절기구제거 항목의 산정지침이나 관련 고시에도 본인이 시술 중 파절된 기구를 제거하는 경우에는 산정할 수 없다는 내용은 없다.

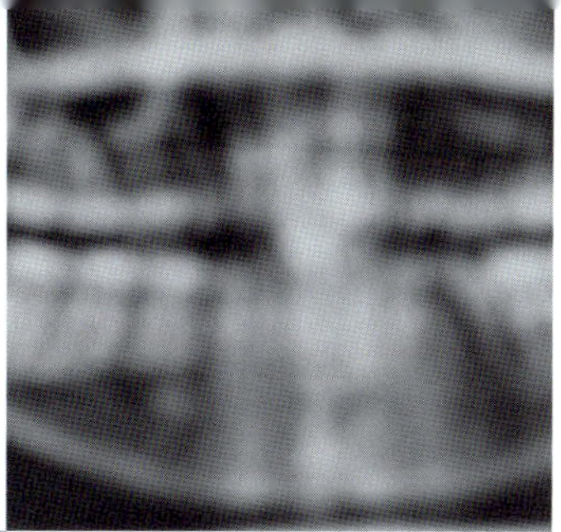

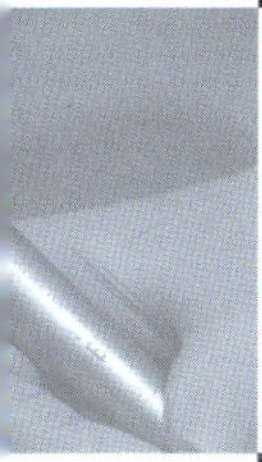

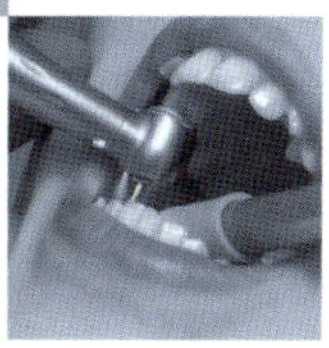

Chapter

8

구강외과

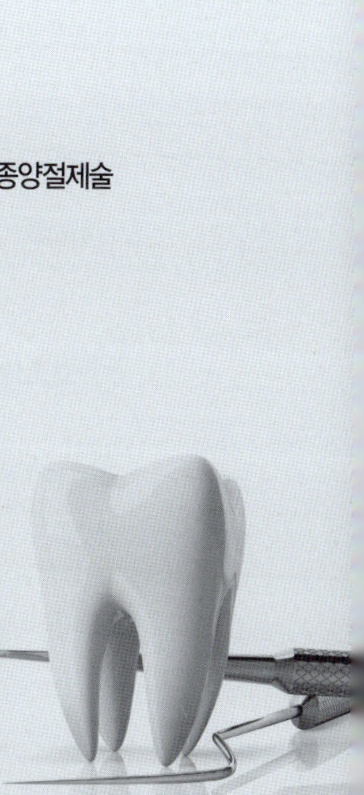

01 발치술의 일반사항

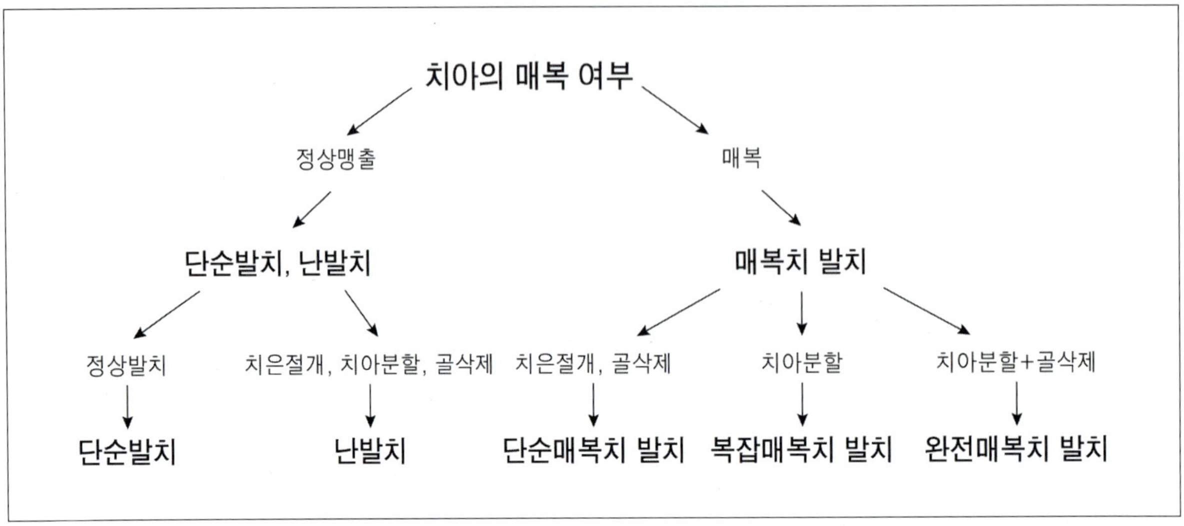

- 발치는 완전 맹출된 치아에 적용되는 단순발치와 난발치, 매복된 치아에 적용된 매복치 발치로 나눌 수 있다.
- 단순발치는 일반적으로 엘리베이터와 겸자(Forceps)만으로 이루어지는 보통의 발치를 말하며, 치아의 위치에 따라서 유치 발치, 전치 발치, 구치 발치로 구분한다.
- 난발치는 완전 맹출된 치아에서 치근만곡이나, 골유착 등의 이유로 보통의 발치를 하지 못하고 치은절개, 치아분할, 골삭제를 하여 발치하는 경우에 적용한다.
- 매복치 발치는 미맹출된 치아를 발치하는 경우에 적용하며, 치관부를 덮고 있는 치은절개, 골삭제를 하여 발치하는 단순매복치 발치, 치아를 분리하여 발치하는 복잡매복치 발치, 치관이 2/3 이상 치조골 내에 매복되어 있어 치아분할술과 골절제를 동시에 시행하여 발치하는 완전매복치 발치로 나눈다.

산정단위

- [1치당]

산정지침

- 18시~익일 09시, 토요일 및 공휴일에 치과의원(보건의료원 포함)에서 발치한 경우에는 마취를 포함하여 소정점수의 30%를 가산한다. 다만 18시~09시 또는 공휴일의 응급진료 50% 가산과는 중복 가산하지 않는다.

적용 상병명

- 단순발치 시에는 발치하게 된 원인에 해당하는 상병명을 적용한다.
- 반면에 난발치의 경우에는 'K00.44 절렬(만곡치)' 등 난발치를 하게 된 이유에 해당하는 상병명을 적용한다.
- 매복치 발치에서는 해당 치아의 매복 상병을 적용해야 한다.

발치 시 방사선촬영

- 모든 발치에서 방사선사진은 발치 행위 및 보험청구의 근거자료가 되기 때문에 반드시 방사선촬영을 동반하도록 한다.
- 파노라마사진이 있더라도 발치 전에는 치근단촬영을 하는 것을 추천한다.
- 단순발치(유치, 전치, 구치 발치) 시에는 방사선사진이 없이 청구하여도 인정받을 수 있지만, 난발치와 매복치 발치 시에는 방사선사진이 없이 청구하면 난발치는 해당 치아 발치로, 매복치 발치는 난발치로 심사조정된다.
- 난발치와 매복치 발치의 경우 발치 당일 방사선사진 촬영을 하지 않고 이전에 촬영한 사진을 참고하여 발치하는 경우에는 청구 시 'O월 O일에 촬영한 방사선사진을 참조하여 발치함' 등과 같이 내역설명을 첨부하여야 심사조정되지 않는다.
- 30일 이전에 촬영한 사진을 참조하는 경우에는 30일이 지났어도 이전에 진단한 치료계획에 따라 발치하는 것으로 판단하여 초진이 아닌 재진으로 인정된다(4월 8일 내원 시 3월 5일에 촬영한 파노라마사진을 참고하여 발치한 경우 4월 8일 발치는 재진으로 인정됨).
- 난발치, 매복치 발치 시 발치 전, 발치 도중, 발치 후 등 최대 3장까지의 방사선촬영을 인정한다. 그 이상의 방사선촬영은 내역설명이 필요하다.
- 또한 매복지 발치 도중에 남아 있는 치근이 있는지의 여부를 확인하기 위하여 파노라마사진을 재촬영하는 경우에도 '잔존치근의 여부를 확인하기 위하여 재촬영함' 등과 같이 내역설명을 반드시 해 주어야 한다.
- Cone Beam 전산화단층영상촬영은 완전매복치 발치의 경우와 완전매복치가 아니더라도 제3대구치가 치근단촬영, 파노라마촬영 등에서 하치조관 또는 상악동과 치근이 겹쳐 보여 발치의 위험도가 높은 경우에 산정할 수 있다.

발치 시 마취

- 발치 시 전달마취를 시행하고 추가적으로 침윤마취를 시행한 경우와 같이 동일 목적을 위하여 동일 부위에 2가지 이상의 마취를 병용한 경우에는 주된 마취 1가지만을 인정한다. 따라서 전달마취만 청구할 수 있다. 단 마취 시 사용된 리도카인의 앰플 수는 실 사용량 모두를 인정하므로 진료기록부에 실 사용량을 기록 후 그대로 청구한다.

발치 시 치료재료의 산정

- Burr, Saw 등 절삭기류 치료재료 비용 산정 가능 행위 목록

08

치과 관련 수술 등에 사용하는 Burr, Saw 등 절삭기류 가. 발치, 치근, 치조골성형술 등(N0051018) ································· 6,980원
발치술[1치당] – 난발치 발치술[1치당] – 단순매복치 발치술[1치당] – 복잡매복치[치아분할술을 실시한 경우] 발치술[1치당] – 완전매복치[치관이 2/3 이상 치조골내 매복된 치아의 골절제와 치아분할술을 동시 시행한 경우]

- 난발치, 단순매복치, 복잡매복치, 완전매복치 등은 Burr, Saw 등 절삭기류의 치료재료 비용은 별도 산정 가능하며, 가. 발치, 치근, 치조골성형술 등(N0051018)으로 1회에 한하여 정액 산정한다.
- 봉합사
  발치 후 실시한 창상봉합술 수기료 및 봉합사 재료비용은 해당 발치술의 소정수가에 포함되어 있으므로 별도 산정할 수 없다.
- 매식재(이종골 콜라겐류 등) PLUG
  창상 보호 및 육아 형성을 촉진하는 Teruplug, Ateloplug, Rapi-plug 등 매식재(이종골 콜라겐류 등) PLUG 형태의 치료재료는 다음의 경우에는 요양급여를 인정한다.
  가. 혈액질환 등으로 인한 환자의 발치 후 치유부전이 예상되는 경우
  나. 발치 후 출혈이 계속될 경우
  다. 구강 상악동 누공
- 위의 경우 이외에 사용한 치료재료 비용은 「선별급여 지정 및 실시 등에 관한 기준」에 따라 본인부담률을 80%로 적용한다.

발치 시 투약 및 처방

- 치과 외래에서 발치 후 발치 당일에 투약하는 항생제 주사는 의약분업 예외 사항으로 '검사를 위하여 필요하거나 수술 및 처치에 사용하는 의약품'에 해당하므로 의료기관에서 조제하여 항생제 주사를 실시할 수 있다.
- 다만 발치가 끝난 후 둘째 날 의료기관을 방문하여 주사제 등을 투약하여야 하는 경우에는 주사제에 대한 원외처방전을 발행하여 환자가 약국에서 주사제를 처방받아 내원하여 항생제 주사를 실시해야 한다.
- 발치 후 투약은 3일을 초과하지 않는 것이 좋다. 필요에 의하여 다수일 투약이 필요한 경우에는 3일 후 재내원하여 발치 후 경과를 살핀 후 추가 처방을 하는 것이 바람직하다.

청구 시 유의할 사항

- 발치는 치아를 완전히 발치한 경우에 산정한다. 발치를 완료되지 못하고 도중에 중단한 경우는 보통처치로 산정한다.
- 비급여의 교정치료를 목적으로 시행한 발치는 비급여이다. 다만 교정치료 중이라도 질병의 상태(매복치, 치관주위염, 치아우식증 등)로 인하여 발치(지치 포함)하는 경우에는 요양급여로 적용한다.
- 교정치료 시 공간확보를 위하여 미맹출 제3대구치를 발치하는 경우는 교정치료목적으로 발치한 것으로 판단하여

비급여로 적용한다.

- 제3대구치가 제2대구치의 맹출 경로상에 있어서 제2대구치의 맹출을 막고 있는 제3대구치를 발치하는 경우는 제2대구치의 정상적인 맹출을 유도하기 위함이므로 요양급여로 적용한다.
- 자가치아이식술(Tooth autotransplantation)을 위하여 실시한 발치는 비급여이다.
- 발치 후 발치와는 치주질환 등으로 생긴 골결손과는 다르게 대부분 자연치유가 가능하므로, 발치와에 조직재생 유도목적으로 사용한 조직유도재생막, 골대체재 등은 인정하지 않는다.
- 발치와 함께 육아조직을 제거한 경우, 육아조직 제거는 발치술의 소정점수에 포함되므로 별도로 산정할 수 없다.
- 발치 후 실시한 창상봉합술 수기료 및 봉합사 재료비용은 해당 발치술의 소정수가에 포함되어 있어 별도 산정할 수 없다.
- 발치 이후의 드레싱, 봉합사 제거 등의 후처치는 수술후 처치 가. 단순처치로 청구한다. 발치 후의 수술후 처치는 일반적으로 2~3회 정도 인정되나 실제로 그 이상의 후처치를 하였어도 청구할 수 있으며, 일반적인 횟수보다 초과하여 청구하는 경우에는 이에 따른 내역설명을 기재한다.
- 발치와에 염증이 생겨 발치와 내부를 소파하는 경우 발치와재소파술로 산정할 수 있다. 단 발치 당일은 인정되지 않으며 타 기관에서 발치한 환자의 경우에는 내역설명 후 산정 가능하다.
- 근관치료 도중이나 완료 후에 예후불량이나 치아파절로 발치한 경우에는 근관치료와 발치료 각각 100% 산정 가능하다. 그러나 발치 당일 시행한 근관치료는 청구하지 못한다.

08

다른 치료를 동시에 시행한 경우

발치 당일에 치조골성형수술을 동시에 시행한 경우

발치와 동시에 시행 시 발치 종류에 따른 산정비율
전치 50%+치조골성형수술 100%
구치 50%+치조골성형수술 100%
난발치 100%+치조골성형수술 50%
매복치 100%+치조골성형수술 50%

- 발치 당일에 치조골성형수술을 동시에 시행한 경우에는 주된 수술(높은 수가)은 100%를 산정하고 제2의 수술(낮은 수가)은 50%(상급종합병원·종합병원·치과대학부속치과병원의 경우 소정점수의 70%)를 산정한다.
- 따라서 구치 발치와 치조골성형수술을 동시에 시행한 경우에는 수가가 높은 항목인 치조골성형수술을 100%로 산정하고, 수가가 낮은 항목인 발치술 다. 구치를 50%로 산정한다. 그러나 난발치를 시행한 경우에는 난발치의 수가가 치조골성형수술의 수가보다 높기 때문에 발치술 라. 난발치 100%, 치조골성형수술 50%로 산정한다.
- 완전매복치 발치는 행위 산정지침에 골삭제가 명시되어 있어서 치조골성형수술과 동시에 시행한 경우에 치조골성형수술은 인정하지 않는 사례도 있으므로 유의하도록 한다. 따라서 매복치 발치와 치조골성형수술을 동시에 시행한 경우에는 완전매복치 발치만을 산정한다.

발치와 동시에 치근낭을 적출한 경우

발치와 동시에 시행 시 발치 종류에 따른 산정비율
전치 50%+치근낭적출술 100%
구치 50%+치근낭적출술 100%
난발치 50%+치근낭적출술 100%
매복치 100%+치근낭적출술 50%

- 동시시행 시 주된 부위 100%, 제2수술부위 50%로 산정하는 것을 적용하여, 발치와 동시에 실시한 경우에는 수가를 기준으로 수가가 높은 항목(주된 부위)인 치근낭적출술을 100%로 하고 수가가 낮은 항목(제2수술부위)인 발치를 50%로 산정한다.
- 매복치 발치에서는 대개의 경우 매복치 100%, 치근낭적출술 50%로 산정되지만, 매복치의 종류와 치근낭의 크기에 따라 산정비율이 다를 수 있으므로 그에 맞게 산정한다.

동일 부위에서 치은박리소파수술과 발치를 동시에 시행한 경우

치료내용	청구항목 및 산정비율
치은박리소파수술 발치	치은박리소파수술 100% 발치술 50%(70%)

예외: 치은박리소파술 가. 간단 50%+완전매복치 발치 100%

- 동일 부위에서 치은박리소파수술과 발치술을 동시에 시행한 경우에는 주된 수술은 소정점수의 100%, 제2의 수술은 소정점수의 50%(상급종합병원·종합병원·치과대학부속치과병원의 경우 소정점수의 70%)로 산정한다.
- (치은박리소파술 가. 간단 50%+완전매복치 발치 100%만을 제외하고는) 모든 경우에서 치은박리소파술의 수가가 발치 수가보다 높으므로, 치은박리소파술 100%, 발치술 50%를 산정한다.

보철물제거와 발치를 동시에 시행한 경우

치료내용	청구항목 및 산정비율
크라운 또는 브릿지 제거 발치	치관수복물 또는 보철물의 제거 나. 복잡한 것 100% 발치술 100%

- 크라운이나 브릿지가 되어 있는 치아를 발치하기 위하여 보철물을 제거한 경우에는 치관수복물 또는 보철물의 제거 100%, 발치술 100%로 산정할 수 있다.
- Single crown이 씌워져 있는 치아를 발치하는 경우에는 치관수복물 또는 보철물의 제거는 별도로 인정하지 아니한다.
- 하지만 2020년 2월 1일부터는 보철물을 제거하여 상태를 확인한 이후 보존처치가 어렵다고 판단되어 발치하게 된 경우와 같이 보철물의 제거, 상태 확인, 발치가 순차적으로 이루어진 경우에는 치관수복물 또는 보철물의 제거와 발치술의 각각의 소정점수를 별도 산정할 수 있다. 따라서 이런 경우에는 청구 시 '크라운 제거 후 보존처치가 어

렵다고 판단되어 발치함'과 같이 내역설명을 반드시 기재하여야 한다.

구강내소염수술과 동시에 발치를 시행한 경우

치료내용	청구항목 및 산정비율
구강내소염수술 발치	구강내소염수술 100% 발치 산정 불가

- 구강내소염수술과 발치를 동시에 시행했다면 발치만 인정된다. 당일은 구강내소염수술만 시행하고, 다음 번 내원 시 발치를 한다면 각각 100% 청구 가능하다.

발치와 동시에 발치와재소파술을 시행한 경우

치료내용	청구항목 및 산정비율
발치 발치와재소파술	발치 100% 발치와재소파술 산정 불가

- 발치와재소파술은 발치 후에 발치와가 감염 등의 원인으로 정상적으로 치유되지 못하는 경우에 적용하는 것으로, 발치를 하면서 치근단주위에 있는 농양이나 육아조직을 소파하는 경우에 산정하는 것은 착오이므로 인정되지 않는다.

08

관련 규정

○ 요양급여비용의 적용기준 및 방법에 관한 세부사항

Ⅰ. 행위

제10장 치과 처치·수술료

항목	제목	세부인정사항
차19 치관수복물 또는 보철물의 제거	차41 발치술[1치당]과 동시에 실시된 차19 치관수복물 또는 보철물의 제거[1치당] 급여기준	차41 발치술[1치당]과 동시에 실시된 차19 치관수복물 또는 보철물의 제거[1치당]는 별도로 인정하지 아니함. 다만 수복물 및 보철물을 제거하여 상태를 확인한 이후 발치가 순차적으로 이루어진 경우에는 각각의 소정점수를 산정함 (고시 제2020-19호(행위), 2020. 2. 1. 시행)

항목	제목	세부인정사항
차41 발치술	발치나 치주질환 수술 등에 지혈 목적의 창상봉합술 시행 시 별도 수기료 인정 여부	발치나 치주질환 수술 등 당일에 실시한 창상봉합술 수기료는 해당 소정수기료에 포함되어 별도 산정할 수 없음 (고시 제2000-73호(행위), 2001. 1. 1. 시행)

항목	제목	세부인정사항
차41 발치술	비급여대상 치과교정과 관련된 차41 발치술의 급여기준	「국민건강보험 요양급여의 기준에 관한 규칙」 [별표2] 제2호 다목에 따른 비급여의 치과교정을 목적으로 시행한 발치는 비급여임. 다만 치과교정 중이라도 질병의 상태(매복치, 치관주위염, 치아우식증 등)로 발치(지치 포함)하는 경우에는 요양급여대상으로 함 (고시 제2019-54호(행위), 2019. 3. 25. 시행)

Ⅱ. 치료재료

2. 치과 처치·수술료

제목	세부인정사항
매식재(이종골 콜라겐류 등) PLUG형의 급여기준	1. 창상 보호 및 육아 형성을 촉진하는 매식재(이종골 콜라겐류 등) PLUG 형태의 치료재료는 다음과 같은 발치의 경우에 요양급여를 인정함 -다음- 가. 혈액질환 등으로 인한 환자의 발치 후 치유부전이 예상되는 경우 나. 발치 후 출혈이 계속될 경우 다. 구강 상악동 누공 2. 상기 1.의 급여대상 이외 사용한 치료재료 비용은 「선별급여 지정 및 실시 등에 관한 기준」에 따라 본인부담률을 80%로 적용함 (고시 제2018-242호, 2018. 12. 1. 시행)

Ⅲ. 국민건강보험 요양급여의 기준에 관한 규칙 제10조에 의거 신의료기술로 신청된 항목 중 이미 심사기준으로 운용되고 있는 항목

제10장 치과 처치·수술료

항목	제목	세부인정사항
일반사항	수술용바	Burr, Saw 등 절삭기류는 해당 수술별로 「치료재료 급여·비급여 목록표 및 급여상한금액표」에서 별도로 정한 재료비용(정액수가)을 산정토록 고시된 행위만 별도 산정하고 그 외의 행위는 해당 처치 및 수술료의 소정점수에 포함되어 별도 산정할 수 없음 (고시 제2011-172호(기결정), 2012. 1. 1. 시행)

행정해석

의료기관내 조제가 가능한 「검사를 위하여 필요하거나 수술 및 처치에 사용하는 의약품」의 범위

- 검사를 위하여 필요하거나 수술 및 처치에 사용하는 의약품의 범위는 일반적으로 「의료보험진료 수가 및 약제비 산정기준」(보건복지부 고시) 제2부 '진료수가 기준액표 및 산정지침' 중의 검사, 진단, 마취, 처치 및 수술 등 진료행위 및 이에 준하는 진료행위에 사용하는 의약품으로서 검사, 수술, 처치의 전후 동 진료행위와 직접적으로 관련되어 의료기관에서 투약하여야 하는 경우를 의미합니다.
- 따라서,

  사례 1) 비뇨기과 외래에서 방광경 검사 중에 통증이 심하여 진통제가 필요하거나 방광경 직후에 방광염 예방목적으로 사용하는 항생제 주사

  사례 2) 치과 외래에서 발치 후 발치 당일에 투약하는 항생제 주사

  사례 3) 치료방사선과에서 Brain CA 환자 중 edema가 심하여 치료방사선과 치료 당일에 dexamethasone 주사투여의 경우

  위의 3가지 경우 모두 '검사를 위하여 필요하거나 수술 및 처치에 사용하는 의약품'의 범위에 해당함을 알려드립니다.
- 다만 검사, 수술, 처치의 진료행위가 끝난 후 환자가 귀가하여 투약하는 의약품은 원외처방전을 발행하여야 하며, 수술·처치 후 둘째 날 의료기관을 방문하여 주사제 등을 투약하여야 하는 경우에도 원외처방전을 발행하여야 합니다.
- 아울러 관절강내 주사, 신경간내 주사, 골수내 주사 시에 사용하는 의약품, 산부인과 환자 진료 시 진료실에서 직접 사용하는 질정(질좌제)도 「수술 및 처치에 사용하는 의약품」의 범주에 해당함을 통보하니 착오 없으시기 바랍니다.

(급여 65720-467호, 2000. 8. 24.)

08

02 발치술

분류번호	코드	분류
차-4	 U4411 U4412 U4414	발치술[1치당] Extraction 가. 유치 Deciduous Tooth 나. 전치 Anterior Tooth 다. 구치 Posterior Tooth

- 완전 맹출한 치아에서 치은절개, 골삭제, 치아분리 등의 술식을 사용하지 않고 엘리베이터와 겸자만으로 이루어지는 보통의 발치를 말하며, 치아에 따라 유치 발치, 전치 발치, 구치 발치로 구분하여 산정한다.
- 매복되지 않고 완전 맹출된 과잉치의 경우에도 위치에 따라 유치 발치, 전치 발치, 구치 발치로 구분하여 산정한다.

산정단위

- [1치당]

산정지침

- 18시~익일 09시, 토요일 및 공휴일에 치과의원(보건의료원 포함)에서 발치한 경우에는 마취를 포함하여 소정점수의 30%를 가산한다. 다만 18시~09시 또는 공휴일의 응급진료 50% 가산과는 중복 가산하지 않는다.

적용 상병명

- 발치하게 된 원인에 해당하는 상병명을 적용한다.

유치 발치

- 유치 발치 행위료는 유전치, 유구치 모두 포함한다.
- 마취, 방사선촬영 없이 발치할 수 있으므로 유치 발치 단독 청구도 가능하다.
- 마취, 방사선촬영을 시행한 경우에는 별도 청구할 수 있다.

영구치 발치

- 전치 발치와 구치 발치로 구분되며, 구치 발치는 소구치와 대구치 발치에 적용한다.
- 방사선촬영 없이 발치할 수 있지만, 마취 없이 발치하는 것은 진료내용상 맞지 않으므로 반드시 마취를 청구하여

야 한다.

- 하지만 방사선촬영도 반드시 동반하도록 한다.

난발치

분류번호	코드	분류
차-41	U4414	라. 난발치 Complicated Extraction 주: 구치(매복치 제외), 전치 또는 유치가 치근비대, 치근만곡 또는 골유착으로 단순발치가 곤란한 경우에 산정한다.

- 난발치는 매복치를 제외한 완전 맹출된 유치, 전치, 구치 또는 과잉치가 치근비대, 치근만곡 또는 골유착 등으로 단순발치가 곤란하여 치은절개, 치아분할 또는 골삭제 등을 시행하여 발치하는 경우를 말한다.
- 난발치는 너무 시간이 많이 걸렸다든지 너무 힘들게 뽑았다든지 하는 발치의 소요 시간이나 난이도의 주관적인 판단으로 산정하는 것이 아니라, 치근비대, 치근만곡 또는 골유착 등의 해부학적 요인과 시술 시 치은절개, 치아분할 또는 골삭제 등의 시행 여부 등이 난발치의 적용 요건이 된다.
- 따라서 난발치를 청구할 때에는 치근비대, 치근만곡 또는 골유착 등이 있음을 알 수 있는 상병명과 방사선사진이 필수이며, 치은절개, 치아분할 또는 골삭제 등을 시행했다는 내역설명이 필요하다.
- 다음의 경우들이 난발치로 적용할 수 있는 일례이다.
  ① 기형치근을 가진 치아로 발치 도중에 치근파절이 발생하여 치근절단이나 골삭제가 필요한 경우(유구치 포함)
  ② 근관치료를 이미 시행한 치아이며 발치 도중에 파절을 보여 치근절단이나 골삭제가 필요한 경우(유구치 포함)
  ③ 부정교합으로 인하여 인접치관 사이에 끼어 있는 치아로 치관절단이나 골삭제 등의 시술이 필요한 경우(유구치 포함)
  ④ 골유착을 보이는 치아(유구치 포함)
- 위의 경우들도 기형치근, 치근만곡, 근관치료 후의 골유착 등을 알 수 있는 상병명을 적용하고 치아분할, 골삭제 등의 내역설명이 있어야 한다.

산정단위

- [1치당]

산정지침

- 18시~익일 09시, 토요일 및 공휴일에 치과의원(보건의료원 포함)에서 난발치를 시행한 경우에는 마취를 포함하여 소정점수의 30%를 가산한다. 다만 18시~09시 또는 공휴일의 응급진료 50% 가산과는 중복 가산하지 않는다.
- 구치(매복치 제외), 전치 또는 유치가 치근비대, 치근만곡 또는 골유착으로 단순발치가 곤란한 경우에 산정한다.

적용 상병명

K0020	대치증	Macrodontia
K0022	유착	Concrescence
K0023	유합 및 쌍생	Fusion and gemination
K0023	유합치	Synodontia
K0028	우상치	Taurodontism
K0044	절렬(切裂)[만곡치]	Dilaceration
K034	과시멘트질증	Hypercementosis
K035	치아의 강직증	Ankylosis of teeth

- 난발치 청구 시 상병명과 관련하여 제일 많이 심사조정되는 경우가 상병명을 'K08.3 잔존치근'으로 적용한 경우이다. 잔존치근이라도 난발치를 하게 된 이유가 치근의 비대 혹은 만곡, 유착이라면 잔존치근 상병이 아닌 치근비대나 치근만곡, 치아의 유착 등의 상병으로 보다 정확히 적용하는 것이 심사조정을 방지하는 방법이다.
- 또한 근관치료 도중 혹은 치료 후에 난발치를 하게 된 경우에는 근관치료의 상병명이 그대로 난발치에 적용되면 심사조정되므로, 난발치에 맞는 상병명을 기재하도록 한다.

청구 시 유의할 사항

- 잔존치근 위로 잇몸이 증식하여 매몰된 잔존치근을 잇몸의 절개와 골삭제 후 발치한 경우에는 난발치로 산정할 수 있다. 이때 잔존치근이 잇몸에 묻혀 있는 상태는 매복치가 아니므로 상병명을 매복치로 하면 안 되고, 매복치 발치를 적용해서도 안 된다.
- 유치 발치 시 후속영구치 손상의 위험을 방지하기 위하여 또는 심부의 유치 잔근치를 제거하기 위하여 치근분리술을 시행한 경우에는 난발치로 산정한다. 이 경우에도 정확한 상병명과 내역설명이 필요하다.
- 난발치 시에는 1장 이상의 방사선사진이 꼭 필요하다. 방사선사진이 동반되지 않으면 해당 단순발치로 심사조정된다. 만약 발치 당일에 방사선촬영을 하지 않고, 이전에 촬영한 방사선을 참고하여 난발치를 하는 경우에는 '며칠에 촬영한 방사선사진을 참고함' 등의 내역설명을 반드시 기재하여야 한다.
- 만약 지난달(30일 이전)에 찍은 사진을 참고하여 발치하였다고 내역설명을 하고 초진으로 난발치를 청구하면 지난달에 세운 치료계획에 따른 연속적인 치료과정으로 간주하여 초진료가 재진료로 심사조정될 수 있다.
- 치아분리 또는 골삭제를 시행한 난발치 시 사용한 Surgical bur 등의 Burr, Saw 등 절삭기류의 치료재료 비용은 별도 산정 가능하며, 가. 발치, 치근, 치조골성형술 등(N0051018)으로 1회에 한하여 정액 산정한다.
- 난발치 시 사용한 메스, 봉합사 등의 재료비용은 해당 발치술의 소정수가에 포함되어 있어 별도 산정할 수 없다.

예시: 상악소구치가 만곡되어 골삭제를 실시하며 발거한 경우

내원일	1일째	2일째
상병명	K0044 절렬(만곡치)	
청구내역	초진료 치근단촬영 가. 1매 치과전달마취 다. 후상치조신경블록 리도카인 의약품관리료 난발치 Burr, Saw 등-가. 발치, 치근, 치조골성형술	재진료 수술후 처치 가. 단순처치
추가	파노라마촬영	
내역설명	치근이 만곡되어 골삭제를 실시 후 발치함	

• 발치술 라. 난발치를 산정하고, 이때 방사선촬영은 필수적으로 실시해야 하며 익일에 실시한 드레싱은 수술후 처치 가. 단순처치로 청구한다.

관련 규정

○ 요양급여비용의 적용기준 및 방법에 관한 세부사항

Ⅰ. 행위

제10장 치과 처치·수술료

항목	제목	세부인정사항
차41 발치술	난발치 및 매복발치 시 수기료 산정방법	영구치나 유치의 난발치 및 매복발치는 X-선 촬영 후 치아 상태 등을 확인하여 실시하므로 X-선 촬영 없이 일률적으로 산정된 난발치의 경우는 해당 발치로, 매복발치는 차41라. 난발치로 산정함 (고시 제2007-46호(행위), 2007. 6. 1. 시행)

항목	제목	세부인정사항
차41 발치술	유치 발치 시 치근을 분리하여 발치한 경우 수기료 산정방법	유치 발치 시 후속영구치 손상의 위험을 방지하기 위하여 심부의 유치잔근치를 제거할 목적으로 치근분리술을 시행한 경우에는 차41라 발치술(난발치)로 산정함 (고시 제2000-73호(행위), 2001. 1. 1. 시행)

매복치 발치

분류번호	코드	분류
차-4	 U4415 U4416 U4417	마. 매복치 Impacted Tooth (1) 단순매복치[(2), (3)에 해당되지 아니한 경우] Simple (2) 복잡매복치[치아분할술을 실시한 경우] Complex (3) 완전매복치[치관이 2/3 이상 치조골내에 매복된 치아의 골절제와 치아분할술을 동시에 시행한 경우] Complete

- 매복치 발치는 일반적인 맹출 시기가 지났어도 아직 완전히 맹출되지 않고 구강내에 치관의 일부 혹은 전부가 매복되어 있는 치아를 발치할 경우에 산정한다.
- 매복치 발치는 매복 정도와 발치 술식에 따라 (1) 단순매복치, (2) 복잡매복치, (3) 완전매복치 등으로 구분하여 산정한다.

단순매복치	복잡매복치	완전매복치
치아분할술과 골절제를 시행하지 않고 치은 또는 점막절개만을 실시한 경우	치아분할술을 실시한 경우	치관이 2/3 이상 치조골내에 매복된 치아의 골절제와 치아분할술을 동시에 시행한 경우

산정단위

- [1치당]

산정지침

- 18시~익일 09시, 토요일 및 공휴일에 치과의원(보건의료원 포함)에서 매복치를 발치한 경우에는 마취를 포함하여 소정점수의 30%를 가산한다. 다만 18시~09시 또는 공휴일의 응급진료 50% 가산과는 중복 가산하지 않는다.
- (1) 단순매복치 발치, (2) 복잡매복치 발치, (3) 완전매복치 발치를 상급종합병원·치과대학부속치과병원에서 시행한 경우에는 해당 항목 소정점수의 30%를 가산하여 산정한다.
- 치과대학부속치과병원 외래에서 중증감염의 위험으로부터 환자의 안전을 위해 규정된 시설·장비를 갖춘 별도의 unit으로 운영하는 외래 처치실에서 (1) 단순매복치 발치, (2) 복잡매복치 발치, (3) 완전매복치 발치를 시행한 경우에 가21 치과 집중관리료를 산정한다.

적용 상병명

K011	매복치	Impacted teeth
K0110	상악절치의 매복	Impacted teeth of maxillary incisor
K0111	하악절치의 매복	Impacted teeth of mandibular incisor
K0112	상악견치의 매복	Impacted teeth of maxillary canine

08

K0113	하악견치의 매복	Impacted teeth of mandibular canine
K0114	상악소구치의 매복	Impacted teeth of maxillary premolar
K0115	하악소구치의 매복	Impacted teeth of mandibular premolar
K0116	상악대구치의 매복	Impacted teeth of maxillary molar
K01161	상악제1대구치의 매복	Impacted teeth of maxillary first molar
K01162	상악제2대구치의 매복	Impacted teeth of maxillary second molar
K01163	상악제3대구치의 매복	Impacted teeth of maxillary third molar
K01169	상세불명의 상악대구치의 매복	Impacted teeth of maxillary molar, nspecified
K0117	하악대구치의 매복	Impacted teeth of mandibular molar
K01171	하악제1대구치의 매복	Impacted teeth of mandibular first molar
K01172	하악제2대구치의 매복	Impacted teeth of mandibular second molar
K01173	하악제3대구치의 매복	Impacted teeth of mandibular third molar
K01179	상세불명의 하악대구치의 매복	Impacted teeth of mandibular molar, unspecified
K0118	과잉매복치	Supernumeric impacted tooth
K0119	상세불명의 매복치	Impaction tooth, unspecified

- 상병은 치아를 구분하여 반드시 매복이라는 단어가 들어간 해당 치아의 매복 상병을 적용한다.
- 난발치에 주로 적용되는 치아의 강직, 유착 등으로 적용할 경우 상병명 적용 착오로 심사조정된다.

청구 시 유의할 사항

- 하악제3대구치가 정상 맹출되었지만, 골삭제와 치아분할술을 실시하여 발치한 경우에는 매복치 발치로 산정할 수 없고 난발치로 산정해야 한다. 일부분이라도 매복된 경우에만 매복치 발치가 적용된다.
- 매복치 발치는 매복상태를 확인할 수 있는 방사선촬영이 반드시 동반되어야 한다. 방사선촬영이 없는 매복치 발치는 난발치로 심사조정된다.
- 만약 타 의원에서 찍은 사진을 환자가 가지고 왔거나 이전에 찍었던 사진을 보면서 발치하여 방사선촬영을 같이 청구하지 않는 경우에는 '타 의원에서 촬영한 방사선사진을 가져옴' 혹은 'O월 O일에 촬영한 방사선사진을 참조하여 발치함' 등과 같이 내역설명을 첨부하여야 심사조정되지 않는다.
- 치근단촬영과 함께 추가 실시한 파노라마촬영도 산정 가능하다. 매복치의 경우는 치아의 위치, 매복 정도, 중요 해부학적 구조물과의 관계 등을 확인하기 위한 파노라마촬영이 가능하다.
- 완전매복치 발치의 경우와 완전매복치가 아니더라도 제3대구치가 치근단촬영, 파노라마촬영 등에서 하치조관 또는 상악동과 치근이 겹쳐 보여 발치의 위험도가 높은 경우에는 Cone Beam 전산화단층영상촬영의 산정도 가능하다.
- 매복치 발치 시 사용한 Surgical bur 등의 Burr, Saw 등 절삭기류의 치료재료 비용은 별도 산정 가능하며, 가. 발치, 치근, 치조골성형술 등(N0051018)으로 1회에 한하여 정액 산정한다.

- 매복치 발치 시 사용한 메스, 봉합사 등의 재료비용은 해당 발치술의 소정수가에 포함되어 있어 별도 산정할 수 없다.
- 매복치 발치 후 드레싱, 봉합사 제거 등은 수술후 처치 가. 단순처치로 산정한다. 수술후 처치가 없는 일률적인 매복치 발치는 심사조정될 수 있다.
- 발치 후 신경손상이 우려되는 매복된 하악제3대구치의 치관만 절제하는 매복치 치관절제술(Coronectomy)은 발치가 완전히 완료되지 않은 상태로 간주하여 보통처치로 산정한다.
- 상악 구개부의 매복치를 발치하고 지혈 및 창상보호를 위하여 구개부 압박 고정하는 상고정장치를 시행한 경우에는 별도 산정 가능하다.

1) 단순매복치 발치

- 단순매복치 발치는 치아분할술 또는 골절제+치아분할술을 시행하지 않은 경우에 적용하므로 치은 절개 또는 골절제만을 시행한 후 매복치를 발치한 경우에 산정한다.
- 골절제 없이 치은 절개만 시행한 매복치를 발치한 경우에는 Burr, Saw 등 절삭기류의 치료재료 비용은 별도 산정하지 않는다.
- 매복치 발치와 치은판절제술을 같이 시행한 경우에는 단순매복치 발치만 산정한다.

예시: 부분 맹출된 상악제3대구치의 치관부를 덮고 있는 치은판만을 절개하여 발거한 후 봉합하였다. 익일에 드레싱을 하고, 1주일 후에 발사를 한 경우

내원일	1일째	2일째	3일째
상병명	K01163 상악제3대구치의 매복		
청구내역	초진료 치근단촬영 가. 1매 치과전달마취 다. 후상치조신경블록 리도카인 의약품관리료 단순매복치 발치	재진료 수술후 처치 가. 단순처치	재진료 수술후 처치 가. 단순처치
선택	파노라마촬영		
내역설명			봉합사 제거

- 치은만을 절개한 후 매복치를 발치한 경우에는 발치술 마. 매복치 (1) 단순매복치를 산정한다. 골절제 없이 치은 절개만 시행한 매복치를 발치한 경우에는 Burr, Saw 등 절삭기류의 치료재료 비용은 별도 산정하지 않는다.

08

2) 복잡매복치 발치

• 일반적으로 치아의 매복 위치가 잘못되어 있어서 치아분할술을 실시하여 매복치를 발치한 경우에 산정한다.

예시: 부분 맹출된 하악제3대구치를 발거하기 위해 치은을 절개, 박리한 후 치아를 분할하여 발거하였다. 익일에 드레싱을 하고, 1주일 후에 발사를 한 경우

내원일	1일째	2일째	3일째
상병명	K01173 하악제3대구치의 매복		
청구내역	초진료 치근단촬영 가. 1매 치과전달마취 마. 하치조신경블록 리도카인 의약품관리료 복잡매복치 발치 Burr, Saw 등-발치, 치근, 치조골성형술	재진료 수술후 처치 가. 단순처치	재진료 수술후 처치 가. 단순처치
선택	파노라마촬영 또는 Cone Beam CT촬영		
내역설명			봉합사 제거

• 치은을 절개, 박리한 후 치아를 분할하여 매복치를 발치한 경우에는 발치술 마. 매복치 (2) 복잡매복치를 산정한다.

• 완전매복치가 아니더라도 제3대구치가 치근단촬영, 파노라마촬영 등에서 하치조관과 겹쳐 보여 발치의 위험도가 높은 경우에는 Cone Beam 전산화단층영상촬영의 산정도 가능하다.

3) 완전매복치 발치

- 치관의 2/3 이상이 치조골내에 매복되어 있어서 골절제와 치아분할술을 동시에 시행하여 매복치를 발치한 경우에 산정한다.
- 매복치 발치와 치조골성형술을 동시에 시행한 경우에는 완전매복치 발치만 산정한다.

예시: 부분 맹출된 하악제3대구치를 발거하기 위해 치은을 절개하여 박리한 후 치아분할술과 함께 치조골의 삭제도 병행하여 발거하였다. 익일에 드레싱을 하고, 1주일 후에 발사를 한 경우

내원일	1일째	2일째	3일째
상병명	K01173 하악제3대구치의 매복		
청구내역	초진료 파노라마촬영 Cone Beam CT촬영 치과전달마취 마. 하치조신경블록 리도카인 의약품관리료 완전매복치 발치 Burr, Saw 등-발치, 치근, 치조골성형술	재진료 수술후 처치 가. 단순처치	재진료 수술후 처치 가. 단순처치
선택			
내역설명			봉합사 제거

- 치아분할술과 함께 치조골의 삭제를 동반한 경우에는 발치술 마. 매복치 (3) 완전매복치를 산정한다.
- 완전매복치 발치의 경우에는 Cone Beam CT촬영도 청구할 수 있다.

과잉치의 발치

- 과잉치(Supernumerary teeth)는 정해진 치아수 이상으로 발생한 치아를 말하며, 과잉치를 별도로 정의하는 치식번호가 없어서 과잉치가 있는 가장 인접한 치아의 치아번호를 사용한다.
- 과잉치 발치라는 별도의 항목이 없으므로 가장 인접한 치아에 해당하는 발치 항목을 선택하고 상병명은 과잉치로 적용하고 내역설명을 해 준다.
- 과잉치 발치에서도 치아의 종류와 발치 술식에 따라 유치 발치, 전치 발치, 구치 발치, 난발치로 구분하여 산정한다.
- 매복된 과잉치를 발치하는 경우에도 단순매복치 발치, 복잡매복치 발치, 완전매복치 발치로 구분하여 적용한다.

08

산정단위

• [1치당]

산정지침

• 과잉치 발치는 과잉치가 위치하는 부위의 치아 종류에 따라 유치 발치, 전치 발치, 구치 발치, 난발치, 매복치 발치 등으로 산정한다.

• 매복된 과잉치를 발치할 경우에는 매복의 정도와 매복치 발치 산정기준에 따라 매복사랑니를 발치할 때 적용하는 것과 같이 단순매복치, 복잡매복치, 완전매복치로 구분하여 산정한다.

치식 표기

• 과잉치는 해당 치식 번호가 없으므로, 과잉치가 위치하는 가장 가까운 치아의 치아번호로 표시하며, 과잉치의 개수만큼 치아번호를 기재한다.

• 발치술의 산정단위가 [1치당]이기 때문에 과잉치가 1개이면 치아번호를 1개만, 과잉치가 2개면 치아번호를 2개(인접치아 두 개의 치아번호)를 기재한다.

• 매복된 과잉치의 경우에도 가장 가까운 치아의 치아번호를 기재한다.

적용 상병명

K001	과잉치	Supernumerary teeth
K001	추가치	Supplementary teeth
K0010	절치 및 견치 부위의 과잉치	Supernumerary teeth in incisor and canine regions
K0010	정중과잉치	Mesiodens
K0011	소구치 부위의 과잉치	Supernumerary teeth in premolar region
K0012	대구치 부위의 과잉치	Supernumerary teeth in molar region
K0012	구후치 부위의 과잉치	Supernumerary teeth in distomolar
K0012	제4대구치 부위의 과잉치	Supernumerary teeth in fourth molar region
K0012	구방치(臼傍齒) 부위의 과잉치	Supernumerary teeth in paramolar region
K0019	상세불명의 과잉치	Supernumerary teeth, unspecified
K0118	과잉매복치	Supernumeric impacted tooth

• 과잉치가 있는 위치에 따라 상병명이 달라지므로 구분하여 적용하며, 매복된 과잉치의 경우 과잉매복치를 적용한다.

청구 시 유의할 사항

• 매복되지 않은 과잉치의 치식은 해당 과잉치와 가장 가까운 위치에 있는 치아의 치아번호를 적고 상병명은 치아 종류에 따른 과잉치 상병을 적용한다.

- 매복된 과잉치의 경우는 가장 가까운 치아의 치아번호를 적고 상병명은 치아 종류에 따른 과잉치 상병을 적용하고 매복치임을 나타내는 내역설명을 하거나, 상병명을 과잉매복치로 한다.
- 상악 구개부에 매복된 과잉치를 발치하고 지혈 및 창상보호를 위하여 구개부 압박 고정하는 상고정장치를 시행한 경우에는 과잉 매복치 발치와 상고정장치술은 각각 100%씩 산정 가능하다.
- 상악 전치부에 있는 정중과잉매복치의 정확한 위치파악을 위하여 치근단촬영을 여러 각도에서 2장 이상을 촬영한 경우에는 동시촬영에 해당하여 치근단촬영 나. 2매, 치근단촬영 다. 3매 등으로 산정한다.
- 필요에 의해 정확한 위치를 파악하기 위해 파노라마를 촬영하였다면 치근단과 함께 파노라마를 청구할 수 있으며, 표준촬영과 파노라마촬영 후 진단이 어려운 완전매복치 발치의 경우에는 Cone Beam 전산화단층영상촬영도 산정할 수 있다.

다른 치료를 같이 한 경우

상악 전치부의 매복과잉치를 발치하고 부종을 막기 위해 스플린트를 시행한 경우

치료내용	청구항목 및 산정비율
매복과잉치를 발치 스플린트 시행	발치술 마. 매복치 (3) 완전매복치 100% 상고정장치술 100%

- 매복치를 발치하고 출혈부위를 압박 지혈하기 위해, 또는 창상 보호와 동요치 고정을 위해 제작하는 경우 상고정장치술로 청구 가능하다.
- 상고정장치는 인상채득하는 날과 장착하는 날이 다르게 되는데, 상고정장치술은 장착하는 날에 청구한다. 또한 상고정장치에는 재료대, 인상채득, 장치제작 및 장치료가 포함되어 있으므로 별도 산정은 불가하다.

예시: 유전치 #51과 맹출하는 영구전치 #21 사이에 맹출한 과잉치를 발치한 경우

내원일	1일째	2일째
상병명	K0010 절치 및 견치 부위의 과잉치	
청구내역	초진료 치근단촬영판독 가. 1매 치과침윤마취 리도카인 의약품관리료 발치술 나. 전치	재진료 수술후 처치 가. 단순처치
선택	파노라마촬영	
내역설명	상악 정중부의 과잉치를 발치하였음	

- 치아번호를 #51(유전치)으로 하면 유치 발치로 청구해야 하고, 치아번호를 #21(영구전치)으로 하면 전치 발치로 청구한다.

08

예시: 상악정중부에 완전 매복된 정중과잉치를 발치하는 경우

내원일	1일째	2일째	3일째
상병명	K0118 과잉매복치		
청구내역	초진료 치근단촬영판독 나. 2매 치과전달마취 가. 비구개신경블록 리도카인 의약품관리료 완전매복치 발치 Burr, Saw 등-발치, 치근, 치조골성형술	재진료 수술후 처치 가. 단순처치	재진료 수술후 처치 가. 단순처치
선택	파노라마촬영 또는 Cone Beam CT촬영		
내역설명	상악 정중부에 완전 매복된 과잉치를 발치하였음		봉합사 제거

- 정중과잉치 2개가 완전 매복되어 있는 경우에는 치아번호를 #11, #21 2개를 기재하고, 상병명을 K0118 과잉매복치로 하고 완전매복치 발치 2회로 청구한다.
- 과잉매복치의 협설측 위치를 보다 정확히 알기 위해서 촬영각을 달리하여 2회 촬영한 경우에는 동시촬영에 해당하므로 치근단촬영 나. 2매로 산정한다. 또한 치근단촬영과 파노라마촬영으로는 진단이 어려운 완전매복치 발치의 경우에는 Cone Beam CT촬영도 청구할 수 있다.
- 정중부의 완전매복치 발치의 경우에는 치과전달마취 가. 비구개신경블록을 적용할 수 있다.
- 발치 시 사용한 Surgical bur는 Burr, Saw 등-발치, 치근, 치조골성형술로 산정한다. 내역설명은 '상악 정중부에 완전 매복된 과잉치를 발치하였음' 등으로 기재해 준다.

03 수술후 처치

분류번호	코드	분류
차-21		수술후 처치[1일당] Postoperative Dressing 주: 구강내 또는 구강외 수술 후 익일부터 소정점수를 산정한다.
	U2211	가. 단순처치 Simple
	U2212	나. 대수술후 처치 After Major Operation 주: 악골수염수술, 악골종양수술, 치근낭적출술(「다」 또는 「라」), 관혈적악골수술 등 대수술후 처치 시 산정한다.
	U2213	다. 수술후 염증성처치, 배액관 교환(Dressing 포함) 등 Postoperative Infected Wound, Drain Change etc.
	U2214	라. 후출혈처치 Postoperative Bleeding Control

- 수술후 처치는 구강내 또는 구강외 수술 후 수술부위의 간단한 소독처치부터, 염증성처치와 출혈처치 등을 실시한 경우에 적용하며, 외과수술의 종류와 후처치의 내용에 따라 수술후 처치 가. 단순처치, 나. 대수술후 처치, 다. 수술후 염증성처치, 배액관 교환(드레싱 포함) 등, 라. 후출혈처치 등으로 구분하여 산정한다.

구분	내용
가. 단순처치	• 수술 후 익일부터 시행하는 간단한 소독처치, 식영수 세척, 드레싱 등 • 발치 후 발치창의 소독(드레싱), 발치 후의 발사(Stitch out), 치근낭적출술(가. 1/2치관크기 이상 또는 나. 1치관크기 이상) 등에 산정한다.
나. 대수술후 처치	• 전신마취하에 수술받은 환자에서 수술 후 익일부터 시행하는 소독처치 • 악골수염수술, 악골종양수술, 치근낭적출술(다. 2치관크기 이상 또는 라. 3치관크기 이상), 관혈적 악골수술 등 대수술후 처치 시 산정한다.
다. 수술 후 염증성처치, 배액관 교환(드레싱 포함) 등	• 악안면 영역에 발생한 다양한 감염성 병소의 일차처치 이후에 시행하는 소독처치 • 비감염성 외과시술 후에 생긴 염증성 창상처치 • '나' 항목의 '주'에 해당하는 대수술 후에 염증이 있어 감염된 창상에 처치한 경우와 극막극농양 등 안면부에 발생하는 심부농양의 절개 후 시행되는 배농관교환 등의 경우에 산정한다.
라. 후출혈처치	• 발치를 포함하여 수술 후, 연조직에서나 경조직에서 출혈이 발생하는 경우의 처치 • 간 질환을 가진 환자에서 치주처치 후에 지속적인 출혈 • 수술 후 후출혈이 있어 간단히 지혈할 수 없는 경우에 실시한 지혈요법 등의 처치에 산정한다. • 창상의 압박이나 봉합, 연조직의 소작, 출혈혈관의 결찰 등의 연조직 직접처치 • 지혈제의 사용 – 출혈을 보이는 경조직 부위 • 전신마취하에 혈관문합이식술을 시행받은 환자에서 후출혈 발생한 경우

산정단위

- [1일당]
- 산정단위가 [1일당]으로 여러 치아 또는 여러 부위를 후처치하였어도 1일에 1회만 청구한다. 후처치를 아침, 저녁으로 하였어도 1일에 여러 번 시행하였어도 1일에 1회만을 청구한다.

산정지침

- 구강내 또는 구강외 수술 후 다음 날부터 소정점수를 산정한다.
- 수술한 당일에 한 드레싱은 해당 수술행위료에 포함되는 것이고, 수술하기 전날에 하는 전처치는 기본진료료(초진료·재진료)에 포함되므로 별도로 청구하지 않는다.
- 수술후 처치에 사용된 생리식염수, 소독 약제, 거즈 등의 약제 및 치료재료 비용은 수술후 처치의 소정점수에 포함되므로 별도 산정하지 않는다.

적용 상병명

- 주된 수술의 상병명을 그대로 적용한다.

청구 시 유의할 사항

- 발치 후의 드레싱, 발사, 구강내소염술 후의 드레싱 및 각종 외과적 수술 후의 드레싱 등은 수술후 처치의 가. 단순처치로 청구하면 되고 본처치 후 익일부터 청구가 가능하다.
- 수술후 처치의 청구횟수는 환자의 상태에 따라 달라지나 통상 2~3회 정도 인정되지만, 간혹 염증이 심한 경우에 실시 횟수가 많아지면 그 이유를 내역설명으로 기재하고 청구한다.
- 발치 후에 실시하는 수술후 처치 가. 단순처치는 일반적으로 2~3회까지 인정되고, 제3대구치의 경우는 합병증이 없는 한 3~4회 정도 인정된다. 만약 수술후 처치가 길어진다면 그 이유를 내역설명해 주며, Dry socket에 의한 경우에는 내역설명과 함께 상병명을 'K10.3 건성발치와(Dry socket)'로 바꾸어 주는 것이 좋다.
- 타 치과에서 발치 후 내원하여 발치 부위를 드레싱하거나 봉합사를 제거하는 경우에도 초진료와 함께 수술후 처치 가. 단순처치를 산정할 수 있다. 하지만 수술후 처치는 전처치 후에 행해지는 진료이므로 초진에 내역설명 없이 청구하면 기본진료비로 심사조정되므로 '타 치과에서 발치 후 내원함' 등과 같은 내역설명을 반드시 첨부하여야 한다.
- 동일 악 중 1/3악 또는 동일 악 중에 연결된 1/3악 범위 내(인접한 치아 3~4개 이내 범위)에서 치주치료 또는 차22가 치주치료후 처치와 차21가 수술후 처치 가. 단순처치를 동시에 실시한 경우 주된 치과 처치료의 소정점수만 산정한다.

#44~47의 치주소파술 #48의 발치후 봉합사 제거	#44~47의 치주소파술만 인정

- 동일 악 중 1/3악에서 치주치료와 차21가 수술후 처치-단순처치를 동시에 실시한 경우이므로 주된 치과 처치인 치주소파술만 인정한다.

#34~37의 치주치료후 처치 #38의 발치후 봉합사 제거	#38의 수술후 처치 가.만 인정

- 동일 악 중 1/3악에서 차22가 치주치료후 처치와 차21가 수술후 처치 가. 단순처치를 동시에 실시한 경우이므로 주된 치과 처치인 수술후 처치 가.의 소정점수만 인정한다(치주치료후 처치 가. 치석제거, 치근활택술, 치주소파술 후의 상대가치점수는 15.26이고 수술후 처치 가. 단순처치의 상대가치점수는 18.18이므로 수술후 처치 가. 단순처치가 주된 처치임).

#14~17의 치석제거 #28의 발치 후 수술후 처치 가.	#14~17의 치석제거 인정 #28의 수술후 처치 가. 인정

- 동일 악일지라도 1/3악에 포함되지 않으므로 #14~17의 치석제거와 #28의 수술후 처치 가.의 경우에는 두 가지 모두 인정한다.

#32, #33의 발치 후 수술후 처치 가. #44, #45의 치주소파술	#44, #45의 치주소파술만 인정

- 동일 악 중에 연결된 1/3악 범위 내(인접한 치아 3~4개 이내 범위)에서 치주치료와 차21가 수술후 처치 가. 단순처치를 동시에 실시한 경우이므로 주된 치과 처치인 치주소파술만 인정한다.

- 발치 또는 수술 후 출혈이 발생하는 경우의 처치에 수술후 처치 라. 후출혈처치를 청구하면 거의 심사조정된다. 수술후 처치 라. 후출혈처치는 봉합, 압박 등으로 지혈이 가능한 정도의 출혈에는 적용되지 않고 출혈성 전신질환이 있거나 연조직의 소작, 출혈혈관 결찰, 지혈제 사용 등이 필요한 경우에 사례별도 인정하므로 유의하여야 한다.
- 난발치, 매복치 발치 후 일률적으로 수술후 처치가 없으면 단순발치로 심사조정이 될 가능성이 있으므로 수술후 처치의 청구가 누락되지 않도록 한다.
- 구강내소염수술 후 일률적으로 수술후 처치가 없으면 기본진료료로 심사조정될 가능성이 있다.
- 유치 발치 시에는 합병증이나 전신장애가 있는 경우 수술후 처치와 처방이 가능하다(내역설명 필요).
- 치은염, 지치주위염, 매복치 등의 상병으로 발치 전 또는 수술 전에 행한 드레싱, 통증완화를 위한 소독 등은 수술후 처치에 해당하지 않는 술전처치이므로 기본진료료에 포함되어 별도 산정할 수 없다.
- 차28 고정장치 제거 후 실시한 드레싱은 고정장치의 제거 소정점수에 포함되어 있으므로 수술후 처치를 별도 산정하지 않는다.

수술후 처치와 치주치료후 처치의 적용 비교

수술후 처치	치주치료후 처치	
가. 단순처치	가. 치석제거, 치근활택술, 치주소파술후	나. 치주수술후(「가」 이외의 경우)
• 모든 발치 • 구강내소염수술 • 치조골성형술 • 치은판절제술 • 치근단절제술 • 발치와재소파술 • 상고정장치술	• 치석제거 • 치근활택술 • 치주소파술 • 치석제거(3개월 이내 재시행) • 치근활택술(1개월 이내 재시술) • 치주소파술(1개월 이내 재시술) • 잠간고정술	• 치은신부착술 • 치은성형술 • 치은절제술 • 치은박리소파술 • 치근면처치술 • 치조골결손부 골이식술 • 자가치아 유래 골이식술 • 조직유도재생술 • 조직유도재생막 제거술 • 치은측방변위판막술, 치관변위판막술 • 치은이식술 • 치근절제술 • 치관확장술 • 치관분리술

08

관련 규정

○ 요양급여비용의 적용기준 및 방법에 관한 세부사항

Ⅰ. 행위

제10장 치과 처치·수술료

항목	제목	세부인정사항
차22가 치주치료후 처치 차21가 수술후 처치	동일 부위에 치주치료 또는 차22가 치주치료후 처치[1구강 1회당]와 차21가 수술후 처치[1일당]-단순처치 수가 산정방법	동일 악 중 1/3악 또는 동일 악 중에 연결된 1/3악 범위 내(인접한 치아 3~4개 이내 범위)에서 치주치료 또는 차22가 치주치료후 처치[1구강 1회당]와 차21가 수술후 처치[1일당]-단순처치[1일당]를 동시에 실시한 경우 주된 치과 처치료의 소정점수만 산정함 (고시 제2020-19호(행위), 2020. 2. 1. 시행)

Ⅲ. 국민건강보험 요양급여의 기준에 관한 규칙 제10조에 의거 신의료기술로 신청된 항목 중 이미 심사기준으로 운용되고 있는 항목

제10장 치과 처치·수술료

항목	제목	세부인정사항
차21 수술후 처치	지혈요법	차21-라. 후출혈처치의 소정점수를 산정함 (고시 제2000-73호)

전산심사사례

차23-1가 치석제거와 동일 1/3악에 산정한 차21가 수술후 처치

■ 청구사례(60세/남)

- 외래 내원일수: 1일
- 상병명: 만성 치주염
- 주요 청구내역

  [처치 및 수술료] 차23-1가 치석제거[1/3악당] 1*3*1(#31~37, #41~47)

  차21가 수술후 처치[1일당]-단순처치(U2211) 1*1*1(#36) ▶ 조정

■ 심사결과

- 관련 근거에 의하여 동일 악 중 1/3악 또는 동일 악 중에 연결된 1/3악 범위 내(인접한 치아 3~4개 이내 범위)에서 치주치료 또는 차22가 치주치료후 처치[1구강 1회당]와 차21가 수술후 처치[1일당]-단순처치를 동시에 실시한 경우 주된 치과 처치료의 소정점수만 산정 가능함
  - 동 사례는 치주치료와 차21가 수술후 처치[1일당]-단순처치를 동시에 산정하여 조정함

〈관련 근거〉

- 동일 부위에 치주치료 또는 차22가 치주치료후 처치[1구강 1회당]와 차21가 수술후 처치[1일당]-단순처치 수가 산정방법 (보건복지부 고시 제2020-19호, 2020. 2. 1. 시행)
  - 동일 악 중 1/3악 또는 동일 악 중에 연결된 1/3악 범위 내(인접한 치아 3~4개 이내 범위)에서 치주치료 또는 차22가 치주치료후 처치[1구강 1회당]와 차21가 수술후 처치[1일당]-단순처치[1일당]를 동시에 실시한 경우 주된 치과 처치료의 소정점수만 산정함

(2020. 6. 25.)

04 발치와재소파술

분류번호	코드	분류
차-42	U4420	발치와재소파술 Recurettage of Extracted Socket

- 발치와재소파술은 발치 후에 발치와가 감염 등의 원인으로 정상적으로 치유되지 못하고, 심한 통증을 호소하는 등 치조골염이 발생한 경우 감염조직을 제거하고 정상적인 치유를 유도하는 술식이다.

산정단위

- 산정단위가 [1치당] 등으로 따로 명시되지 않기 때문에 2개 이상의 발치와를 치료했더라도 치아수를 불문하고 발치와재소파술의 소정수가를 1회만을 산정할 수 있다. 또한 발치와재소파술을 1회 시술 후에 연이어 실시하는 경우에는 발치와재소파술로 산정하지 못하고 수술후 처치 가. 단순처치로 청구해야 한다.
- 하지만 발치와재소파술을 1회 시술 후 치조골염이 가라앉았다가 수일 후에 염증이 재발되어 재차 실시하는 경우도 있을 수 있기 때문에 일반적으로 1회만 산정할 수 있으나, 2회 이상 산정 시에는 왜 2회 이상 산정했는지 상태에 대한 내역설명을 반드시 해 주어야 한다.

산정지침

- 18시~익일 09시, 토요일 및 공휴일에 치과의원(보건의료원 포함)에서 실시한 경우에는 마취를 포함하여 소정점수의 30%를 가산한다. 다만 18시~09시 또는 공휴일의 응급진료 50% 가산과는 중복 가산하지 않는다.
- Dry socket으로 인한 부골제거는 발치와재소파술로 준용하여 적용한다.

적용 상병명

K103	턱의 치조염	Alveolitis of jaws
K103	치조골염	Alveolar osteitis
K103	건성발치와	Dry socket

- 발치 후에 Dry socket이 생겨서 발치와재소파술을 시행하는 경우 보험청구 시 발치에 적용된 이전 상병명이 자동적으로 입력되면 심사조정될 가능성이 있기 때문에 상병명을 'K10.3 턱의 치조염'으로 변경해 준다.

청구 시 유의할 사항

- 발치 당일 발치와에 남아 있는 염증조직이나 육아조직을 소파하는 것은 발치 행위에 포함되는 것이므로 발치와재소파술에는 해당이 안 되며 별도 산정할 수 없다.

- 유치에서는 후속영구치 치배에 손상을 줄 가능성이 있으므로 적용할 수 없다.
- 일반적으로 마취하에 시행하는 것이 원칙이며 방사선촬영을 한 경우에는 별도 산정할 수 있다.
- 발치와재소파술 이후에 소독, 드레싱 등의 처치는 수술후 처치 가. 단순처치로 산정하고 통상적으로 2~3회 산정할 수 있으며, 횟수가 더 늘어날 시에는 내역설명을 해 주는 것이 좋다.
- 발치와재소파술은 선행되는 진료행위, 즉 발치가 있은 후에 시행하는 치료이므로 초진이 아닌 재진으로 적용해야 한다. 다만 타 병원에서 발치 후 내원한 경우에는 초진으로 산정 가능하며, 이 경우에는 반드시 '타 의원에서 발치 후 내원' 등과 같이 내역설명이 필요하다.

예시: 구치 발치 후 통증으로 내원하여 발치와재소파술을 시행한 경우

내원일	1일째	2일째	3일째
상병명	K05.30 단순 만성 치주염	K103 건성발치와	K103 건성발치와
청구내역	초진료 치근단촬영 가. 1매 치과전달마취 마. 하치조신경블록 리도카인 의약품관리료 발치술 다. 구치	재진료 치근단촬영 가. 1매 치과전달마취 마. 하치조신경블록 리도카인 의약품관리료 발치와재소파술	재진료 수술후 처치 가. 단순처치
추가			
내역설명		발치 후 Dry socket으로 인한 통증으로 내원함	

- 발치에 적용하는 상병명이 발치와재소파술에 그대로 적용되지 않게 주의한다.
- 발치와재소파술은 마취가 필수적으로 동반되어야 하며, 이후의 후처치는 수술후 처치 가. 단순처치를 적용한다.

관련 규정

○ 요양급여비용의 적용기준 및 방법에 관한 세부사항
부록2. 심사기준(지침)
제10장 치과 처치·수술료

항목	제목	내용
차42 발치와재소파술	발치와재소파술 인정기준	차42 발치와재소파수술은 발치 후 치조골염이 발생되어 발치와(extracted socket)를 재소파(recurettage)하는 경우에 산정한다.

05 치조골성형수술

분류번호	코드	분류
차-43	U4430	치조골성형수술[1치당] Alveoloplasty

- 치조골성형수술은 창상 치유에 방해가 될 수 있는 예리한 골편, undercut, 이상 돌출된 치조골 등을 발치와 동시에 예방적으로 미리 제거하여 발치창이 적절히 치유되도록 하거나, 발치 후 보철물 장착 시 동통을 유발하거나 안정된 장착에 방해가 될 수 있는 불규칙하게 튀어나온 치조골을 제거하고 성형하는 술식이다.
- 발치와 동시에 시행하기도 하고 무치악부위에서 보철물 제작 및 장착에 필요시 별도로 시행하기도 한다.

산정단위

- [1치당]

산정지침

- 18시~익일 09시, 토요일 및 공휴일에 치과의원(보건의료원 포함)에서 실시한 경우에는 마취를 포함하여 소정점수의 30%를 가산한다. 다만 18시~09시 또는 공휴일의 응급진료 50% 가산과는 중복 가산하지 않는다.
- 치조골성형수술을 상급종합병원·치과대학부속치과병원에서 시행한 경우에는 해당 항목 소정점수의 30%를 가산하여 산정한다.
- 치과대학부속치과병원 외래에서 중증감염의 위험으로부터 환자의 안전을 위해 규정된 시설·장비를 갖춘 별도의 unit으로 운영하는 외래 처치실에서 치조골성형수술을 시행한 경우에 가21 치과 집중관리료를 산정한다.

적용 상병명

K069	잇몸 및 무치성 치조융기의 상세불명 장애	Disorders of gingiva and edentulous alveolar ridge, unspecified
K0881	불규칙치조돌기	Irregular alveolar process
K0881	치조(돌기)열	Alveolar(process) cleft
K0882	치조융기의 확대 NOS	Enlargement of alveolar ridge NOS

- 발치와 동시에 치조골성형수술을 하게 된 경우에는 상병명은 발치하게 된 원인 상병명과 치조골성형수술의 상병명 K08.8 불규칙한 치조돌기를 같이 기재해 주는 것이 좋다.
- 발치하게 된 원인 상병명만을 기재하여도 되지만 이때에는 치조골성형수술에 대한 내역설명을 첨가해 준다.

청구 시 유의할 사항

- 전치와 구치 구별 없이 산정할 수 있다.

- 치조골성형수술은 1치아당으로 산정하므로 무치악에서 실시한 치조골성형수술은 해당 부위의 치식을 표시하고 치아 개수만큼 횟수를 조정하여 산정한다.
- 발치하면서 동시에 시행하거나 일정 기간이 경과하여 발치창이 치유된 후 필요한 경우에 실시할 수 있다.
- 마취는 필수적으로 동반되어야 하고, 방사선촬영은 시행한 경우에 별도 산정할 수 있다. 치근단촬영과 파노라마 촬영은 인정되지만, Cone Beam CT는 인정되지 않는다.
- 치조골성형수술에 사용한 Bur 등 절삭기구의 비용은 치과 관련 수술 등에 사용하는 Burr, Saw 등 절삭기류 가. 발치, 치근, 치조골성형술 등(N0051018)으로 산정 가능하며, Bur 등 절삭기구의 치료재료 구입신고는 필요 없다.
- 봉합 시 사용한 봉합사도 청구 가능하다. 보험에 등재된 봉합사를 사용하고 사전에 해당 봉합사의 치료재료신고가 되어 있어야 한다. 사용한 봉합사의 제품명, 굵기, 사용량 등을 진료기록부에 기록하여야 한다.
- 치조골성형수술의 후처치는 수술후 처치 가. 단순처치를 적용한다.

다른 치료를 같이 한 경우

발치와 치조골성형수술을 동일 부위에서 동시에 실시한 경우

발치와 동시에 시행 시 발치 종류에 따른 산정비율
전치 50%+치조골성형수술 100%
구치 50%+치조골성형수술 100%
난발치 100%+치조골성형수술 50%
매복치 100%+치조골성형수술 50%

- 발치 당일에 치조골성형수술을 동시에 시행한 경우에는 주된 수술(높은 수가)은 100%를 산정하고 제2의 수술(낮은 수가)은 50%(상급종합병원·종합병원·치과대학부속치과병원의 경우 소정점수의 70%)를 산정한다.
- 구치 발치와 치조골성형수술을 동시에 시행한 경우에는 수가가 높은 항목인 치조골성형수술을 100%로 산정하고, 수가가 낮은 항목인 발치술 다. 구치를 50%로 산정한다. 그러나 난발치를 시행한 경우에는 난발치의 수가가 치조골성형수술의 수가보다 높기 때문에 발치술 라. 난발치 100%, 치조골성형수술 50%로 산정한다.
- 다만 완전매복치 발치와 치조골성형수술을 동시에 시행한 경우에는 완전매복치 발치에는 골삭제 행위가 포함되어 있으므로 치조골성형수술은 인정되지 않고 완전매복치 발치만 인정된다.
- 만약 발치와 치조골성형수술을 당일 동시에 시행하지 않고 발치하고 일정 기간 경과 후 다른 날에 치조골성형수술을 시행한 경우에는 발치와 치조골성형수술 모두 각각 100%로 산정한다. 마찬가지로 완전매복치 발치 후 일정 기간이 지난 후에 시행한 치조골성형수술은 100% 인정된다.

발치와소파술과 치조골성형수술을 동시에 시행한 경우

치료내용	청구항목 및 산정비율
발치와소파술 치조골성형수술	발치와소파술 산정 불가 치조골성형수술 100%

- 발치와소파술과 치조골성형수술을 동시에 시행한 경우에는 치조골성형수술만 청구한다.

치은박리소파술 나. 복잡과 치조골성형수술을 동시에 시행한 경우

치료내용	청구항목 및 산정비율
치은박리소파술 나. 복잡 치조골성형수술	치은박리소파술 나. 복잡 100% 치조골성형수술 산정 불가

- 치은박리소파술 나. 복잡과 치조골성형수술을 동시에 시행한 경우에는 치조골성형수술은 인정되지 않고 치은박리소파술만 인정된다. 치은박리소파술 나. 복잡에는 치조골의 삭제 및 성형술이 포함되어 있기 때문에 치조골성형수술은 인정되지 않는다.
- 또한 치은박리소파술 가. 간단과 치조골성형수술을 같이 청구하는 것은 산정 착오로 이 경우는 치조골박리수술 나. 복잡으로 산정해야 한다.

치과임플란트제거술 나. 복잡과 치조골성형수술을 동시에 시행한 경우

치료내용	청구항목 및 산정비율
치과임플란트제거술 나. 복잡 치조골성형수술	치과임플란트제거술 나. 복잡 100% 치조골성형수술 산정 불가

- 치과임플란트제거술 나. 복잡과 치조골성형수술을 동시에 시행한 경우에는 치과임플란트제거술 나. 복잡만 인정된다.

08

예시: 틀니 제작 전에 #44~47 부위의 불규칙한 잇몸뼈를 삭제하고 다듬은 경우

내원일	1일째	2일째	3일째
상병명	K0881 불규칙한 치조돌기		
청구내역	초진료 치근단촬영 가. 1매 치과전달마취 마. 하치조신경블록 리도카인 의약품관리료 치조골성형수술 4회 Burr, Saw 등-발치, 치근, 치조골성형술 봉합사	재진료 수술후 처치 가. 단순처치	재진료 수술후 처치 가. 단순처치
추가	파노라마촬영		
내역설명	틀니 제작을 위해 불규칙하게 튀어나온 치조골을 제거함	수술부위를 드레싱함	봉합사 제거

- 치조골성형수술은 산정단위가 1치당이므로 #44~47 부위를 시술하였으므로 4회로 산정한다. 치조골성형수술에 사용한 Bur 등은 Burr, Saw 등 - 발치, 치근, 치조골성형술로 청구할 수 있으며, 사용한 봉합사도 재료대 신고한

경우에는 청구 가능하다.

관련 규정

○ 요양급여비용의 적용기준 및 방법에 관한 세부사항

Ⅰ. 행위

제10장 치과 처치·수술료

항목	제목	세부인정사항
차-43 치조골 성형수술	발치와 동시에 실시하는 치조골성형수술 산정기준	발치와 동시에 실시하는 치조골성형수술은 치아를 발치한 후 반드시 실시하는 것이 아니므로 예리한 치밀골의 심한 under cut이 있거나, 발치 시 높은 치료충격이 있는 경우에 한하여 산정하되 주된 수술은 소정금액을 산정하고 제2의 수술은 50%(상급종합병원·종합병원·치과대학부속치과병원의 경우 소정점수의 70%)를 산정함 (고시 제2015-155호(행위), 2015. 9. 1. 시행)

공개사례

차41 마. 매복발치술과 동시에 실시한 차43 치조골성형수술 인정 여부
■ 청구내역 • A 사례(남/16세) – 청구 상병명: 하악제3대구치의 매복, 불규칙치조돌기 – 주요 청구내역: 치조골성형수술[1치당] [상급종합·치대부속가산](U4430100) 1*1*1 발치술[1치당] 완전매복치(치관이 2.3 이상 치조골내 매복된 치아의 골절제와 치아분할술을 동시 시행한 경우) [상급종합·치대부속가산](U4417100) 1*1*1 • B 사례(남/23세) – 청구 상병명: 상악제3대구치의 매복, 치아 및 지지구조의 기타 명시된 장애 – 주요 청구내역: 치조골성형수술[1치당] [공휴일 제2의수술(종병이상, 치대부속)](U4430054) 1*1*1 발치술[1치당] 단순매복치[공휴일](U4415050) 1*1*1 ■ 심의결과 • 동일 부위에 매복치 발치와 동시 시행한 차43 치조골성형수술은 주된 수술의 일련의 과정으로 판단되어 인정하지 아니함 (2016. 10. 31.)

06 골융기절제술

분류번호	코드	분류
차-73	 U4731 U4732	골융기절제술 Excision of Torus 가. 하악설측 또는 상악협측 골융기절제 Removal of Mandibulolingual or Maxillobuccal Torus 나. 구개골융기절제 Excision of Maxillary Torus Palatinus

- 골융기는 치조골이 아닌 기저골에서 발생하는 골의 과잉 발육이나 반응성 외골증 등을 말하며, 구치부 협측, 하악 설측부 및 상악구개부 등의 부위에서 빈발한다.
- 골융기절제술은 골이 돌출된 부위가 빈번한 물리적 자극으로 통증의 원인이 되는 경우 또는 틀니의 안착 시에 방해가 되거나 통증을 유발하는 경우에 통증이나 불편감을 없애고 틀니의 적합도를 높이기 위하여 골융기를 절제하는 술식이다.
- 골융기절제술은 골융기의 위치에 따라 가. 하악설측 또는 상악협측 골융기절제와 나. 구개골융기절제로 구분하여 산정한다.

산정단위

- 골융기의 위치에 따라 산정한다.
- 하악 30번대와 40번대의 골융기(Torus)를 동시에 제거했더라도 소정수가만 산정 가능하기 때문에 횟수는 1로 청구한다.

산정지침

- 치조골성형수술을 상급종합병원·치과대학부속치과병원에서 시행한 경우에는 해당 항목 소정점수의 30%를 가산하여 산정한다.
- 치과대학부속치과병원 외래에서 중증감염의 위험으로부터 환자의 안전을 위해 규정된 시설·장비를 갖춘 별도의 unit으로 운영하는 외래 처치실에서 치조골성형수술을 시행한 경우에 가21 치과 집중관리료를 산정한다.
- 골융기의 위치에 따라 다음과 같이 구분하여 산정한다.

가. 하악설측 또는 상악협측 골융기절제	나. 구개골융기절제
하악 설측 부위의 골융기 절제 시 산정 상악 협측 부위의 골융기 절제 시 산정	구개 중앙부의 골융기 절제 시
K10.0 하악융기 K10.8 턱의 외골증	K10.0 구개융기

적용 상병명

K100	하악융기	Torus mandibularis
K100	구개융기	Torus palatinus
K108	턱의 외골증	Exostosis of jaw

청구 시 유의할 사항

- 일반적으로 좌우 양측으로 다발생하는 골융기를 1일에 양측 동시에 절제한 경우에도 골융기절제술은 1회만 산정하지만, 마취는 양측 각각 100% 산정할 수 있다.
- 골융기 절제에 사용한 Burr, Saw 등 절삭기류는 Burr, Saw 등 절삭기류 나. 절제, 적출, 골수염수술 등으로 청구한다. 절삭기류를 양측에 각각 사용하였더라도 주된 수술에 해당하는 절삭기류의 비용을 한 번만 산정하기 때문에 실제 사용량과 상관없이 횟수는 1로 청구한다.
- 사용한 봉합사는 「치료재료 급여목록」에 등재된 재료를 사용한 경우에는 청구가 가능하며, 청구 전 치료재료대 신고가 되어 있어야 한다. 사용한 제품명, 굵기, 실제 사용량 등을 차트에 기록한다.
- 후처치는 수술후 처치 가. 단순처치로 산정한다.

다른 치료를 같이 한 경우

골융기절제술과 치조골성형수술을 동일 부위에서 동시에 실시한 경우

치료내용	청구항목 및 산정비율
구개골융기 절제 치조골성형수술	골융기절제술 가. 하악설측 또는 상악협측 골융기절제 100% 치조골성형수술 50%

- 골융기절제술과 치조골성형술을 동일 부위에서 동시에 시행하는 것에 대하여 명시한 고시는 없으나 동일 피부 절개하에 2가지 이상 수술을 동시에 시술한 경우 주된 수술은 소정점수에 의하여 산정하고, 제2의 수술부터는 해당 수술 소정점수의 50%(상급종합병원·종합병원·치과대학부속치과병원은 70%)를 산정한다는 산정지침에 따라 골융기절제술 100%, 치조골성형수술 50%로 산정한다.
- 만약 시술부위가 떨어져 있고 서로 다른 절개선하에서 동시에 시행된 경우라면 각각 100%로 산정 가능하다. 이 경우에는 청구 시 내역설명을 기재하고, 심사조정을 대비하여 임상사진, 방사선사진, 진료기록부 등을 구비하도록 한다.
- Burr, Saw 등 절삭기류를 골융기절제술과 치조골성형술에 각각 사용해도 부위에 관계없이 1회만 인정되므로 Burr, Saw 등 절삭기류 나. 절제, 적출, 골수염수술 등으로 청구한다.

구개부위의 골융기 절제를 하고 미리 제작한 상고정장치를 장착한 경우

치료내용	청구항목 및 산정비율
구개골융기 절제 상고정장치를 장착	골융기절제술 나. 구개골융기절제 100% 상고정장치술 100%

• 구개부위의 골융기를 절제한 후 지혈, 부종 예방 및 창상보호의 목적으로 상고정장치를 장착하는 경우에는 골융기절제술 나. 구개골융기절제과 상고정장치술을 각각 산정할 수 있다. 이때 상고정장치술은 인상채득일이 아닌 장치를 구강내 장착하는 날에 산정하며, 소정수가에 재료대, 인상채득료, 장착료가 모두 포함되어 있으므로 재료대 등을 별도로 산정하지 않는다.

치조골성형술과 골융기절제술의 비교

	치조골성형술	골융기절제술
산정지침	치조골 부위의 불규칙한 치조골을 삭제 및 성형	기저골 부위의 골융기를 제거
산정단위	1치당	구강당
적용 상병명	K0881 불규칙한 치조돌기	K100 하악융기, K100 구개융기
Burr, Saw 등 절삭기류	가. 발치, 치근, 치조골성형술 등	나. 절제, 적출, 골수염수술 등

예시: 틀니 제작 전에 #34, #35과 #44, #45 부위의 설측 Torus를 제거한 경우

내원일	1일째	2일째
상병명	K100 하악융기	
청구내역	초진료 치근단촬영 가. 1매 치과전달마취 마. 하치조신경블톡 2회 리도카인 2 의약품관리료 1 골융기절제술 가. 하악설측 또는 상악협측 골융기절제 1회 Burr, Saw 등 절삭기류 나. 절제, 적출, 골수염수술 등 1회 봉합사	재진료 수술후 처치 가. 단순처치
추가	파노라마촬영	
내역설명	틀니 제작을 위해 튀어나온 설측 골융기를 제거함	봉합사 제거

• 골융기절제술은 산정단위가 구강당이므로 양측을 시술하였어도 1회로 산정한다.

• 치과전달마취는 좌·우측을 각각 산정하므로 2회로 산정하지만, 의약품관리료는 1일분으로 산정하므로 1회로 적용한다.

• Burr, Saw 등 절삭기류는 양측을 사용하였어도 부위에 관계없이 1회만 인정되므로 Burr, Saw 등 절삭기류 나. 절제, 적출, 골수염수술 등 1회로 청구한다.

08

07 구강내소염수술

분류번호	코드	분류
차-45	 U4454 U4455 U4456 U4457	구강내소염수술 Intraoral Antiphlogosis 가. 치은농양, 치관주위농양 절개 등 Incision of Gingival Abscess, Pericoronal Abscess 나. 치조농양 또는 구개농양의 절개 등 Incision of Alveolar Abscess or Palatal Abscess 다. 설 또는 구강저농양(이하극, 설하극, 악하극농양 등) Abscess of Tongue or Mouth of Floor 라. 악골골염, 악골골수염 등 Osteitis of Jaw, Osteomyelitis of Jaw etc.

- 구강내소염수술은 구강내 염증으로 인한 농양이 생겼을 때 절개(Incision)를 통해 배농(Drainage)을 하여 염증을 완화하는 술식이다.
- 구강내소염수술은 농양이 생긴 부위에 따라 가. 치은농양, 치관주위농양 절개 등, 나. 치조농양 또는 구개농양의 절개 등, 다. 설 또는 구강저농양(이하극, 설하극, 악하극농양 등), 라. 악골골염, 악골골수염 등 등으로 구분하여 산정한다.

08

구분	내용
가. 치은농양, 치관주위농양 절개 등	• 투약이나 치은연하소파술로 해결되지 않는 치은부의 농양성 병소 – 지치(사랑니) 주위 치은(잇몸)과 안면의 심한 종창으로 절개 및 배농이 필요한 경우
나. 치조농양 또는 구개 농양의 절개 등	• 투약이나 근관치료 등으로 해결되지 않는 치조골부의 농양성 병소 – 구개점막의 심한 종창으로 절개 및 배농이 필요한 경우
다. 설 또는 구강저농양(이하극, 설하극, 악하극농양 등)	• 구강저 주변의 화농성 종창, 혀의 편측 변위, 심한 악취, 농이 관찰되는 경우 – 투약이나 보존적 치료로 해결되지 않는 설 또는 구강저부의 농양성 병소
라. 악골골염, 악골골수염 등	• 악골 내에 치성농양의 형성 및 국소화가 명백한 경우 • 화농이 골속으로 확산되어 통증, 발열, 오한, 전율 쇠약증 등 전신증세가 악화되는 경우 • 골수 화농기에 이른 병세가 정지되지 않을 것으로 추정되는 경우

산정단위

- 치아수와 상관없이 상·하, 좌·우로 구분하여 산정하며, 1일에 2개소 이상 부위를 동시에 실시한 경우에는 주된 부위 소정점수의 100%, 그 이외 부위는 소정점수의 50%로 산정하되 최대 200%까지 산정한다.

산정지침

- 18시~익일 09시, 토요일 및 공휴일에 치과의원(보건의료원 포함)에서 구강내소염수술을 실시한 경우에는 마취를 포함하여 소정점수의 30%를 가산한다. 다만 18시~09시 또는 공휴일의 응급진료 50% 가산과는 중복 가산하지 않는다.

- 치과대학부속치과병원 외래에서 중증감염의 위험으로부터 환자의 안전을 위해 규정된 시설·장비를 갖춘 별도의 unit으로 운영하는 외래 처치실에서 구강내소염수술을 시행한 경우에 가21 치과 집중관리료를 산정한다.
- 구강내소염수술은 농양의 위치에 따라서 맞게 청구하여야 하며, 진료기록부에도 농양의 위치가 정확히 기재되어 있어야 한다.
- 절개와 배농에 사용하는 메스(Blade), Nu-gauze, 배농관(Rubber-tube) 등의 비용은 소정수가에 포함되어 있으므로 별도 산정할 수 없다.

적용 상병명

가. 치은농양, 치관주위농양 절개 등

K0520	동이 없는 잇몸 기원의 치주농양	Periodontal abscess[Parodontal abscess] of gingival origin without sinus
K0522	급성 치관주위염	Acute pericoronitis

나. 치조농양 또는 구개농양의 절개 등

K047	치아의 농양 NOS	Dental abscess NOS
K047	치아치조농양 NOS	Dentoalveolar abscess NOS
K047	근단주위농양 NOS	Periapical abscess NOS

다. 설 또는 구강저농양(이하극, 설하극, 악하극농양 등)

K122	입의 연조직염 및 농양	Cellulitis and abscess of mouth
K122	입(바닥)의 연조직염	Cellulitis of mouth(floor)
K122	하악하농양	Submandibular abscess
K140	혀의 농양	Abscess of tongue

라. 악골골염, 악골골수염 등

K102	턱의 염증성 병태	Inflammatory conditions of jaws
K102	턱의 (급성)(만성)(화농성) 골염	Osteitis of jaw (acute)(chronic)(suppurative)
K102	턱의 (급성)(만성)(화농성) 골수염(신생아)	Osteomyelitis(neonatal) of jaw (acute)(chronic)(suppurative)
K102	턱의 (급성)(만성)(화농성) 골괴사(약물유발)(방사선유발)	Osteonecrosis(drug-induced)(radiation-induced) of jaw (acute)(chronic)(suppurative)
K102	턱의 (급성)(만성)(화농성) 골막염	Periostitis of jaw (acute)(chronic)(suppurative)

- 구강내소염술 가.는 치주염증으로 인한 치은농양에 시술하므로 치주염증 기원 상병을 적용하고, 구강내소염술 나.는 치수염증으로 인한 치조농양에 시술하므로 치수염증 기원 상병을 적용한다.
- 급성 치은염, 만성 치주염이나 급성 치수염과 같은 염증상태를 나타내는 상병이 아닌 농양 상병을 적용해야 한다.

- '동이 없는'이라는 표현이 들어간 상병명을 선택하는 것이 좋다. 이때 '동이 없는'이라는 말은 '농양이나 고름이 있으나 나갈 수 있는 길(=동)이 없는 상태'로 해석할 수 있다. 구강내소염수술은 빠져나오지 못하는 농양이나 고름을 절개(Incision)를 통해서 인위적으로 배농(Drainage)시키는 것이므로 'K0521 동이 있는 잇몸 기원의 치주농양'보다는 'K0520 동이 없는 잇몸 기원의 치주농양'으로 적용한다.
- 구강내소염술과 근관치료가 병행될 경우 구강내소염술 나.를 산정하고, 상병명은 치수 기원의 'K04.7 동이 없는 근단주위농양' 상병을 적용한다. 이때 근관치료에 흔히 적용하는 치수염 상병으로 구강내소염수술을 산정해서는 안 되며, I&D를 할 정도의 상황이라면 치수염이 더 진행하여 근단주위농양으로 발달한 것으로 판단되므로 근관치료의 상병도 'K04.7 동이 없는 근단주위농양'으로 적용하는 것이 더 정확하다고 할 수 있다.
- 치수염 상병으로 근관치료를 하는 도중에 농양이 발생하여 구강내소염수술을 하게 된 경우에는 근관치료는 치수염 상병으로, 구강내소염수술은 치조농양 상병으로 청구하고 내역설명을 해 준다.

청구 시 유의할 사항

- 구강내소염수술은 메스를 이용하여 절개하고 배농하는 경우에 산정하는 것이므로, 메스를 이용한 절개 없이 explorer나 curette 등을 이용해 살짝 찔러 배농하는 경우에는 적용할 수 없다.
- 치료방법상 반드시 메스를 이용하여 '절개'를 하는 시술이므로 필수적으로 마취하에서 진행하게 된다. 마취 없이 청구할 경우 간단한 구강연조직질환 처치로 간주하여 구강내소염수술은 전액 삭감되고 진찰료만 인정된다.
- 보험청구 시 방사선촬영은 반드시 필요하지는 않지만 방사선촬영을 하였다면 산정 가능하다.
- 배액관 삽입 후 고정을 위해 봉합을 시행한 경우 배농을 위해 절개 후 봉합한 경우에는 사용한 봉합사의 재료비용은 별도 산정할 수 있다. 봉합사는 치료재료 급여목록에 등재된 제품을 사용해야만 별도 산정이 가능하며 사용 전 치료재료 구입신고가 되어 있어야 청구가 가능하다. 또한 진료기록부에 사용한 봉합사 제품명, 굵기, 사용량 등을 반드시 기재하여야 한다.
- 구강내소염수술 후 다음 번 치료 시 시행한 소독과 드레싱 등은 수술후 처치 가. 단순처치로 산정한다. 구강내소염수술 가.의 경우 적용 상병명이 치주질환 상병이고 시술이 치은부에 행해져서 치주질환의 치료항목으로 생각하기 쉽지만, 구강내소염수술이 외과 항목으로 분류되어 있기 때문에 구강내소염수술 후의 소독이나 드레싱 등의 후처치는 치주치료후 처치가 아닌 수술후 처치로 적용하여야 한다.
- 구강내소염수술 후 후처치를 치주치료후 처치로 청구하여도 조정삭감은 없을 수 있는데 이는 치주치료후 처치 가. 치석제거, 치근활택술, 치주소파술 후로 산정 시 적용 착오이기는 하나 수술후 처치 가. 단순처치보다 수가가 낮고 금액이 크지 않은 점을 감안해 조정삭감이 되지 않은 것으로 생각된다.

구강내소염수술	후처치
가. 치은농양, 치관주위농양 절개 등	수술후 처치 가. 단순처치
나. 치조농양 또는 구개농양의 절개 등	
다. 설 또는 구강저농양	수술후 처치 다. 수술후 염증처치, 배액관교환
라. 악골골염, 악골골수염 등	수술후 처치 나. 대수술후 처치

- 다만 같은 구강내소염수술이라도 농양의 위치, 상병명, 처치에 따라서 구강내소염수술 가.와 구강내소염수술 나.

는 수술후 처치 가. 단순처치로 산정하고, 구강내소염수술 다.는 수술후 처치 다. 수술후 염증처치, 배액관교환 등으로 산정하며, 구강내소염수술 라.의 경우는 수술후 처치 나. 대수술후 처치로 산정한다.

- 후처치가 없는 일률적인 구강내소염수술의 청구는 기본진료료로 심사조정될 수 있다.
- 절개 및 배농을 시행한 후 동일 부위에 다시 절개 및 배농을 시행한 경우에는 시술 간격에 상관없이 100% 산정 가능하다. 예전에는 구강내소염수술을 동일 브위에 15일 이내 재시행한 경우에는 50%만 인정되고 16일째 되는 날부터 100% 청구가 가능했지만, 15일 이내 구강내소염수술을 재시행하는 경우 50%만 산정한다는 고시가 삭제되면서(고시 2014-126호, 2014. 8. 1. 시행) 현재는 구강내소염수술을 재시행하는 경우에는 기간에 상관없이 100% 산정 가능하다.
- 다발성 농양으로 당일에 구강내소염수술을 동시에 2개소 이상 부위에 실시한 경우에는 상·하·좌·우(상악좌측, 상악우측, 하악좌측, 하악우측) 4부위로 구분하여 주된 부위는 소정점수의 100%, 그 이외의 부위는 소정점수의 50%로 산정하되 최대 200%까지 산정한다. 따라서 상·하·좌·우 4부위 농양을 모두 시술하였더라도 1일 최대 3개의 농양 부위까지만 산정 가능하다.

다른 치료를 같이 한 경우

- 이전에는 구강내소염수술과 근관치료, 치주치료 등을 동시에 시행한 경우에 당일, 동일 부위에 둘 이상의 시술을 같이 시행한 경우에는 '주된 처치(높은 수가)는 100% 인정하고, 제2의 처치(낮은 수가)는 50%만 인정한다'는 산정 지침을 준용하여 구강내소염수술 100%, 치석제거 50% 등과 같이 산정하였는데, 이러한 심사사례 내용이 삭제되면서 구강내소염수술과 동시에 실시한 치주치료나 근관치료는 각각의 소정점수 100%를 인정한다.

08

#16 주위의 농양을 절개 후 배농을 하면서 전악치석제거를 동시에 시행한 경우

- #16 주위에 생긴 농양이 치주염증 기원인지, 치근단염증 기원인지에 따라 나누어서 고려하여야 한다.

1) 치은농양과 전악치석제거

치료내용	청구항목 및 산정비율
치은농양을 절개 후 배농 전악치석제거	구강내소염수술 가. 치은농양, 치관주위농양 절개 등 100% 치석제거 가. 1/3악당×6회 100%

- 구강내소염수술 가. 치은농양, 치관주위농양 절개 등 100%, 치석제거 가. 1/3악당×6회 100%로 산정한다.
- #16 주위에 생긴 농양이 치주염증 기원인 치은농양인 경우에는 전악치석제거를 치석제거 나. 전악으로 산정하지 않고 치석제거 가. 1/3악당×6회로 산정하는 것이 타당하다. 전악치석제거를 치석제거 나. 전악으로 산정하지 않는 이유는 치석제거 나. 전악은 '후속 치주질환치료 없이 전악치석제거만으로 치료가 종료되는 경우'에 산정하는 것이므로, 치주염증 기원의 치은농양 등의 질환이 있어 절개와 배농을 하였고 이후의 치주질환의 처치가 필요한 상태이므로 전악치석제거는 치석제거 가. 1/3악당×6회로 산정하는 것이 타당하다.
- 이때 주의할 점은 치근활택술 이상의 치주질활 처치가 이어지면 괜찮지만, 만약 구강내소염수술 이후의 수술후 처치 등으로 치료가 종결되는 경우에는 전악치석제거를 인정받지 못하게 되기 때문에 '치주치료를 하기로 예약하였음' 혹은 '치주치료를 할 예정임' 등의 내역설명을 보험청구 시 반드시 기재하여야 전악치석제거가 심사조정되

지 않는다.

2) 치조농양과 전악치석제거

치료내용	청구항목 및 산정비율
치은농양을 절개 후 배농 전악치석제거	구강내소염수술 나. 치조농양 또는 구개농양의 절개 등 100% 치석제거 나. 전악 1회 100%

- #16 주위에 생긴 농양이 치근단염증 기원인 치조농양인 경우에는 구강내소염수술 나. 치조농양 또는 구개농양의 절개 등을 100%로 산정하고, 전악치석제거가 후속 치주질환치료 없이 전악치석제거만으로 치료가 종료되는 경우이므로 전악치석제거는 치석제거 나. 전악 100%로 산정한다.

#16의 치은농양을 절개 후 배농을 하면서 #14~17 부위에 치근활택술(치주소파술)을 동시에 시행한 경우

- 치아 주위에서 발생하는 농양은 치주염증 또는 치근단염증으로 인하여 발생하게 되므로, 치주염증으로 치은농양이 발생한 경우 농양 부위를 절개와 배농(구강내소염수술)을 하면서 농양의 원인인 치은연하치석을 제거하거나 치근활택술(치주소파술)을 하기도 한다. 이때에는 농양이 치주염증으로 인한 치은농양이므로 구강내소염수술 가. 치은농양, 치관주위농양 절개 등을 적용한다.

치료내용	청구항목 및 산정비율
치은농양을 절개 후 배농 치근활택술(치주소파술)	구강내소염수술 가. 치은농양, 치관주위농양 절개 등 100% 치근활택술(치주소파술) 100%

- 구강내소염수술과 함께 치근활택술(또는 치주소파술)을 시행한 경우에는 구강내소염수술 가. 치은농양, 치관주위농양 절개 등 100%, 치근활택술(치주소파술) 100%를 산정한다.

당일 구강내소염수술과 응급근관처치를 동시에 시행하는 경우

치료내용	청구항목 및 산정비율
구강내소염수술 응급근관처치	구강내소염수술 나. 치조농양 또는 구개농양의 절개 등 100% 응급근관처치 100%

- 당일 응급근관처치를 동시에 시행한 경우에도 구강내소염수술 나. 치조농양 또는 구개농양의 절개 등은 100%, 응급근관처치 100%로 산정한다.
- 이때 농양이 치주염증 기원이 아닌 치근단염증 기원일 가능성이 크므로 구강내소염수술 나. 치조농양 또는 구개농양의 절개 등을 적용한다.

#14(2근관)에 발수를 시행하면서 농양을 I&D 한 경우

치료내용	청구항목 및 산정비율
농양 I&D 2근관치아 발수	구강내소염수술 나. 치조농양 또는 구개농양의 절개 등 100% 발수 2근관 100%

- 발수와 구강내소염수술을 같이 시행한 경우 구강내소염수술 100%, 발수 100%로 산정한다.
- 당일 동일 부위에 농양의 I&D와 발수를 동시에 처치한 것으로 보아 농양은 치은농양이 아닌 치근단염증에 의한 것으로 생각되며, 따라서 구강내소염수술 나. 치조농양 또는 구개농양의 절개 등을 적용한다.
- 농양이 생긴 경우는 일반적인 단순치수염이 아니라고 판단되므로, 상병명을 'K04.7 동이 없는 근단치주농양'으로 하면 구강내소염수술과 발수에 모두 적용 가능하다.

#16(3근관)에 근관치료를 하는 도중 발생한 농양을 I&D 하면서 근관세척을 동시에 한 경우

치료내용	청구항목 및 산정비율
농양 I&D 3근관치아 근관세척	구강내소염수술 나. 치조농양 또는 구개농양의 절개 등 100% 근관세척 3근관 100%

- 근관세척 당일에 배농처치가 개방된 치수강과 근관을 통해 가능하다면 절개는 불필요하므로 근관세척만 인정한다. 하지만 치아(근관)를 통하지 않고 치은부위에서 절개술에 의한 배농처치를 시행하였다면 구강내소염수술을 적용할 수 있으며, 각각 100% 산정할 수 있다.
- 농양이 근관치료와 연관된 치근단염증 기원인 치조농양이라면 구강내소염수술 나.로 적용하고, 근관치료와 별개로 발생한 치주염증 기원인 치은농양인 경우에는 구강내소염수술 가.로 적용한다.

구강내소염수술과 동시에 발치를 시행한 경우

치료내용	청구항목 및 산정비율
구강내소염수술 발치	구강내소염수술 100% 발치 산정 불가

- 구강내소염수술과 발치를 동시에 시행했다면 발치만 인정된다. 당일은 구강내소염수술만 시행하고 다음날 발치를 한다면 각각 100% 청구 가능하다.

예시: #46 주위에 치근단주위염증으로 인한 농양이 발생하여 마취 후 I&D를 시행하였음

내원일	1일째	2일째
상병명	K04.7 동이 없는 근단주위농양	
청구내역	초진료 치근단촬영 가. 1매 치과전달마취 마. 하치조신경블록 리도카인 의약품관리료 구강내소염수술 나. 치조농양 또는 구개농양의 절개 등	재진료 수술후 처치 가. 단순처치
추가		
내역설명		

08

- 치아 주위에 발생한 농양은 그 원인에 따라 치은농양인지, 치조농양인지 구분하여 그것에 맞는 상병명을 부여하고, 치은염증 기원인 경우에는 구강내소염수술 가. 치은농양, 치관주위농양 절개 등을 적용하며, 치근단염증 기원인 경우에는 구강내소염수술 나. 치조농양 또는 구개농양의 절개 등을 적용한다.
- 위의 예시는 치근단염증으로 인한 농양이므로 구강내소염수술 나. 치조농양 또는 구개농양의 절개 등을 산정하고, 다음 내원 시의 소독 및 드레싱에 대한 청구는 수술후 처치 가. 단순처치로 산정 가능하다.

예시: #45, #46 주위의 구강저 부위에 농양이 발생하여 마취 후 I&D를 시행하였음

내원일	1일째	2일째
상병명	K122 입의 연조직염 및 농양	
청구내역	초진료 파노라마촬영 가. 일반 치과전달마취 마. 하치조신경블록 리도카인 의약품관리료 구강내소염수술 다.설 또는 구강저농양 봉합사	재진료 수술후 처치 다. 수술후 염증성처치, 배액관교환
추가		
내역설명	I&D 후 배액관 삽입 후 고정을 위해 봉합하였음	

- 구강저에 발생한 농양을 I&D 하는 경우에는 구강내소염수술 다. 설 또는 구강저농양를 산정하고, 상병명도 이에 맞게 K122 입의 연조직염 및 농양으로 적용한다.
- 구강저의 종창으로 인하여 구내방사선촬영이 곤란한 경우에는 파노라마촬영이 가능하다.
- 절개 후 배농을 위하여 배액관을 삽입하고 고정을 위하여 봉합을 하는 경우에는 봉합술의 행위료는 별도로 산정하지 못하고, 봉합사는 재료대로 별도 산정할 수 있다. 이때 봉합사는 치료재료대 신고가 되어 있는 재료로 해야 한다.
- 다음 내원 시의 소독 및 드레싱, 배액관 교체 등의 처치는 수술후 처치 다. 수술후 염증성처치, 배액관교환으로 산정한다.

관련 규정

○ 요양급여비용의 적용기준 및 방법에 관한 세부사항
Ⅰ. 행위
제10장 치과 처치·수술료

항목	제목	세부인정사항
차45 구강내소염수술	2개소 이상의 구강내소염수술 시 수가 산정방법	다발성 농양으로 차45 구강내소염수술을 동시에 2개소 이상 부위에 실시한 경우에는 상·하·좌·우로 구분하여 주된 부위 소정점수의 100%, 그 이외 부위는 소정점수의 50%로 산정하되 최대 200%까지 산정함 (고시 제2007-46호, 2007. 6. 1. 시행)

행정해석

'제2의 수술 시 70% 산정' 및 '15일 이내 재수술'은 모든 요양기관에 적용 가능한지? ※ 동일 절개하 제2의 수술 – (현행 50% → 70%), 15일 이내 재수술 – (현행 50% → 100%)
• 동시수술 수가 산정방법 개선(동일 피부절개하에 2가지 이상 수술을 동시에 시술한 경우 제2의 수술부터는 70% 산정)은 종합병원 이상만 적용 • 15일 이내 재수술 시 수가 산정방법 개선(50% → 100%)은 모든 요양기관에 적용 (보험급여과-2565호, 2014-08-01)

심의 사례

근관세척과 구강내소염수술의 산정
근관세척 당일에 구강내소염수술 산정은 배농처치가 치아를 통해(치수실 개방) 가능하다면 절개는 불필요하여 근관세척만 인정하는 것이 타당하나, 절개술에 의한 배농처치를 시행하였다면 구강내소염수술은 근관세척에 포함될 수 없으므로 2가지 이상의 수술을 동시에 시행한 경우로 판단되어 주된 처치 100%, 제2처치는 50%로 인정한다. (2011. 10. 진료심사평가위원회)

• '주된 처치 100%, 제2의 처치 50%'라는 산정비율은 삭제되어 구강내소염수술과 동시에 실시한 치주치료나 근관치료는 각각의 소정점수 100%를 인정한다.

08 구강외소염수술

분류번호	코드	분류
차-46	 U4464 U4465 U4467	구강외소염수술 Extraoral Antiphlogosis 가. 표층 Superficial Layer 나. 심층[근막극농양절개] Deep Layer 다. 악골골염, 악골골수염 등 Osteitis of Jaw, Osteomyelitis of Jaw etc.

- 구강외소염수술은 악안면부의 염증으로 인한 농양이 생겼을 때 구강외로 절개(Incision)를 하고 배농(Drainage)을 하여 염증을 완화하는 술식이다.
- 구강외소염수술은 농양의 위치에 따라 가. 표층, 나. 심층[근막극농양절개], 다. 악골골염, 악골골수염 등으로 구분하여 산정한다.

산정지침

- 18시~익일 09시, 토요일 및 공휴일에 치과의원(보건의료원 포함)에서 구강외소염수술을 실시한 경우에는 마취를 포함하여 소정점수의 30%를 가산한다. 다만 18시~09시 또는 공휴일의 응급진료 50% 가산과는 중복 가산하지 않는다.
- 구강외소염수술 가. 표층을 상급종합병원·치과대학부속치과병원에서 시행한 경우에는 해당 항목 소정점수의 30%를 가산하여 산정한다.
- 치과대학부속치과병원 외래에서 중증감염의 위험으로부터 환자의 안전을 위해 규정된 시설·장비를 갖춘 별도의 unit으로 운영하는 외래 처치실에서 구강외소염수술을 시행한 경우에 가21 치과 집중관리료를 산정한다.

적용 상병명

K122	입의 연조직염 및 농양	Cellulitis and abscess of mouth
K122	입(바닥)의 연조직염	Cellulitis of mouth(floor)
K122	하악하농양	Submandibular abscess
K123	구강점막염(궤양성)	Oral mucositis(ulcerative)
K123	점막염(입의)(입인두의) NOS	Mucositis(oral)(oropharyngeal) NOS

청구 시 유의할 사항

- 배액관 삽입 후 고정을 위해 봉합을 시행한 경우, 배농을 위해 2cm 이상 절개 후 봉합한 경우에는 사용한 봉합사의 재료비용은 별도 산정할 수 있다.
- 봉합사는 치료재료 급여목록에 등재된 제품을 사용해야만 별도 산정이 가능하며 사용 전 치료재료 구입신고가 되어 있어야 청구가 가능하다.
- 또한 진료기록부에 사용한 봉합사 제품명, 굵기, 사용량 등을 반드시 기재하여야 한다.

09 구강내열상봉합술

분류번호	코드	분류
차-47		구강내열상봉합술 Closure of Intraoral Laceration
		가. 치은, 구강전정, 협부 Gingiva, Vestibule of Mouth, Buccal part
	U4474	(1) 2.5cm 이하
	U4475	(2) 2.5cm 초과
		나. 혀, 구강저, 구개부 Lingua, Floor of Mouth, Palate
	U4476	(1) 2.5cm 이하
	U4477	(2) 2.5cm 초과

- 구강내열상봉합술은 치은, 구강점막, 혀 등 구강내의 개방성 상처를 봉합하는 경우에 적용한다.
- 열상의 위치와 크기에 따라 가. 치은, 구강전정, 협부 (1) 2.5cm 이하, (2) 2.5cm 초과와 나. 혀, 구강저, 구개부 (1) 2.5cm 이하, (2) 2.5cm 초과 등으로 구분하여 산정한다.

산정단위

- 봉합 길이에 따라 산정한다.

산정지침

- 18시~익일 09시, 토요일 및 공휴일에 치과의원(보건의료원 포함)에서 구강내열상봉합술을 실시한 경우에는 마취를 포함하여 소정점수의 30%를 가산한다. 다만 18시~09시 또는 공휴일의 응급진료 50% 가산과는 중복 가산하지 않는다.
- 구강내열상봉합술 가. 치은, 구강전정, 협부 (1) 2.5cm 이하를 상급종합병원·치과대학부속치과병원에서 시행한 경우에는 해당 항목 소정점수의 30%를 가산하여 산정한다.
- 미용 성형 목적의 봉합술은 비급여대상이다.

적용 상병명

S0151	볼점막의 열린 상처	Open wound of buccal mucosa
S0151	볼(내부)의 열린 상처	Open wound of cheek(internal)
S0152	잇몸(치조돌기)의 열린 상처	Open wound of gum(alveolar process)
S0153	혀와 입바닥의 열린 상처	Open wound of tongue and floor of mouth
S0154	구개의 열린 상처	Open wound of palate
S0158	입술 및 구강의 기타 및 여러 부분의 열린 상처	Open wound of other and multiple parts of lip and oral cavity
S0159	입술 및 구강의 상세불명 부분의 열린 상처	Open wound of lip and oral cavity, part unspecified

청구 시 유의할 사항

- 구강내 열상부위는 해당 치아번호가 없으므로 가장 인접한 치아의 치식을 선택하고 내역설명을 해 준다.
- 열상의 위치, 길이와 사용한 봉합사의 제품명, 굵기, 사용량(길이) 등을 반드시 기재하여야 한다.
- 동일 부위의 다발성 열창인 경우에는 총 길이를 합산하여 1회만 산정한다.
- 입술 등이 찢어져서 구강내와 구강외로 서로 관통한 경우에는 구강내열상봉합술과 구강외열상봉합술을 각각 산정한다.
- 외상으로 인하여 생긴 신선창에만 적용하며, 발치나 치주질환 수술 등에서 지혈 목적으로 당일에 실시한 봉합술을 해당 술식의 소정점수에 포함되어 별도 산정할 수 없다.
- 마취가 반드시 동반되어야 하며 별도 청구 가능하다.
- 봉합사는 치료재료 급여목록에 등재된 제품을 사용해야만 별도 산정이 가능하며, 사용 전 치료재료 구입신고가 되어 있어야 청구가 가능하다.
- 구강내열상봉합술 후 소독이나 봉합사 제거는 수술후 처치 가. 단순처치로 산정한다.

예시: 외상으로 인하여 혀가 1.5cm 가량 찢어진 부위를 봉합한 경우

내원일	1일째	2일째	3일째
상병명	S0153 혀와 입바닥의 열린 상처		
청구내역	초진료 치과침윤마취 리도카인 의약품관리료 구강내열상봉합술 나. 혀, 구강저, 구개부 (1) 2.5cm 이하 봉합사	재진료 수술후 처치 가. 단순처치	재진료 수술후 처치 가. 단순처치
선택	파노라마촬영		
내역설명		드레싱	봉합사 제거

관련 규정

○ 요양급여비용의 적용기준 및 방법에 관한 세부사항

Ⅰ. 행위

제9장 치과 처치·수술료

항목	제목	세부인정사항
자-2 창상봉합술	발치나 치주질환 수술 등에 지혈목적의 창상봉합술 시행 시 별도 수기료 인정 여부	발치나 치주질환 수술 등 당일에 실시한 창상봉합술 수기료는 해당 소정수기료에 포함되어 별도 산정할 수 없음 (고시 제2000-73호(행위), 2001. 1. 1. 시행)

08

10 구강외열상봉합술

분류번호	코드	분류
차-48		구강외열상봉합술 Closure of Extraoral Laceration 주: 제9장 '자-2'에 의하여 산정한다.

- 구강외열상봉합술은 안면부에 발생한 열상을 봉합하는 경우에 적용한다.
- 구강외열상봉합술은 의과 항목인 제9장 자-2 창상봉합술에 의하여 산정한다.

11 창상봉합술

분류번호	코드	분류
자-2		창상봉합술 Suture of the Wound 주: 1. 근접하지 아니한 여러 부위에 창상봉합술을 시행하는 경우에는 전신을 두부, 복부, 배부, 좌·우·상·하지의 7부위로 구분하여 각 부위별로 소정점수를 각각 산정한다. 2. '주1'의 각 부위 내에 창상봉합부위가 둘 이상일 때 여러 창상봉합부위가 4″×4″거즈 범위 내에 포함되는 경우에는 제1범위 분류항목을 산정하고, 4″×4″거즈 한 장 범위를 초과하는 경우에는 두 장째 범위부터 1범위당 제2범위의 분류항목으로 각각 산정한다. 가. 안면 또는 경부 Face or Neck (1) 단순봉합 Simple Suture (가) 제1범위
	S0021	1) 길이 1.5cm 미만
	S0022	2) 길이 1.5cm 이상~3.0cm 미만
	S0023	3) 길이 3.0cm 이상이거나, 근육에 달하는 것
		(나) 제2범위부터[1범위당]
	S0024	1) 길이 1.5cm 미만
	S0025	2) 길이 1.5cm 이상~3.0cm 미만
	S0026	3) 길이 3.0cm 이상이거나, 근육에 달하는 것
		(2) 변연절제를 포함 Including Debridement (가) 제1범위
	SA021	1) 길이 1.5cm 미만
	SA022	2) 길이 1.5cm 이상~3.0cm 미만
	SA023	3) 길이 3.0cm 이상이거나, 근육에 달하는 것
		(나) 제2범위부터[1범위당]
	SA024	1) 길이 1.5cm 미만
	SA025	2) 길이 1.5cm 이상~3.0cm 미만
	SA026	3) 길이 3.0cm 이상이거나, 근육에 달하는 것

산정단위

- [1범위당], 봉합 길이에 따라 산정한다.

산정지침

- 18시~익일 09시, 토요일 및 공휴일에 치과의원(보건의료원 포함)에서 구강외열상봉합술(창상봉합술)을 실시한 경우에는 마취를 포함하여 소정점수의 30%를 가산한다. 다만 18시~09시 또는 공휴일의 응급진료 50% 가산과는 중복 가산하지 않는다.
- 창상봉합부위가 둘 이상일 때 여러 창상봉합부위가 4″×4″거즈 범위 내에 포함되는 경우에는 제1범위 분류항목을

산정하고, 4″×4″거즈 한 장 범위를 초과하는 경우에는 두 장째 범위부터 1범위당 제2범위의 분류항목으로 각각 산정한다.

적용 상병명

S014	볼 및 측두하악부의 열린 상처	Open wound of cheek and temporomandibular area
S0140	볼의 열린 상처	Open wound of cheek
S0141	상악부의 열린 상처	Open wound of maxillary region
S0141	위턱부위의 열린 상처	Open wound of upper jaw region
S0142	하악부의 열린 상처	Open wound of mandibular region
S0142	아래턱부위의 열린 상처	Open wound of lower jaw region
S0148	볼 및 측두하악부 영역의 기타 및 여러 부위의 열린 상처	Open wound of other and multiple sites of cheek and temporomandibular area
S015	입술 및 구강의 열린 상처	Open wound of lip and oral cavity
S0150	입술의 열린 상처	Open wound of lip

청구 시 유의할 사항

- 열상부위의 범위와 갯수, 근육층의 이환 여부, 변연절제 여부 등에 따라 적용항목이 달라지므로 열상의 부위, 길이 근육층 이환 여부, 변연절제 여부 등과 사용한 봉합사의 제품명, 굵기, 사용량(길이) 등을 반드시 기재하여야 한다.
- 의과에서는 검사, 처치 및 수술을 하는 경우 표면마취, 침윤마취 및 간단한 전달마취 등의 비용은 소정 시술료에 포함되어 있다. 따라서 의과 항목인 제9장 처치 및 수술료 등의 항목을 준용하는 경우에는 치과마취료를 별도 산정하지 못하고 마취 약제료와 의약품관리료만을 산정한다.
- 차-48 구강외열상봉합술은 의과 항목인 자-2 창상봉합술에 의하여 산정하도록 되어 있기 때문에 치과침윤마취를 실시하였어도 자-2 창상봉합술에 마취료가 포함되어 있어서 치과침윤마취를 별도 산정하지 못한다. 리도카인 약제료와 의약품관리료만을 산정한다.
- 봉합사는 치료재료 급여목록에 등재된 제품을 사용해야만 별도 산정이 가능하며 사용 전 치료재료 구입신고가 되어 있어야 청구가 가능하다.

12 협순소대성형술

분류번호	코드	분류
차-50	 U4501 U4502	협순소대성형술 Buccal and Labial Frenectomy 가. 간단한 것 Simple[Incision of Labial Frenum, Frenotomy] 나. 복잡한 것 Complicated[Excision of Labial or Buccal Frenum(Frenumectomy, Frenulectomy, Frenectomy)]

- 협순소대성형술은 소대의 치조부에서의 부착 위치의 이상으로 치조부의 높은 쪽에 부착되는 비대 상순소대로 인하여 구순의 운동을 억제하여 생리적 기능장해를 초래하거나 상악 영구중절치의 정중이개가 측절치의 맹출 완료 이후에도 잔존하는 경우 무치악에서 치조골이 흡수되어 소대가 틀니 장착에 장애를 초래하는 경우 등에서 소대를 절제, 성형하는 술식이다.
- 협순소대성형술은 술식의 난이도에 따라 가. 간단한 것, 나. 복잡한 것으로 구분하여 산정한다.

가. 간단한 것	나. 복잡한 것
일자형 절개법	Z형 및 Y형 절개법

산정단위

- 여러 개의 소대를 절제하였더라도 소정점수만 산정한다. 협순소대의 경우 좌·우측 동시 절개를 하였다면 각 소대별로 산정 가능하다.

산정지침

- 18시~익일 09시, 토요일 및 공휴일에 치과의원(보건의료원 포함)에서 협순소대성형술을 실시한 경우에는 마취를 포함하여 소정점수의 30%를 가산한다. 다만 18시~09시 또는 공휴일의 응급진료 50% 가산과는 중복 가산하지 않는다.
- 협순소대성형술을 상급종합병원·치과대학부속치과병원에서 시행한 경우에는 해당 항목 소정점수의 30%를 가산하여 산정한다.
- 교정이나 심미적인 목적으로 실시하는 경우에는 비급여로 적용한다.

적용 상병명

Q3800	이상 구순소대	Abnormal labial frenum

청구 시 유의할 사항

- 해당 치식이 없으므로 수술부위와 가장 인접한 치아의 치식을 적용한다.
- 치료에 사용한 봉합사는 치료재료 급여목록에 등재된 제품을 사용한 경우에는 별도 산정이 가능하며, 사용 전 치료재료 구입신고가 되어 있어야 청구가 가능하다. 또한 진료기록부에 사용한 봉합사 제품명, 굵기, 사용량 등을 반드시 기재하여야 한다.
- 마취가 반드시 동반되어야 하고 별도 청구 가능하며 리도카인은 수술의 정도에 따라 2~3개 적용이 가능하다.
- 수술 후 소독, 드레싱 및 봉합사 제거는 수술후 처치 가. 단순처치로 적용한다.

13 설소대성형술

분류번호	코드	분류
차-51	 U4511 U4512	설소대성형술 Lingual Frenectomy 가. 간단한 것 Simple 나. 복잡한 것 Complex[Frenoplasty, Excision of Frenum]

- 설소대성형술은 설소대가 짧거나 강직으로 인하여 혀의 거상 및 전방 운동에 지장을 초래하고, 발음이나 포유 및 저작에 장애가 있는 경우 설소대를 절제 또는 성형하는 술식이다.
- 설소대성형술은 술식의 난이도에 따라 가. 간단한 것, 나. 복잡한 것으로 구분하여 산정한다.

가. 간단한 것	나. 복잡한 것
일자형 절개법	Z형 및 Y형 절개법

산정지침

- 18시~익일 09시, 토요일 및 공휴일에 치과의원(보건의료원 포함)에서 설소대성형술을 실시한 경우에는 마취를 포함하여 소정점수의 30%를 가산한다. 다만 18시~09시 또는 공휴일의 응급진료 50% 가산과는 중복 가산하지 않는다.
- 설소대성형술을 상급종합병원·치과대학부속치과병원에서 시행한 경우에는 해당 항목 소정점수의 30%를 가산하여 산정한다.
- 설소대성형술은 설소대 단축으로 인한 수유곤란, 발음장애, 치아 부정교합 등이 확인되어 수유능력의 향상, 혀 운동성 향상, 발음 정확도 개선을 목적으로 시행한 경우에 산정한다.

적용 상병명

Q381	혀유착증	Ankyloglossia
Q381	혀유착	Tongue tie

청구 시 유의할 사항

- 해당 치식이 없으므로 수술부위와 가장 인접한 치아의 치식을 적용한다.
- 치료에 사용한 봉합사는 치료재료 급여목록에 등재된 제품을 사용한 경우에는 별도 산정이 가능하며, 사용 전 치료재료 구입신고가 되어 있어야 청구가 가능하다. 또한 진료기록부에 사용한 봉합사 제품명, 굵기, 사용량 등을 반드시 기재하여야 한다.

- 마취가 반드시 동반되어야 하고 별도 청구 가능하며 리도카인은 수술의 정도에 따라 2~3개 적용이 가능하다.
- 수술 후 소독, 드레싱 및 봉합사 제거는 수술후 처치 가. 단순처치로 적용한다.

관련 규정

○ 요양급여비용의 적용기준 및 방법에 관한 세부사항

Ⅰ. 행위

제10장 치과 처치·수술료

항목	제목	세부인정사항
차51 설소대성형술	차51 설소대성형술의 급여 기준	차51 설소대성형술은 설소대 단축으로 인한 수유곤란, 발음장애, 치아 부정교합 등이 확인되어 수유능력의 향상, 혀 운동성 향상, 발음 정확도 개선을 목적으로 시행한 경우에 요양급여를 인정함 (고시 제2020-19호(행위), 2020. 2. 1. 시행)

Ⅲ. 국민건강보험 요양급여의 기준에 관한 규칙 제10조에 의거 신의료기술로 신청된 항목 중 이미 심사기준으로 운용되고 있는 항목

제10장 치과 처치·수술료

항목	제목	세부인정사항
차51 설소대성형술	보철전성형술(치조골성형술, 계대절제술), Alveoloplasty, Frenoplasty	실시행위에 따라 해당 항목의 소정점수를 산정함 차43 치조골성형술(1치당) 차50 협순소대성형술 차51 설소대성형술 (고시 제2000-73호(기결정), 2000. 12. 30.)

항목	제목	세부인정사항
차51 설소대성형술	Z-성형술을 병행한 소대성형수술	실시행위에 따라 해당 항목의 소정점수를 산정함 차50 협순소대성형술 나. 복잡한 것 차51 설소대성형술 나. 복잡한 것 (고시 제2000-73호(기결정), 2000. 12. 30.)

08

14 치근낭적출술

분류번호	코드	분류
차-56	 U4561 U4562 U4563 U4564	치근낭적출술 Radicular Cyst Enucleation 가. 1/2치관크기 이상 나. 1치관크기 이상 다. 2치관크기 이상 라. 3치관크기 이상

- 치근낭적출술은 매복치, 과잉치와 함께 관찰되는 치근단낭종, 상악 전치부에 발생한 외상성으로 추정되는 치근단 낭종, 우식치아의 치근단 낭종, 잔존치근낭 등을 적출하는 경우에 적용한다.
- 낭종의 크기에 따라 가. 1/2치관크기 이상, 나. 1치관크기 이상, 다. 2치관크기 이상, 라. 3치관크기 이상 등으로 구분하여 산정한다.

산정단위

- 낭종이 포함되는 치아의 수로 산정하지 않고, 낭종의 크기에 따라 산정한다.

산정지침

- 18시~익일 09시, 토요일 및 공휴일에 치과의원(보건의료원 포함)에서 치근낭적출술을 실시한 경우에는 마취를 포함하여 소정점수의 30%를 가산한다. 다만 18시~09시 또는 공휴일의 응급진료 50% 가산과는 중복 가산하지 않는다.
- 치근낭적출술을 상급종합병원·치과대학부속치과병원에서 시행한 경우에는 해당 항목 소정점수의 30%를 가산하여 산정한다.
- 치과대학부속치과병원 외래에서 중증감염의 위험으로부터 환자의 안전을 위해 규정된 시설·장비를 갖춘 별도의 unit으로 운영하는 외래 처치실에서 치근낭적출술을 시행한 경우에 가21 치과 집중관리료를 산정한다.

적용 상병명

K048	치근낭	Radicular cyst
K048	근단(치주)낭	Apical(periodontal) cyst
K048	근단주위낭	Periapical cyst
K0480	근단 및 외측의 치근낭	Apical and lateral radicular cyst
K0481	잔류성 치근낭	Residual radicular cyst
K0482	염증성 치주의 치근낭	Inflammatory paradenta lradicular cyst
K0489	상세불명의 치근낭	Radicular cyst, unspecified

08

• 치근낭적출술은 상병명이 치근 낭종인 경우에만 적용되므로, 'K04.7 동이 없는 근단주위농양'의 상병으로 치근낭적출술을 산정하는 경우에는 인정되지 않는다.

청구 시 유의할 사항

• 치근낭적출술은 타 행위 항목에 비하여 시술빈도가 적은 반면에 수가가 크고 청구명세서만으로는 치근낭의 존재와 크기 확인이 불가능하므로, 심사보류 후 관련자료를 제출받아 심사하거나 선 심사조정 후 재심자 조정신청이나 이의신청과정을 통해서 인정해 주는 형태로 진행되는 경우가 대부분이다.

• 적출 후 조직검사 의뢰하고 검사결과지와 함께 청구하면 조직검사 비용도 별도 청구할 수 있고 선 심사조정 후 인정의 심사방식을 피할 수도 있지만 치근낭의 크기는 확인이 안 되므로 관련자료의 제출이 필요할 수 있다.

• 치근낭의 존재와 크기를 확인해 주는 증빙은 방사선사진뿐이기 때문에 치근낭적출술 시행 전의 방사선촬영은 필수이며 방사선촬영이 없이 청구된 치근낭적출술은 인정되지 않는다.

• 방사선단순영상진단(파노라마 등)으로는 진단이 불확실한 3치관크기 이상의 치근낭의 경우에는 Cone Beam 전산화단층영상촬영을 인정한다.

• 치근낭적출술은 단일 낭종은 낭종의 크기에 따라 치근낭적출술 가, 나, 다, 라로 구분하여 산정한다.

• 다발성 낭종은 동일 절개선하에 수술을 시행한 경우 제1수술부위에 대해서는 소정수기료의 100%, 제2수술부위부터는 소정수기료의 50%(상급종합병원·종합병원·치과대학부속치과병원 70%)로 산정하며, 서로 다른 절개선하에 수술을 시행한 경우에는 소정수기료의 100%를 각각 산정한다.

• 치조골결손부 골이식술은 치주질환으로 파괴된 골조직의 재생을 목적으로 하는 경우에만 산정 가능하므로 치근낭적출술 후 치조골결손부 골이식 행위료는 산정할 수 없고, 골이식 재료대만 산정할 수 있다.

• 치근낭적출술 시행 시 골결손부에 사용한 골대체물질은 자가골이식술 없이 사용하였을 경우 최대 3cc(2.5g) 범위 내에서 실사용량을 인정한다.

• 치근낭적출술 시 사용한 Surgical bur 등의 Burr, Saw 등 절삭기류의 치료재료 비용은 별도 산정 가능하며, Burr, Saw 등 절삭기류 가. 발치, 치근, 치조골성형술 등(N0051018)으로 1회에 한하여 정액 산정한다.

• 봉합사는 별도 산정할 수 없다.

• 후처치는 치근낭적출술 가, 나의 경우에는 수술후 처치 가. 단순처치로 산정하고, 치근낭적출술 다, 라의 경우에는 수술후 처치 나. 대수술후 처치로 산정한다.

다른 치료를 같이 한 경우

소구치 발치와 동시에 1/2치관크기의 치근낭을 적출한 경우

치료내용	청구항목 및 산정비율
소구치 발치 1/2치관크기의 치근낭 적출	발치술 다. 구치 50% 치근낭적출술 가. 1/2치관크기 100%

• 발치와 치근낭적출술을 동시에 시행한 경우 높은 수가 100%, 낮은 수가 50%로 산정한다. 치근낭적출술 100%, 발치 50%로 산정한다.

• 발치와 함께 1/2치관크기 미만의 치근낭을 적출한 경우에는 발치만 산정한다.

전치부의 1치관크기의 치근단낭종을 적출하면서 치근단절제술을 동시에 시행한 경우

치료내용	청구항목 및 산정비율
1치관크기의 치근단낭종을 적출 전치부의 치근단절제술	치근낭적출술 나. 1치관크기 100% 치근단절제술 가. 전치 50%

• 치근단절제술과 치근낭적출술을 동시에 시행한 경우 높은 수가 100%, 낮은 수가 50%로 산정한다. 이 경우는 치근낭적출술 나. 1치관크기의 상대가치점수가 311.71점, 치근단절제술 가. 전치의 상대가치점수가 347.73점으로, 치근단절제술 가. 전치 100% 치근낭적출술 나. 1치관크기 50%로 청구한다.

• 하지만 치근낭의 크기가 2치관크기가 되면 치근낭적출술 다. 2치관크기의 상대가치점수가 407.66점으로 더 크기 때문에 치근낭적출술 다. 2치관크기 100%, 치근단절제술 가. 전치 50%로 산정한다.

예시: 전치부의 치근낭을 적출하고 골결손 부위에 골이식을 한 경우

내원일	1일째	2일째
상병명	K048 치근낭	
청구내역	초진료 치근단촬영판독 가. 1매 파노라마촬영 치과침윤마취 리도카인 의약품관리료 1일분 치근낭적술술 다. 2치관크기 Burr, Saw 등 절삭기류 가. 발치, 치근, 치조골성형술 등 골이식 재료대	재진료 수술후 처치 나. 대수술후 처치
추가		
내역설명	2치관크기의 낭종을 적출하고 골이식을 실시함	

• 시술 시 사용한 Bur 등 절삭기구도 Burr, Saw 등 절삭기류 가. 발치, 치근, 치조골성형술 등으로 산정한다.

• 봉합사는 청구하지 않는다.

• 치근낭적출술 시행 후 골결손 부위에 골이식을 한 경우, 골결손부에 사용한 골대체물질은 자가골이식술 없이 사용하였을 경우 최대 3cc(2.5g) 범위 내에서 실사용량을 인정한다. 이때 치조골결손부 골이식술은 별도 산정하지 않고 사용한 골이식재 재료대만 산정한다.

• 치근낭적술술 다. 2치관크기를 시술한 후의 소독, 드레싱, 봉합사 제거 등은 수술후 처치 나. 대수술후 처치로 산정한다.

관련 규정

○ 요양급여비용의 적용기준 및 방법에 관한 세부사항

Ⅰ. 행위

제10장 치과 처치·수술료

항목	제목	세부인정사항
차56 치근낭 적출술	차56 치근낭적출술의 진료수가 산정기준	치근낭적출술 수기료는 산정단위가 구분되어 있지 않고 [1/2치관크기 이상], [1치관크기 이상], [2치관크기 이상], [3치관크기 이상]으로 구분하고 있으므로 단일 낭종의 경우에는 낭종의 크기에 따라 해당 항목의 수기료를 산정하되, 다발성 낭종의 경우에는 신경·혈관의 분포 상황을 감안한 수술의 난이도와 유사 수술에 대한 「건강보험 행위 급여·비급여 목록표 및 급여 상대가치점수」의 산정지침 등을 참조하여 다음과 같이 산정함 - 다음 - 가. 상·하·좌·우에 분포된 다발성 낭종을 동일 절개선하에 수술을 시행한 경우: 제1수술부위에 대해서는 소정수기료의 100%, 제2수술부위부터는 소정수기료의 50%(상급종합병원·종합병원·치과대학부속치과병원의 경우 소정점수의 70%) 산정 나. 상·하·좌·우에 분포된 다발성 낭종을 서로 다른 절개선하에 수술을 시행한 경우: 소정수기료의 100%를 각각 산정 (고시 제2015-155호(행위), 2015. 9. 1. 시행)

Ⅲ. 치료재료

항목	제목	세부인정사항
일반사항	치근낭적출술, 치근단절제술, 치조골결손부 골이식술 등 시행 시 사용한 골대체물질 급여기준	치근낭적출술, 치근단절제술, 치조골결손부 골이식술 등을 시행 시 골결손부에 사용한 골대체물질은 자가골이식술 없이 사용하였을 경우 최대 3cc(2.5g) 범위 내에서 실사용량을 인정함 (고시 제2018-281호(치료재료), 2019. 1. 1. 시행)

심사사례

하악지 골편채취 후 산정된 골편절채술

■ 청구내용

- 상병명: 치근낭
- 청구내역: 차56라. 치근낭적출술 1×1
  차59가. 치근단절제술 전치 0.5×3
  자31. 골편절채술(N0310) 1×1
- 진료내역 진단명 Radicular cyst on #11~13 area
- 수술명: Cyst enucleation with ramal bone & Bio-oss graft Apicoectomy on #11~13, retrograde filling with IRM
- 수술 과정
  ① 상악 #11 주위로 침윤마취를 우측 하악 상행지 부위에 침윤마취 및 하치조신경 전달마취를 시행함
  ② #14에서 #21 부위에 crevicular incision과 vertical incision을 가한 후 골막기자(periosteal elevator)를 이용하여 골막을 박리하여 cyst부위를 노출시킴
  ③ Round bur를 이용하여 #11 치근단 하방에 개창을 시행하고 surgical curette을 이용하여 cyst를 소파하였음. 나온 조직을 병리검사의뢰 함
  ④ 낭종에 노출된 #11, #12, #13 치아는 치근단 절단술을 시행하고 IRM으로 역충전하여 근관패쇄를 확실히 함

⑤ Ramal bone graft를 위해 bovie로 우측 하악 상행지 부위에 절개를 가한 후 골막기자를 이용하여 골막을 거상시켰음. Drill bit과 saw를 이용하여 ramal block bone을 채취하였음
⑥ Ramal bone을 miller에 넣어 분쇄한 뒤 Bio-oss 두개와 함께 섞어 cyst 부위에 이식하였음. 그 위에 Greenplast로 다시 덮어 주었음
⑦ 낭종 부위는 4-0 Nylon으로 봉합함. 좌측 하악 상행지 부위에 Greenplast를 바르고 층별 봉합함
⑧ 충분한 Irrigation 후, 치주농루치료제인 periodontal pack으로 보호 고정하고 구개측에는 splint를 고정하였으며, 압박 드레싱을 시행함

■ 심의내용: 치근낭, 매복치 등의 상병으로 치과 수술 시 골결손 부위에 하악지(Ramal bone)로부터 조직의 일부를 조각(Block bone) 형태나 분쇄기기인 Trephine bur 등으로 골편채취를 시행한 경우는 자-31 골편절채술의 소정점수로 인정함

15 치근단절제술

분류번호	코드	분류
차-59	 U4591 U4592	치근단절제술[1치당][치근단 폐쇄비용 포함] Apicoectomy 가. 전치 Anterior Tooth 나. 구치 Posterior Tooth

- 치근단절제술은 치근단 병변을 통상적인 근관치료로는 해결하지 못하는 경우, 치은을 박리하고 치조골을 삭제하여 치근단 부위를 노출시킨 후 치근첨을 절제하고 치근단주위 염증조직을 제거하는 외과적 술식으로 치아를 발치하지 않고 보존할 수 있는 방법이다.
- 일반적으로 근관치료를 완료 후 시행하거나 근관치료의 마지막 단계에서 근관충전과 동시에 시행한다.
- 치근단 절제술은 접근 난이도에 따라 전치, 구치로 구분하여 산정한다.

산정단위

- [1치당]
- 근관수와는 상관없이 치아수대로 산정한다.

산정지침

- 18시~익일 09시, 토요일 및 공휴일에 치과의원(보건의료원 포함)에서 치근단절제술을 실시한 경우에는 마취를 포함하여 소정점수의 30%를 가산한다. 다만 18시~09시 또는 공휴일의 응급진료 50% 가산과는 중복 가산하지 않는다.
- 치근단절제술을 상급종합병원·치과대학부속치과병원에서 시행한 경우에는 해당 항목 소정점수의 30%를 가산하여 산정한다.
- 치과대학부속치과병원 외래에서 중증감염의 위험으로부터 환자의 안전을 위해 규정된 시설·장비를 갖춘 별도의 unit으로 운영하는 외래 처치실에서 치근단절제술을 시행한 경우에 가21 치과 집중관리료를 산정한다.
- 치근단 폐쇄비용이 치근단절제술의 수가에 포함되어 있으므로 별도로 치근단 폐쇄비용을 산정할 수 없다.
- 치근단절제술 시 치근단폐쇄를 실시하지 않았다 하더라도 치근단절제술을 100% 산정할 수 있다.
- 치근단 폐쇄(역충전)에 사용한 아말감, IRM 등의 재료비용도 포함되어 있으므로 별도 산정할 수 없다. 역근충 시 MTA를 사용한 경우에는 환자에게 비급여로 청구한다.
- 유치에는 적용할 수 없다.

적용 상병명

K045	만성 근단치주염	Chronic apical periodontitis
K045	근단 또는 근단주위 육아종	Apical or periapical granuloma
K045	근단치주염 NOS	Apical periodontitis NOS
K046	동이 있는 근단주위농양	Periapical bscess with sinus
K046	동이 있는 치아농양	Dental abscess with sinus
K046	동이 있는 치아치조농양	Dentoalveolar abscess with sinus
K046	동이 있는 치수 기원의 치주농양	Periodontal abscess of pulpal origin with sinus
K0460	상악동으로 연결된 동	Sinus to maxillary antrum
K0461	비강으로 연결된 동	Sinus to nasal cavity
K0462	구강으로 연결된 동	Sinus to oral cavity
K0463	피부로 연결된 동	Sinus to skin
K0469	상세불명의 동이 있는 근단주위농양	Periapical abscess with sinus, unspecified
K047	동이 없는 근단주위농양	Periapical abscess without sinus
K047	치아의 농양 NOS	Dental abscess NOS
K047	치아치조농양 NOS	Dentoalveolar abscess NOS
K047	근단주위농양 NOS	Periapical abscess NOS
K048	치근낭	Radicular cyst
K048	근단(치주)낭	Apical(periodontal) cyst
K048	근단주위낭	Periapical cyst
K0480	근단 및 외측의 치근낭	Apical and lateral radicular cyst
K0482	염증성 치주의 치근낭	Inflammatory paradental radicular cyst
K0489	상세불명의 치근낭	Radicular cyst, unspecified

08

청구 시 유의할 사항

- 방사선촬영이 없는 치근단절제술은 인정하지 않는다.
- 치근단의 협설측 위치를 보다 정확히 확인하기 위하여 촬영 각도를 달리하여 치근단촬영을 2회 이상 촬영하는 경우에는 동시촬영으로 적용하여 '치근단 나. 2매×1회', '치근단 다. 3매×1회' 등으로 산정하고, 치근단절제 시술 전과 시술 도중, 시술 후에 촬영하는 경우는 독립촬영을 적용하여 촬영 횟수만큼 '치근단 가. 1매×2회', '치근단 가. 1매×3회' 등으로 산정한다.
- 치근단절제를 요하는 경우, 방사선단순영상진단(파노라마 등)에서 해부학적으로 위험한 상태로 하치조관이나, 이공, 상악동 부위에 병소가 위치하여 정확한 진단이 필요한 때에는 Cone Beam 전산화단층영상촬영을 인정한다.

- 치조골결손부 골이식술은 치주질환으로 파괴된 골조직의 재생을 목적으로 하는 경우에만 산정 가능하므로 치근단 절제술 후 치조골결손부 골이식 행위료는 산정할 수 없고, 골이식 재료대만 산정할 수 있다.
- 치근단절제술 시행 시 골결손부에 사용한 골대체물질은 자가골이식술 없이 사용하였을 경우 최대 3cc(2.5g) 범위 내에서 실사용량을 인정한다.
- 치근단절제술 시 사용한 Surgical bur 등의 Burr, Saw 등 절삭기류의 치료재료 비용은 별도 산정 가능하며, Burr, Saw 등 절삭기류 가. 발치, 치근, 치조골성형술 등(N0051018)으로 1회에 한하여 정액 산정한다.
- 봉합사는 별도 산정할 수 없다.
- 후처치는 수술후 처치 가. 단순처치로 산정한다.

다른 치료를 같이 한 경우

근관충전(당일발수근충)과 함께 치근단절제술을 시행한 경우

치료내용	청구항목 및 산정비율
근관충전(당일발수근충) 치근단절제술	근관충전(당일발수근충) 100% 치근단절제술 100%

- 치근단절제술은 치근단에 잔존하는 염증조직을 제거하는 외과적 치료방법이고, 근관치료는 치수내 염증조직을 제거하는 방법으로 각각의 목적과 접근방법 등이 상이한 점을 감안하여, 치근단절제술 당일에 근관충전 또는 당일발수근충을 시행한 경우 소정점수를 각각 산정한다.

전치의 치근단절제술과 함께 1치관크기의 치근낭을 적출한 경우

치료내용	청구항목 및 산정비율
전치의 치근단절제술 1치관크기의 치근낭을 적출	치근단절제술 가. 전치 100% 치근낭적출술 나. 1치관크기 50%

- 동일 치아에서 치근단절제술과 치근낭적출술을 동시에 시행한 경우는 주된 수술(높은 수가) 100%, 부수적 수술(낮은 수가) 50%를 산정한다.
- 치근단절제술 가. 전치의 상대가치점수는 347.73점, 치근낭적출술 나. 1치관크기의 상대가치점수는 311.71점이므로 치근단절제술 가. 전치 100%, 치근낭적출술 나. 1치관크기 50%를 산정한다. 만약 2치관크기의 치근낭을 적출한 경우에는 치근낭적출술 다. 2치관크기의 상대가치점수는 407.66점이므로 치근단절제술 가. 전치 50%, 치근낭적출술 다. 2치관크기 100%를 산정한다.
- 산정기준을 보면 치근단 절제술은 1치당 산정하며 전치부와 구치부로 구분하여 산정하고 치근낭적출술은 낭의 크기에 따라 가. 1/2치관크기, 나. 1치관크기, 다. 2치관크기, 라. 3치관크기로 구분하여 산정하므로 치아의 위치와 낭의 크기에 따라 산정비율이 달라지는 것을 유념해야 한다.

예시: 예전에 근관치료를 한 전치의 근단주위염증이 생겨서 치근단절제술을 시행한 경우

내원일	1일째	2일째
상병명	K047 동이 없는 근단주위농양	
청구내역	초진료 치근단촬영판독 가. 1매 치과침윤마취 리도카인 의약품관리료 치근단절제술 가. 전치 Burr, Saw 등 가. 발치, 치근, 치조골성형술	재진료 수술후 처치 가. 단순처치
선택	파노라마촬영	
내역설명		

• 치근단절제술 시 사용한 Bur는 Burr, Saw 등 절삭기류 가. 발치, 치근, 치조골성형술 등(N0051018)으로 산정 가능하나, 사용한 봉합사는 별도 산정 불가하다.

예시: 하악제1소구치의 치근단절제술을 시행하면서 1치관크기의 치근낭을 적출한 경우

내원일	1일째	2일째
상병명	K048 치근낭	
청구내역	초진료 치근단촬영판독 가. 1매 치과전달마취 마. 하치조신경블록 리도카인 의약품관리료 치근단절제술 나.구치 100% 치근낭적출술 나. 1치관크기 50% Burr, Saw 등 가. 발치, 치근, 치조골성형술	재진료 수술후 처치 가. 단순처치
선택	파노라마촬영 또는 Cone Beam CT촬영	
내역설명		

• Cone Beam 전산화단층영상촬영은 치근단절제술 시 병소가 해부학적으로 위험한 상태로 하치조관이나, 이공에 위치하여 정확한 진단이 필요한 경우에 인정한다.

관련 규정

○ 요양급여비용의 적용기준 및 방법에 관한 세부사항

Ⅰ. 행위

제10장 치과 처치·수술료

항목	제목	세부인정사항
차 11 근관세척	치근단절제술 당일에 근관충전 또는 당일발수근충을 실시한 경우 수가 산정방법	치근단절제술은 치근단에 잔존하는 염증조직을 제거하는 외과적 치료방법이고, 근관치료는 치수내 염증조직을 제거하는 방법으로 각각의 목적과 접근방법 등이 상이한 점을 감안하여, 치근단절제술 당일에 근관충전 또는 당일발수근충을 시행한 경우 소정점수를 각각 산정함 (고시 제2007-46호(행위), 2007. 6. 1. 시행)

심사지침

치근단폐쇄(역충전) 없이 산정된 차-59 치근단절제술의 인정 여부
• 차-59 치근단절제술은 치근단에 잔존하는 염증조직을 제거하는 외과적 치료방법으로 대부분 근관치료를 완료 후 시행하거나 근관치료의 마지막 단계에서 근관충전과 동시에 시행하며, 치근단 병변이 근관치료만으로는 해결되지 않는 경우에 시행함 • 또한 동 항목에서 '치근단폐쇄비용 포함'이라고 명시된 것은 해당 소정점수 내 치근단폐쇄비용을 포함하고 있으므로 해당 비용을 별도 산정할 수 없다는 의미로 보아야 하며, 치근단폐쇄(역충전)을 실시하지 않은 경우에도 차-59 치근단절제술 소정점수로 산정함 (공고 제2019-429호(행위), 2011. 3. 1. 시행)

08

16 치은판절제술

분류번호	코드	분 류
차-66	U4660	치은판절제술 Operculectomy

- 치은판절제술은 급성 또는 만성 지치주위염을 야기하는 치은판(Operculm)을 절제하거나, 오랫동안 치료하지 않고 방치한 심한 우식와동 치아 또는 치아파절 후 오랫동안 방치된 치아를 덮고 있는 치은조직을 절제하는 술식이다.
- 소아에서 치아맹출 지연 및 장애를 초래하는 치관부위를 덮고 있는 치은판을 절제하여 맹출을 유도하는 경우에도 적용한다.
- 치은판절제술은 과거에 치은식육제거술이란 항목이 없어지면서 새로 생긴 항목이다.

산정단위

- 산정단위가 [1치당] 등으로 따로 정해져 있지 않기 때문에 한 번에 여러 개의 치아에서 치은판절제술을 시행하였어도 치아수를 불문하고 구강당 1회만(소정금액만) 산정 가능하다.

산정지침

- 18시~익일 09시, 토요일 및 공휴일에 치과의원(보건의료원 포함)에서 치은판절제술을 시술한 경우에는 마취를 포함하여 소정점수의 30%를 가산한다. 다만 18시~09시 또는 공휴일의 응급진료 50% 가산과는 중복 가산하지 않는다.
- 치은판절제술은 소아 또는 성인 등 연령에 상관없이 다음과 같은 경우에 산정한다.

> – 오래된 치아우식와동 상방으로 증식된 치은식육 제거
> – 파절된 치아 상방으로 증식된 치은식육 제거
> – 치아맹출을 위한 개창술
> – 부분 맹출 치아 또는 유치의 우식치료를 위한 치은판 제거
> – 급성 또는 만성 지치주위염 치아의 치관 상방을 덮고 있는 치은판 제거

적용 상병명

K006	치아맹출의 장애	Disturbances in tooth eruption
K0064	만기맹출	Late eruption
K0068	치아맹출의 기타 명시된 장애	Other specified disturbances in tooth eruption

K0069	치아맹출의 상세불명 장애	Disturbances in tooth eruption, unspecified
K021	상아질의 우식	Caries of dentin
K022	시멘트질의 우식	Caries of cementum
K0522	급성 치관주위염	Acute pericoronitis
K0532	만성 치관주위염	Chronic pericoronitis
S025	치아의 파절	Fracture of tooth
S0253	치수침범이 없는 치관의 파절	Fracture of crown of tooth without pulpal involvement
S0256	치근을 포함한 치관의 파절	Fracture of crown with root of tooth

- 우식치아 치료 시 치은판절제술을 시행한 경우, 치아우식증 상병을 적용하고 청구할 때에는 치은판절제술에 대한 내역설명을 첨가한다.

청구 시 유의할 사항

- 만성 치주염 상병(K05.3*), 치은비대 상병(K06.1*)으로 치은을 절제한 경우에는 치은판절제술이 아닌 치은절제술로 적용한다.
- '치아맹출을 위한 개창술'의 경우 치은판절제술은 골삭제 없이 치은판의 연조직만을 절제하는 경우에 적용하는 항목이며, 골삭제를 동반하는 경우에는 비급여항목인 치관노출술(Surgical uncovering)을 적용해야 한다.
- 치은판절제술은 시술이 치은부에 행해져서 치주질환의 치료항목으로 생각하기 쉽지만 외과 치료항목으로 분류되어 있기 때문에 치은판절제술을 시행한 이후의 드레싱 등은 치주치료후 처치가 아닌 수술후 처치 가. 단순처치로 청구한다.
- 교정용 밴드 장착을 위하여 치은을 절제하는 경우는 비급여로 적용하지만 교정밴드 장착 후에 구강위생이 불량하여 치은 염증으로 인하여 증식된 치은을 절제하는 경우에는 급여로 치은판절제술을 적용할 수 있다.
- 지치주위염이 생겼을 때 염증을 제거할 목적으로 치은판(Operculum)을 절제하는 경우에는 치은판절제술을 적용한다.
- 부분 맹출된 치아에서 우식치료를 하기 위하여 교합면을 덮고 있는 치은조직을 제거하는 경우에는 치은판절제술을 적용한다.
- 오래된 치아우식와동 상방으로 증식된 치은식육 제거 시에는 치은판절제술을 적용하지만 치수노출 상태로 오랫동안 방치된 치아에서 증식된 치수 폴립을 제거하는 경우에는 적용되지 않고 치수절단이나 발수로 적용해야 한다.

다른 치료를 같이 한 경우

발치와 치은판절제술을 동시에 시행한 경우

치료내용	청구항목 및 산정비율
발치 치은판절제술	발치 100% 산정 치은판절제술 산정 불가

• 발치와 치은판절제술을 동시에 시행한 경우 발치만 인정된다.

예시: 지치주위염으로 인한 치은판(Operculum)을 절제한 경우

내원일	1일째	2일째
상병명	K05.32 만성 치관주위염	
청구내역	초진료 치과전달마취 마. 하치조신경블록 리도카인 의약품관리료 치은판절제술	재진료 수술후 처치 가. 단순처치
추가	치근단촬영 가. 1매	
내역설명		

• 지치주위염으로 인한 치은판(Operculum)을 절제한 경우에는 치은판절제술로 산정하고, 이후의 후처치는 수술후 처치 가. 단순처치로 산정한다.

예시: 부분 맹출된 #47의 우식치료를 위하여 교합면을 덮고 있는 치은조직을 절제한 후 당일에 G.I.시멘트로 충전한 경우

내원일	1일째	2일째
상병명	K02.1 상아질 우식증	
청구내역	초진료 치과전달마취 마. 하치조신경블록 리도카인 의약품관리료 치은판절제술 즉일충전처치 나. 복합레진 충전 1면 G.I.시멘트 재료대 충전물연마	재진료 수술후 처치 가. 단순처치
추가	치근단촬영 가. 1매	
내역설명	부분 맹출된 치아의 우식치료를 위하여 교합면을 덮고 있는 치은조직을 절제함	절제한 치은부위를 소독하였음

• 부분 맹출된 치아의 우식치료를 위해 치은조직절제를 실시하는 경우에는 치은판절제술로 산정한다.

• 당일 치은절제와 동시에 충전치료를 시행했다면 즉일충전처치로 각각 산정 가능하다.

관련 규정

○ 요양급여비용의 적용기준 및 방법에 관한 세부사항

Ⅰ. 행위

제10장 치과 처치·수술료

항목	제목	세부인정사항
차66 치은판절제술	차66 치은판절제술 (Operculectomy) 산정기준	치은조직절제를 다음과 같이 실시한 경우에는 차66 치은판절제술의 소정점수를 산정함 - 다음 - 가. 오래된 치아우식와동 상방으로 증식된 치은식육 제거 나. 파절된 치아 상방으로 증식된 치은식육 제거 다. 치아맹출을 위한 개창술 라. 부분 맹출 치아 또는 유치의 우식치료를 위한 치은판 제거 마. 급성 또는 만성지치주위염 치아의 치관 상방을 덮고 있는 치은판 제거 (고시 제2016-30호, 2016. 3. 1. 시행)

17 치관노출술

분류번호	코드	분류
UX041	처-41	치관노출술[1치당][비급여]

- 치관노출술은 맹출장애가 있는 치아의 맹출을 유도하기 위하여 치관부위를 노출시킬 때 치은판 절제만으로는 불가능하여 골삭제를 동반한 치조골개창술을 시행하는 경우에 산정한다.
- 골삭제가 없이 치은판만을 절제하여 노출시킬 경우에는 급여로 치은판절제술을 적용해야 한다.
- 예전에는 '요양급여비용의 100분의 100'으로 하는 급여항목으로 적용하였으나 대개의 경우 교정력을 이용하여 맹출을 도모하므로 비급여항목으로 전환되었다.

맹출장애 시 적용하는 치은판절제술과 치관노출술의 비교

치은판절제술	치관노출술
치은판만 절제	치은판 절제+골삭제
급여	비급여

18 치은, 치조부 병소 또는 종양절제술

분류번호	코드	분류
차-67	U4670	치은, 치조부 병소 또는 종양절제술[Epulis 포함] Excision of Lesion or Benign Tumor of Gingiva or Alveolar Portion

• 치은, 치조부 병소 또는 종양절제술은 백색병소, 유두종, 섬유종, 치육종 등의 양성종양, 임신 중 나타나는 임신성 종양, 의치의 자극으로 인한 연조직증식 등 치은이나 치조점막부에 국한되어 발생한 연조직 증식이나 양성종양 등을 절제하는 술식이다.

산정단위

• 산정단위가 따로 정해져 있지 않기 때문에 여러 치아의 범위에 있어도 치아수와 상관없이 소정금액만을 산정한다.

산정지침

• 18시~익일 09시, 토요일 및 공휴일에 치과의원(보건의료원 포함)에서 시술한 경우에는 마취를 포함하여 소정점수의 30%를 가산한다. 다만 18시~09시 또는 공휴일의 응급진료 50% 가산과는 중복 가산하지 않는다.

적용 상병명

K0610	치은섬유종증	Gingival fibromatosis
K0623	자극성 증식증[의치성 증식증]	Irritative hyperplasia[denture hyperplasia]
K0623	무치성 융선의 자극성 증식증[의치성 증식증]	Irritative hyperplasia of edentulous ridge[denture hyperplasia]
K0680	성인성 치은낭	Gingival cyst of adult
K0688	섬유성 치은종	Fibrous epulis
K0688	가동성 융기	Flabby ridge
K0688	거대세포치은종	Giant cell epulis
K0688	말초 거대세포육아종	Peripheral giant cell granuloma
K0688	잇몸의 화농성 육아종	Pyogenic granuloma of gingiva

• 상병명은 절제하는 병소에 따른 적절한 상병을 적용한다.

청구 시 유의할 사항

• 병소가 무치악부위에 있는 경우에는 가장 근접한 치아의 치식을 기재하고 청구한다.

- 치료에 사용한 봉합사는 치료재료 급여목록에 등재된 제품을 사용한 경우에는 별도 산정이 가능하며, 사용 전 치료재료 구입신고가 되어 있어야 청구가 가능하다. 또한 진료기록부에 사용한 봉합사 제품명, 굵기, 사용량 등을 반드시 기재하여야 한다.
- 치은, 치조부 병소 또는 종양절제술을 시행한 이후의 드레싱 등은 수술후 처치 가. 단순처치로 청구한다.

예시: 하악 틀니 변연부에 증식된 치은을 절제한 경우

내원일	1일째	2일째
상병명	K0623 자극성 증식증[의치성 증식증]	
청구내역	초진료 치과전달마취 마. 하치조신경블록 리도카인 의약품관리료 치은, 치조부 병소 또는 종양절제술 봉합사	재진료 수술후 처치 가. 단순처치
추가		
내역설명		

- 틀니 하방과 변연부로 과도하게 증식된 Flabby tissue의 제거 시에도 산정 가능하다. 시술 후의 후처치는 수술후 처치 가. 단순처치로 산정하며 보험에 등재된 봉합사를 사용한 경우 재료대 신고 후 산정 가능하다.

예시: 상악 제1소구치와 제2소구치의 치간부에 발생한 Gingival polyp을 내원 첫날에 절제하고 다음 번 내원 시 드레싱을 한 경우

내원일	1일째	2일째
상병명	K0688 섬유성 치은종	
청구내역	초진료 치과전달마취 다. 후상치조신경블록 리도카인 의약품관리료 치은, 치조부 병소 또는 종양절제술 봉합사	재진료 수술후 처치 가. 단순처치
추가	치근단촬영 가. 1매	
내역설명		

- Gingival polyp이 2개 이상의 치아에 걸쳐 발생하였다 해도 치은, 치조부 병소 또는 종양절제술의 산정단위가 [1치당]이 아니기 때문에 1회로 청구한다.

08

19 치아재식술

분류번호	코드	분류
차-63	U4630	치아재식술[1치당] Replantation

- 치아재식술(Replantation)은 일반적인 근관치료로는 예후가 매우 좋지 않은 경우나 치근단 하방의 병소로 인해 치유가 불량한 경우 해당 치아를 발거하여 발치된 상태에서 근관치료를 완료하고, 발치와 하방의 치근단 병소를 제거한 후 치아를 원래의 위치로 다시 이식하는 것을 말한다(의도적 치아재식술).
- 또한 외상이나 사고로 인하여 치조와로부터 완전히 탈구된 치아를 치조와 내로 원위치시키는 경우에도 적용한다.

산정단위

- [1치당]

산정지침

- 18시~익일 09시, 토요일 및 공휴일에 치과의원(보건의료원 포함)에서 치아재식술을 실시한 경우에는 마취를 포함하여 소정점수의 30%를 가산한다. 다만 18시~09시 또는 공휴일의 응급진료 50% 가산과는 중복 가산하지 않는다.
- 치아재식술을 상급종합병원·치과대학부속치과병원에서 시행한 경우에는 해당 항목 소정점수의 30%를 가산하여 산정한다.

의도적 치아재식	완전탈구된 치아의 재식
근관치료의 예후가 좋지 않은 경우	외상으로 인해 치아가 완전탈구된 경우
치아재식술 100%(발치술, 치근단절제술과 치근단폐쇄비용은 별도 인정하지 않음) 근관치료 100% 잠간고정술 100%(고정술에 사용한 치료재료는 별도 산정 가능함) 교합조정술 50%	

- 치료가 불가능한 대구치를 발치하고 그 자리에 제3대구치를 발거하여 이식하는 경우는 (의도적)치아재식술이 아닌 '자가치아이식술'에 해당된다. 자가치아이식술은 현재 비급여항목으로 초-82 자가치아이식술(Tooth auto-transplantation)로 분류되어 있어 급여 산정은 불가능하다.

적용 상병명

- 의도적 치아재식술의 경우

K045	만성 근단치주염	Chronic apical periodontitis
K045	근단 또는 근단주위 육아종	Apical or periapical granuloma
K045	근단치주염 NOS	Apical periodontitis NOS
K046	동이 있는 근단주위농양	Periapical bscess with sinus
K046	동이 있는 치아농양	Dental abscess with sinus
K046	동이 있는 치아치조농양	Dentoalveolar abscess with sinus
K046	동이 있는 치수 기원의 치주농양	Periodontal abscess of pulpal origin with sinus
K0460	상악동으로 연결된 동	Sinus to maxillary antrum
K0461	비강으로 연결된 동	Sinus to nasal cavity
K0462	구강으로 연결된 동	Sinus to oral cavity
K0463	피부로 연결된 동	Sinus to skin
K0469	상세불명의 동이 있는 근단주위농양	Periapical abscess with sinus, unspecified
K047	동이 없는 근단주위농양	Periapical abscess without sinus
K047	치아의 농양 NOS	Dental abscess NOS
K047	치아치조농양 NOS	Dentoalveolar abscess NOS
K047	근단주위농양 NOS	Periapical abscess NOS
K048	치근낭	Radicular cyst
K048	근단(치주)낭	Apical(periodontal) cyst
K048	근단주위낭	Periapical cyst
K0480	근단 및 외측의 치근낭	Apical and lateral radicular cyst
K0482	염증성 치주의 치근낭	Inflammatory paradental radicular cyst
K0489	상세불명의 치근낭	Radicular cyst, unspecified

• 외상의 경우

S0322	치아의 박리(완전탈구)	Avulsion of tooth(exarticulation)

청구 시 유의할 사항

• 반드시 수술 전·후의 엑스레이가 동반되어야 한다.

• 치아재식술 시 병소가 해부학적으로 위험한 상태로 하치조관이나 이공, 상악동 부위에 위치하여 정확한 진단이 필요한 경우 Cone Beam 전산화단층영상촬영은 요양급여로 인정한다.

• 치아재식 후 치아의 고정을 위하여 잠간고정술이 동반되고, 근관치료도 필요하다.

• 봉합사는 청구하지 않는다.

• 후처치는 수술후 처치 가. 단순처치로 산정한다.

의도적 치아재식술

- 의도적 치아재식술의 시술 과정은 예후가 불량한 치아의 발치, 근단주위염증의 소파, 발치한 치아의 근관치료, 치근단 절제 및 치근단 폐쇄(역근관충전), 치아재식, 치아고정, 교합조정 등의 술식 등이 이루어지며, 산정 범위는 다음과 같다.

시술 내역	산정 항목 및 비율
해당 치아 발치	산정 불가
근단주위염증 소파	산정 불가
근관치료	당일발수근충 50%
치근단 절제	산정 불가
치근단 폐쇄	산정 불가
치아 재식	치아재식술 100%
치아고정	잠간고정술 100%
교합조정	산정 불가

- 예전에는 예후가 불량한 치아의 발치에 대해서 심평원 지원에 따라서 발치술 50%로 인정해 주기도 했지만 의도적 치아재식술 자체가 발치 후 재식을 하는 술식이므로 발치술을 별도로 인정하지 않고 있다. 또한 근단주위염증의 소파에 대해서도 별도 산정이 불가하다.
- 발거한 치아의 근관치료는 당일발수근충 50%로 산정할 수 있으며, 치근단 절제 및 치근단 폐쇄(역근관충전)은 모든 경우에 반드시 시행해야 하는 과정이 아니며 발거한 상태에서 실시하는 근관치료 술식에 포함되는 치아재식술을 위한 일련의 과정으로 보아서 별도 산정이 불가하다.
- 역충전재료로 식약청 허가를 받은 MTA를 사용한 경우에는 MTA는 비급여 재료로 고시되어 있으므로 환자에게 비급여로 청구할 수 있다.

MTA의 식약청 허가사항 내역

- Ortho MTA: 역방향, 순방향 충전재로 허가
- Endocem MTA, Proroot MTA, Angelus MTA: 역방향 충전재로 허가

- 치아 재식 후 치아고정을 위해 시행한 잠간고정술은 치아재식술 100%, 잠간고정술 100%로 각각 청구 가능하다.
- 치아고정 후 교합조정에 대해서는 잠간고정술과 교합조정술을 동시에 시행하는 경우 잠간고정술 소정점수의 100%, 교합조정술 소정점수의 50%를 산정한다는 고시가 있는 반면에 치수치료와 동시 실시한 교합조정술은 주된 처치료에 포함되므로 별도 인정하지 않는다는 고시도 있기 때문에 교합조정술은 인정받지 못할 가능성이 있다.
- 고정술에 사용한 치료재료는 별도 산정 가능하다.

외상으로 인한 완전탈구된 치아의 치아재식술

- 외상으로 인한 완전탈구된 치아의 치아재식술은 치아재식, 치아고정, 교합조정 등의 술식 등이 이루어지며, 재식 전에 근관치료를 하고 재식하거나 재식 후에 경과관찰을 하면서 근관치료를 시행하기도 하며 산정 범위는 다음과 같다.

시술 내역	산정 항목 및 비율
치아 재식	치아재식술 100%
치아고정	잠간고정술 100%
교합조정	산정 불가
근관치료	당일발수근충 50%

예시: 의도적 치아재식술

- #46 치아가 근단부 염증이 심하여 의도적 치아재식술 시행하였다. 치아를 발거하고 구강외에서 근관치료와 함께 치근단을 절제 후 역충전을 하였다. 다시 원래의 위치로 재식한 후 인접한 #45과 #47 치아와 wire와 광중합 레진을 사용하여 잠간고정술을 시행하였다.

내원일	1일째	2일째	3일째
상병명	K047 동이 없는 근단주위농양		
청구내역	초진료 치근단촬영 가. 1매 치과전달마취 마. 하치조신경블록 리도카인 의약품관리료 치아재식술 1 잠간고정술 나. 3치 이하 1 당일발수근충 0.5	재진료 수술후 처치 가. 단순처치 와동형성 1 나. 복합레진 충전 1면 1 G.I.시멘트 재료대 1 충전물연마 1	재진료 고정장치의 제거
추가	파노라마촬영 또는 Cone Beam CT촬영		
내역설명	심한 치근단병소로 발치 후 근관치료와 병소제거 후 재식립함		고정장치를 제거함

- 치식과 상병명의 입력은 치아재식술은 재식한 치아의 치식을(여기서는 #46), 잠간고정술은 고정한 치아의 치식을(여기서는 #45, #46, #47) 기재하고, 상병명은 K047 동이 없는 근단주위농양으로 기재한다.
- 치아재식술과 함께 실시한 잠간고정술은 100% 산정 가능하고 당일발수근충은 50%를 산정한다.
- Cone Beam CT촬영은 치근단절제 또는 치아재식술을 요하는 경우로서 해부학적으로 위험한 상태로 하치조관이나, 이공, 상악동 부위에 병소가 위치하여 정확한 진단이 필요한 경우에 산정할 수 있다.

• 후처치는 수술후 처치 가. 단순처치로 산정하며, 잠간고정술의 제거는 고정장치의 제거로 산정하고 고정장치를 제거하면서 시행한 드레싱은 별도로 청구하지 않는다.

예시: 외상으로 인한 완전탈구

외상으로 인하여 완전탈구된 #11, #21을 마취 후 원위치로 재식한 뒤 wire와 레진을 이용하여 #13~23을 고정하고, #11, #21의 근관치료를 시행한 경우

내원일	1일째	2일째	3일째
상병명	S0322 치아의 박리(완전탈구)		
청구내역	초진료 치근단촬영 가. 1매 2 치과침윤마취 리도카인 의약품관리료 치아재식술 2 잠간고정술 나. 4치 이상	재진료 치근단촬영 가. 1매 수술후 처치 가. 단순처치 발수 2 근관와동형성 2 근관성형 2 근관확대 2 바브드브로치 2	재진료 수술후 처치 가. 단순처치 치근단촬영 가. 1매 근관확대 2 근관장측정검사 2 근관세척 2 Ni-Ti 파일 2 근관충전 2 와동형성 2 나. 복합레진 충전 2면 2 G.I.시멘트 재료대 2 충전물연마 2
추가	파노라마촬영		
내역설명	완전탈구된 #11, #12을 재식 후 고정함		

• 치아가 완전탈구되었음을 확인할 수 있도록 시술 전·후의 방사선사진을 촬영한다.

• 완전탈구된 치아를 원래의 위치로 재식하는 치아재식술과 치아를 고정시키는 잠간고정술을 각각 100%를 산정할 수 있다.

• 치아재식술은 산정단위가 [1치당]이므로 재식한 치아의 수대로 청구하고, 잠간고정술은 wire와 레진으로 고정되는 범위가 #13~23이므로 잠간고정술 나. 4치 이상으로 청구한다.

관련 규정

심의사례

같은 날 동일 치아에 실시한 치아재식술, 치근단절제술 수가 산정방법 및 광중합레진을 이용한 치간고정술 인정 여부에 대하여

■ 청구내역(남/53세)

- 상병명 #33, #37 만성 치주염, #37 굴이 없는 근단주위 고름집(농양), #26, 27 급성 치주염
- 주요청구내역

  바-9 후상치조신경전달마취×1, 하치조신경전달마취×2, 침윤마취×1

  차-59 치근단절제술×1, 차-63 치아재식술×1, 차-21 수술후 처치×2

  차-45 구강내소염수술×1, 차-33 치간고정술×1, 다-191 치근단×2

■ 진료내역

7/5: Pain remaining #26, #27, #37 deep pocket(8mm 이상)

curettage & root planing with I/A X 1ⓐ

※ #37 의도적재식술 시도 실패 시 implant 시행 설명 Px) Po X 5days

7/11: #37 의도적재식술 with Apicoectomy under B/A X 1ⓐ

Amalgam Retrograde Filling

Distal surface Am F, P/A X ①, Px) 헥사메딘 100ml/1day

7/12: Dressing(No pain), Resin Wire Splinting

7/18: S/O, #43 area I & D, Px) Po X 3days

10/2: Check, P/A x ① #37, N) C.F

※ B/A: Block Anesthesia, P/A: pulp anesthesia

■ 참고

- 「건강보험 행위 급여·비급여 목록표 및 상대가치점수」 제1편 제2부 제10장 [산정지침] (4)
- 도해로 보는 근관치료 아트라스, 이승종, 신흥 인터내셔날, 97년
- 근관치료학, 윤수한, 덴티북, 96년

■ 심의내용

- 동 건은 굴이 없는 근단주위농양 상병으로 같은 날 동일 치아에 대하여 차-63 치아재식술과 차-59 치근단절제술을 각각 산정하여 차-63 치아재식술만 인정하였으나 이의제기한 사례임
- 차-63 치아재식술은 1) 외상 등으로 인해 치아가 탈구되거나 2) 치아가 체내에 있으나 치근단 하방에 병소가 있어 예후가 매우 좋지 않다고 판단되는 경우, 치아를 발거하여 발치된 치아에 근관치료를 시행하고 치근단 병소를 소파한 후 재식하는 행위로서 역근관충전 행위를 포함하고 있음
- 따라서 차-63 치아재식술과 동시 산정된 차-59 치근단절제술[치근단폐쇄비용 포함]은 치아재식술을 위한 일련의 과정으로 보아 별도 인정하지 않는 것이 타당하므로 이의신청은 기각함
- 다만 통상 치아재식술이라 함은 위 1)의 경우를 말하며, 위 2)와 같은 의도적 치아재식술은 난이도가 훨씬 높음에도 불구하고 치아재식술과 동일하게 비용을 산정하는 것은 적정하지 않은 바, 의도적 치아재식술에 대한 수가가 별도로 마련되어야 한다고 사료됨
- 아울러 치간고정장치(화학중합형레진 등)를 동시 시행한 경우 수기료는 차-33 치간고정술의 소정점수를 산정하고 사용된 재료대는 별도 산정토록 하고 있는 바, 비급여 품목인 광중합형레진, 광중합형글래스아이노머를 이용하여 치간고정술을 시행한 경우에도 수기료는 차-33 치간고정술을 산정하되, 재료대는 비급여 품목이므로 급여대상에서 제외함

(2008. 5. 6. 진료심사평가위원회)

08

20 자가치아이식술

분류번호	코드	분류
초-82	UZ082	자가치아이식술[비급여] Tooth Autotransplantation

- 치료가 불가능한 치아를 발거하고 발거한 자리에 다른 부위의 건강한 치아를 옮겨 심는 술식으로 주로 사랑니를 발거해 해당 자리에 옮겨 심는 술식이다.

산정지침

- 비급여

청구 시 유의할 사항

- 자가치아이식술은 비급여이므로 이식을 위한 제3대구치 발치, 근관치료, 잠간고정술 등 모든 진료를 보험급여로 산정할 수 없다.
- 다만 치료가 불가능한 치아를 발치한 것은 보험으로 적용하여 청구할 수 있다.

관련 규정

- '요양급여대상의 진료라도 비급여대상 진료를 위해 부수적으로 발생하는 진료행위 역시 요양급여대상에서 제외하는 것이 마땅하다'는 행정해석(보관 65720-1930호, 1998. 12. 30.)에 의거, 치과 분야에서의 비급여치료를 목적으로 시행한 진료 중 비급여대상 진료를 위해 부수적으로 발생하는 급여대상 진료도 비급여대상이 마땅함
- 따라서 현재 행위 급여·비급여 목록표 및 상대가치점수에 비급여로 고시되어 있는 자가치아이식술에 수반되는 근관치료는 비급여행위의 일련의 과정이므로 비급여로 함이 타당함

[2016. 8. 25. 진료심사평가위원회(중앙심사조정위원회)]

21 탈구치아정복술

분류번호	코드	분류
차-69	U4690	탈구치아정복술[1치당] Reduction of Luxated Teeth

• 탈구치아정복술은 외상으로 인하여 치아가 치조와에서 완전히 이탈되지 않고 아탈구, 함입, 정출 등과 같이 치조와 내에서 또는 치조골 내로 위치가 변한 치아 또는 흔들림이 있는 치아를 원래의 위치로 재위치시키는 술식이다.

산정단위

• [1치당]

산정지침

• 18시~익일 09시, 토요일 및 공휴일에 치과의원(보건의료원 포함)에서 탈구치아정복술을 실시한 경우에는 마취를 포함하여 소정점수의 30%를 가산한다. 다만 18시~09시 또는 공휴일의 응급진료 50% 가산과는 중복 가산하지 않는다.

• 탈구치아정복술을 상급종합병원·치과대학부속치과병원에서 시행한 경우에는 해당 항목 소정점수의 30%를 가산하여 산정한다.

• 탈구치아정복술에는 근관치료, 고정술 등의 비용이 포함되어 있지 않다.

적용 상병명

S032	치아의 탈구	Dislocation of tooth
S0320	치아의 아탈구	Subluxation of tooth
S0321	치아의 함입 또는 탈출	Intrusion or extrusion of tooth
S0329	상세불명의 치아의 탈구	Dislocation of tooth, unspecified

청구 시 유의할 사항

• 외상으로 인하여 탈구된 치아를 탈구치아정복술을 시행하면서 실시한 치수생활력을 확인하기 위한 전기치수반응 검사도 추가적으로 산정 가능하다.

• 반드시 수술 전후의 엑스레이가 동반되어야 한다.

• 탈구된 치아의 탈구치아정복술은 치아고정이 동반되며, 경우에 따라서 근관치료와 교합조정이 동반되기도 한다.

시술 내역	산정 항목 및 비율
탈구치아 재위치	탈구치아정복술 100%
치아고정	잠간고정술 100%
교합조정	교합조정술 50%
근관치료	근관치료 100%

- 동시 시행하는 경우에 탈구치아정복술 100%, 잠간고정술 100%로 산정한다.
- 탈구치아에 잠간고정술과 교합조정술을 동시 시행하는 경우 잠간고정술 100%, 교합조정술 50%(상급종합병원·종합병원·치과대학부속치과병원의 경우 소정점수의 70%)로 산정한다.
- 후처치는 수술후 처치 가. 단순처치로 산정하며, 잠간고정술의 제거는 고정장치의 제거로 산정한다.

치아재식술, 자가치아이식술, 탈구치아정복술의 비교

치아재식술	자가치아이식술	탈구치아정복술
• 의도적 치아재식술-예후가 불량하여 발치한 후 발치한 치아는 근관치료, 발치와는 소파 후 제자리에 재식하는 경우 • 외상으로 완전탈구된 치아를 원래의 위치에 재식하는 경우	• 치료가 불가능한 치아를 발치하고, 발치한 자리에 다른 부위의 치아를 옮겨 심는 경우	• 외상으로 완전탈구되지 않고, 치조와 내에서 변위된 치아를 원래의 위치로 재위치시키는 경우
급여	비급여	급여

22 악간고정술

분류번호	코드	분류
차-32	U2320	악간고정술 Intermaxillary Fixation

- 악간고정술은 악골 골절의 비관혈적 치료 시 정복된 골절편이 하악운동으로 인하여 변위가 생기거나 골절편의 치유가 방해되므로 이를 방지하기 위하여 상·하악을 서로 견고하게 고정시킬 때, 골절 상태에서 변위가 심한 경우 혹은 방치 시에 변위가 예상되는 경우, 관혈적 치료 전까지 악간고정이 필요한 경우, 종양의 제거나 다른 목적에서 악골의 골절단술을 시행하는 경우에도 글편의 이동을 방지하여 치유를 촉진하기 위하여 고정장치를 장착한 후 상악과 하악을 서로 교합된 상태로 고무링 또는 강선을 이용하여 상·하악을 함께 고정하는 시술이다.

산정단위

- [구강당]

적용 상병명

S026	하악골의 골절	Fracture of mandible
S026	아래턱(뼈)	Lower jaw (bone)
S0262	하악골의 관절돌기의 골절	Fracture of condylar process of mandible
S02620	하악골의 관절돌기의 골절, 폐쇄성	Fracture of condylar process of mandible, closed
S02621	하악골의 관절돌기의 골절, 개방성	Fracture of condylar process of mandible, open
S0263	하악골의 아래관절돌기의 골절	Fracture of subcondylar process of mandible
S02630	하악골의 아래관절돌기의 골절, 폐쇄성	Fracture of subcondylar process of mandible, closed
S02631	하악골의 아래관절돌기의 골절, 개방성	Fracture of subcondylar process of mandible, open
S0264	하악골의 갈고리돌기의 골절	Fracture of coronoid process of mandible
S02640	하악골의 갈고리돌기의 골절, 쇄성	Fracture of coronoid process of mandible, closed
S02641	하악골의 갈고리돌기의 골절, 개방성	Fracture of coronoid process of mandible, open
S0265	하악골의 가지의 골절	Fracture of ramus of mandible
S02650	하악골의 가지의 골절, 폐쇄성	Fracture of ramus of mandible, closed
S02651	하악골의 가지의 골절, 개방성	Fracture of ramus of mandible, open
S0266	하악골의 각의 골절	Fracture of angle of mandible

S02660	하악골의 각의 골절, 폐쇄성	Fracture of angle of mandible, closed
S02661	하악골의 각의 골절, 개방성	Fracture of angle of mandible, open
S0267	하악골의 결합부위의 골절	Fracture of symphysis of mandible
S02670	하악골의 결합부위의 골절, 폐쇄성	Fracture of symphysis of mandible, closed
S02671	하악골의 결합부위의 골절, 개방성	Fracture of symphysis of mandible, open
S0268	하악골의 기타 부위의 골절	Fracture of other site of mandible
S02680	하악골의 기타 부위의 골절, 폐쇄성	Fracture of mandible of unspecified site, closed
S02681	하악골의 기타 부위의 골절, 개방성	Fracture of mandible of unspecified site, open
S0269	하악골의 상세불명 부위의 골절	Fracture of mandible of unspecified site
S02690	하악골의 상세불명 부위의 골절, 폐쇄성	Fracture of mandible of unspecified site, closed
S02691	하악골의 상세불명 부위의 골절, 개방성	Fracture of mandible of unspecified site, open

청구 시 유의할 사항

- 강선을 이용한 치아의 직접결찰, 연속루프강선결찰법, 아치바 고정술 등으로 악간고정을 하는 경우에 산정한다.
- 후처치는 수술후 처치 가. 단순처치로 산정하고, 고정술을 제거하는 경우에는 고정장치의 제거로 산정한다.

23 치간고정술

분류번호	코드	분류
차-33	U2330	치간고정술[1악당] Interdental Wiring

• 치간고정술은 상악골이나 하악골의 골절 시 치유를 도모하기 위하여 1악에 걸쳐 치아를 고정하는 경우에 적용한다.
• 개개 치아의 외상, 의도적으로 치아 이식을 시행하는 경우에 1악에만 시행하기도 한다.

산정단위

• [1악당]

산정지침

• 골절 등에 Arch bar와 Wire를 이용하여 상악 또는 하악의 치간을 고정한 경우에는 치간고정술을 산정한다.
• 치간고정술에 사용된 Arch bar와 Wire 등의 치료재료는 별도 산정한다.
• 비급여 품목인 광중합형레진, 광중합형글래스아이오노머를 이용하여 치간고정술을 시행한 경우에도 수기료는 치간고정술을 산정하되, 재료대는 비급여 품목이므로 비급여로 산정한다.

적용 상병명

S0282	치조골의 골절	Fracture of alveolus
S02820	치조골의 골절, 폐쇄성	Fracture of alveolus, closed
S02821	치조골의 골절, 개방성	Fracture of alveolus, open
S0283	경구개의 골절	Fracture of hard palate
S0283	구개의 골절	Fracture of palate
S02830	경구개의 골절, 폐쇄성	Fracture of hard palate, closed
S02830	구개의 골절, 폐쇄성	Fracture of palate, closed
S02831	경구개의 골절, 개방성	Fracture of hard palate, open
S02831	구개의 골절, 개방성	Fracture of palate, open

08

24 잠간고정술

분류번호	코드	분류
차-34	 U2341 U2342	잠간고정술[1악당] Temporary Splinting 가. 3치 이하 나. 4치 이상

• 잠간고정술은 외상으로 (불완전, 완전)탈구된 치아나 치주질환으로 인한 동요가 있는 치아에서 동요치아를 적절한 위치에 정복을 시행한 후 강선이나 복합레진 및 기타 고정재료를 이용하여 고정하는 술식이다.

• 잠간고정술에 포함되는 치아의 수에 따라 가. 3치 이하와 나. 4치 이상으로 구분하여 산정한다.

산정단위

• [1악당]

산정지침

• 치아동요나 탈구에 Wire와 복합레진 혹은 복합레진만으로 고정을 하는 경우에는 치아수(數)에 따라 잠간고정술 가. 또는 나.의 소정금액을 산정한다.

• 잠간고정술에 사용된 Wire와 복합레진 혹은 복합레진 등의 치료재료는 별도 산정한다.

적용 상병명

K053	만성 치주염	Chronic periodontitis
K0530	만성 단순치주염	Chronic simplex periodontitis
K0531	만성 복합치주염	Chronic complex periodontitis
S032	치아의 탈구	Dislocation of tooth
S0320	치아의 아탈구	Subluxation of tooth
S0321	치아의 함입 또는 탈출	Intrusion or extrusion of tooth
S0322	치아의 박리(완전탈구)	Avulsion of tooth(exarticulation)
S0329	상세불명의 치아의 탈구	Dislocation of tooth, unspecified

청구 시 유의할 사항

• 외상으로 인하여 탈구된 치아를 고정할 경우에는 치아를 원래의 위치로 자리잡아 주어야 하므로 불완전탈구 시에는 탈구치아정복술을, 완전탈구 시에는 치아재식술을 같이 청구한다.

- 치주질환으로 인하여 동요가 있는 치아를 고정하는 경우 전처치로 치주질환의 처치가 없이도 산정할 수 있다.
- 잠간고정술과 함께 근관치료를 시술한 경우에는 잠간고정술 100%, 근관치료 100%를 청구할 수 있다.
- 교합간섭을 없애 주기 위해서 불가피하게 교합조정을 해야 하는 경우에는 잠간고정술 100%, 교합조정술을 50%로 산정한다.
- 사용되는 재료대는 별도로 산정할 수 있는데 재료대를 보험으로 청구하는 것이 아니라 실구입가에 사용량을 고려하여 환자에게 전액 본인부담으로 받는다.
- 외상으로 인한 탈구 치아에서 잠간고정술을 시행한 후의 후처치는 수술후 처치 가. 단순처치로 산정하고, 치주질환에 이환되어 동요도가 있는 치아에서 잠간고정술을 시행한 후의 후처치는 치주치료후 처치 나. 치주수술후('가' 이외의 경우)로 산정한다.
- 잠간고정술을 제거하는 경우에는 고정장치의 제거로 산정한다.

다른 치료를 같이 한 경우

탈구된 상악좌우중절치를 고정하면서 동시에 교합조정을 한 경우

치료내용	청구항목 및 산정비율
탈구된 동요치를 고정 교합조정	잠간고정술 나. 4치 이상 100% 교합조정술 50%

- 치아탈구에서 잠간고정술과 교합조정술을 동시에 시행하는 경우에는 잠간고정술 소정점수의 100%, 교합조정술 소정점수의 50%(상급종합병원·종합병원·치과대학부속치과병원의 경우 소정점수의 70%)로 산정한다.

예시: 외상으로 인한 탈구된 치아의 고정

외상으로 인하여 탈구된 #11, #21을 마취 후 원위치로 재식한 뒤 Wire와 레진을 이용하여 #13~23 치아를 고정한 경우

내원일	1일째	2일째	3일째
상병명	S0320 치아의 아탈구		
청구내역	초진료 치근단촬영 가. 1매 2 치과침윤마취 리도카인 의약품관리료 탈구치아정복술 2 잠간고정술 나. 4치 이상	재진료 수술후 처치 가. 단순처치	재진료 치근단촬영 가. 1매 고정장치의 제거
추가	파노라마촬영 전기치수반응검사		
내역설명	탈구된 #11, #12을 재위치 후 고정함		

- 탈구된 치아를 원래의 위치로 자리잡아 주는 술식인 탈구치아정복술과 치아를 고정시키는 잠간고정술을 각각 100%를 산정할 수 있다.
- 탈구치아정복술은 산정단위가 [1치당]이므로 탈구된 치아의 수대로 청구하고, 잠간고정술은 Wire와 레진으로 고정되는 범위가 #13~23 치아이므로 잠간고정술 나. 4치 이상으로 청구한다.
- 이때 치식과 상병명의 입력은 탈구치아정복술은 탈구된 치아의 치식을(여기서는 #11, #21), 잠간고정술은 고정한 치아의 치식을(여기서는 #13~23) 기재하고, 상병명은 S03.20 치아의 아탈구로 기재한다.
- 치아를 고정한 다음 번 치료부터의 드레싱은 수술후 처치 가. 단순처치로 산정하고, 고정장치를 제거할 때는 고정장치의 제거로 청구하고 고정장치를 제거하면서 시행한 드레싱은 별도로 청구하지 않는다.
- 외상받은 치아의 생활력을 검사하기 위하여 실시한 전기치수반응검사를 청구할 수 있다.

예시: 치주질환으로 인한 동요 치아의 고정

치주질환으로 심한 동요를 보이는 #41을 #41, #31과 복합레진으로 고정하면서 교합조정한 경우

내원일	1일째	2일째
상병명	K0530 만성 단순치주염	
청구내역	초진료 치근단촬영 가. 1매 2 잠간고정술 가. 3치 이하 1 교합조정술 0.5	재진료 치주치료후 처치 나. 치주수술후
추가	마취	
내역설명	#41을 #31, #42과 고정하였음	

- 치주질환에 이환되어 동요도가 있는 치아에서 잠간고정술을 시행한 후의 후처치는 치주치료후 처치 나. 치주수술후('가' 이외의 경우)로 산정한다.
- 교합간섭을 없애 주기 위해서 불가피하게 교합조정을 해야 하는 경우에는 잠간고정술 100%, 교합조정술을 50%로 산정한다.

관련 규정

○ 요양급여비용의 적용기준 및 방법에 관한 세부사항

Ⅰ. 행위

제10장 치과 처치·수술료

항목	제목	세부인정사항
차34 잠간고정술	치아탈구로 잠간고정술과 동시에 산정된 교합조정술 수기료 산정방법	치아탈구에 잠간고정술과 교합조정술을 동시에 시행하는 경우 차34 잠간고정술 소정점수의 100%, 차29 교합조정술 소정점수의 50%(상급종합병원·종합병원·치과대학부속치과병원의 경우 소정점수의 70%)로 산정함 (고시 제2015-155호(행위), 2015. 9. 1. 시행)

항목	제목	세부인정사항
차33 치간고정술	치아 동요나 탈구 또는 골절 등에 고정술을 시행한 경우 진료수가 산정방법	치아동요나 탈구에 Wire와 복합레진 혹은 복합레진만으로 고정을 하는 경우에는 치아수(數)에 따라 차34 잠간고정술 [가 또는 나]의 소정금액을 산정하고 골절 등에 Arch bar와 Wire를 이용하여 상악 또는 하악의 치간을 고정한 경우에는 차33 치간고정술의 소정금액을 산정하며 사용된 치료재료는 별도 산정함 (고시 제2000-73호(행위), 2001. 1. 1. 시행)

항목	제목	세부인정사항
차33 치간고정술	전위된 치아의 고정 및 치수치료 시행 시 수기료 산정방법	전위된 치아를 원위치로 고정하고 치수치료를 한 경우 고정술(차33 또는 차34)의 소정점수와 치수치료(차10, 차11 및 차12)의 소정점수를 각각 산정함 (고시 제2007-46호(행위), 2007. 6. 1. 시행)

Ⅲ. 국민건강보험 요양급여의 기준에 관한 규칙 제10조에 의거 신의료기술로 신청된 항목 중 이미 심사기준으로 운용되고 있는 항목
제10장 치과 처치·수술료

항목	제목	세부인정사항
차33 치간고정술	가철성상고정장치, 가철성레진선부자장치, 치아고정장치(재료: 화학중합형레진, 화학중합형글래스아이오노머, 광중합레진, 광중합글래스아이오노머), 외상치아교정용 강선레진고정술, 레진고정술(wire-resin fixation), 레진오이어고정술, 치아강선고정술, 선부자접착	차33 치간고정술[1악당], 차34 잠간고정술[악당]의 소정점수를 산정하며, 사용된 재료대는 별도 산정함 (고시 제2000-73호(기결정), 2001. 1. 1. 시행)

각각의 치아고정술식의 비교

	악간고정술	치간고정술	잠간고정술	임시수복 치관내고정술	레진수지관 스플린트
보험구분	급여	급여	급여	비급여	비급여
적용	악골골절 시 악관절수술 시	악골골절 시 치아탈구 시	치아탈구 시 치주질환 시	치주질환 시 교정치료 후	치주질환 시
내용	상·하악이 교합된 상태로 함께 고정하는 경우	상악, 하악 모두 적용 가능하며, 1악 전체를 고정하는 경우	동요가 있는 몇 개의 치아를 고정하는 경우	치아동요가 있는 경우 치주보철 점에서 장기간 치아고정 시 / 교정치료 후 교정된 위치에서 치아고정 시	치아동요가 있는 경우 치주보철 점에서 장기간 치아고정 시
산정단위	구강당	1악당	가. 3치 하 나. 4치 상	-	-
사용재료	아치바 와이어 등	아치바 와이어 등	와이어 복합레진 등	기성품, 와이어 복합레진 등	레진수지관
재료비 산정	별도 산정 (전액 환자부담)	별도 산정 (전액 환자부담)	별도 산정 (전액 환자부담)	비급여	비급여

- 간고정술은 입을 벌리지 못하게 상·하악이 교합된 상태로 함께 고정하는 경우에 산정한다.
- 치간고정술은 잠간고정보다 좀 더 강한 고정이 필요한 경우에 적용하는데 1악 전체를 고정하는 경우에는 치간고정술로, 몇 개의 치아만을 부분적으로 고정한 경우에는 잠간고정술을 산정한다.

25 임시수복치관내고정술

분류번호	코드	분류
초-41	UZ041	임시수복치관내고정술[비급여] Intracoronal Splinting

• 임시수복치관내고정술은 전반적인 치조골 상실이 있고 치아의 동요가 있거나 치주수술 후 치아동요가 있는 경우 치주 보철의 관점에서 오랜 기간 동안 치아를 고정시킬 필요가 있을 경우와 교정치료에 의한 치아 이동 후 변경된 위치에서 치아를 고정하고자 할 때 시행한다.

26 레진수지관스플린트

분류번호	코드	분류
초-35	UZ035	레진수지관스플린트[비급여]

- 레진수지관스플린트는 크라운 형태의 레진관을 제작하여 치아고정에 이용하는 술식이다.

27 고정장치의 제거

분류번호	코드	분류
차-28	U2280	고정장치의 제거[1악당] Removal of Splint 주: Plate splint 또는 Wire splint를 제거한 경우에 산정

• 고정장치의 제거는 상고정장치나 선고정장치를 제거하는 경우에 산정한다.

산정단위

• [1악당]

산정지침

• Plate splint 또는 Wire splint를 제거한 경우에 산정한다.
• 보험급여로 적용한 치간고정술 등 고정장치를 제거하는 경우에 산정하며, 비급여로 시행한 고정장지를 제거하는 경우에는 비급여로 적용한다.

적용 상병명

• 선행 고정술에 적용한 상병명을 적용한다.

청구 시 유의할 사항

• 상고정장치, 수술용 옵튜레이터, 악간고정, 치간고정, 잠간고정 등의 고정장치를 제거한 경우에 산정한다.
• 필요한 경우에는 마취를 시행할 수 있으며 별도 산정 가능하다.
• 고정장치를 제거하면서 같이 시술한 드레싱은 별도 산정할 수 없다.

관련 규정

○ 요양급여비용의 적용기준 및 방법에 관한 세부사항
Ⅲ. 국민건강보험 요양급여의 기준에 관한 규칙 제10조에 의거 신의료기술로 신청된 항목 중 이미 심사기준으로 운용되고 있는 항목
제10장 치과 처치·수술료

항목	제목	세부인정사항
차28 고정장치의 제거	악간고정제거술, 외상성손상치열보존장치제거	차28 고정장치의 제거[1악당]의 소정점수를 산정함 (고시 제2000-73호(기결정), 2001. 1. 1. 시행)

부록2. 심사기준(지침)
제10장 치과 처치·수술료

항목	제목	내용
차28 고정장치의 제거	고정장치 제거 후 처치료	기존의 '차28 고정장치의 제거후 실시한 dressing은 소정 수기료에 포함되므로 별도 인정하지 아니한다'는 지침은 현재 산정지침상 '간단한 구강연조직질환의 처치는 기본진료료에 포함'되므로 불필요한 지침으로 폐기한다. (적용일: 2003. 4. 1. 진료분)

28 상고정장치술

분류번호	코드	분류
차-26	U2260	상고정장치술[1악당] Plate Splint 주: 재료대, 인상채득, 장치제작 및 장착료는 포함되므로 별도 산정하지 아니한다.

- 상고정장치술은 연조직창상의 지혈을 위하여 연조직의 압박이 필요하거나 동요치의 고정, 창상의 보호 등의 목적으로 사용한다.

산정단위

- [1악당]

산정지침

- 재료대, 인상채득, 장치제작 및 장착료는 포함되므로 별도 산정하지 아니한다.

적용 상병명

- 선행한 본처치의 상병명을 적용한다.

청구 시 유의할 사항

- 상악구개부 매복치 발치, 구개열수술, 구상상악누공폐쇄술 등 구강내의 각종 수술후 수술부위를 안정시키고 보호하여 혈종방지, 부종억제 등 합병증을 예방하여 치유를 촉진시킬 목적으로 사용한다.
- 상고정장치술은 인상채득일이 아닌 장치를 구강내 장착하는 날에 1회에 한하여 산정한다.

관련 규정

○ 요양급여비용의 적용기준 및 방법에 관한 세부사항

Ⅲ. 국민건강보험 요양급여의 기준에 관한 규칙 제10조에 의거 신의료기술로 신청된 항목 중 이미 심사기준으로 운용되고 있는 항목

제10장 치과 처치·수술료

항목	제목	세부인정사항
차26 상고정장치술	레진부목, 악수지제작	차26 상고정장치술[1악당]의 소정점수를 산정함 (고시 제2000-73호(기결정), 2001. 1. 1. 시행)

08

29 순열수술후 보호장치

분류번호	코드	분류
차-25	U2250	순열수술후 보호장치 Cleft Lip Protector

• 순열수술후 보호장치는 구순열의 일차 또는 이차 수술 후에 창상을 보호하고 연조직부의 장력 감소를 위하여 사용한다.

관련 규정

○ 요양급여비용의 적용기준 및 방법에 관한 세부사항
Ⅲ. 국민건강보험 요양급여의 기준에 관한 규칙 제10조에 의거 신의료기술로 신청된 항목 중 이미 심사기준으로 운용되고 있는 항목
제10장 치과 처치·수술료

항목	제목	세부인정사항
차25 순열수술후 보호장치	로간보우 장착 Logan bow	차25 순열수술후 보호장치의 소정점수를 산정함 (고시 제2000-73호(기결정), 2001. 1. 1. 시행)

30 수술용 스플린트

분류번호	코드	분류
차-30	U2300	수술용 스플린트 Surgical Splint 주: 재료대, 인상채득, 교합채득, 장치제작 및 장착료는 포함되므로 별도 산정하지 아니한다.

- 수술용 스플린트는 교합의 재구성이 필요한 수술 시 안정된 교합을 회복하여 유지시키는 데 사용되는 수술용 보조장치이다.
- 수술 전 교합채득, 인상채득 및 모형을 제작하고 모형상에서 회복하고자하는 교합상태대로 모형수술을 시행한 다음 회복된 교합상태대로 상·하악모형을 교합기에 장착한 후 교합기상에서 레진을 중합시켜 제작한 후 구강내에서 시적하여 조정한 다음 완성한다.
- 수술중 스플린트를 이용하여 원하는 상태대로 교합회복이 되었는지 확인하며 회복된 교합을 유지하는 데 이용한다.
- 수술을 시행한 후 지혈 및 혈종형성을 방지하기 위한 압박형 상부자가 필요한 경우 조직이식을 시행하는 경우에 술후 이식 조직을 보호하고 이식편의 이동을 방지하기 위해 수술 전에 수술용 상부자를 제작한다.
- 또한 유리치은이식술이나 상피하결체조직이식술을 위하여 구개부에서 공여부를 채득한 경우 공여부의 출혈방지 및 환자에게 편안함을 제공하기 위하여 이용할 수 있다.
- 구개부 매복치 발치 시 산정된 수술용 스플린트는 인정하지 아니한다.

08

관련 규정

○ 요양급여비용의 적용기준 및 방법에 관한 세부사항
Ⅲ. 국민건강보험 요양급여의 기준에 관한 규칙 제10조에 의거 신의료기술로 신청된 항목 중 이미 심사기준으로 운용되고 있는 항목
제10장 치과 처치·수술료

항목	제목	세부인정사항
차30 수술용 스플린트	악교정수술장치 Surgical Wafer	차30 수술용 스플린트의 소정점수를 산정함 (고시 제2000-73호(기결정), 2001. 1. 1. 시행)

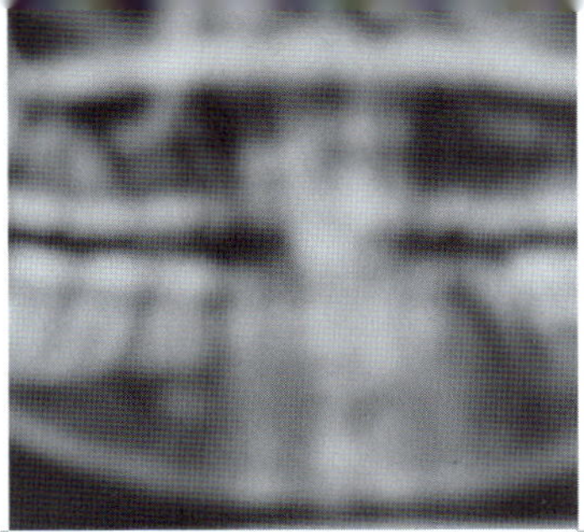

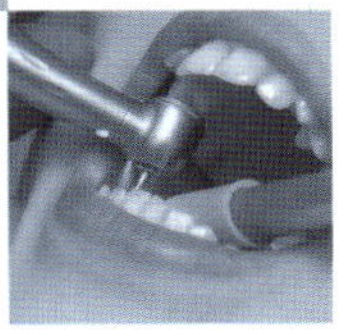

Chapter

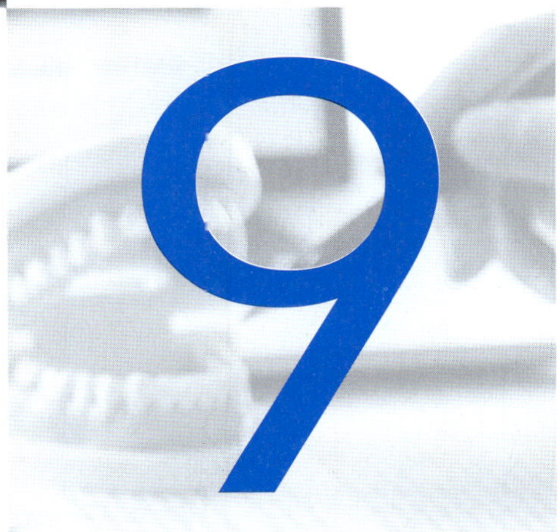

9

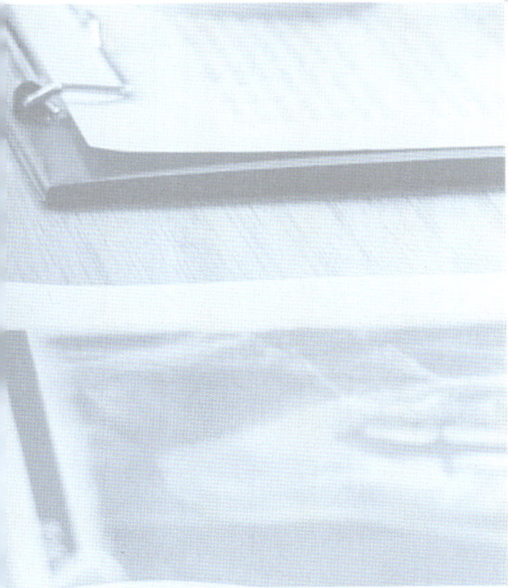

치주

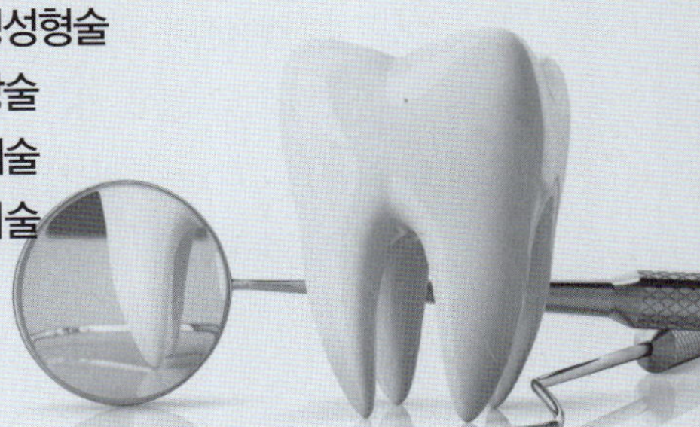

01 치주치료의 일반사항

스케일링(전악치석제거)

	비보험 전악치석제거	연 1회 전악치석제거	치료목적 전악치석제거
산정지침	• 구취제거, 치아 착색물질 제거를 위한 치석제거 • 치아교정 및 보철을 위한 치석제거 • 구강보건증진 차원에서 정기적 실시하는 치석제거 • 연 1회 전악치석제거의 연 1회 한도 초과 시	• 후속 치주질환치료 없이 전악치석제거만으로 치료가 종료되는 경우 • 19세 이상, 연 1회	• 치주치료의 전단계로 실시하는 치석제거
청구방법	비급여	치석제거 나. 전악×1회	치석제거 가. 1/3악당×6회
후속 처치	불필요	불필요	필요

- 현재는 스케일링(전악치석제거)은 비보험 전악치석제거, 연 1회 전악치석제거, 치료목적 전악치석제거 등 3가지로 적용할 수 있다.
- 소아에게 Black stain과 같은 착색이나 치아 침착물이 있어서 스케일러로 제거하는 경우에는 '치아 착색물질 제거를 위한 치석제거'에 해당하여 비보험 전악치석제거로 적용한다.
- 스케일링(치석제거)은 치아건강에 상당한 영향을 미치는 중요한 치과 진료행위로서 이는 치과의사나 치과의사의 지도를 받아 치과위생사가 하여야 하며, 간호조무사는 스케일링을 할 수 없다.

치석제거의 보험급여 여부

급여	비급여
가. 차23-1 가. 1/3악당 1) 치주질환에 실시한 부분치석제거 2) 치주질환치료를 위한 전처치로 실시하는 전악치석제거 3) 개심술 전에 실시하는 전악치석제거 나. 차23-1 나. 전악 후속 치주질환치료 없이 전악치석제거만으로 치료가 종료되는 경우에 19세 이상 연 1회 요양급여함	• 연 1회 전악치석제거의 구취제거, 치아 착색물질 제거를 위한 치석제거 • 치아교정 및 보철을 위한 치석제거 • 구강보건증진 차원에서 정기적 실시하는 치석제거 • 연 1회 전악치석제거의 연 1회 한도 초과 시 • 연 1회 전악치석제거의 19세 미만

- 치주치료를 하기 전에 먼저 고려해야 할 사항이 1단계 초기치료 시 치석제거(전악)를 보험으로 해야 하는 것인지 비보험으로 해야 하는 것인지 결정하는 것이다.
- 치은염이나 치주염 상병으로 인하여 부분치석제거만 실시하고 종료되어도 요양급여가 적용된다.
- 치주질환치료를 위한 전처치로 실시하는 전악치석제거는 보험으로 인정되고, 치석제거만으로 치료가 종료되는 전

악치석제거는 비급여대상이다. 다만 후속 치주질환치료 없이 전악치석제거만으로 치료가 종료되는 경우, 19세 이상 연 1회에 한하여 요양급여로 적용한다.

- 전악치석제거가 보험으로 인정되는 기준은 환자의 치주질환 존재 여부나 증상 정도가 아니라 후속되는 치주질환치료가 계속 이어지느냐, 그렇지 않느냐이기 때문에 환자에게 보험적용에 대해서 충분한 설명이 필요하다.
- 후속되는 치주질환치료란 「건강보험 요양급여 행위 및 그 상대가치점수」 제10장 제2절의 치근활택술과 치주소파술이나 치은박리소파술 등과 같은 제4절 치주질환 수술에 해당하는 항목을 의미하며, 치석제거 이후에 실시하는 치주치료후 처치는 포함되지 않는다. 다만 개심술(심장수술) 전에 실시하는 전악치석제거는 후속되는 치주질환치료가 없어도 요양급여대상에 적용된다.
- 치주소파술 등 후속 치주질환치료를 받기로 하고 보험으로 전악치석제거를 한 후 환자가 치주치료를 받으러 오지 않은 경우나 치주치료일이 다음달에 예정되어 있어서 보험청구분에는 전악치석제거만 청구하게 된 경우에는 '치주치료를 하기로 약속을 하고서 환자가 내원하지 않음' 혹은 '다음달에 치주치료를 할 예정임' 등으로 보험청구 시 반드시 내역설명을 기재하여야 심사조정되지 않는다.
- 만약 보험청구 시 이러한 내역설명이 누락되거나 내역설명을 했는데도 전악치석제거가 삭감된 경우에는 이의신청을 해야 하는데, 이의신청에는 진료기록부 사본을 첨부해야 한다. 따라서 진료기록부에 치주치료가 필요한 상황임을 증명할 수 있는 구체적인 환자의 치주상태와 증상, 이에 따른 치료계획, 환자 약속 이행 여부 등 자세히 기록되어 있어야 인정받을 수 있다. 단순히 방사선촬영사진이나 치주낭측정검사 등으로는 인정받을 수 없다.

관련 규정

○ 국민건강보험 요양급여의 기준에 관한 규칙

[별표2] 비급여대상(제9조 제1항 관련)

다. 구취제거, 치아 착색물질 제거, 치아교정 및 보철을 위한 치석제거 및 구강보건증진 차원에서 정기적으로 실시하는 치석제거. 다만 치석제거만으로 치료가 종료되는 전체 치석제거로서 보건복지부장관이 정하여 고시하는 경우는 제외한다.

○ 요양급여비용의 적용기준 및 방법에 관한 세부사항

Ⅰ. 행위

제10장 치과 처치·수술료

항목	제목	세부인정사항
차23-1 치석제거	차23-1 치석제거 급여기준	국민건강보험 요양급여의 기준에 관한 규칙 [별표2] 비급여대상 제3호 다목에 의한 치석제거는 비급여대상이나 다음과 같은 경우에 실시한 차23-1 치석제거는 다음과 같이 요양급여 함 - 다음 - 가. 차23-1 가. 1/3악당 1) 치주질환에 실시한 부분치석제거 2) 치주질환치료를 위한 전처치로 실시하는 전악치석제거 3) 개심술 전에 실시하는 전악치석제거 나. 차23-1 나. 전악 후속 치주질환치료 없이 전악치석제거만으로 치료가 종료되는 경우에 19세 이상 연(매년 1월~12월) 1회 요양급여함 (고시 제2017-249호, 2018. 1. 1. 시행)

행정해석

구내진단용방사선촬영 및 치석제거 관련 간호조무사의 업무 범위
1. 귀회 법제 49.46-237호(1999. 7. 20) 질의에 대한 회신입니다. 2. 「의료기사 등에 관한 법률」 제3조 및 동법시행령 제2조 제1항에 의거 구내진단용방사선촬영 업무는 치과의사 또는 치과의사의 지도하에 방사선사나 치과위생사가 하여야 하므로 간호조무사가 이를 행하여서는 아니되나 질의하신 스위치만을 조작하는 행위가 누구든지 쉽게 할 수 있는 단순한 업무라면 간호조무사도 이를 할 수 있을 것으로 사료됩니다. 3. 그러나 치과의원에서 하는 스케일링(치석제거)은 치아건강에 상당한 영향을 미치는 중요한 치과 진료행위로서 이는 치과의사나 치과의사의 지도를 받아 치과위생사가 하여야 할 것이며, 간호조무사는 동 행위를 할 수 없습니다. 끝. * 보건복지부에서 대한치과의사협회에 회신한 내용임 (의정 65507-801호, 1999. 7. 29.)

치석제거 관련 질의에 대한 회신
치석제거후 치주치료란 「건강보험 요양급여 행위 및 그 상대가치점수」 제10장 제2절의 치근환택술 등의 시술과 제4절 치주질환 수술에 해당하는 항목을 의미하며, 치석제거 후 환자가 치주치료를 받으러 오지 않거나 치주치료일이 다음달에 예정되어 있을 경우 등의 상황에서는 요양급여비용 청구 시 치석제거 비용만 청구하는 사유를 자세히 기재한다면 요양급여비용 심사 시 이를 고려할 것임을 알려드립니다. (급여 65720-1553호, 2001. 10. 15.)

치주처치 시 시술내용에 따른 산정방법

09

- 치주질환에 실시하는 치주처치는 치주질환의 상태와 시술내용에 따라 다음과 같이 산정한다.
- 간단한 연조직질환 처치 또는 치은연하세정을 이용한 Debridement의 경우는 기본진료료에 포함되므로 초진료/재진료만을 청구한다. 지치주위염 및 유치 또는 영구치에 급성치은염 또는 급성 치주염 상병으로 캐비트론이나 큐렛으로 음식물 잔사의 제거 등 연조직을 간단하게 처치한 경우 차23 치면세마로 준용하였으나, 2002년 4월에 공개된 심사지침에서 동 사항은 기본진료료에 포함되는 것으로 결정되었다.
- 치은염 및 치주염 상병으로 Rubber cup으로 치태를 제거하는 경우 치면세마를 산정한다.
- Scaler 또는 Cavitron을 사용하여 치석을 제거한 경우는 치석제거로 산정한다.
- 치근면에 축적된 치석 및 국소인자를 제거하면서 그 표면을 평활하게 하는 경우는 치근활택술로 산정한다.
- 치주소파술은 마취하에 치주낭 내의 육아조직을 제거하는 외과적 수술로서 acute한(급성) 상태에서는 시행하지 않으며 대부분 치석제거 또는 치근활택술 후 시행하는 것을 원칙으로 한다.

관련 규정

심사기준(지침)

항목	제목	내용
차101 치주소파술	치주처치 시 시술내용에 따른 인정기준	치주질환에 실시하는 치주처치는 시술행위에 따라 다음과 같이 한다. 다만 차101 치주소파술은 마취하에 치주 pocket 내의 육아조직을 제거하는 외과적 수술로서 acute한(급성) 상태에서는 시행하지 않으며 대부분 치석제거 또는 치근활택술 후 시행하는 것을 원칙으로 한다.

		- 다음 - 가. 간단한 연조직질환 처치 또는 치은연하세정을 이용한 debridement의 경우: 기본진료료에 포함 나. scaler 또는 cavitron을 사용하여 치석을 제거한 경우: 차23-1 치석제거로 인정 다. 치근면에 축적된 치석 및 국소인자를 제거하면서 그 표면을 평활하게 하는 경우: 차24 치근활택술로 인정 (적용일: 2002. 4. 1. 진료분부터)

치주치료 급여항목의 비교

	치면세마	치석제거	치근활택술	치주소파술	치은절제술	치은박리소파술
항목분류	치주조직의 처치	치주조직의 처치	치주조직의 처치	치주수술	치주수술	치주수술
전처치	–	–	선택	필수	필수	필수
마취	불가	불가 (마취 시 내역설명)	선택	필수	필수	필수
방사선촬영	–	선택	선택	선택	필수	필수
치주낭측정	–	선택	선택	선택	필수	필수
후처치	–	선택	선택	선택	필수	필수

- 치주치료 시 적용하는 급여항목으로 보험청구 시 필수적으로 동반되어야만 심사조정되지 않는 항목들이 있다. 예를 들면, 치주소파술의 경우 전처치와 마취가 동반되지 않으면 치근활택술로 심사조정된다.

09

치주치료의 단계별 치료의 원칙

- 치주질환치료는 일반적으로 전처치로 치석제거를 시행한 후 치근활택술, 치주소파술 등의 본처치가 순차적으로 이어지거나 동통, 부종, 출혈 등의 급성염증 증상을 완화시킨 다음 본처치로 진행하는 단계별 치료를 원칙으로 하고 있다.

1) 하위진료에서 상위진료로 순차적 진행

하위진료 ← → 상위진료 치석제거 → 치근활택술 → 치주소파술 → 치은절제술 또는 치은박리소파술

치주치료 순차적 진행단계 예시

치석제거(부분악)
치근활택술
치석제거 → 치근활택술
치석제거 → 치주소파술
치석제거 → 치근활택술 → 치주소파술
치석제거 → 치은박리소파술
치석제거 → 치근활택술 → 치은박리소파술
치석제거 → 치주소파술 → 치은박리소파술
치석제거 → 치근활택술 → 치주소파술 → 치은박리소파술

- 치주치료는 치주낭의 깊이, 치조골의 파괴 정도, 치료후 치유 정도 등에 따라 하위진료에서 상위진료로 순차적으로 시술한다.
- 부분적으로 가벼운 치주질환인 경우에는 (부분악)치석제거 또는 치근활색술로 치료를 종결할 수 있으며, 하위진료 시술후 질환의 진행 정도와 치주조직의 치유 정도 등을 재평가하여 '치석제거→치근활택술→치주소파술'와 같이 보다 상위진료로 순차적으로 실시하여야 한다.
- 치주치료는 동일 부위에 두 가지 이상의 술식을 동시에 산정할 수 없다. 동일 부위에서 두 가지 이상의 술식을 동시에 시행하였을 경우, 두 술식 중 하위진료의 진료행위는 상위진료에 포함되기 때문에 상위진료만 인정된다. 예를 들어, 치근활택술과 치주소파술을 동일 부위에서 동시에 시행한 경우에는 치주소파술만 청구 가능하다.
- 또한 상위진료를 시행한 후에 며칠 후 동일 부위에서 하위진료를 시행한 경우에는 상위진료 이후에 실시한 하위진료는 인정되지 않는다. 치근활택술은 치석제거보다 상위진료에 속한다. 상위진료인 치근활택술 실시 후 치석제거를 시행한 경우에는 치석제거는 인정되지 않으므로 치석제거가 아닌 치주치료후 처치로 적용하여야 한다.

2) 치주치료의 단계별 치료

- 치주치료는 치주질환의 종류와 환자의 상태에 따라 그 치료방법과 과정이 다를 수 있으나, 일반적으로 치주질환의 원인이 되는 치석 및 치태를 제거하는 치석제거를 실시한 후 5~7일 정도 연조직 치유기간의 경과관찰을 하면서 치주조직의 재평가를 하고 그에 따라서 치근활택술 또는 치주소파술 등의 본처치를 실시한다.
- 본처치 후의 치주조직의 반응을 보는 치주조직의 재평가를 다시 시행하여 예후가 양호하여 계속적인 치주치료가 불필요한 경우에는 치료를 종결하고, 그렇지 않은 경우에는 반복적인 치료를 하거나 좀 더 심도 깊은 치료로 들어가게 된다.
- 이렇듯 치주치료는 하나의 시술 후에 조직의 재평가를 시행하여 좀 더 높은 단계의 상위진료로 나아가는 단계적인 치료를 원칙으로 하고 있다.
- 치주질환의 치료는 [전처치→조직재평가→본처치→후처치]의 보통 3~4단계로 이루어진다. 전처치 후 2~3일 후에 치주치료후 처치(조직재평가)를 시행하고, 2~3일 후에 본처치를 시행하여, 전처치 후 6~7일 후에 본처치를

시행하도록 한다. 하지만 이러한 내원일 간격은 절대적인 것은 아니며 환자의 여건과 치주질환의 상태에 따라 변경 가능하다.

처치	청구항목	참고
전처치	치석제거, 방사선사진	치주증상, 치료계획 등 기록
조직재평가	치주치료후 처치 가.	치주낭측정검사
본처치	치근활택술, 치주소파술, 치은박리소파술 등	필요시 처방
후처치	치주치료후 처치 가. 또는 나.	치료종결 또는 보다 높은 단계의 치료 여부 결정

- 1단계 전처치는 치주질환의 원인이 되는 치석 및 치태와 같은 국소인자를 제거하는 치석제거를 시행하는데, 치석제거는 전악을 시행하는 것을 원칙으로 하며 환자의 상태에 따라 부분악으로 시행할 수 있다.
  이때 치주낭을 측정하거나 방사선촬영을 같이 시행할 수도 있다.
- 2단계 조직재평가는 치석제거 후 남아 있는 잔여 치석제거와 치태조절을 하면서 전처치 후의 치주조직의 변화를 평가하는 것으로, 이어지는 3단계 본처치는 어떤 술식으로 할지 판단하는 데 도움이 된다.
  이 조직 재평가과정은 치주치료후 처치 가. 치석제거, 치근활택술, 치주소파술후로 산정한다. 이때 치주낭을 측정하거나 방사선촬영을 같이 시행할 수도 있다. 경우에 따라서 치석제거 후에 조직재평가 과정을 생략하고 바로 치주소파술이나 치은박리소파술 등의 본처치로 진행할 수도 있다.
- 3단계 본처치는 통상적으로 전처치 시행 후 5~7일 정도의 치주조직 치유 경과를 관찰 후에 치근활택술 혹은 치주소파술을 시행하게 되거나 치은신부착술, 치은성형술, 치은절제술, 치은박리소파술, 치조골골결손부 골이식술, 조직유도재생술, 치은측방변위판막술, 치관변위판막술, 치은이식술 등 '제4절 치주질환 수술'에 있는 진료항목의 시술을 실시할 수도 있다.
  이때 전악을 1/3악으로 나누어서 동일한 시술을 부위별로 시행할 때에는 시술 간의 경과기간은 필요치 않고 환자의 편의에 따라 치료간격을 정할 수 있다.
- 4단계 후처치는 본처치 후의 드레싱과 발사, 향후 치주질환이 재발되는 것을 예방하기 위한 처치 등을 실시하며 치주조직을 다시 재평가하여 예후가 양호하여 치료를 종결하거나 보다 높은 단계의 치료 여부를 결정한다.
  이때도 치주치료후 처치 가. 치석제거, 치근활택술, 치주소파술후 또는 치주치료후 처치 나. 치주수술후 등으로 산정한다.
- 이와 같은 과정은 환자의 여건이나 치주질환의 상태에 따라 다를 수 있고, 2단계와 4단계는 생략하여도 무방하지만 위의 단계를 밟아가면서 치료하고 청구하는 것이 삭감의 우려가 없다. 모든 환자에게서 동일한 단계를 거치면서 치료하게 되지는 않기 때문에 일률적인 패턴을 정해 놓고 청구하는 것이 가장 문제가 될 수 있다.
- 각 단계별로 내원 간격은 과거 「치주치료 희망회원을 위한 홍보집 1998. 10.」과 「치주 건강보험 지침서 2002. 4.」에는 초기치료 3일 후에 조직재평가, 1주일 후에 본처치 등으로 예시되어 있으나, 이는 예시일 따름이고 이렇게 일률적으로 내원 간격을 정하는 것이 오히려 심사조정의 대상이 될 수 있으므로 환자의 초기 상태와 치료 후 조직의 반응을 충분히 살펴 가면서 각 환자에 적절한 치료와 내원 간격을 하고 그대로 청구하는 것이 바람직하다.

관련 규정

○ 요양급여비용의 적용기준 및 방법에 관한 세부사항

Ⅰ. 행위

제10장 치과 처치·수술료

항목	제목	세부인정사항
일반사항	치주질환치료 시 단계별 처치에 대한 원칙	치주질환치료는 상병에 따라 치료방법이 다를 수 있으나, 일반적으로 치주치료 초기과정에서 치석제거를 실시한 후 치주소파술을 실시하는 등 단계적으로 치료하는 것을 원칙으로 함 (고시 제2000-73호(행위), 2001. 1. 1. 시행)

산정단위

- 치주치료(치석제거, 치근활택술, 치주소파술 등)는 산정단위가 [1/3악당]이다.
- 구치부 4치, 전치부 6치 기준으로 전악을 6분할로 나누어서 청구한다.

우상		좌상
8 7 6 5 4	3 2 1 1 2 3	4 5 6 7 8
8 7 6 5 4	3 2 1 1 2 3	4 5 6 7 8
우하		좌하

- 1~2개 치아를 시행한 경우에는 50%, 3~4개 치아인 경우에는 100%를 산정하고 1/2악을 시행한 경우에는 150%를 산정한다.

	치주낭측정검사	치면세마	치석제거	치근활택술	치주소파술	치은절제술	치은박리소파술
산정단위	1/3악당	1/3악당	가. 1/3악당 나. 전악	1/3악당	1/3악당	1/3악당	1/3악당
1~2개 치아	100%	50%	50%	100%	100%	100%	100%
1일 최대	전악	전악	전악	1악	1/2악	1/2악	1/2악

- 다만 술식에 따라 급여인정기준을 달리하여 1~2개 치아를 치료한 경우에도 100%를 인정하는 경우가 있으므로 유념하여야 한다.

예시: 하악 좌우측 대구치가 결손된 환자에서 전악치석제거를 한 경우

7 6 5 4 3 2 1	1 2 3 4 5 6 7
5 4 3 2 1	1 2 3 4 5

- 치주질환치료를 위한 전처치로 시행하는 치석제거는 1/3악당으로 산정하고, 결손치아가 없고 전악 치아가 있는 경우에는 치석제거 가. 1/3악당×6회로 청구한다. 1~2개 치아만 치석제거를 시행 시 50%만 산정하는 기준에 따라 예시와 같이 하악 좌·우측 대구치가 결손되어, 좌측 구치부에는 #34, #35 치아, ×0.5회와 우측 구치부에는

#44, #45 치아, ×0.5회로 산정하게 되므로 총 치석제거는 ×5회로 청구한다.

예시: 1~2개 치아를 치근활택술을 한 경우

7	6	5	4	3	2	1	1	2	3	4	5	6	7
		[5	4	3	2]	1	1	2	3	[4	5]		

- #36, #37이 결손된 상태에서 #34, #35에 치근활택술을 하는 경우 치근활택술의 산정단위도 1/3악당이지만, 1~2개 치아에서 치근활택술을 시행 시 100%로 산정하므로 치근활택술 1/3악×1회로 산정한다.
- #45, #44과 인접한 #43, #42을 함께 치근활택술을 하는 경우에는 구치부 2개 치아, 전치부 2개 치아로 구분하여 각각 100%씩 200%를 산정하지 않고, 동일 악에서 연결된 3~4개 치아는 1/3악당 1회만 산정하도록 되어 있으므로 치근활택술 1/3악×1회로 산정한다.

7	6	5	4	3	2	1	1	2	3	4	5	6	7
	6			[3	2	1	1	2	3	4]			

- 구치부에 하나만 남은 상태로 있는 #34은 별도로 치근활택술 100%로 산정하지 않고, 인접하는 하악전치부의 1/3악부위에 포함하여 치근활택술 1/3악×1회토 산정한다. 하지만 #46과 같이 인접한 치아가 없이 홀로 있는 경우에는 치근활택술 100%로 산정할 수 있다.

관련 규정

○ 요양급여비용의 적용기준 및 방법에 관한 세부사항

Ⅰ. 행위

제10장 치과 처치·수술료

항목	제목	세부인정사항
일반사항	치과의 처치 및 수술 시 1/3 악당의 인정범위	치과 처치 및 수술 시 '1/3악당' 인정기준은 1악을 1/3로 구분하여 해당 부위별로 실시 시 각각 산정함. 다만 동일 악중에 연결된 1/3악 범위 내(인접한 치아 3~4개 이내 범위)에서 처치 및 수술을 행한 경우에 소정 처치 및 수술료는 1회만 산정함 (고시 제2000-73호(행위), 2001. 1. 1. 시행)

항목	제목	세부인정사항
일반사항	1/2악으로 처치 및 수술을 실시한 경우 수기료 산정방법	산정단위가 1/3악당으로 분류된 치주질환에 1/2 악당으로 처치 및 수술을 시행한 경우의 수기료는 소정점수의 150%로 산정함 (고시 제2007-46호, 2007. 6. 1. 시행)

산정지침

- 18시~익일 09시, 토요일 및 공휴일에 치과의원(보건의료원 포함)에서 시술한 경우에는 마취를 포함하여 소정점수의 30%를 가산한다. 다만 18시~09시 또는 공휴일의 응급진료 50% 가산과는 중복 가산하지 않는다.

야간, 토요일, 공휴일 30% 가산 항목	야간, 토요일, 공휴일 30% 가산 제외 항목
• 치주소파술 • 치은신부착술 • 치은성형술 • 치은절제술 • 치은박리소파술 • 치근면처치술 • 치조골결손부 골이식술 • 자가치아 유래 골이식술 • 조직유도재생술 • 조직유도재생막 제거술 • 치은측방변위판막술, 치관변위판막술 • 치은이식술 • 치근절제술 • 치관확장술 • 치관분리술	• 치주낭측정검사 • 치주치료후 처치 • 치면세마 • 치석제거 가. 1/3악당, 나. 전악 • 치근활택술

• 장애인으로 등록되어 있는 뇌병변장애인, 지적장애인, 정신장애인, 자폐성장애인에 대하여는 소정점수의 100%를 추가로 별도 산정한다. 하지만 추가되는 본인부담금은 전액 보험공단에서 부담하므로 환자의 본인부담금은 변동이 없다.

09

장애인 100% 가산 항목	장애인 100% 가산 제외 항목
치석제거 가. 1/3악당, 나. 전악	• 치주낭측정검사 • 치주치료후 처치 • 치면세마 • 치근활택술 • 치주소파술 • 치은신부착술 • 치은성형술 • 치은절제술 • 치은박리소파술 • 치근면처치술 • 치조골결손부 골이식술 • 자가치아 유래 골이식술 • 조직유도재생술 • 조직유도재생막 제거술 • 치은측방변위판막술, 치관변위판막술 • 치은이식술 • 치근절제술 • 치관확장술 • 치관분리술

적용 상병명

K050	급성 치은염	Acute gingivitis
K0500	급성 연쇄구균치은구내염	Acute streptococcal gingivostomatitis
K0508	기타 명시된 급성 치은염	Other specified acute gingivitis
K0509	상세불명의 급성 치은염	Acute gingivitis, unspecified
K051	만성 치은염	Chronic gingivitis
K0510	만성 단순 변연부 치은염	Chronic simple marginal gingivitis
K0511	만성 증식성 치은염	Chronic hyperplastic gingivitis
K0512	만성 궤양성 치은염	Chronic ulcerative gingivitis
K0513	만성 박리성 치은염	Chronic desquamative gingivitis
K0518	기타 명시된 만성 치은염	Other specified chronic gingivitis
K0519	상세불명의 만성 치은염	Chronic gingivitis, unspecified
K052	급성 치주염	Acute periodontitis
K0520	동이 없는 잇몸 기원의 치주농양	Periodontal abscess[Parodonta labscess] of gingival origin without sinus
K0521	동이 있는 잇몸 기원의 치주농양	Periodontal abscess[Parodontal abscess] of gingival origin with sinus
K0522	급성 치관주위염	Acute pericoronitis
K0528	기타 명시된 급성 치주염	Other specified acute periodontitis
K0529	상세불명의 급성 치주염	Acute periodontitis, unspecified
K053	만성 치주염	Chronic periodontitis
K0530	만성 단순치주염	Chronic simplex periodontitis
K0531	만성 복합치주염	Chronic complex periodontitis
K0532	만성 치관주위염	Chronic pericoronitis
K0538	기타 명시된 만성 치주염	Other specified chronic periodontitis
K0539	상세불명의 만성 치주염	Chronic periodontitis, unspecified
K054	치주증(齒周症)	Periodontosis
K054	연소성 치주증	Juvenile periodontosis
K055	기타 치주질환	Other periodontal diseases
K056	상세불명의 치주질환	Periodontal disease, unspecified
K060	치은퇴축	Gingival recession
K0600	국소적 치은퇴축	Localized gingival recession
K0601	전반적 치은퇴축	Generalized gingival recession
K0609	상세불명의 치은퇴축	Gingival recession, unspecified

K0609	치은퇴축(감염후, 수술후)	Gingival recession(postinfective, postoperative)
K061	치은비대	Gingival enlargement
K0618	기타 명시된 치은비대	Other specified gingival enlargement
K0619	상세불명의 치은비대	Gingival enlargement, unspecified

- 상병명은 의사가 직접 환자를 진찰한 후 진단명을 부여하는 것이 원칙이고, 이에 따라 치료계획을 세우고 치료술식이 이루어져야 한다. 치료술식에 따라 상병명을 부여한다든지 보험청구를 위해서 상병명을 따로 정해 놓는다든지 하는 것은 올바르지 않다.
- 위의 상병명은 치주질환처치에 적용할 수 있는 상병명으로, '기타 명시된 ****', '상세불명의 ****'과 같이 명확하지 않은 상병명은 되도록 피하는 것이 좋다.
- 치료술식에 맞지 않는 상병명을 적용하면 치료술식 자체를 인정받지 못하기 때문에 심사조정된다. 따라서 환자의 상태를 정확히 진단한 상병명과 진료행위에 맞는 상병명을 적용하는 것이 중요하다.

치료술식에 따른 상병명 부여

상병기호	상병명	치료술식
K05.0	급성 치은염	치석제거, 치근활택술
K05.1	만성 치은염	치석제거, 치근활택술, 치은절제술, 치은성형술, 치은신부착술
K05.11	만성 증식성 치은염	치석제거, 치근활택술, 치은절제술, 치은성형술, 치은신부착술
K05.2	급성 치주염	치석제거, 치근활택술
K05.20	동이 없는 잇몸 기원의 치주농양	구강내소염수술
K05.30	만성 단순치주염	치석제거, 치근활택술, 치주소파술, 치은박리소파술(간단, 복잡), 조직유도재생술, 치조골결손부 골이식술, 치근면처치술
K05.31	만성 복합치주염	치석제거, 치근활택술, 치주소파술, 치은박리소파술(간단, 복잡), 조직유도재생술, 치조골결손부 골이식술, 치근면처치술
K05.4	치주증	치석제거, 치근활택술, 치주소파술, 치은박리소파술(간단, 복잡), 조직유도재생술, 치조골결손부 골이식술, 치근면처치술
K06.0	치은퇴축	치은이식술, 치은측방변위판막술, 치관변위판막술
K06.1	치은비대	치은절제술, 치은신부착술

- 치료술식에 맞는 상병명을 적용할 때는 먼저 이 치료술식이 치은에만 국한된 치료술식인지 아니면 치은과 치조골까지 포함하는 치료술식인지를 판단하여 치은에만 국한되는 치료술식이면 치은염 상병을, 치조골까지 포함하는 술식이면 치주염 상병을 적용한다. 예를 들어, '만성 치은염' 상병으로 치근활택술은 괜찮지만 치조골까지 포함하는 치주소파술은 적절하지 않다.
- 또한 치주질환치료는 단계별 처치를 원칙으로 하고 있고 급성 상태의 치주질환에는 치주소파술을 인정하지 않으므로 급성과 만성도 구분하여 적용하는 것이 좋다.

치주치료 시 방사선촬영

• 치주치료 시 함께 시행한 파노라마촬영 또는 치근단촬영 등 방사선촬영은 별도 산정 가능하다.
• 치주질환은 일반적으로 전악에 걸쳐 이환되며 전악 치료가 필요한 질환이므로 치주치료 시 방사선촬영은 방사선 노출의 최소화와 경제적인 측면을 고려하여 파노라마촬영을 시행하고 보다 세밀한 진단이 필요한 경우에 치근단 촬영을 추가하는 것을 원칙으로 한다.
• 파노라마촬영과 치근단촬영을 동시에 실시한 경우에는 상병명과 치료내용을 참조하여 선택적으로 실시한 경우에는 인정되지만, 일률적으로 파노라마촬영과 치근단촬영을 동시에 실시하는 경우에는 치근단촬영은 심사조정되고 파노라마촬영만 인정될 수 있다.
• 전악치석제거로만 치료가 종료되는 연 1회 전악치석제거는 파노라마촬영 및 치주낭측정검사 실시 없이 산정 가능하다.
• 치은절제술, 치은박리소파술 등을 실시한 치주치료 시에는 전체 치료기간 동안에 방사선촬영이 1회도 없는 경우에는 심사조정된다.
• 치관확장술 나. 근단변위판막술과 다. 근단변위판막술 및 치조골삭제술의 경우에는 진료기록만으로는 인정 여부를 판단하는 것은 곤란하여 시술 전후 방사선 영상 자료 및 관련 검사(치주낭측정검사 등) 등을 참조하여 사례별로 판단하고 인정하므로 반드시 시술 전후의 정확한 진료기록과 함께 방사선사진과 임상사진까지 준비하여야 한다.

치주치료 시 마취

• 치주치료 시 마취는 부위에 다라 침윤마취와 전달마취를 적용한다. 치주수술에서 리도카인은 1/3악당 3앰플 정도까지 산정이 가능하다.
• 치석제거 시에는 마취는 원칙적으로 인정하지 않지만 환자의 사정에 의하여 마취를 실시한 경우에는 청구 시 내역설명이 필요하며 사안에 따라 인정한다.
• 치근활택술 시에는 마취가 반드시 필요한 것은 아니다.
• 치주수술로 분류되는 치주소파술, 치은신부착술, 치은성형술, 치은절제술, 치은박리소파술, 치근면처치술, 치조골결손부 골이식술, 자가치아 유래 골이식술, 조직유도재생술, 조직유도재생막 제거술, 치은측방변위판막술, 치관변위판막술, 치은이식술, 치근절제술, 치관확장술, 치관분리술 등에서는 마취가 반드시 동반되어야 하며 누락 시에는 심사조정된다.

치주치료 시 약제 및 치료재료의 산정

치주포대(치주팩, Periodontal pack)

• 과거에는 치주포대의 비용을 별도 산정할 수 있었는데, 2011년부터 해당 술식의 소정점수에 포함시켜 별도 산정할 수 없게 되었다.

봉합사

봉합사를 별도 산정할 수 있는 항목
제4절 치주질환 수술
• 치은신부착술 • 치은성형술 • 치은절제술 • 치은박리소파술 • 치조골결손부 골이식술 • 자가치아 유래 골이식술 • 조직유도재생술 • 조직유도재생막 제거술 • 치은측방변위판막술, 치관변위판막술 • 치은이식술 • 치근절제술 • 치관확장술 • 치관분리술

• 봉합 시 치료재료목록표에 등재되어 있는 봉합사를 사용한 경우 봉합사 재료대를 청구할 수 있으며, 봉합사 제품명, 굵기, 사용량 등을 진료기록부(수술기록지)에 반드시 기재하여야 한다.

Burr, Saw 등 절삭기류

치과 관련 수술 등에 사용하는 Burr, Saw 등 절삭기류 다. 관혈적정복술 등(N0051020) ······························ 28,070원
조직유도재생술 나. 골이식을 동반한 경우 (2) 자가골이식의 경우[채취 포함]

• 조직유도재생술 나. 골이식을 동반한 경우 (2) 자가골이식의 경우[채취 포함]에서만 Burr, Saw 등 절삭기류의 치료재료 비용은 별도 산정 가능하며, 다. 관혈적정복술 등(N0051020)으로 1회에 한하여 정액 산정한다.

미노클린(Minocycline)

• 미노클린치과용연고, 미노클린첨부제는 2018년 3월 1일자로 급여에서 삭제되어 보험청구를 할 수 없고 비급여로 적용해야 한다.

치주치료 시 투약 및 처방

가글 용제

• 헥사메딘가글액 등 가글용제는 입원환자의 경우에는 허가사항(용법, 용량) 범위 내에서 투여한 경우에 인정하고, 외래환자의 경우에는 100ml 범위 내에서 인정한다. 100ml를 초과한 경우에는 초과한 용량의 약값 전액을 환자가 부담하도록 한다.

Doxycycline hyclate 20mg 경구제(품명: 덴티스타캅셀 등)

- 치주염환자의 치료에 있어 저용량 독시싸이클린(20mg) 제제인 덴티스타 약제는 치주조직의 파괴를 막아 주는 기전을 가지고 있어, 투여 시 Pocket depth를 감소시키고 치주염의 급성진행을 감소시키는 등 처치와 동반하는 경우 매우 효과적이다.
- 덴티스타는 장기간(3~9개월 정도) 사용할 때 효과가 있으므로 1개월 단위로 처방하는 것이 원칙이고, 단기간 처방은 효능·효과를 고려할 때 적절치 아니하므로 심사조정된다.

인사돌

- 인사돌정은 2012년 3월 1일자로 급여에서 삭제되었다. 일반의약품으로 분류되어 있는 약제로 처방전이 없이 구입할 수 있다. 치주소파술 이상의 처치를 시행한 후 투여하는 경우에 인정하며, 비용효과적인 면을 고려하여 1개월 단위로 처방하는 것을 원칙으로 한다.

오라메디 연고 등

- 구내염 등의 처치 시 도포하는 트리암시놀론 아세토니드 제제 연고(오라메디 연고 등)는 기본진료료에 포함되므로 별도 산정하지 않는다.

관련 규정

○ 요양급여비용의 적용기준 및 방법에 관한 세부사항
Ⅳ. 약제
제10장 치과 처치·수술료
[231 치과구강용제]

제목	세부인정사항
가글 용제 (품명: 헥사메딘가글액 등)	허가사항 범위 내에서 아래와 같은 기준으로 투여 시 요양급여를 인정함 - 아래 - 가. 입원환자 및 담환자: 허가사항(용법·용량) 범위 내 나. 외래환자 1) 인정용량: 100ml 2) 인정용량 초과한 경우: 초과한 용량의 약값 전액을 환자가 부담토록 함 (고시 제2018-253호(약제), 2018. 12. 1. 시행)

제목	세부인정사항
Doxycycline hyclate 20mg 경구제 (품명: 덴티스타캅셀 등)	허가사항 범위 내에서 만성 치주염 상병에 아래와 같은 기준으로 투여 시 요양급여를 인정하며, 동 인정기준 이외에는 약값 전액을 환자가 부담토록 함 - 아래 - ○ 치주소파 이상의 처치 후 투여 (고시 제2013-127호, 2013. 9. 1. 시행)

심사지침

제목	내용
Doxycycline Hyclate 제제 (품명: 덴티스타 등)	치주염환자의 치료에 있어 덴티스타(독시싸이클린 20mg) 약제의 투여는 치주조직의 파괴를 막아주는 기전을 가지고 있어 투여 시 Pocket Depth를 감소시키고 치주염의 급성진행을 감소시키는 등 처치와 동반하는 경우 매우 효과적이므로 치주소파이상의 처치 후 투여 시 인정하되 비용효과적인 면을 고려하여 1개월 단위로 처방하는 것을 원칙으로 한다.

제목	내용
Triamcinolone Acetonide 제제 (품명: 오라메디 연고 등)	구내염 등 상병 처치 시 도포한 트리암시놀론 아세토니드 제제(오라메디 등) 연고는 기본진료료에 포함되므로 인정하지 아니한다.

진료기록부 작성 시 유의사항

- 진료기록부에는 반드시 치주질환과 관련된 환자의 주소와 치은발적, 부종, 출혈 등의 증상, 상병명, 치료계획에 대해서도 기록하여야 한다.
- 방사선촬영을 한 경우에는 촬영 부위와 촬영방법, 판독소견을 기록한다.
- 치주낭측정검사를 시행한 경우에는 치아당 2면 이상, mm 단위로 진료기록부에 기록한다.
- 이러한 기록들은 청구 후 심사조정된 경우 이의신청을 위한 근거자료가 되므로 유의하여야 한다.

처치 및 수술 등에 레이저를 이용한 경우

- 치주소파술 등 처치 및 수술 등에 큐렛 등 손 기구를 사용하지 않고 레이저를 이용하는 경우에도 레이저 사용에 따른 추가 비용을 받을 수 없고 해당 행위 분류항목의 소정수가만을 산정하여야 하며 비급여로 환자에게 부담시켜서도 안 된다.
- 건강보험은 술자의 능력 차이나 보유 장비의 차이를 인정하여 보험수가에 차등을 주지 않고 동일 진료에는 동일한 수가만을 인정한다. 따라서 치과 처치나 수술을 하면서 레이저 등 다른 장비를 추가로 사용해도 추가 비용을 받을 수 없다. 이는 일반의과, 한의과에서도 동일하게 적용되며 레이저를 이용한 술식의 차이와 레이저 장비의 비용 인정이 필요한 경우는 항목을 별도로 신설하거나 급여기준을 따로 만들어서 수가를 인정해 주고 있다.
- 따라서 '차-4 지각과민처치 나. 레이저치료, 상아질접착제 도포의 경우'와 같이 별도의 항목이 있는 경우를 제외하고 치과 처치나 수술 등에 레이저를 이용한 경우에도 각 진료항목에서 정하는 소정수가만을 산정한다.
- 다만 보험진료가 아닌 비급여 진료에 레이저를 사용하면서 레이저를 사용하지 않는 경우와 차등하여 비급여 수가를 받는 것은 가능하다.

관련 규정

○ 건강보험 행위 급여·비급여 목록표 및 급여 상더가치점수
제1편 행위 급여·비급여 목록 및 급여 상대가치점수
제2부 행위 급여목록·상대가치점수 및 산정지침
제10장 치과 처치·수술료
[산정지침]
(6) 각 분류항목의 처치 및 수술 등에 레이저를 이용한 경우에도 각 분류항목의 소정점수만을 산정한다.

○ 요양급여비용의 적용기준 및 방법에 관한 세부사항
Ⅲ. 국민건강보험 요양급여의 기준에 관한 규칙 제1C조에 의거 신의료기술로 신청된 항목 중 이미 심사기준으로 운용되고 있는 항목
제1장 기본진료료

항목	제목	세부인정사항
가1 외래환자 진찰료 가2 입원료	구강안면 저수준 레이저치료 Low-Level Laser Therapy of Orofacial Region	가1 외래환자 진찰료 또는 가2 입원료의 소정점수에 포함 [고시 제2006-32호(기결정)]

제10장 치과 처치·수술료

항목	제목	세부인정사항
일반사항	외향성병소제거(레이저이용), CO_2레이저 병소제거술, CO_2레이저 구강내 절제술, 레이저소대절제술, 연조직치유성고수준레이저, 연조직제거성고수준레이저, 레이저응고술, 레이저절개술, 레이저절제술, 레이저치은성형술	〈산정지침〉-(6)에 의거 각 분류항목의 처치 및 수술 등에 레이저를 이용한 경우에도 각 분류항목의 소정점수만 산정함 [고시 제2000-73호(기결정)]

부록2. 심사기준(지침)

항목	제목	내용
일반사항	레이저를 이용한 처치 및 수술의 준용 수기료	레이저를 이용한 치과 처치 및 수술은 「건강보험 요양급여 행위 및 그 상대가치점수」 제10장 치과 [산정지침] (6)항 및 제9장 처치 및 수술 제1절 [산정지침] (10)항에 의거 각 분류항목의 소정금액만 산정한다.

09

02 치주치료의 재치료

• 치주치료 후 동일 부위에서 동일 술식으로 재시행 시 산정기준이 별도로 정해져 있으며 기간에 따른 초·재진 산정에 유의해야 한다.

재치료 시 초·재진의 산정

• 치료가 종결된 후 30일 이내에 동일 상병으로 치료를 했을 경우에는 재진이고 30일 이후에는 초진으로 산정하지만 치주질환치료의 경우 치료종결 후 재치료 시 새로운 상병이 발생한 것인지, 진행 상태의 상병인지가 불분명하므로 치주질환치료종결 후 90일 이내에 동일 부위 치료 시에는 진찰료는 재진으로 산정하고 90일 이후에는 초진으로 산정한다.

• 예를 들면, 부분치석제거 시행 후 2개월에 다시 동일 부위에 부분치석제거를 하는 경우에는 재진으로 산정하고 3개월 후에 부분치석제거를 시행하는 경우에는 초진으로 산정한다.

동일 부위의 재실시 시 기간별 수가 산정방법

<table>
<tr><th></th><th>치석제거
가. 1/3악당</th><th>치근활택술
치주소파술</th><th>치은절제술</th><th>치은박리소파술</th></tr>
<tr><td>1개월 이내</td><td rowspan="2">재진
치주치료후 처치 가.</td><td>재진
치주치료후 처치 가.</td><td rowspan="2">재진
치주치료후 처치 나.</td><td rowspan="2">재진
치은박리소파술 50%</td></tr>
<tr><td>1개월~3개월</td><td>재진
치근활택술 50%
(치주소파술)</td></tr>
<tr><td>3개월~6개월</td><td>초진
치석제거 가. 50%</td><td rowspan="2">초진
치근활택술 100%
(치주소파술)</td><td>초진
치은절제술 50%</td><td>초진
치은박리소파술 50%</td></tr>
<tr><td>6개월 초과</td><td>초진
치석제거 가. 100%</td><td>초진
치은절제술 100%</td><td>초진
치은박리소파술 100%</td></tr>
</table>

• 건강보험심사평가원은 차23-1 가 치석제거 후 동일 부위에 치석제거를 재실시할 경우 기간별 수기료 산정방법에 대한 심사 사후관리를 실시하고 있다. 보험청구한 진료분을 심사 후 요양급여비용 지급이 끝났어도 1년 전의 청구분을 다시 소급해 심사하여 재치료 시 기간별 산정방법과 다르게 청구된 진료분에 대해서는 사후 정산과정을 거쳐 해당 금액을 환수하고 있다.

• 따라서 동일 부위 재실시의 경우 청구단계에서 기간별 산정방법을 다시 숙지하고 확인하는 과정이 필요하다.

심사 사후관리란?

심사 사후관리란 심사단계에서 확인이 곤란한 건을 대상으로 요양급여비용 지급 후 관련 법령과 기준에 따라 적합성 여부를 검토하는 것을 말한다.

관련 규정

○ 건강보험 행위 급여·비급여 목록표 및 급여 상대가치점수
제1편 제2부 제1장 기본진료료
[산정지침]
1. 진찰료
   가. (4) 해당 상병의 치료가 종결되지 아니하여 계속 내원하는 경우에는 내원 간격에 상관없이 재진 환자로 본다. 또한 완치 여부가 불분명하여 치료의 종결 여부가 명확하지 아니한 경우 90일 이내에 내원 시 재진 환자로 본다.

○ 요양급여비용의 적용기준 및 방법에 관한 세부사항
Ⅰ. 행위
제1장 기본진료료

항목	제목	세부인정사항
가1 외래환자 진찰료	만성 치주질환치료 시 초, 재진 산정기준	만성 치주질환치료 시 치료종결 후 재치료의 경우 새로운 상병인지 진행 상태의 상병인지가 불분명하므로 「건강보험 행위 급여·비급여 목록표 및 급여 상대가치점수」 제1편 제2부 제1장 기본진료료 [산정지침] 1. 진찰료 가.(4)에 따라 치주질환치료종결 후 90일 이내에 동일 부위 치료 시 진찰료는 재진으로 산정함 (고시 제2018-269호(행위), 2019. 1. 1. 시행)

심사사례

■ 청구내역: 만성 치주염 상병으로 초진(2004. Ⅰ. 12.) 시 하악 우측 구치 부위에 치근활택술을 시술하였는데, 동일 수진자 확인 시 2개월 전에 만성 치주염으로 내원하여 동일 부위에 치근활택술 및 치주질환처치가 산정되었음이 확인된 경우
■ 심사내역: 만성 치주염 상병이므로 치료종결 후 90일 이내 내원 시 재진에 해당되므로 재진료로 인정하였으며, 3개월 이내 동일 부위에 치근활택술을 재실시한 경우에 해당되므로 치근활택술 소정금액의 50%를 인정하였다.

03 치주낭측정검사

분류번호	코드	분류
나-902	E9020	치주낭측정검사[1/3악당] Periodontal Pockets Test 주: 치주낭의 깊이(Periodontal Pocket Depth)를 측정한 경우에 한하여 산정한다.

- 치주낭측정검사는 치주치료를 위한 진단과 치주치료가 끝난 후 치유의 평가를 위하여 치주탐침을 치주낭의 기저부에 삽입하여 그 깊이를 측정하는 것이다.

산정단위

- [1/3악당]

청구 시 유의할 사항

- 동일 부위에서 동일 상병으로 치주치료가 완료되기 전까지는 1/3악당 1회만 인정된다.
- 치주낭을 치아당 2면 이상을 측정하며, mm 단위로 진료기록부에 기록한 경우에 인정한다.
- 1/3악 단위로 측정하여 기록한 치아가 1개의 치아일지라도 1/3악으로 인정되어 [1/3악당] 1회로 산정하며, 전악을 측정한 경우에는 치주낭측정검사 6회로 산정한다.
- 따라서 #16, #26, #36, #46의 치주낭측정검사를 시행하였다면 1/3악당으로 횟수를 산정하고, 1개 치아만 측정하여도 100% 인정되기 때문에 당일 #16, #26, #36, #46에 치주낭측정검사는 횟수 '4회'로 청구 가능하다. 이 경우에도 치아당 2면 이상 측정하고 결과를 진료기록부에 반드시 기재하여야 한다.
- 치주낭의 깊이를 재측정할 때에는 1~3개월 이후라야 산정할 수 있다.
- 치석제거, 치주소파술 등 치주치료 시 전처치 날이나 본처치 당일도 실시할 수 있다.

04 치면세마

분류번호	코드	분류
차-23	U2231	치면세마[1/3악당] Prophylaxis 주: 1. Rubber cup으로 Plaque(치태)를 제거하는 경우에 산정한다. 2. 치주질환처치에 필요하여 실시한 경우에 산정한다.

- 치면세마는 소아나 특수환자의 치은염 처치나 치주질환처치에 필요하여 러버컵으로 치면세균막 치태를 제거한 경우에 산정한다.
- 엄밀한 의미에서 치면세마는 치주질환의 치료술식이라기보다는 치주수술 후나 치주치료가 끝난 후에 질환의 예방을 위하여 시행하는 술식으로 보는 것이 타당하다고 할 수 있다.
- 치근활택술이란 항목이 신설됐기 때문에 치주과영역에서는 없어도 무방할 항목이지만, 소아환자나 교정환자의 치은염 처치 시 이를 시술하기 때문에 과거 여러 번의 검토 결과 항목을 유지하기로 한 것이다.

산정단위

- [1/3악당]
- 1~2개 치아에 시행한 경우에도 횟수를 '1'(1/3악)로 산정한다.

산정지침

- Rubber cup으로 Plaque(치태)를 제거하는 경우에 산정한다.
- 치주질환처치에 필요하여 실시한 경우에 산정한다.

적용 상병명

K050	급성 치은염	Acute gingivitis
K0508	기타 명시된 급성 치은염	Other specified acute gingivitis
K0509	상세불명의 급성 치은염	Acute gingivitis, unspecified
K051	만성 치은염	Chronic gingivitis
K0510	만성 단순 변연부 치은염	Chronic simple marginal gingivitis
K0518	기타 명시된 만성 치은염	Other specified chronic gingivitis
K0519	상세불명의 만성 치은염	Chronic gingivitis, unspecified

- 'K05.00 급성연쇄구균치은구내염'이나 'K03.6 치아의 착색, 침착물(유착물)' 등의 상병명을 적용하면 상병명불일치 또는 적용 착오로 심사조정된다.
- 'K05.10 만성 단순변연부치은염'의 상병이 가장 무난한다.

청구 시 유의할 사항

- 소아의 경우 치은염 치료목적으로 시행한 경우에 산정한다.
- 치은염 목적이 아니라 침착물 및 착색물 제거의 경우에는 비급여로 산정한다.
- 영구치에는 원칙적으로 인정되지 않으며 특별한 경우 사례별로 인정한다.
- 하루에 전악을 실시한 경우에도 산정 가능하다.
- 간단한 연조직질환의 처치는 치면세마로 인정하지 않고 기본진료료에 포함되므로 별도 청구할 수 없다.

05 치석제거

분류번호	코드	분류
차-23-1		치석제거[1/3악당] Scaling 주: 1. Scaler 또는 Cavitron을 사용하여 시술하는 경우에 산정한다. 2. 치주질환처치에 필요하여 실시한 경우에 산정한다.
	U2232	가. 1/3 악당
	U2233	나. 전악

- 치석제거는 치은염 처치나 치주질환처치를 위한 원인제거 치료, 치주질환의 외과적 처치를 위한 전단계 치료를 위하여 스케일러 또는 캐비트론 등을 사용하여 치은연상, 연하에 침착된 치태, 치석 및 침착물 등을 제거하는 술식이다.
- 치석제거는 시술목적에 따라 가. 1/3악당과 나. 전악으로 구분하여 산정한다.

가. 1/3악당	나. 전악
• 치주질환에 실시한 부분치석제거 • 치주질환치료를 위한 전처치로 실시하는 전악치석제거 • 개심술 전에 실시하는 전악치석제거	• 후속 치주질환치료 없이 전악치석제거만으로 치료가 종료되는 경우 • 19세 이상, 연 1회

- 치석제거 가. 1/3악당은 치주질환 환자에서 치주질환치료를 위한 전처치로 실시한 경우에 산정하며, 치석제거 나. 전악은 이전에 비급여로 적용하였던 비급여로 적용되었던 '치석제거만으로 치료가 종료되는 전악치석제거'에 대하여 건강보험보장성 확대정책으로 2013년 7월 1일부터 급여 혜택을 주기로 한 것이다.

가. 1/3악당(부분치석제거)

산정단위

- [1/3악당]
- 구치부 1~2개 치아 또는 전치부 1~3개 치아만을 치석제거한 경우에는 소정점수의 50%를 적용하여 치석제거 가. 1/3악당×0.5회로 산정하고, 1/2악을 치석제거한 경우에는 소정점수의 150%를 적용하여 치석제거 가. 1/3악당×1.5회로 산정한다.
- 치석제거 가. 1/3악당×5.5회 이하까지가 부분치석제거에 해당하며, 당일에 전악을 치석제거한 경우에는 치석제거 가. 1/3악당×6회로 산정한다.

급여기준

- 치석제거 가. 1/3악당은 다음과 같은 경우에 요양급여로 한다.
  1) 치주질환에 실시한 부분치석제거
  2) 치주질환치료를 위한 전처치로 실시하는 전악치석제거

3) 개심술 전에 실시하는 전악치석제거

• 치석제거 가. 1/3악당은 연령의 제한이 없다.

산정지침

• 장애인으로 등록되어 있는 뇌병변장애인, 지적장애인, 정신장애인, 자폐성장애인에 대하여는 소정점수의 100%를 추가로 별도 산정한다. 하지만 추가되는 본인부담금은 전액 보험공단에서 부담하므로 환자의 본인부담금은 변동이 없다.

• Scaler 또는 Cavitron을 사용하여 시술하는 경우에 산정한다.

• 치주질환처치에 필요하여 실시한 경우에 산정한다.

적용 상병명

K05	치은염 및 치주질환	Gingivitis and periodontal diseases
K050	급성 치은염	Acute gingivitis
K0500	급성 연쇄구균치은구내염	Acute streptococcal gingivostomatitis
K0508	기타 명시된 급성 치은염	Other specified acute gingivitis
K0509	상세불명의 급성 치은염	Acute gingivitis, unspecified
K051	만성 치은염	Chronic gingivitis
K0510	만성 단순 변연부 치은염	Chronic simple marginal gingivitis
K0511	만성 증식성 치은염	Chronic hyperplastic gingivitis
K0512	만성 궤양성 치은염	Chronic ulcerative gingivitis
K0513	만성 박리성 치은염	Chronic desquamative gingivitis
K0518	기타 명시된 만성 치은염	Other specified chronic gingivitis
K0519	상세불명의 만성 치은염	Chronic gingivitis, unspecified
K052	급성 치주염	Acute periodontitis
K0520	동이 없는 잇몸 기원의 치주농양	Periodontal abscess[Parodontal abscess] of gingival origin without sinus
K0521	동이 있는 잇몸 기원의 치주농양	Periodontal abscess[Parodontal abscess] of gingival origin with sinus
K0522	급성 치관주위염	Acute pericoronitis
K0528	기타 명시된 급성 치주염	Other specified acute periodontitis
K0529	상세불명의 급성 치주염	Acute periodontitis, unspecified
K053	만성 치주염	Chronic periodontitis
K0530	만성 단순치주염	Chronic simplex periodontitis
K0531	만성 복합치주염	Chronic complex periodontitis

K0532	만성 치관주위염	Chronic pericoronitis
K0538	기타 명시된 만성 치주염	Other specified chronic periodontitis
K0539	상세불명의 만성 치주염	Chronic periodontitis, unspecified
K054	치주증(齒周症)	Periodontosis
K054	연소성 치주증	Juvenile periodontosis
K055	기타 치주질환	Other periodontal diseases
K056	상세불명의 치주질환	Periodontal disease, unspecified

- 상병명은 원칙적으로 환자의 질환에 의거하여 적용해야 하지만 치석제거 이후에 후속되는 치주질환치료도 고려하여 부여한다.
- 위와 같이 치은과 치주질환의 상병이 다양하고 많지만 치석제거만으로 끝나는 경우와 그 이후에 치근활택술, 치주소파술, 치은박리소파술 등 여러 치료 술식에 포괄적으로 적용되고 삭감의 염려가 없는 상병명이 'K05.30 만성 단순치주염'이다.

청구 시 유의할 사항

- 국소적 치주질환이라도 치주치료를 위한 치석제거는 전악을 한 번에 시행함을 원칙으로 한다. 하지만 어느 부분만의 치주치료를 위한 부분치석제거도 인정된다.
- 일반적으로 치석제거 시 마취는 인정되지 않으나 부득이한 사정으로 시행하였다면 그 사유를 '심한 동통을 호소하여 마취를 시행함' 등과 같이 내역설명으로 첨부하여 청구하면 사안에 따라 인정받을 수 있다.
- 치석제거와 함께 시행한 치주낭측정검사, 방사선촬영 등은 별도 산정 가능하며, 환자의 증상에 따라 투약도 가능하다.
- 치석제거를 실시한 후의 후처치는 치주치료후 처치 가. 치석제거, 치근활택술, 치주소파술 후로 적용한다.

1) 치주질환에 실시한 부분치석제거

- 어느 부위만 치주질환이 있어 그 부위에 한하여 부분적으로 실시하는 부분치석제거는 후속되는 치주질환처치가 없이 부분치석제거만으로 치료가 종결되어도 보험급여로 인정된다.
- 어느 부위만 치주질환이 있어 시행했다는 근거는 보험청구 시 입력된 상병명과 진료기록부에 기록된 치주질환과 관련된 환자의 증상과 진단명이다. 진료기록부에 환자의 증상이나 향후 치주치료 계획 등을 기록하도록 한다.

2) 치주질환치료를 위한 전처치로 실시하는 전악치석제거

- 치주질환치료를 위한 전처치로 실시하는 전악치석제거는 후속되는 치주질환처치가 있는 경우에 한하여 보험급여로 인정된다.
- 전악치석제거가 보험으로 인정되는 기준은 환자의 치주질환 존재 여부나 증상 정도가 아니라 후속되는 치주질환의 처치가 계속 이어져서 청구가 되었느냐의 여부이다. 전악치석제거 후 치근활택술, 치주소파술 등의 후속 처치의 청구가 있는 경우에만 보험급여로 인정받으며, 후속 청구가 없거나 치주치료후 처치만 청구된 경우에는 보험급여로 인정받지 못한다.

09

후속되는 치주질환치료란?

후속되는 치주질환치료란?「건강보험 요양급여 행위 및 그 상대가치점수」제10장 제2절의 치근활택술과 치주소파술이나 치은박리소파술 등과 같은 제4절 치주질환 수술에 해당하는 항목을 의미하며, 치석제거 이후에 실시하는 치주치료후 처치는 포함되지 않는다.

- 후속되는 치주질환치료는 원칙적으로 단 한 번 혹은 1/3악만 치주치료가 시행된 경우에라도 전악치석제거의 보험급여가 인정되므로 전악에 걸친 치주질환치료가 필요한 것은 아니다.
- 치석제거 후 환가가 치주치료를 받으러 오지 않거나 치주치료일이 다음달로 예정되어 있는 경우에는 전악치석제거만을 청구하는 사유를 '치주치료를 하기로 약속을 하고서 환자가 내원하지 않음' 혹은 '다음달에 치주치료를 할 예정임' 등으로 보험청구 시 내역설명을 기재하여야 전악치석제거가 삭감되지 않고 모두 인정이 된다. 이때에는 진료기록부에 치주질환 관련 증상과 치료계획, 치주치료 약속을 했으나 환자가 내원하지 않았다는 기록 등을 해 두어야 한다.
- 보험청구 시 이러한 내역설명을 빠뜨리거나 내역설명을 했는데도 전악치석제거가 삭감된 경우에는 이의신청을 해야 한다. 이의신청 시에는 진료기록부 사본을 첨부해야 하며 진료기록부에 치주치료가 필요한 상황임을 증명할 수 있는 구체적인 환자의 치주상태와 증상, 이에 따른 치료계획, 환자 약속 이행 여부 등 자세히 기록되어 있어야 인정받을 수 있다. 단순히 방사선촬영사진이나 치주낭측정만으로는 인정을 받을 수 없다.
- 후속 치주치료 없이 전악치석제거를 보험으로 인정받을 목적으로 방사선사진이나 치주낭측정검사를 일률적으로 같이 청구하면 삭감당할 수 있다.
- 전악치석제거를 인정받기 위하여 며칠에 걸쳐 나누어서 시행하고 부분치석제거로 청구한다든지 일률적으로 5/6악씩 부분치석제거를 한 경우에는 심사조정된다.
- 만약 환자가 스케일링 공포증이 있거나 치아가 너무 시려하거나 하여 전악치석제거를 두 번에 나누어 시행하였다면 청구 시 내역설명을 첨부하도록 하며, 이런 경우에도 초·재진료는 한 번만 인정하는 것으로 심사조정될 수도 있다. 따라서 이런 경우에는 두 번에 나누어서 시행한 것으로 청구하지 말고 치석제거가 완료되는 날에 전악치석제거로 청구하는 것이 좋다.

09

3) 개심술 전에 실시하는 전악치석제거

- 심장수술 이전에 감염예방을 위해 실시하는 전악치석제거는 후속 치주질환치료가 없어도 보험급여로 인정된다. 따라서 후속 치주질환치료가 없이 전악치석제거만으로 치료가 종결된 경우에는 청구 시 '개심술 전에 전악치석제거를 실시함' 등과 같이 이에 대한 내역설명을 반드시 하여야 한다.

동일 부위에 치석제거를 재시행한 경우

기간	산정항목 및 비율
3개월 이내	재진+치주치료후 처치 가.
3개월 초과 6개월 이내	초진+치석제거 가. 50%
6개월 초과	초진+치석제거 가. 100%

- 동일 부위에 치석제거를 재시행한 경우에는 3개월 이내는 치주치료후 처치 가. 치석제거, 치근활택술, 치주소파술 후로 적용하여야 하며, 3개월 초과 6개월 이내는 치석제거 가. 1/3악당의 50%, 6개월 초과 시 치석제거 가. 1/3악당의 100%를 산정한다.
- 치주질환의 경우 초진·재진의 기준 시기는 90일이므로 치료종결 후 3개월 이내에 동일 부위 치석제거 시에는 재진으로 산정하고, 3개월 초과 시에는 초진으로 산정한다.

다른 치료를 같이 한 경우

동일 부위에 치석제거와 치주소파술을 같이 한 경우

치료내용	청구항목 및 산정비율
치석제거 치주소파술	치석제거 산정 불가 치수소파술 100% 산정

- 당일에 동일 부위에서 치석제거와 치주소파술을 동시 시행한 경우에는 치석제거는 상위 술식인 치주소파술의 소정점수에 포함되는 것으로 간주하여 치석제거는 별도 산정할 수 없다. 이 경우는 치주치료를 하기 위한 전처치인 치석제거를 먼저 시행하지 않고 치주소파술만을 시행한 경우에 해당하는 것으로 치석제거를 같이 청구할 수 없다.

동일 부위에 치석제거와 교합조정술을 같이 시행한 경우

치료내용	청구항목 및 산정비율
치석제거 교합조정술	치석제거 100% 산정 교합조정술 100% 산정

- 당일에 동일 부위에서 치석제거와 교합조정술을 동시에 실시한 경우에는 치석제거는 100%, 교합조정술은 100%를 산정한다. 이때 치석제거는 [1/3악당]으로 교합조정술은 [1치당]으로 청구한다.

동일 부위에 치석제거와 지각과민처치를 같이 시행한 경우

치료내용	청구항목 및 산정비율
치석제거 지각과민처치	치석제거 100% 산정 지각과민처치 산정 불가

- 지각과민처치는 치아질환처치(충전 등), 치주조직의 처치(치석제거 등), 보철치료와 동시 시행한 경우에는 인정하지 아니하므로 동일 부위에 치석제거와 지각과민처치를 동시에 실시한 경우에는 지각과민처치는 산정할 수 없고, 치석제거만 산정해야 한다.
- 치주치료 후 치주치료에 따른 출혈 및 치은열구액 증가가 정상으로 돌아와 치근면을 적절히 건조시킬 수 있을 정도의 치유기간이 필요하고 통상적인 치은부위의 치유기간인 일주일이 경과한 후에 시행하는 것이 타당하므로 지각과민처치는 치주치료 후 일주일이 지난 후부터 산정한다.

동일 부위에 치석제거와 구내염 처치를 같이 시행한 경우

치료내용	청구항목 및 산정비율
치석제거 구내염 처치	치석제거 100% 산정 산정 불가

- 구내염, 치은염, 지치주위염 등의 간단한 구강연조직질환의 처치료는 기본진료료에 포함되므로 별도 산정할 수 없고, 보통처치나 수술후 처치 등의 산정은 인정하지 아니한다.

#14~17의 치석제거와 #38의 발치 후 드레싱을 같이 시행한 경우

치료내용	청구항목 및 산정비율
치석제거 발치 후 드레싱	치석제거 100% 산정 수술후 처치 가. 단순처치 100% 산정

- 동일 악 중 1/3악 또는 동일 악 중에 연결된 1/3악 범위 내(인접한 치아 3~4개 이내 범위)에서 치주치료 또는 치주치료후 처치와 수술후 처치를 동시에 실시한 경우 주된 치과 처치료의 소정점수만 산정 가능하므로 치석제거만 인정되고 수술후 처치는 청구할 수 없다.
- #14~17의 치석제거와 #38의 발치 후 드레싱을 같이 시행한 경우와 같이 동일 악이 아닌 경우에는 각각 100% 산정할 수 있다.

관련 규정

○ 요양급여비용의 적용기준 및 방법에 관한 세부사항
Ⅰ. 행위
제10장 치과 처치·수술료

항목	제목	세부인정사항
차23-1 치석제거	차23-1 치석제거 급여기준	국민건강보험 요양급여의 기준에 관한 규칙 [별표2] 비급여대상 제3호 다목에 의한 치석제거는 비급여대상이나 다음과 같은 경우에 실시한 차23-1 치석제거는 다음과 같이 요양급여 함 - 다음 - 가. 차23-1 가. 1/3악당 1) 치주질환에 실시한 부분치석제거 2) 치주질환치료를 위한 전처치로 실시하는 전악치석제거 3) 개심술 전에 실시하는 전악치석제거 나. 차23-1 나. 전악 후속 치주질환치료 없이 전악치석제거만으로 치료가 종료되는 경우에 19세 이상 연(매년 1월~12월) 1회 요양급여함 (고시 제2017-249호, 2018. 1. 1. 시행)

항목	제목	세부인정사항
차23-1 치석제거	1~2개 치아에 치석제거 시 수가 산정방법	1~2개 치아에 치석제거를 시행한 경우 차23-1 치석제거 소정점수의 50%를 산정함 (고시 제2007-92호(행위), 2007. 11. 1. 시행)

항목	제목	세부인정사항
차23-1 치석제거	차23-1가. 치석제거 후 동일 부위에 치석제거를 재실시 할 경우 수기료 산정방법	치주질환치료에 필요하여 차23-1 가. 치석제거를 동일 부위에 재실시하는 경우는 다음과 같이 산정함 - 다음 - 가. 3개월 이내: 차22 치주치료후 처치를 산정 나. 3개월 초과 6개월 이내: 차23-1 가. 치석제거 소정점수의 50%를 산정 다. 6개월 초과: 차23-1 가. 치석제거 소정점수를 산정 (고시 제2013-104호(행위), 2013. 7. 1. 시행)

항목	제목	세부인정사항
차23-1 치석제거	동일 부위에 치석제거와 교합조정술 동시 실시 시 진료수가 산정방법	동일 부위에 차23-1 치석제거와 차29 교합조정술을 동시에 시행한 경우에는 각각의 소정금액을 산정함 (고시 제2010-115호(행위), 2011. 1. 1. 시행)

행정해석

치석제거 관련 질의에 대한 회신
치석제거후 치주치료란 「건강보험 요양급여 행위 및 그 상대가치점수」 제10장 제2절의 치근활택술 등의 시술과 제4절 치주질환 수술에 해당하는 항목을 의미하며, 치석제거 후 환자가 치주치료를 받으러 오지 않거나 치주치료일이 다음달에 예정되어 있을 경우 등의 상황에서는 요양급여비용 청구 시 치석제거 비용만 청구하는 사유를 자세히 기재한다면 요양급여비용 심사 시 이를 고려할 것임을 알려드립니다. (급여 65720-1553호, 2001. 10. 15.)

전산심사사례

차23-1가 치석제거와 동일 1/3악에 산정한 차21가 수술후 처치

■ 청구사례(60세/남)

- 외래 내원일수: 1일
- 상병명: 만성 치주염
- 주요 청구내역

  [처치 및 수술료] 차23-1가 치석제거[1/3악당] 1*3*1(#31~#37, #41~#47)

  차21가 수술후 처치[1일당]-단순처치(U2211) 1*1*1(#36) ▶ 조정

■ 심사결과

- 관련 근거에 의하여 동일 악 중 1/3악 또는 동일 악 중에 연결된 1/3악 범위 내(인접한 치아 3~4개 이내 범위)에서 치주치료 또는 차22가 치주치료후 처치[1구강 1회당]와 차21가 수술후 처치[1일당]-단순처치를 동시에 실시한 경우 주된 치과 처치료의 소정점수만 산정 가능함
  - 동 사례는 치주치료와 차21가 수술후 처치[1일당]-단순처치를 동시에 산정하여 조정함

〈관련 근거〉

- 동일 부위에 치주치료 또는 차22가 치주치료후 처치[1구강 1회당]와 차21가 수술후 처치[1일당]-단순처치 수가 산정방법

  (보건복지부 고시 제2020-19호, 2020. 2. 1. 시행)

  - 동일 악 중 1/3악 또는 동일 악 중에 연결된 1/3악 범위 내(인접한 치아 3~4개 이내 범위)에서 치주치료 또는 차22가 치주치료후 처치[1구강 1회당]와 차21가 수술후 처치[1일당]-단순처치[1일당]를 동시에 실시한 경우 주된 치과 처치료의 소정점수만 산정함

(2020. 6. 25.)

나. 전악(연 1회 전악치석제거)

- 차23-1 치석제거 나. 전악(이하 연 1회 전악치석제거)은 후속 치주질환치료 없이 치석제거만으로 치료가 종료되는 전악치석제거를 말하며, 이전에는 비급여에 해당하였던 것을 건강보험보장성 확대 방침에 따라 보건복지부장관이 비급여의 예외 사항으로 정하여 2013년 7월 1일부터 보험급여로 적용하도록 고시한 경우이다.

	2018년 1월 1일 이전	2018년 1월 1일부터
급여 연령	만 20세 이상	만 19세 이상
연간 기준	매년 7월 1일~다음해 6월 30일	매년 1월 1일~12월 31일
횟수	연 1회	연 1회

- 후속 치주질환치료 없이 전악치석제거만으로 치료가 종료되는 경우에만 보험급여가 인정되며, 만 19세 이상, 연 1회(매년 1월 1일~12월 31일 기간 동안)에 한 해 급여가 적용된다.
- 「국민건강보험 요양급여의 기준에 관한 규칙」에 따라 구취제거, 치아 착색물질 제거, 치아교정 및 보철을 위한 치석제거 및 구강보건증진 차원에서 정기적으로 실시하는 치석제거는 비급여대상으로 적용된다.
- 연 1회 전악치석제거도 연 1회 한도를 초과할 경우에는 비급여이다.
- 만 19세 이하에서도 치주질환치료를 위한 전단계의 전악치석제거와 부분치석제거는 이전과 동일하게 보험급여로 산정한다.

09

전악치석제거의 비교

	비보험 전악치석제거	연 1회 전악치석제거	치료목적 전악치석제거
산정지침	• 구취제거, 치아 착색물질 제거를 위한 치석제거 • 치아교정 및 보철을 위한 치석제거 • 구강보건증진 차원에서 정기적 실시하는 치석제거 • 연 1회 전악치석제거의 연 1회 한도 초과 시	• 후속 치주질환치료 없이 전악치석제거만으로 치료가 종료되는 경우 • 19세 이상, 연 1회	• 치주치료의 전단계로 실시하는 치석제거
청구방법	비급여	치석제거 나. 전악×1회	치석제거 가. 1/3악당×6회
후속 처치	불필요	불필요	필요

- 전악치석제거는 상황에 따라 비보험 전악치석제거, 연 1회 전악치석제거, 치료목적 전악치석제거 등 3가지로 적용할 수 있다.

산정단위

- [전악]
- 연 1회 전악치석제거는 청구단위가 [전악]이므로 치석제거 나. 전악×1회로 청구한다.
- 잔존치아가 절반 이하(1/3악×3)인 환자에서 연 1회 전악치석제거를 시행한 경우에는 치석제거 나. 전악 급여수가

의 50%만 인정되므로 횟수를 0.5로 산정한다.

급여기준

- 만 19세 이상
- 매년 1월 1일~12월 31일 기간 동안, 연 1회
- 치근활택술, 치주소파술, 치주수술 등 후속 치주질환치료 없이 치석제거만으로 치료가 종료되는 전악치석제거
- 구취제거, 치아 착색물질 제거, 치아교정 및 보철을 위한 치석제거 및 구강보건증진 차원 또는 심미, 미용 목적으로 정기적으로 실시하는 치석제거와 연 1회 초과한 후속 치주질환치료 없이 치료가 종료되는 전악치석제거는 비급여이다.

산정지침

- 장애인으로 등록되어 있는 뇌병변장애인, 지적장애인, 정신장애인, 자폐성장애인에 대하여는 소정점수의 100%를 추가로 별도 산정한다. 하지만 추가되는 본인부담금은 전액 보험공단에서 부담하므로 환자의 본인부담금은 변동이 없다.
- Scaler 또는 Cavitron을 사용하여 시술하는 경우에 산정한다.

적용 상병명

- 급여항목의 치석제거와 마찬가지로 KCD 상병 분류상의 치주질환 상병 그룹인 K05 하단 상병이면 모두 산정 가능하다.

K0530	만성 단순치주염	Chronic simplex periodontitis

- K0530 만성 단순치주염이 가장 무난하다.

청구 시 유의할 사항

- 연 1회 전악치석제거는 연 1회로 건강보험 적용횟수가 정해져 있기 때문에 치과병·의원에서 국민건강보험공단 요양기관정보마당에 사전 조회하여 개인별 인정 횟수를 확인하고 시술일 등록을 하는 것을 원칙으로 한다.
- 연 1회 치석제거는 공단에 사전등록 없이 보험청구가 이루어진 경우 전액 삭감된다.
- 연 1회 전악치석제거는 방사선촬영 및 치주낭측정검사 실시 여부와 상관없이 산정 가능하다. 연 1회 전악치석제거 시 방사선촬영(치근단 또는 파노라마), 치주낭측정검사를 실시한 경우에는 별도 산정 가능하다.
- 같은 해에 연 1회 전악치석제거를 시행한 후에 치주질환치료를 위한 전악치석제거를 시행할 수 있고 전악치석제거 후에 연 1회 전악치석제거를 시행할 수 있다. 두 시술 간의 기간에 대하여는 별도의 규정이 없으므로 합리적으로 인정되는 범위 안에서는 인정 가능하다.

연 1회 전악치석제거를 시행한 후에 치근활택술 등의 치주질환처치가 필요한 경우

- 연 1회 전악치석제거를 실시한 후 1~2개월 이내에 치주질환이 발병하여 치근활택술 또는 치주소파술이 필요한 경

우 연 1회 전악치석제거를 치주치료를 위한 전처치로 간주하여 별도의 전처치(치석제거의 재실시) 없이 치근활택술 및 치주소파술의 산정이 가능하다. 청구 시 '몇 월 며칠에 전악치석제거를 실시하였음'과 같이 내역설명을 반드시 하여야 한다.

- 단 연 1회 전악치석제거는 후속 치주질환치료 없이 치석제거만으로 치료가 종료되는 경우에만 적용하는 것이 원칙이고, 연 1회 전악치석제거 시행 시점 1개월 전후 이내로 치주질환처치를 시행한 경우 연 1회 전악치석제거의 청구가 조정될 수 있다는 심사지침도 있었기 때문에 청구 시 환자의 증상에 대하여 내역설명을 첨부하고 진료기록부에도 기재하도록 한다.
- 연 1회 전악치석제거 실시 후 사전 계획에 없던 치주치료가 이어질 경우 기존 연 1회 전악치석제거의 등록 취소 후 치석제거 가. 1/3악당 전악(×6회)으로 청구할 수 있다. 이 경우 연 1회 전악치석제거의 등록취소는 당일 승인건에 대해서만 바로 취소가 가능하지만 당일이 경과한 후에는 건강보험공단으로 취소신청서를 보내야 하는 번거로움이 있다.
- 연 1회 전악치석제거와 치석제거 가. 1/3악당×6회의 수가 차이가 많기 때문에 스케일링을 할 경우 후속 치주질환치료가 필요할 가능성이 있는지 면밀히 판단하여 필요할 경우에는 환자에게 설명한 후 치석제거 가. 1/3악당×6회로 적용하여 전악 스케일링을 한 후 후속 치주질환처치를 시행하는 것이 좋다.

연 1회 전악치석제거를 시행한 후 치주치료를 전제로 한 치석제거를 하는 경우의 실시 간격

- 연 1회 전악치석제거를 시행하고 치주치료를 전제로 한 치석제거를 하는 경우 또는 그 반대의 경우의 실시 간격에 대하여 별도의 제한 규정을 두고 있지 않다. 다만 그 필요성이 인정되는 경우에 보험급여의 적용이 가능하므로 청구 시에 반드시 내역설명을 해 주고 진료기록부에도 기재해 두어야 한다.

09

연 1회 전악치석제거를 당일에 실시하지 않고, 2일에 나누어서 실시하는 경우

- 치석제거는 통상 당일에 실시함을 원칙으로 하나, 환자 개인의 사유(시간, 전신 쇠약 등)로 인해 부득이하게 하루는 상악만, 다음 번 내원 시에는 하악을 실시하는 경우와 같이 이틀에 나누어서 시행한 경우에는 첫날에 치석제거 나. 전악의 횟수를 0.5로, 둘째 날도 횟수를 0.5로 청구하며, 반드시 그 사유를 내역설명한다.
- 또한 고려해야 할 점은 공단에 등록되는 치석제거 시술일이다. 시술일은 1일로만 등록이 되기 때문에 첫날의 날짜든, 둘째 날의 날짜든 1일만 등록하고 보험청구 시에 이와 같은 내용을 내역설명을 해 준다.
- 다만 타 요양기관의 산정내역 비교 시 이러한 시술 형태가 많은 경우에는 환자의 내원일수를 증가시키는 결과를 초래할 수 있으므로, 환자 상태 및 의학적 타당성 등을 고려하여 적정성 여부를 판단할 수 있다.
- 즉, 첫날과 둘째 날 모두 진찰료가 산정되고, 이러한 진료행태가 빈번하게 되면 환자의 내원일수를 증가시켜 진찰료를 부당 취득하는 것으로 판단하여 재진료가 심사조정될 수 있다.
- 2일 이상 부득이하게 여러 번에 나누어서 실시한 경우에는 치석제거 완료일을 시술일로 등록하고 치석제거 나. 전악×1회로 청구하는 것이 좋다.

예시: 치주질환치료를 위하여 전악치석제거를 하였는데 이후 환자가 내원하지 않은 경우

내원일	1일째
상병명	K0530 단순만성 치주염
청구내역	초진료 치석제거 가. 1/3악당 6회
추가	방사선촬영 치주낭측정검사
내역설명	잇몸치료 약속하였으나 내원하지 않음

- 후속 치주질환처치가 이어지지 않은 경우, 청구 시 그에 대한 내역설명을 첨부하면 후속치료가 없이도 인정된다.
- 방사선촬영과 치주낭측정검사를 동시에 실시한 경우에는 별도 산정할 수 있다.

예시: 연 1회 전악치석제거를 시행한 경우

내원일	1일째
상병명	K0530 단순만성 치주염
청구내역	초진료 치석제거 나. 전악 1회
추가	방사선촬영 치주낭측정검사
내역설명	

- 연 1회 전악치석제거는 별도의 내역설명은 필요 없다.
- 연 1회 전악치석제거에서 방사선촬영과 치주낭측정검사를 반드시 동반할 필요는 없으며 진단을 위한 방사선촬영과 치주낭측정검사를 동시에 실시한 경우에는 별도 산정할 수 있다. 하지만 일률적으로 청구 시에는 심사조정될 수 있다.

관련 규정

행정해석

2013년 7월부터 급여가 적용되는 치석제거가 기존에 보험적용 되던 치석제거와 행위가 다른 것인가요?

■ 금번 보험적용되는 치석제거 행위가 이미 보험적용되던 치석제거와 동일
금번 급여가 적용되는 치석제거 행위는 종전 급여로 적용되었던 치석제거와 동일한 행위입니다. 치석제거는 통상 치석의 침착 정도, 치주낭 깊이 등에 따라 치석제거 후 치근활택술 등 후속 치주치료 여부가 결정되는데, 7월부터 급여가 적용되는 치석제거는 그간 비급여로 운영되었던 치석제거만으로 종료되는 전악치석제거에 대하여 급여 확대하는 것이므로 종전의 치석제거와 행위가 달라지는 것은 아닙니다.

(보험급여과–1252호, 2013–07–01 시행)

2013. 7. 1. 시행되는 치석제거의 경우, 20세 미만의 경우는 왜 급여적용이 안 되나요?

■ 만 20세 미만의 경우도 치주질환 수술을 위한 전단계의 전악치석제거 및 부분 치석제거는 현행과 동일하게 급여 적용
금번 신설될 전악치석제거는 치석이 전체 구강내에 침착되어 전악치석제거가 필요한 환자에게 급여를 시행하는 것으로서, 국민구강건강 영양조사 자료 및 국민구강건강 실태조사 자료 등에서 제공된 지역사회치주요양필요지수(CPITN) 등을 고려하여 만 20세 이상에 대하여 급여 적용하는 것입니다. 다만 만 20세 미만의 경우도 치주질환 수술을 위한 전단계의 전악치석제거 및 부분 치석제거는 현행과 동일하게 급여 적용이 가능합니다.

(보험급여과–1252호, 2013–07–01)

2013년 7월 이후 치석제거가 급여확대 된다던데, 예방에도 급여 적용 가능한가요?

■ 치석제거만으로 치료가 종료되는 전악치석제거에 대하여 급여 확대
「국민건강보험 요양급여의 기준에 관한 규칙」에 의한 '구취제거, 치아 착색물질 제거, 치아교정 및 보철을 위한 치석제거 및 구강보건 증진 차원에서 정기적으로 실시하는 치석제거'는 예방진료로 비급여대상으로 적용됩니다.
치석이 있는 경우 증상 없이도 잇몸질환이 있을 수 있고, 치석제거만으로도 치주질환에 대한 치료가 가능한 측면이 있어 그간 비급여로 적용되었던 치석제거만으로 치료가 종료되는 전악치석제거에 대하여 만 20세 이상에서 연 1회 급여 확대하게 되었습니다.

(보험급여과–1252호, 2013–07–01)

2013년 7월부터 급여가 적용되는 치석제거는 연간 1회에 한하여 적용되는데, 연간 1회 기준 및 횟수 초과 시 비용은?

■ 연간 기준은 매년 7월부터 다음해 6월
1년의 기준은 매년 7월부터 다음해 6월까지입니다. 만약 올해 7월에 치석제거를 받은 성인은 내년 6월까지는 보험적용 치석제거를 받을 수 없지만, 내년 3월에 치석제거를 받고 다시 7월에 보험적용 치석제거를 받을 수 있게 됩니다.
보험적용을 받았는지 여부는 방문하시는 치과병·의원에서 국민건강보험공단 요양 기관 정보마당에서 확인하게 되며, 연 1회를 초과하여 후속 처치 없는 치석제거를 시술받는 경우에는 비급여대상입니다.

■ 만 20세 이상, 연간 1회 급여 적용(연 1회 초과 시 본인이 부담)
금번 신설될 전악치석제거는 만 20세 이상에 대하여 연 1회 급여 적용을 하며, 이는 통상적으로 후속 치주수술이 연결되지 않는 성인환자의 경우 치석제거의 시술 주기를 6개월~2년간 1회가 적정한 것으로 확인되어 연 1회에 한하여 급여 적용하게 되었습니다.
따라서 연 1회를 초과하여 전악치석제거를 시술받는 환자의 경우는 그 비용을 환자가 부담하여야 합니다.

(보험급여과–1252호, 2013–07–01)

신설된 전악치석제거는 정해진 급여대상 질병코드가 별도로 있나요?

■ 해당 치주질환 상병 기재(K05 하단 상병 모두 해당)
신설된 전악치석제거는 종전 치석제거와 행위가 다른 것이 아니라 그간 비급여로 운영되었던 '후속 처치 없이 전악치석제거만으로 종료되는 치석제거'로서, 해당 상병은 종전 급여항목의 치석제거와 마찬가지로 KCD 상병 분류상의 치주질환 상병 그룹인 K05 하단 상병이면 모두 산정 가능합니다.

(보험급여과–1252호, 2013–07–01)

국민건강보험공단 검진을 실시하면서, 치석제거(스케일링)를 한 경우 진찰료 산정이 가능한가요?

■ 초진(또는 재진) 진찰료의 50% 산정 가능

현행 보건복지부 고시 제2012-153호(2012. 12. 1.)에 따르면, 「국민건강보험법」 제52조에 의거 가입자 및 피부양자에게 실시하는 건강검진 당일 동일 요양기관에서 건강검진과는 별도로 질환에 대한 진찰이 이루어져 진찰 이외에 의사의 처방(약제 처방전 발급, 「건강보험 행위 급여·비급여 목록표 및 급여 상대가치점수」에 의하여 산정 가능한 진료행위)이 발생한 경우 해당 진찰료는 「건강보험 행위 급여·비급여 목록표 및 급여 상대가치점수」 제1편 제2부 제1장 기본진료료 [산정지침] 1. 진찰료 '가'에 의거 초진(또는 재진)진찰료의 50%를 산정하여야 합니다[건강보험심사평가원 홈페이지(http://www.hira.or.kr) → 기준법령 → 급여기준 → 고시에서 조회 가능].

(보험급여과-1252호, 2013-07-01)

같은 해에 후처치가 필요한 종전 급여항목의 치석제거 후 6개월 이후 내원하여 후속 처치가 필요 없는 전악치석제거 시에도 보험적용이 가능한지? 순서가 바뀐 경우도 산정 가능한지?

■ 치의학적 소견에 따른 필요성이 있는 경우, 산정 가능

금번 확대된 치석제거는 그간 급여인정기준(세부사항 고시)에 따라 종전까지 비급여로 운영 중이었던 '전악치석제거만으로 종료된 치석제거'가 급여 확대된 것으로서, 치주질환치료를 전제로 한 전악치석제거(종전 급여) 이후 치의학적 소견에 따른 필요성이 있어 후속 처치 없이 전악치석제거만으로 종료되는 치석제거를 한 경우라면 같은 해에도 산정은 가능합니다.

또한 치주치료를 전제로 한 치석제거의 경우, 동일 부위에 재실시하는 치석제거에 대하여 실시 기간별 급여 인정기준(고시 제2005-61호, 2005. 9. 15. 시행)을 정하고 있으나, 금번 확대된 치석제거는 만 20세 이상 연 1회에 한하여 제한하고 있으므로 치주치료를 전제로 한 치석제거 이후 전악치석제거만으로 종료되는 치석제거를 실시하는 경우의 실시 간격은 별도의 제한 규정을 두고 있지 않습니다.

다만 국민건강보험 요양급여의 기준에 관한 규칙 [별표1] 요양급여의 적용기준 및 방법 제1호 요양급여의 일반원칙에 따르면 요양급여는 가입자등의 연령·성별·직업 및 심신 상태 등의 특성을 고려하여 진료의 필요가 있다고 인정되는 경우에 정확한 진단을 토대로 하여 환자의 건강증진을 위하여 의학적으로 인정되는 범위 안에서 최적의 방법으로 실시하여야 하며 경제적으로 비용효과적인 방법으로 행하도록 규정하고 있으므로, 환자의 상태 및 의학적 타당성 등을 고려하여 적절히 산정하시기 바랍니다.

(보험급여과-1252호, 2013-07-01)

신설된 전악치석제거는 반드시 파노라마촬영과 치주낭측정검사를 동반하여야 하나요?

■ 파노라마촬영 및 치주낭측정검사 실시 없이 전악치석제거 산정 가능

파노라마는 전반적인 구강 상태 및 치조골 소실 정도를 판단하기에 유용한 자료이나 치석의 침착 여부가 육안으로도 확인이 가능한 경우라면 신설된 전악치석제거를 실시하기 위하여 반드시 전제되어야 할 필요는 없습니다.

치주낭측정검사 또한 탐침을 통하여 치주낭의 깊이를 측정하여 치주질환의 정도를 확인하기 위하여 유용한 검사이나 전악치석제거를 실시하기 위하여 반드시 동반될 필요는 없으며, 환자 상태 및 의학적 필요성에 따라 적절히 산정하시기 바랍니다.

(보험급여과-1252호, 2013-07-01)

신설된 전악치석제거 시행 이후 6개월 이내에 내원하여 치근활택술 또는 치주소파술과 같은 치주치료가 필요한 경우, 치석제거를 또 실시하여야 하나요?

■ 치석제거 실시없이 치근활택술 및 치주소파술 산정 가능

전악치석제거 시행 이후 6개월 이내에 내원하였는데 치주 관리 상태가 양호하지 못하여 당초 치석제거 실시 때와는 달리 치근활택술 또는 치주소파술이 필요한 경우 환자 치주 상태에 따라 치석제거 실시 여부를 결정하면 됩니다.

따라서 반드시 치석제거를 재실시할 필요는 없습니다.

(보험급여과-1252호, 2013-07-01)

06 치주치료후 처치

분류번호	코드	분류
차-22		치주치료후 처치[1구강 1회당] Treatment of Periodontal Disease
	U2221	가. 치석제거, 치근활택술, 치주소파술 후 after Scaling or Root planning or Subgingival Curettage
	U2222	나. 치주수술 후('가' 이외의 경우) after Peridontal Surgery

- 치주치료후 처치는 치석제거, 치주소파술 후 또는 치주수술 후 치유를 도모하기 위하여 시술부위의 잔여 치석제거, 치태조절, 소독 및 드레싱, 치주팩 교환 및 제거, 봉합사 제거 등을 시행한 경우에 적용한다.
- 선행한 주된 치주질환치료의 내용에 따라 가. 치석제거, 치근활택술, 치주소파술 후와 나. 치주수술후 등으로 구분하여 산정한다.

산정단위

- [1구강 1회당]
- 당일, 구강내 여러 부위에서 치주치료후 처치를 시행한 경우에도 1회만을 산정한다.

산정지침

가. 치석제거, 치근활택술, 치주소파술후	나. 치주수술후 ('가' 이외의 경우)
• 치석제거 • 치근활택술 • 치주소파술 • 치석제거(3개월 이내 재시행) • 치근활택술(1개월 이내 재시술) • 치주소파술(1개월 이내 재시술) • 잠간고정술	• 치은신부착술 • 치은성형술 • 치은절제술 • 치은박리소파술 • 치근면처치술 • 치조골결손부 골이식술 • 자가치아 유래 골이식술 • 조직유도재생술 • 조직유도재생막 제거술 • 치은측방변위판막술, 치관변위판막술 • 치은이식술 • 치근절제술 • 치관확장술 • 치관분리술

- 나. 치주수술후('가' 이외의 경우)는 제4절 치주질환 수술에 있는 항목 중 치주소파술을 제외한 치주수술 항목에 적용한다.

적용 상병명

- 주된 치주질환처치의 상병명을 그대로 적용한다.

청구 시 유의할 사항

- 간단한 연조직질환의 처치와 치은염, 치주염에서 치료 전 간단한 드레싱만 시행한 경우는 기본진료료에 포함되므로 치주치료후 처치로 청구할 수 없다.
- 치주질환 수술후 치주치료후 처치는 1주에 2~3회 정도 인정된다.
- 치주팩(Periodontal packe)의 교환은 5~7일에 1회 정도를 원칙으로 하지만 중간에 떨어져서 재부착하는 경우에도 치주치료후 처치로 산정할 수 있다.
- 치석제거, 치근활택술, 치주소파술 등을 실시 후 동일 부위에 재시술 시 치석제거는 3개월 이내에, 치근활택술과 치주소파술은 1개월 이내에 재시술 시 치주치료후 처치 가. 치석제거, 치주소파술후로 산정한다.
- 초진 시 치주치료후 처치를 청구하면 구강내 연조직의 간단한 처치로 간주되어 치주치료후 처치가 삭감된다. 이 경우 치주치료후 처치를 인정받기 위하여 이의신청을 하면 치주치료후 처치는 인정되지만 과거의 치주치료의 연속된 치료로 간주되어 초진료가 재진료로 심사조정된다.
- 치근활택술, 치주소파술 등과 부위를 달리한 1/3악에서 동시에 시행한 치주치료후 처치는 각각 100% 산정 가능하다.
- 동일 악 중 1/3악 또는 동일 악 중에 연결된 1/3악 범위 내(인접한 치아 3~4개 이내 범위)에서 치주치료 또는 치주치료후 처치와 수술후 처치 가. 단순처치를 동시에 실시한 경우 주된 치과 처치료의 소정점수만 산정한다.
- 예를 들어, #18 발치창 드레싱과 #14~17 치주치료후 처치를 동시에 시행한 경우에는 주된 처치료의 소정점수만 산정하므로 #18 발치창 드레싱의 수술후 처치 가. 단순처치만 인정되지만, #28 발치창 드레싱과 #14~17 치주치료후 처치를 동시에 시행한 경우에는 수술후 처치 가. 단순처치와 치주치료후 처치 모두 각각 100% 인정된다.

동시 치료	주된 처치 산정
가. 치석제거, 치근활택술, 치주소파술 후+수술후 처치 가. 단순처치	수술후 처치 가. 단순처치
나. 치주수술후+수술후 처치 가. 단순처치	나. 치주수술후

- 치주치료후 처치와 수술후 처치를 동시에 시행한 경우에는 상대가치점수에 따라 주된 처치를 달리 산정해야 한다.
- 수술후 처치 가. 단순처치와 치주치료후 처치 가.(15.26점)를 동시에 치료한 경우에는 상대가치점수가 높은 수술후 처치 가. 단순처치(18.18점)를 주된 처치로 산정하고, 치주치료후 처치 나.와 수술후 처치 가. 단순처치를 동시에 치료한 경우에는 상대가치점수가 높은 치주치료후 처치 나.(38.69점)를 주된 처치로 산정한다.

관련 규정

○ 요양급여비용의 적용기준 및 방법에 관한 세부사항

Ⅰ. 행위

제10장 치과 처치·수술료

항목	제목	세부인정사항
차22가 치주치료후 처치 차21가 수술후 처치	동일 부위에 치주치료 또는 차22가 치주치료후 처치[1구강 1회당]와 차21가 수술후 처치[1일당]-단순처치 수가 산정방법	동일 악 중 1/3악 또는 동일 악 중에 연결된 1/3악 범위 내(인접한 치아 3~4개 이내 범위)에서 치주치료 또는 차22가 치주치료후 처치[1구강 1회당]와 차21가 수술후 처치[1일당]-단순처치[1일당]를 동시에 실시한 경우 주된 치과 처치료의 소정점수만 산정함 (고시 제2020-19호(행위), 2020. 2. 1. 시행)

07 치근활택술

분류번호	코드	분류
차-24	U2240	치근활택술[1/3악당] Root Planing 주: 치주질환 수술과 동시에 시행한 경우에는 치주질환 수술의 소정점수에 포함되어 별도 산정하지 아니한다.

- 치근활택술은 치은연하치근 표면에 잔존해 있는 치석 및 치태, 변성된 백악질과 독소 등을 제거하고 치근표면의 불규칙한 면을 매끈하게 활택하여 치면세균이나 치석이 재침착되지 않도록 하고 치은부착을 도모하기 위한 술식이다.
- 치은염 또는 치주염의 치료 시 또는 치료 후 정기 재검사 시 필요에 따라 실시한다.
- 치근활택술은 치주소파술이나 치은박리소파술과 같은 치주수술이 이루어질 때에만 시행하는 술식이 아니고 치주수술과 독립되어 필요한 경우에 시행하며, 치주낭이 깊을 경우 1회로 치근활택술을 끝내는 것이 불가능하므로 2~3회를 반복하여 치근활택술을 시행할 수 있다.
- 환자가 전신질환 등의 이유로 외과적 치주수술이 어려운 경우에 치근활택술은 최종적인 치료로 사용할 수 있다.

산정단위

- [1/3악당]
- 산정단위가 1/3악당이지만, 1~2개 치아에 시행한 경우에도 100%로 산정한다.
- 하루에 1/3악, 1/2악 또는 환자의 여건, 염증 정도, 전신상태에 따라 최대 1악까지 시술할 수 있으며 1/2악을 시술한 경우에는 소정수가의 150%, 1악을 시술한 경우에는 300%를 산정한다.

산정지침

- 치주질환 수술과 동시에 시행한 경우에는 치주질환 수술의 소정점수에 포함되어 별도 산정하지 아니한다.

적용 상병명

K052	급성 치주염	Acute periodontitis
K0528	기타 명시된 급성 치주염	Other specified acute periodontitis
K0529	상세불명의 급성 치주염	Acute periodontitis, unspecified
K053	만성 치주염	Chronic periodontitis
K0530	만성 단순치주염	Chronic simplex periodontitis
K0531	만성 복합치주염	Chronic complex periodontitis

K0538	기타 명시된 만성 치주염	Other specified chronic periodontitis
K0539	상세불명의 만성 치주염	Chronic periodontitis, unspecified
K054	치주증(齒周症)	Periodontosis
K054	연소성 치주증	Juvenile periodontosis

- 치은염 상병이 아닌 치주염 상병을 적용하도록 한다. 치은염 상병을 적용한 경우에는 산정기준 착오로 삭감될 수 있다.

청구 시 유의할 사항

- 치주질환치료는 단계적으로 치료하는 것이 원칙이므로 치석제거를 하고 나서 치근활택술을 시행하는 것이 임상적으로도 효과적이며 보편적인 치료 방법이다. 다만 환자의 상태에 따라 전처치로 치석제거를 하지 않고 치근활택술을 단독으로 시행할 수 있다.
- 초진에 치석제거 없이 시행할 수 있지만 특별한 내역설명 없이 일률적으로 치근활택술만 시행한다면 심사조정될 수 있다.
- 당일에 동일 부위에서 치석제거와 치근활택술을 동시에 시행한 경우에는 치석제거를 별도로 산정할 수 없고 치근활택술만 산정한다. 또한 치주소파술 등 치주질환 수술과 함께 시행하는 경우에도 치주질환 수술의 소정점수에 포함되므로 별도로 산정할 수 없다.
- 치석제거 후 치근활택술을 시행하는 시술 간격의 제한은 없다.
- 치주소파술이나 치주질환 수술의 전단계 처치로 실시한 경우에도 산정 가능하다.
- 마취는 필수적으로 같이 청구되지 않아도 되지만 치주낭의 깊이에 따라, 환자가 통증을 느끼는 정도에 따라, 치근활택술 시술 시 선택적으로 마취를 할 수 있다. 마취는 시술하는 부위에 따라 전달마취 혹은 침윤마취를 적용할 수 있다.
- 치근활택술과 함께 시행한 치주낭측정검사, 방사선촬영 등은 별도 산정 가능하며, 환자의 증상에 따라 투약도 가능하다.
- 치근활택술을 실시한 후의 후처치는 치주치료후 처치 가. 치석제거, 치근활택술, 치주소파술 후로 적용한다.

동일 부위에 치근활택술을 재시행한 경우

기간	산정방법
1개월 이내	재진+치주치료후 처치 가. 치석제거, 치근활택술, 치주소파술 후 산정
1개월 초과 3개월 이내	재진+치근활택술 소정점수의 50% 산정
3개월 초과	초진+치근활택술 소정점수의 100% 산정

- 동일 부위에 치근활택술을 재시행한 경우에는 1개월 이내는 치주치료후 처치 가. 치석제거, 치근활택술, 치주소파술 후로 적용하여야 하며, 1개월 초과 3개월 이내는 치근활택술 50%, 3개월 초과 시 치근활택술 100%를 산정한다.

관련 규정

○ 요양급여비용의 적용기준 및 방법에 관한 세부사항

Ⅰ. 행위

제10장 치과 처치·수술료

항목	제목	세부인정사항
차24 치근활택술	동일 부위에 차24 치근활택술을 재시술 시 수기료 산정방법	차24 치근활택술 실시 후 동일 부위에 재시술 시 수기료는 다음과 같이 산정함 - 다음 - 가. 1개월 이내: 차22가 치주치료후 처치로 산정 나. 1개월 초과 3개월 이내: 차24 치근활택술 소정점수의 50%로 산정 다. 3개월 초과: 차24 치근활택술 소정점수를 산정 (고시 제2007-92호(행위), 2007. 11. 1. 시행)

08 치주소파술

분류번호	코드	분류
차-101	U1010	치주소파술[1/3악당] Subgingival Curettage

- 치주소파술은 치석제거나 치근활택술과는 달리 제4절 치주질환 수술에 분류되어 있는 항목으로, 마취하에서 치주낭 하방의 치조골까지 기구를 넣어 치주낭 내의 염증조직을 제거하여 건강한 치주결합조직과 치아 간의 재부착이 일어나도록 유도하는 치주수술이다.
- 부종성 치은염의 치료, 깊지 않은 골연상 및 골연하 치주낭의 제거, 치주수술이 요구되나 전신조건으로 수술이 불가능한 경우, 정기적인 재검사 시 치주질환이 재발된 경우 등에 실시한다.

산정단위

- [1/3악당]
- 산정단위가 1/3악당이지만 1~2개 치아에 시행한 경우에도 100% 산정 가능하다.
- 하루에 1/3악 또는 환자의 여건, 염증 정도, 전신상태에 따라 최대 1/2악까지 시술할 수 있으며, 1/2악을 실시한 경우에는 150%로 산정한다.

산정지침

- 18시~익일 09시, 토요일 및 공휴일에 치과의원(보건의료원 포함)에서 시술한 경우에는 마취를 포함하여 소정점수의 30%를 가산한다. 다만 18시~09시 또는 공휴일의 응급진료 50% 가산과는 중복 가산하지 않는다.
- 치주소파술은 치석제거 또는 치근활택술 후에 실시하므로 치석제거(또는 치근활택술)를 실시하지 않고 치주소파술만을 시행하는 것은 인정되지 않는다.
- 다만 전월에 치석제거한 경우 혹은 다른 요양기관에서 이미 치석제거를 시행한 경우에는 청구 시 '타 의원에서 치석제거 후 내원' 등으로 내역설명을 해 주어야 삭감되지 않는다.

적용 상병명

K053	만성 치주염	Chronic periodontitis
K0530	만성 단순치주염	Chronic simplex periodontitis
K0531	만성 복합치주염	Chronic complex periodontitis
K0538	기타 명시된 만성 치주염	Other specified chronic periodontitis
K0539	상세불명의 만성 치주염	Chronic periodontitis, unspecified

K054	치주증(齒周症)	Periodontosis
K054	연소성 치주증	Juvenile periodontosis

- 치은염 상병이 아닌 치주염 상병을 적용하도록 한다.
- 치주소파술은 치석제거 또는 치근활택술 후에 실시하므로, 급성(acute) 상태의 치주질환에 시술 시 인정하지 아니한다. 따라서 급성 상병명은 적용하지 않도록 한다.

청구 시 유의할 사항

- 인정할만한 사유 없이 초진 시 치주소파술을 청구하면 치근활택술로 심사조정된다.
- 전처치로 치석제거나 치근활택술을 시술하고, 술후 경과와 치주조직의 재평가를 시행한 후 치주소파술을 실시한다. 전처치 없는 치주소파술은 치근활택술로 심사조정된다. 치석제거(또는 치근활택술) 등의 전처치와 치주소파술 사이의 술후 경과와 치주조직의 재평가는 치주치료후 처치로 청구한다.
- 치주소파술은 마취하에서 치주낭 내의 염증조직을 제거하는 외과적 수술이므로 마취 없이 청구된 치주소파술은 인정되지 않고 치근활택술로 심사조정된다. 마취는 시술하는 부위에 따라 전달마취 혹은 침윤마취를 적용할 수 있다.
- 치주소파술과 함께 시행한 치주낭측정검사, 방사선촬영 등은 별도 산정 가능하며 환자의 증상에 따라 투약도 가능하다.
- 치주소파술을 실시한 후의 후처치는 치주치료후 처치 가. 치석제거, 치근활택술, 치주소파술 후로 적용한다.
- 치석제거와 치주소파술, 치근활택술과 치주소파술을 동시에 실시한 경우에는 치석제거나 치근활택술은 치주질환 치료 시 시행하는 주된 수술, 즉 치주소파술의 일련의 과정으로 간주하여 치주소파술의 소정수술료에 포함되어 치석제거, 치근활택술 등을 중복하여 산정할 수 없다.
- 레이저를 이용하여 치주소파술을 시행한 경우에도 치수소파술의 수가만을 받을 수 있으며, 레이저와 관련하여 추가적인 비용을 보험청구하거나 환자에게 부담시키는 것은 인정되지 않는다.

동일 부위에 치주소파술을 재시행한 경우

기간	산정방법
1개월 이내	재진+치주치료후 처치 가. 치석제거, 치근활택술, 치주소파술 후 산정
1개월 초과 3개월 이내	재진+치주소파술 소정점수의 50% 산정
3개월 초과	초진+치주소파술 소정점수의 100% 산정

- 동일 부위에 치주소파술을 재시행한 경우에는 1개월 이내는 치주치료후 처치 가. 치석제거, 치근활택술, 치주소파술 후로 적용하여야 하며, 1개월 초과 3개월 이내는 치주소파술 50%, 3개월 초과 시 치주소파술 100%를 산정한다.

09

다른 치료를 같이 한 경우

치주소파술을 실시하면서 발치하는 경우

치료내용	청구항목 및 산정비율
치주소파술 발치	치주소파술 100% 발치 100%

• 만성 치주염으로 #14~17에 치주소파술을 하고 #16을 발치하는 경우에는 치주소파술과 발치술을 각각 100%로 산정한다.

치주소파술을 실시하면서 교합조정을 한 경우

치료내용	청구항목 및 산정비율
치주소파술 교합조정	치주소파술 100% 교합조정술 100%

• 동일 부위에서 교합조정술과 치주소파술을 동시에 실시하는 경우에는 고시 제2010-115호(2011. 1. 1. 시행) '동일 부위에 치석제거와 교합조정술 동시 실시 시 진료수가 산정방법'과 동일하게 각각의 소정금액을 산정한다.

예시: 전악치석제거를 한 후 치주소파술을 시행한 경우

내원일	1일째	2일째	3일째	4일째
상병명	K0530 만성 단순치주염			
청구내역	초진료 치석제거 가. 1/3악당 6회	재진료 치주치료후 처치 가.	재진료 마취 리도카인 의약품관리료 치주소파술	재진료 치주치료후 처치 가.
추가	방사선촬영 치주낭측정검사		투약	
내역설명				

• 전악치석제거는 치주소파술이란 후속 치주질환치료가 있기 때문에 치석제거 가. 1/3악당×6회로 산정한다.

• 치주소파술의 청구 시에는 마취는 필수적으로 같이 청구하여야 한다. 마취가 누락된 경우에는 치근활택술로 심사조정된다.

• 전악치석제거와 치주소파술 사이의 치주치료후 처치는 필수적인 것은 아니지만 있는 것이 좋다.

예시: 부분치석제거를 한 후 치근활택술과 치주소파술을 시행한 경우

내원일	1일째	2일째	3일째	4일째	5일째
상병명	K0530 만성 단순치주염				
청구내역	초진료 치석제거 가. 1/3악당	재진료 치주치료후 처치 가.	재진료 치근활택술	재진료 치주치료후 처치 가.	재진료 마취 리도카인 의약품관리료 치주소파술
추가		방사선촬영 치주낭측정검사	마취		
내역설명					

- 치석제거를 한 후에 치근활택술, 치주소파술의 과정을 거치면서 시술하는 것도 가능하다.
- 치근활택술시에도 마취의 산정이 가능하다.
- 치주낭검사와 방사선검사는 필수적인 사항은 아니며, 실시한 내원일에 청구하면 된다.

09

관련 규정

○ 요양급여비용의 적용기준 및 방법에 관한 세부사항

Ⅰ. 행위

제10장 치과 처치·수술료

항목	제목	세부인정사항
차101 치주소파술	차101 치주소파술의 인정기준	차101 치주소파술은 마취하에 치주 pocket 내의 육아조직을 제거하는 외과적 수술로서 대부분 치석제거 또는 치근활택술 후에 실시하므로 급성(acute) 상태의 치주질환에 시술 시 인정하지 아니함 (고시 제2007-92호(행위), 2007. 11. 1. 시행)

항목	제목	세부인정사항
일반사항	치주질환치료 시 단계별 처치에 대한 원칙	치주질환치료는 상병에 따라 치료방법이 다를 수 있으나, 일반적으로 치주치료 초기과정에서 치석제거를 실시한 후 치주소파술을 실시하는 등 단계적으로 치료하는 것을 원칙으로 함 (고시 제2000-73호(행위), 2001. 1. 1. 시행)

항목	제목	세부인정사항
차101 치주소파술	차101 치주소파술후 동일 부위에 재수술 시 수기료 산정방법	차101 치주소파술 후 동일 부위에 재수술 시 수기료는 다음과 같이 산정함 - 다음 - 가. 1개월 이내: 차22가 치주치료후 처치(치석제거, 치주소파술 후)를 준용 산정 나. 1개월 초과 3개월 이내: 차101 치주소파술 소정금액의 50% 산정 다. 3개월 초과: 차101 치주소파술 소정금액을 산정 (고시 제2000-73호(행위), 2001. 1. 1. 시행)

전산심사사례

만성 치주염 상병으로 사유 없이 초진에 실시한 치주소파술(차101)
■ 청구내역(남/48세)(외래) • 상병명: 기타 명시된 만성 치주염 • 청구내역 1회투약*일투*총투 [진찰료] 가1가 초진진찰료 1*1*1 [마취료] 바9마 치과전달마취(하치조신경블록) 1*1*1 [처치 및 수술] 차101 치주소파술[1/3악당] 1*1*1 ▶ 치근활택술로 인정 * 특정내역 기재사항 없음 [원외처방] 114 록소날정 1*3*2 618 아목틴정 1*3*2 ■ 심사결과 • 치주질환치료는 상병에 따라 치료방법이 다를 수 있으나, 일반적으로 단계적으로 치료하는 것을 원칙으로 함. 동 사례는 초진에 특정내역 미기재로 인정할만한 진료소견이 확인되지 않으므로 치근활택술로 인정함 〈관련 근거〉 • 차101 치주소파술의 인정기준(고시 제2007-92호, 2007. 11. 1.) 차101 치주소파술은 마취하에 치주 pocket 내의 육아조직을 제거하는 외과적 수술로서 대부분 치석제거 또는 치근활택술 후에 실시하므로 급성(acute) 상태의 치주질환에 시술 시 인정하지 아니함 • 치주질환치료 시 단계별 처치에 대한 원칙(고시 제2000-73호, 2000. 12. 30.) 치주질환치료는 상병에 따라 치료방법이 다를 수 있으나, 일반적으로 치주치료 초기과정에서 치석제거를 실시한 후 치주소파술을 실시하는 등 단계적으로 치료하는 것을 원칙으로 함 (2016. 12. 21.)

공개심의사례

차29 교합조정술 수가 산정방법 및 치주질환 또는 TMJ 질환에 선행처치로 시행된 교합조정술 요양급여 인정 여부
■ 청구내역(여/28세) • 상병명: 만성 복합치주염(#26, #27) • 주요 청구내역 - 2011. 2. 3. 초진료, 교합조정술[1치당]*2, 치주소파술[1/3악당]*1, 치근단*1 - 2011. 2. 10. 재진료, 교합조정술[1치당]*2 - 2011. 2. 18. 재진료, 교합조정술[1치당]*2 ■ 참고 • 전국치주과학교수협의회. 치주과학. 군자출판사. 2010 • Edward F. Wright. 측두하악관절장애 매뉴얼. 군자 출판사. 2007 • Jeffrey P. Okeson. 악관절장애와 교합 제3판. 고문사. 1994 • 정성창 외. 구강안면동통과 측두하악장애. 신흥인터내셔날. 1996 • 동일 부위에 치석제거와 교합조정술 동시 실시 시 진료수가 산정방법(보건복지부 고시 제2010-115호, 2011. 1. 1. 시행) ■ 심의내용 • 차29 교합조정술은 치주질환의 진행에 미칠 수 있는 영향을 감소시킬 목적으로 실시할 수 있으며, 악관절(temporomandibular joint; TMJ) 장애 치료의 보조요법이나 교합변화를 동반하는 보조치료에 시행할 수 있어, 반드시 치주질환 또는 TMJ 질환의 원인치료와 동반하여 교합조정술을 실시해야 하는 것으로 볼 수는 없음. 다만 차29 교합조정술이 청구되는 기관에 대하여는 진료기록부상 진단 및 증상, 치료계획에 대한 기록 등을 확인하여 의학적 타당성이 있는 경우 사례별로 인정하는 것이 타당함 • 또한 동일 부위에 차29 교합조정술과 차101 치주소파술 동시 실시하는 경우에는 고시 제2010-115호(2011. 1. 1. 시행) '동일 부위에 치석제거와 교합조정술 동시 실시 시 진료수가 산정방법'과 동일하게 각각의 소정금액을 산정하도록 함 ※ 참고 〈동일 부위에 치석제거와 교합조정술 동시 실시 시 진료수가 산정방법〉(고시 제2010-115호, 2011. 1. 1. 시행) 동일 부위에 차23-1 치석제거와 차29 교합조정술을 동시에 시행한 경우에는 각각의 소정금액을 산정함 (2012. 6. 18. 진료심사평가위원회)

09 치은신부착술

분류번호	코드	분류
차-102	U1020	치은신부착술[1/3악당] Excisional New Attachment Procedure

- 치은신부착술은 중등도의 골연상 치주낭을 제거하고자 하는 경우 메스로 치주낭 기저부를 향해 내사절개하여 치주낭상피, 접합상피, 육아조직 등 제거할 염증 치주조직을 절제하고 치근면의 치석제거 및 치근활택술을 실시한 후 봉합하여 치면과 하부 결합조직 간에 신부착을 도모하는 소파술이다.

산정단위

- [1/3악당]
- 하루에 1/3악, 최대 1/2악까지 시술할 수 있으며 1/2악을 실시한 경우에는 150%로 산정한다.

산정지침

- 18시~익일 09시, 토요일 및 공휴일에 치과의원(보건의료원 포함)에서 시술한 경우에는 마취를 포함하여 소정점수의 30%를 가산한다. 다만 18시~09시 또는 공휴일의 응급진료 50% 가산과는 중복 가산하지 않는다.

적용 상병명

K053	만성 치주염	Chronic periodontitis
K0530	만성 단순치주염	Chronic simplex periodontitis
K0531	만성 복합치주염	Chronic complex periodontitis
K0538	기타 명시된 만성 치주염	Other specified chronic periodontitis
K0539	상세불명의 만성 치주염	Chronic periodontitis, unspecified
K061	치은비대	Gingival enlargement
K0610	치은섬유종증	Gingival fibromatosis
K0618	기타 명시된 치은비대	Other specified gingival enlargement
K0619	상세불명의 치은비대	Gingival enlargement, unspecified

청구 시 유의할 사항

- 치은신부착술은 마취하에서 치은조직을 제거하는 외과적 술식이므로 청구 시 마취가 동반되어야 한다. 마취는 시

술하는 부위에 따라 전달마취 혹은 침윤마취를 적용할 수 있다.

- 치은신부착술과 함께 시행한 치주낭측정검사, 방사선촬영 등은 별도 산정 가능하며 환자의 증상에 따라 투약도 가능하다.
- 봉합 시 치료재료목록표에 등재되어 있는 봉합사를 사용한 경우 봉합사 재료대를 청구할 수 있으며 봉합사 제품명, 굵기, 사용량 등을 진료기록부(수술기록지)에 반드시 기재하여야 한다.
- 치은신부착술을 실시한 후의 후처치는 치주치료후 처치 나. 치주수술 후로 적용한다.

10 치은성형술

분류번호	코드	분류
차-103	U1030	치은성형술[1/3악당] Gingivoplasty

- 치은성형술은 치주질환에 의하여 야기된 Gingival cleft, Gingival crater나 치은증식과 같은 치은형태의 이상 등으로 인하여 음식물 저작 시 쉽게 손상받거나 음식물이 치아 사이에 자주 끼어 잘 빠지지 않는 경우 또는 잇몸이 칫솔질을 방해해 구강위생관리가 불편한 경우, 치은을 생리적 치은형태를 갖추도록 인공적으로 재형성하는 술식이다.
- 치은절제술과 유사하지만 대개 독자적으로 시행하기보다는 치은절제술의 마지막 단계에서 병행하여 시행된다.

산정단위

- [1/3악당]
- 하루에 1/3악, 최대 1/2악까지 시술할 수 있으며 1/2악을 실시한 경우에는 150%로 산정한다.

산정지침

- 18시~익일 09시, 토요일 및 공휴일에 치과의원(보건의료원 포함)에서 시술한 경우에는 마취를 포함하여 소정점수의 30%를 가산한다. 다만 18시~09시 또는 공휴일의 응급진료 50% 가산과는 중복 가산하지 않는다.

적용 상병명

K0511	만성 증식성 치은염	Chronic hyperplastic gingivitis
K0530	만성 단순치주염	Chronic simplex periodontitis
K0531	만성 복합치주염	Chronic complex periodontitis
K060	치은퇴축	Gingival recession
K0600	국소적 치은퇴축	Localized gingival recession
K0601	전반적 치은퇴축	Generalized gingival recession
K0609	상세불명의 치은퇴축	Gingival recession, unspecified
K0609	치은퇴축(감염후, 수술후)	Gingival recession(postinfective, postoperative)
K061	치은비대	Gingival enlargement
K0610	치은섬유종증	Gingival fibromatosis
K0618	기타 명시된 치은비대	Other specified gingival enlargement
K0619	상세불명의 치은비대	Gingival enlargement, unspecified

청구 시 유의할 사항

- 치은성형술은 마취하에서 치은조직을 재형성하는 외과적 술식이므로 청구 시 마취가 동반되어야 한다. 마취는 시술하는 부위에 따라 전달마취 혹은 침윤마취를 적용할 수 있다.
- 치은성형술과 함께 시행한 치주낭측정검사, 방사선촬영 등은 별도 산정 가능하며 환자의 증상에 따라 투약도 가능하다.
- 봉합 시 치료재료목록표에 등재되어 있는 봉합사를 사용한 경우 봉합사 재료대를 청구할 수 있으며 봉합사 제품명, 굵기, 사용량 등을 진료기록부(수술기록지)에 반드시 기재하여야 한다.
- 치은성형술을 실시한 후의 후처치는 치주치료후 처치 나. 치주수술 후로 적용한다.
- 레이저를 이용하여 치은성형술을 시행한 경우에도 치은성형술의 수가만을 받을 수 있으며 레이저와 관련하여 추가적인 비용을 보험청구하거나 환자에게 부담시키는 것은 인정되지 않는다.

관련 규정

○ 요양급여비용의 적용기준 및 방법에 관한 세부사항
Ⅲ. 국민건강보험 요양급여의 기준에 관한 규칙 제10조에 의거 신의료기술로 신청된 항목 중 이미 심사기준으로 운용되고 있는 항목
제10장 치과 처치·수술료

항목	제목	세부인정사항
일반사항	외향성병소제거(레이저이용), CO_2레이저 병소제거술, CO_2레이저 구강내 절제술, 레이저소대절제술, 연조직치유성고수준레이저, 연조직제거성고수준레이저, 레이저응고술, 레이저절개술, 레이저절제술, 레이저치은성형술	〈산정지침〉-(6)에 의거 각 분류항목의 처치 및 수술 등에 레이저를 이용한 경우에도 각 분류항목의 소정점수만 산정함 (고시 제2000-73호(기결정), 2001. 1. 1. 시행)

09

11 치은절제술

분류번호	코드	분류
차-104	U1040	치은절제술[1/3악당] Gingivectomy 주: 치은절제수술 후 동시에 치은성형술을 실시한 경우에도 소정점수만 산정한다.

• 치은절제술은 치은의 자가세정 능력을 높이고 염증 발생을 방지하기 위하여 이상 증식된 치은조직이나 비정상적인 치은을 절제하거나 치석제거술, 치근면활택술, 치주소파술 후에 조직의 수축이 일어나지 않는 단단하고 섬유화된 골연상낭과 위낭을 제거하고자 하는 경우에 실시하는 술식이다.

산정단위

• [1/3악당]

• 하루에 1/3악, 최대 1/2악까지 시술할 수 있으며 1/2악을 실시한 경우에는 150%로 산정한다.

• 예전에는 1~2개의 치아에 대해 치은절제술을 한 경우에도 100% 산정하였으나 해당 내용의 고시가 삭제되었다.

치은절제술의 수가 산정방법(고시 제2011-144호, 2011. 12. 1. 시행)

라. 1~2개의 치아에 대해 치은절제술 ▶ 삭제
(개정이유: 1/3악 범위 내에서 분할 또는 중복 시술한 경우에도 각각 산정이 가능한 것처럼 오해의 소지가 있어 해당 문구 삭제 및 질병 명칭에 따른 문구 수정)

산정지침

• 18시~익일 09시, 토요일 및 공휴일에 치과의원(보건의료원 포함)에서 시술한 경우에는 마취를 포함하여 소정점수의 30%를 가산한다. 다만 18시~09시 또는 공휴일의 응급진료 50% 가산과는 중복 가산하지 않는다.

• 치은절제수술후 동시에 치은성형술을 실시한 경우 치은성형술은 치은절제술의 행위에 포함되는 것으로 간주하여 치은절제술의 소정점수만 산정한다.

• 치은절제술은 치료목적에 따라 치주치료목적인 치주질환으로 인한 치은증식 또는 비대에 실시한 치은절제술과 치은연하, 인접치간 부위의 우식치료목적인 임상적 치관노출을 위한 치은절제술로 나뉜다.

	치주치료목적	우식치료목적
산정기준	치은증식 또는 비대에 실시한 치은절제	치은연하, 인접치간(interproximal 부위)의 우식치료를 위한 임상적 치관노출
적용 상병명	K05.1 만성 치은염 K05.3 만성 치주염	K02.1 상아질의 우식증 K02.2 시멘트질의 우식증
전처치	필요 (치석제거술, 치근면활택술, 치주소파술 등 치주질환에 따른 전처치)	불필요
후처치	치주치료후 처치 나. 치주수술 후	

- 미용, 교정 목적 또는 심미적인 치관형성을 위하여 실시하는 치은절제술은 비급여대상이다.

적용 상병명

가. 치은증식 또는 비대에 실시한 치은절제

K0511	만성 증식성 치은염	Chronic hyperplastic gingivitis
K0530	만성 단순치주염	Chronic simplex periodontitis
K0531	만성 복합치주염	Chronic complex periodontitis
K061	치은비대	Gingival enlargement
K0618	기타 명시된 치은비대	Other specified gingival enlargement
K0619	상세불명의 치은비대	Gingival enlargement, unspecified

나. 치은연하, 인접치간(interproximal 부위)의 우식치료를 위한 임상적 치관노출

K021	상아질의 우식	Caries of dentin
K022	시멘트질의 우식	Caries of cementum

- 치은연하 파절부위를 충전하기 위하여 치은절제를 하는 경우에 S025 치아의 파절 등 치아파절 상병을 적용하고 청구하기도 하지만, 이 경우는 치관확장술 가. 치은절제술로 적용하는 것이 더 적합하리라 생각된다.

청구 시 유의할 사항

- 치은절제술은 마취하에서 치은조직을 절제하는 외과적 술식이므로 청구 시 마취가 동반되어야 한다. 마취는 시술하는 부위에 따라 전달마취 혹은 침윤마취를 적용할 수 있다.
- 치은절제술과 함께 시행한 치주낭측정검사, 방사선촬영 등은 별도 산정 가능하며 환자의 증상에 따라 투약도 가능하다.
- 봉합 시 치료재료목록표에 등재되어 있는 봉합사를 사용한 경우 봉합사 재료대를 청구할 수 있으며 봉합사 제품명, 굵기, 사용량 등을 진료기록부(수술기록지)에 반드시 기재하여야 한다.
- 치은절제술을 실시한 후의 후처치는 치주치료후 처치 나. 치주수술 후로 적용한다.

- 치석제거와 치은절제술, 치근활택술과 치은절제술을 동시에 실시한 경우에는 치석제거나 치근활택술은 치주질환 치료 시 시행하는 주된 수술, 즉 치은절제술의 일련의 과정으로 간주하여 치은절제술의 소정수술료에 포함되어 치석제거, 치근활택술 등을 중복하여 산정할 수 없다.
- 전기소작기나 레이저를 이용하여 치은절제술을 시행한 경우에도 치은절제술의 수가만을 받을 수 있으며 전기소작기나 레이저와 관련하여 추가적인 비용을 보험청구하거나 환자에게 부담시키는 것은 인정되지 않는다.

가. 치은증식 또는 비대에 실시한 치은절제

- 치주질환으로 인한 치은증식 또는 비대치은의 절제를 시행한 경우 치석제거 또는 치근활택술 등의 치주 전처치가 반드시 필요하다.
- 상병은 치주질환 상병을 적용한다.

동일 부위에 치은절제술을 재시행한 경우

기간	산정방법
3개월 이내	재진+치주치료후 처치 나. 치주수술 후('가' 이외의 경우) 산정
3개월 초과 6개월 이내	재진+치은절제술 소정점수의 50% 산정
6개월 초과	초진+치은절제술 소정점수의 100% 산정

- 동일 부위에 치은절제술을 재시행한 경우에는 3개월 이내는 치주치료후 처치 나. 치주수술 후('가' 이외의 경우)로 적용하여야 하며 3개월 초과 6개월 이내는 치은절제술 50%, 6개월 초과 시 치은절제술 100%를 산정한다.

나. 치은연하, 인접치간(interproximal 부위)의 우식치료를 위한 임상적 치관노출

- 치은연하, 인접치간의 우식치료를 위한 임상적 치관노출을 한 경우에는 치주 전처치 없이 치은절제술 산정이 가능하다.
- 1~2 치아에 산정하더라도 1/3악당으로 청구하도록 한다.
- 상병명은 치아우식증 상병을 적용한다.
- 치은절제술과 우식부위 충전을 동시에 시행한 경우에는 각각 100% 청구할 수 있다. 청구 시 '치은연하 우식치료를 위해 치은절제후 충전함'과 같이 내역설명을 해 주어야 한다.

예시: 1/3악 치석제거를 한 후 치은절제술을 시행한 경우

내원일	1일째	2일째	3일째	4일째
상병명	K0530 만성 단순치주염			
청구내역	초진료 치석제거 가. 1/3악당	재진료 치주치료후 처치 가.	재진료 마취 리도카인 의약품관리료 치은절제술 봉합사	재진료 치주치료후 처치 나.
추가	방사선촬영 치주낭측정검사		투약	
내역설명				

- 치주질환으로 인한 치은증식 또는 비대치은을 절제한 경우에는 반드시 치석제거 등의 전처치가 동반되어야 한다.
- 치석제거를 시행한 후의 후처치는 치주치료후 처치 가.를 산정하고, 치은절제술을 시행한 후의 후처치는 치주치료후 처치 나.를 산정한다.

예시: #34, #35의 인접면에 치은연하 우식을 충전하기 위하여 치은절제를 시행하고 다음 번 내원 시 충전한 경우

09

내원일	1일째	2일째
상병명	K02.2 시멘트질의 우식증	K02.2 시멘트질의 우식증
청구내역	초진료 치과전달마취 마. 하치조신경블록 리도카인 의약품관리료 치은절제술[1/3악당] 1회 봉합사	재진료 치주치료후 처치 나. 치주수술 후 즉일충전처치 2회 충전 나. 복합레진 충전 2면 2회 G.I.시멘트 재료대 2회 충전물연마 2회
추가	치근단촬영 가. 1매 치주낭측정검사	
내역설명	치은연하 우식치료를 위한 치은절제 시행하였음	

- 1~2 치아의 치은연하 또는 인접치간부위 우식을 충전하기 위하여 치은을 절제한 경우에도 치은절제술은 1/3악당으로 청구한다.
- 위 경우는 치석제거와 같은 전처치 없이 산정 가능하다.

치은절제와 관련한 행위 항목의 비교

	치은판절제술	치관노출술	치은절제술	치은성형술	치관확장술
보험구분	급여	비급여	급여	급여	급여
산정 기준	• 우식와동 상방으로 증식된 치은식육 제거 • 파절된 치아 상방으로 증식된 치은식육 제거 • 치아맹출을 위한 개창술 • 맹출장애 시 치은판을 골삭제 없이 절제 시 • 부분 맹출 치아 또는 유치의 우식치료를 위한 치은판 제거 • 급성 또는 만성 지치주위염 치아의 치관 상방을 덮고 있는 치은판 제거	• 매복치 노출 시 치은의 절제와 골삭제를 시행한 경우	• 치주질환으로 인한 치은증식 또는 비대에 실시한 치은절제 • 치은연하, 인접치간의 우식치료를 위한 임상적 치관노출	• 치주질환에 의한 치은형태의 이상 등을 생리적 치은형태로 재형성하는 경우 • 치은절제술의 마지막 단계	• 치주질환과 관계없이 우식, 치아파절 등의 이유로 치은연하 충전을 위한 치은절제 시
산정단위	구강당	-	1/3악당	1/3악당	1치당
상병명	• K02.1 상아질의 우식증 • K02.2 시멘트질의 우식증 • S02.5 치아의 파절 • K00.6 치아맹출의 장애 • K05.3 만성치관주위염	-	• K05.1 만성 치은염 • K05.3 만성 치주염 • K02.1 상아질의 우식증 • K02.2 시멘트질의 우식증	• K05.1 만성 치은염 • K05.3 만성 치주염	• K02.1 상아질의 우식증 • K02.2 시멘트질의 우식증 • S02.5 치아의 파절
전처치	불필요	-	• 치주질환 시 필요 • 우식치아 치료 시 불필요	필요	불필요
후처치	수술후 처치 가.	-	치주치료후 처치 나.	치주치료후 처치 나.	치주치료후 처치 나.

관련 규정

○ 요양급여비용의 적용기준 및 방법에 관한 세부사항

Ⅰ. 행위

제10장 치과 처치·수술료

항목	제목	세부인정사항
차104 치은절제술	치은절제술의 수가 산정방법	치은조직절제를 다음의 경우 시술 시에는 차104 치은절제술(1/3악당)의 소정점수를 산정함 - 다음 - 가. 치은증식 또는 비대에 실시한 치은절제 나. 치은연하, 인접치간(interproximal 부위)의 우식치료를 위한 임상적 치관노출 (고시 제2016-224호(행위), 2016. 12. 1. 시행)

09

12 치은박리소파술

분류번호	코드	분류
차-105	 U1051 U1052	치은박리소파수술[1/3악당] Periodontal Flap Operation 가. 간단 Simple 나. 복잡[치조골의 성형, 삭제술 포함] Complicated

• 치은박리소파술은 깊은 치주낭이 있거나 분지부 병소의 치료를 위한 시야 확보를 위하여 또는 골내낭과 골결손부의 육아조직을 제거하고 치근면의 치근활택술을 효과적으로 시행하기 위한 접근을 제공하기 위하여, 치은을 절개 후 치주판막을 박리하여 치근과 치조골이 노출된 상태에서 치석이나 감염조직을 제거하고 불규칙하게 파괴된 치조골을 생리적 형태로 성형하고 삭제하여 골내낭을 제거하는 술식이다.

산정단위

• [1/3악당]
• 산정단위가 [1/3악당]으로 되어 있지만, 1~2개 치아에 치은박리소파술을 시행한 경우에도 100%로 산정한다.
• 하루에 1/3악, 최대 1/2악까지 시술할 수 있으며 1/2악을 실시한 경우에는 150%로 산정한다.

09

산정지침

• 18시~익일 09시, 토요일 및 공휴일에 치과의원(보건의료원 포함)에서 시술한 경우에는 마취를 포함하여 소정점수의 30%를 가산한다. 다만 18시~09시 또는 공휴일의 응급진료 50% 가산과는 중복 가산하지 않는다.
• 치은박리소파술은 치조골의 골성형술과 골삭제술의 동반 여부에 따라 가. 간단과 나. 복잡으로 나누어 산정한다.

가. 간단	나. 복잡
• 골성형술과 골삭제술 없이 치주판막을 박리하여 골결손부의 육아조직 제거와 치근활택술을 시행한 경우 • 1~2개 치아에 박리술을 시행한 경우	• 골성형술과 지지골을 제거하는 골삭제술을 동시에 실시한 경우 • 골성형과 골삭제술이 동반된 경우에는 치아수에 불문하고 나. 복잡의 소정금액을 산정함
	법랑진주(Enamel pearl)의 제거행위는 복잡으로 청구
• 3~5mm 치주낭이 있는 경우 • 치근 1/3 이하의 골소실이 있는 경우	• 5mm 이상의 치주낭이 있는 경우 • 치근 1/3 이상의 골소실이 있는 경우
K0530 만성 단순치주염	K0531 만성 복합치주염

적용 상병명

K0530	만성 단순치주염	Chronic simplex periodontitis
K0531	만성 복합치주염	Chronic complex periodontitis
K0539	상세불명의 만성 치주염	Chronic periodontitis, unspecified
K054	치주증(齒周症)	Periodontosis
K054	연소성 치주증	Juvenile periodontosis
K055	기타 치주질환	Other periodontal diseases
K056	상세불명의 치주질환	Periodontal disease, unspecified

청구 시 유의할 사항

- 치주질환치료는 통상 치석제거와 치근활택술 등 초기 치료과정을 거치거나 통증, 부종 또는 출혈 등 급성 증상을 완화시킨 다음 단계적으로 치주치료를 시행하는 것이 원칙이므로 전처치 없이 산정된 치은박리소파술은 치주소파술로 인정한다.
- 따라서 치석제거, 치근활택술 등 전처치 없이 청구된 치은박리소파술은 치주소파술로 심사조정된다.
- 반드시 치석제거 또는 치근활택술이나 치주소파술이 전처치로 시행되어야 하며 타 병원에서 치료 후 내원한 경우에는 '타 치과에서 치석제거 후 내원' 등의 내역설명을 해 주어야 한다.
- 치석제거를 시행한 후 치근활택술이나 치주소파술을 거치지 않고 치은박리소파술을 바로 시행할 수 있다.
- 치주소파술을 실시한 이후의 치은박리소파술은 진료일과 관계없이 100% 적용이 가능하다. 다만 치주소파술 후 바로 다음 날에 치은박리소파수술을 실시하는 것은 적용 착오로 인정되므로 치주소파술 후 1주일 정도 경과를 관찰하고 필요할 때 실시하는 것이 좋다.
- 치은박리소파술과 함께 시행한 치주낭측정검사, 방사선촬영, 마취 등은 별도 산정 가능하며 환자의 증상에 따라 투약도 가능하다.
- 치은박리소파술에는 치주낭측정검사, 방사선촬영과 마취가 필수적으로 동반되어야 하며 누락 시에는 치근활택술 또는 치주소파술로 심사조정된다.
- 치은박리소파술 시 기본병리검사(뇨일반검사, 혈액검사, 지혈검사 등)를 실시한 경우에는 별도 청구할 수 있다.
- 봉합 시 치료재료목록표에 등재되어 있는 봉합사를 사용한 경우 봉합사 재료대를 청구할 수 있으며 봉합사 제품명, 굵기, 사용량 등을 진료기록부(수술기록지)에 반드시 기재하여야 한다.
- 치주팩을 사용하여도 치주팩 재료비용은 별도 산정하지 않는다.
- 치은박리소파술 이후의 드레싱, 치주팩 제거, 발사 등의 후처치는 치주치료후 처치 나. 치주수술 후로 청구한다.
- 치주질환 등으로 치과임플란트 치아주위염의 점막박리소파술을 실시하는 경우에는 실시행위에 따라 치은박리소파술 가. 간단 또는 나. 복잡으로 산정한다.
- 유치에서는 치은박리소파술을 산정할 수 없다.

가. 간단

• 치은박리소파술 가. 간단은 절개 후 치주판닥을 박리하여 골결손부의 육아조직을 제거하고 치근면의 치석 및 치근활택술을 시행한 경우 또는 1~2개 치아에 박리술을 시행한 경우에 산정한다.

나. 복잡

• 치은박리소파술 나. 복잡은 골내낭을 제거하면서 치조골의 생리적 형태를 만드는 것으로 골성형술과 지지골을 제거하는 골삭제술을 동시에 실시한 경우에 산정한다. 따라서 골성형과 골삭제술이 동반된 경우에는 치아수에 불문하므로 치은박리소파술 나. 복잡의 소정금액을 산정한다.
• 법랑진주(Enamel pearl)의 제거는 치은박리소파술 나. 복잡으로 청구하고 내역설명을 해 주어야 한다.
• 치은박리소파술과 치조골성형술을 동시에 시행한 경우에는 치조골성형술을 별도 산정하지 않고 치은박리소파술 나. 복잡으로 산정한다.
• 골삭제와 골성형에 사용한 Bur 등 절삭기구의 비용은 별도 산정할 수 없다.

치은박리소파술을 시행한 후 치근활택술이나 치주소파술을 실시하는 경우

• 치은박리소파술을 시행한 후라도 구강위생이 불량하며 다시 치석이 생기거나 염증이 재발되어 치석제거, 치근활택술, 치주소파술 등이 필요한 경우에는 다시 실시하는 것이 가능하며 청구 또한 가능하다.
• 치은박리소파술은 치석제거, 치근활택술, 치주소파술 등의 전처치를 시행 후 실시하므로 치석제거, 치근활택술, 치주소파술의 재시술 산정기준에 따라 이전 치료 후 치석제거는 6개월, 치근활택술과 치주소파술은 3개월이 초과한 경우 100% 산정할 수 있다.
• 이때 치주소파술은 전처치가 있어야 인정되그로 치석제거나 치근활택술 등의 전처치 없이 시행하는 경우는 치주소파술이 치근활택술로 심사조정될 수 있다.
• 또한 만성 치주질환치료 시에는 치료종결 후 90일 이내 동일 부위에서 재치료 시 재진으로 산정한다는 기준에 따라 3개월이 지났다면 초진으로 산정한다.

동일 부위에 치은박리소파술을 재시행한 경우

기간	산정방법
6개월 이내	초진+치은박리소파술 소정점수의 50% 산정
6개월 초과	초진+치은박리소파술 소정점수의 100% 산정

• 동일 부위에 치은박리소파술을 재시행한 경우에는 6개월 이내는 치은박리소파술 50%, 6개월 초과 시 치은박리소파술 100%를 산정한다.

09

다른 치료를 같이 한 경우

동일 부위에서 치은박리소파수술과 함께 골이식술을 동시에 시행한 경우

치료내용	청구항목 및 산정비율
치은박리소파수술 골이식	치은박리소파수술 산정 불가 치조골결손부 골이식술 100%

• 치은박리소파술과 치조골결손부 골이식술을 동시에 시행한 경우에는 치은박리소파술의 소정점수가 상위진료인 치조골결손부 골이식술에 포함되어 있기 때문에 치은박리소파술은 청구하지 않고 치조골결손부 골이식술만을 산정한다.

동일 부위에서 치은박리소파수술과 발치를 동시에 시행한 경우

치료내용	청구항목 및 산정비율
치은박리소파수술 발치	치은박리소파수술 100% 발치술 50%(70%)

예외: 치은박리소파술 가. 간단 50%+완전매복치 발치 100%

• 동일 부위에서 치은박리소파수술과 발치술을 동시에 시행한 경우에는 주된 수술은 소정점수의 100%, 제2의 수술은 소정점수의 50%(상급종합병원·종합병원·치과대학부속치과병원의 경우 소정점수의 70%)로 산정한다. (치은박리소파술 가. 간단 50%+완전매복치 발치 100%만을 제외하고는) 모든 경우에서 치은박리소파술의 수가가 발치 수가보다 높으므로 치은박리소파술 100%, 발치술 50%를 산정한다.

• 다음 번 내원 시 치은박리소파수술부위의 후처치와 발치와의 후처치를 동시에 시행한 경우에는 치주치료후 처치 나.(38.69점)와 수술후 처치 가. 단순처치(18.18점) 중에서 상대가치점수가 높은 치주치료후 처치 나.를 주된 처치로 산정하여 치주치료후 처치 나.만을 청구한다.

동일 부위에서 치은박리소파술과 치과임플란트제거술을 동시에 시행한 경우

치료내용	청구항목 및 산정비율
치은박리소파술 치과임플란트제거술	치은박리소파술 100% 치과임플란트제거술 50%(70%)

예외: 치은박리소파술 가. 간단 50%+치과임플란트제거술 나. 복잡 100%

• 동일 부위에서 치은박리소파술과 치과임플란트제거술을 동시에 시행한 경우에는 주된 수술은 소정점수의 100%, 제2수술은 소정점수의 50%(상급종합병원·종합병원·치과대학부속치과병원의 경우 소정점수의 70%)로 산정한다. (치은박리소파술 가. 간단 50%+치과임플란트제거술 나. 복잡 100%만을 제외하고는) 모든 경우에서 치은박리소파술의 수가가 치과임플란트제거술의 수가보다 높으므로 치은박리소파술 100%, 치과임플란트제거술 50%를 산정한다.

동일 부위에서 치은박리소파수술과 치근절제술을 동시에 시행한 경우

치료내용	청구항목 및 산정비율
치은박리소파수술 치근절제술	치은박리소파수술 100% 치근절제술 50%(70%)

- 동일 부위에서 치은박리소파수술과 치근절제술을 동시에 시행한 경우에는 주된 수술은 소정점수의 100%, 제2의 수술은 소정점수의 50%(상급종합병원·종합병원·치과대학부속치과병원의 경우 소정점수의 70%)로 산정한다.
- 치은박리소파술의 수가가 치근절제술의 수가보다 높으므로 치은박리소파술 100%, 치근절제술 50%를 산정한다.

예시: 치석제거와 치주소파술을 시행한 후 치은박리소파술을 시행한 경우

내원일	1일째	2일째	3일째	4일째
상병명	K0530 만성 단순치주염			
청구내역	초진료 방사선촬영 치석제거 가. 1/3악당	재진료 치주치료후 처치 가.	재진료 마취 리도카인 의약품관리료 치주소파술	재진료 치주치료후 처치 가.
추가	치주낭측정검사		투약	
내역설명				

내원일	5일째	6일째
상병명	K0530 만성 단순치주염	
청구내역	재진료 마취 리도카인 의약품관리료 치은박리소파술 가. 봉합사 재료대	재진료 치주치료후 처치 나.
추가	투약	
내역설명		

- 방사선검사는 치은박리소파술에 필수적인 사항으로 치은박리소파술 시술 당일에 촬영하지 않았으면 청구 시 '몇 월 며칠에 방사선촬영을 하였음'과 같이 내역설명을 첨부해 준다.
- 치주낭검사의 경우 필수적인 사항은 아니며 첫날 치석제거 시 실시해도 되고 치은박리소파술을 실시한 날에 해도 되는 것으로 실시한 내원일에 청구하면 된다.
- 치석제거와 치주소파술을 시행한 후의 후처치는 치주치료후 처치 가. 치석제거, 치근활택술, 치주소파술후로 산정하고 치은박리소파술 이후의 드레싱과 발사 시에는 치주치료후 처치 나. 치주수술 후로 청구한다.

관련 규정

○ 요양급여비용의 적용기준 및 방법에 관한 세부사항

Ⅰ. 행위

제10장 치과 처치·수술료

항목	제목	세부인정사항
차105 치은박리 소파술	전처치 없이 산정된 차105 치은박리소파수술 인정기준	치주질환치료는 통상 차23-1(가) 치석제거와 차24 치근활택술 등 초기 치료과정을 거치거나 통증, 부종 또는 출혈 등 급성 증상을 완화시킨 다음 단계적으로 치주치료를 시행하는 것이 원칙이므로 전처치 없이 산정된 차105 치은박리소파술은 차101 치주소파술로 인정함 (고시 제2016-224호(행위), 2016. 12. 1. 시행)

항목	제목	세부인정사항
차105 치은박리 소파술	치은박리소파술의 간단과 복잡의 구분방법	1. 차105가 치은박리소파술(간단)은 절개 후 치주판막을 박리하여 골결손부의 육아조직을 제거하고 치근면의 치석 및 치근활택술을 시행한 경우 또는 1~2개 치아에 박리술을 시행한 경우에 산정함 2. 차105나 치은박리소파술(복잡)은 골내낭을 제거하면서 치조골의 생리적 형태를 만드는 것으로 골성형술과 지지골을 제거하는 골삭제술을 동시에 실시한 경우에 산정함 따라서 골성형과 골삭제술이 동반된 경우에는 치아수에 불문하므로 치은박리소파술(복잡)의 소정금액을 산정함 (고시 제2000-73호(행위), 2001. 1. 1. 시행)

항목	제목	세부인정사항
차105 치은박리 소파술	치은박리소파수술 재수술 시 진료수가 산정방법	차105 치은박리소파술 후 재수술을 해야 되는 경우 6개월 이내에는 소정금액의 50%를 산정하고, 6개월 초과할 때에는 소정금액의 100%를 산정함 (고시 제2000-73호(행위), 2001. 1. 1. 시행)

항목	제목	세부인정사항
차105 치은박리 소파술	치은박리소파수술과 발치술 동시 시행 시 수가 산정방법	동일 부위에 차105 치은박리소파수술과 차41 발치술을 동시에 시행한 경우에는 주된 수술은 소정점수의 100%, 제2의 수술은 소정점수의 50%(상급종합병원·종합병원·치과대학부속치과병원의 경우 소정점수의 70%)로 산정함 (고시 제2015-155호(행위), 2015. 9. 1. 시행)

항목	제목	세부인정사항
차98 치과임플란트 제거술	치주외과수술과 치과임플란트제거술 동시 시행 시 수기료 산정방법	동일 부위에 차105 치은박리소파술[1/3악당]과 차98 치과임플란트제거술[1차악당]을 동시에 시행한 경우에는 주된 수술은 소정점수의 100%, 제2수술은 소정점수의 50%(상급종합병원·종합병원·치과대학부속치과병원의 경우 소정점수의 70%)로 산정함 (고시 제2015-155호(행위), 2015. 9. 1. 시행)

항목	제목	세부인정사항
차105 치은박리 소파술	치과임플란트 치아주위염 점막박리소파술	치주질환 등으로 치과임플란트 치아주위염 점막박리소파술을 실시하는 경우에는 실시행위에 따라 차105 치은박리소파술 가. 간단 또는 나. 복잡의 소정점수에 포함됨 (고시 제2014-100호, 2014. 7. 1. 시행)

항목	제목	세부인정사항
차105 치은박리 소파술	치과임플란트 점막관통 이행부 재형성술	치주질환 등으로 치주질환처치 후 치과임플란트를 점막으로 완전 피개하였다가 구강내로 재노출시키는 방법인 치과임플란트 점막관통 이행부 재형성술을 실시하는 경우에는 차105-가 치은박리소파술[1/3악당]-간단의 소정점수에 포함하거나, 치은이식을 동반하는 경우에는 차111 치은이식술의 소정점수에 포함됨(치은박리소파술을 동시에 시행한 경우에도 별도 산정할 수 없음) (고시 제2014-100호, 2014. 7. 1. 시행)

13 치근면처치술

분류번호	코드	분류
차-106	U1060	치근면처치술[1/3악당] Root Conditioning 주: 1. 약제 및 재료대는 소정점수에 포함되므로 별도 산정하지 아니한다. 2. 치은박리소파술과 동시에 실시한 경우에는 소정점수를 산정한다.

- 치근면처치술은 치주수술 시 치근을 활택한 후 구연산이나 Tetracycline을 이용하여 치근에 남아 있을 수 있는 변성된 백악질과 내독소 등 치주조직의 재부착에 장애가 되는 물질을 제거하고, 치근면 탈회를 통하여 치근 교원질을 노출시키고 상아세관의 개방을 하여 치주조직의 재부착을 도모하는 술식이다.
- 이전에는 치은박리소파술 등의 주된 수술에 따르는 제2의 수술로 간주하여 소정수가의 50%만을 인정하였으나 현재에는 해당수가의 100%를 인정하고 있다.

산정단위

- [1/3악당]
- 하루에 1/3악, 최대 1/2악까지 시술할 수 있으며 1/2악을 실시한 경우에는 150%로 산정한다.

산정지침

- 18시~익일 09시, 토요일 및 공휴일에 치과의원(보건의료원 포함)에서 시술한 경우에는 마취를 포함하여 소정점수의 30%를 가산한다. 다만 18시~09시 드는 공휴일의 응급진료 50% 가산과는 중복 가산하지 않는다.
- 약제 및 재료대는 소정점수에 포함되므로 구연산, 테트라사이클린 등의 약제비용을 별도 산정하지 아니한다.
- 치은박리소파술 등의 치주수술과 동시에 실시한 경우에는 치주수술 항목 100%와 치근면처치술 100%를 별도 산정한다.
- 치과임플란트 치아에서 치주 외과적수술 처치 후에 실시하는 치과임플란트 표면처치술(나사선성형술 등)을 실시한 경우에는 1~2개 치아에 실시하였다 하더라도 차106 치근면처치술을 적용하여 소정점수의 200%를 산정한다.

적용 상병명

K0530	만성 단순치주염	Chronic simplex periodontitis
K0531	만성 복합치주염	Chronic complex periodontitis
K0539	상세불명의 만성 치주염	Chronic periodontitis, unspecified
K054	치주증(齒周症)	Periodontosis

K054	연소성 치주증	Juvenile periodontosis
K055	기타 치주질환	Other periodontal diseases
K056	상세불명의 치주질환	Periodontal disease, unspecified

청구 시 유의할 사항

- 치근면처치술은 판막을 거상시켜 치근면을 노출시킨 상태에서 가능하기 때문에 치주소파술에서는 적용이 불가능하며 치은박리소파술, 치조골결손부 골이식술 및 조직유도재생술, 치은측방변위판막술, 치은이식술 등과 동시에 시행했다면 각각 100% 청구 가능하다.
- 치과임플란트 치아 주위에 염증을 치료하기 위하여 치은을 박리하고 염증을 제거한 후 노출된 고정체(픽스처)에 표면세정, 무독화시술, 나사선성형술 등의 표면처치를 시행한 경우에는 자연치에 시술하는 치근면처치술의 항목을 준용하여 적용하며 시술 치아가 1~2개 치아에 국한되었다 하더라도 소정점수의 200%를 산정한다. 이 경우 자연치아의 경우와 동일하게 [1/3악당]으로 청구한 후 횟수를 '2'로 조정하고, 반드시 시술부위가 임플란트치아임을 내역설명을 해 주어야 한다.

예시: 자연치아에서 치은박리소파술을 시행하면서 치근면처치술을 시행한 경우

내원일	3일째	4일째
상병명	K0530 만성 단순치주염	
청구내역	재진료 마취 리도카인 의약품관리료 방사선촬영 치주낭측정검사 치은박리소파술 가. 1 치근면처치술 1 봉합사 재료대	재진료 치주치료후 처치 나.
추가	투약	
내역설명		

- 치은박리소파술과 동시에 실시한 경우에는 치은박리소파술 100%와 치근면처치술 100%를 별도 산정한다.

예시: 임플란트 치아에서 치은박리소파술을 시행하면서 치근면처치술을 시행한 경우

<table>
<tr><th>내원일</th><th>3일째</th><th>4일째</th></tr>
<tr><td>상병명</td><td colspan="2">K0530 만성 단순치주염</td></tr>
<tr><td>청구내역</td><td>재진료

마취
리도카인
의약품관리료

방사선촬영
치주낭측정검사

치은박리소파술 나. 1
치근면처치술 2

봉합사 재료대</td><td>재진료

치주치료후 처치 나.</td></tr>
<tr><td>추가</td><td>투약</td><td></td></tr>
<tr><td>내역설명</td><td>치은박리소파술 및 임플란트 픽스처에 표면처치술을 시행하였음</td><td></td></tr>
</table>

- 임플란트의 고정체(픽스처)에 표면세정, 무독화시술, 나사선성형술 등의 표면처치를 시행한 경우에는 시술 치아가 1~2개 치아에 국한되었다 하더라도 치근면처치술 200%를 산정한다.
- 치주질환 등으로 치과임플란트 치아주위염의 점막박리소파술을 실시하는 경우에는 실시행위에 따라 치은박리소파술 가. 간단 또는 나. 복잡으로 산정한다. 따라서 골성형, 골삭제를 하였다면 치은박리소파술 나. 복잡으로 산정한다.

관련 규정

○ 요양급여비용의 적용기준 및 방법에 관한 세부사항

Ⅰ. 행위

제10장 치과 처치·수술료

항목	제목	세부인정사항
차106 치근면 처치술	치과임플란트 치아에 표면처치술(표면세정, 무독화시술, 나사선성형술 등)	치과임플란트 치아에 치주 외과적수술 처치 후에 실시하는 치과임플란트 표면처치술(나사선성형술 등)을 실시한 경우에는 1~2개 치아에 실시하였다 하더라도 차106 치근면처치술[1/3악당] 소정점수의 200%를 산정함 (고시 제2014-100호, 2014. 7. 1. 시행)

14 치조골결손부 골이식술

분류번호	코드	분류
차-107	 U1071 U1072	치조골결손부 골이식술 Bone Graft for Alveolar Bone Defects 가. 동종골, 이종골, 합성골이식의 경우 Allogenic, Xenogenous or Substitute Bone Graft 나. 자가골이식의 경우[채취 포함] Autogenous Bone Graft

- 치조골결손부 골이식술은 치주질환으로 인해 파괴된 경조직부위(골내낭)를 골이식을 통해 파괴 전 상태로 재건하는 술식이다.
- 치조골결손부 골이식술은 사용하는 이식골의 종류에 따라 가. 동종골, 이종골, 합성골이식의 경우와 나. 자가골이식의 경우[채취 포함]로 나누어 산정한다.

가. 동종골, 이종골, 합성골이식의 경우	나. 자가골이식의 경우[채취 포함]
• 동종골, 이종골, 합성골 등을 이식하는 경우 • 치조골결손부와 동일한 부위에서 자가골을 채취하여 이식술을 시행하는 경우	치조골결손부와 다른 부위에서 자가골을 채취하여 이식술을 시행하는 경우

산정지침

- 18시~익일 09시, 토요일 및 공휴일에 치과의원(보건의료원 포함)에서 시술한 경우에는 마취를 포함하여 소정점수의 30%를 가산한다. 다만 18시~09시 또는 공휴일의 응급진료 50% 가산과는 중복 가산하지 않는다.

적용 상병명

K0531	만성 복합치주염	Chronic complex periodontitis
K0539	상세불명의 만성 치주염	Chronic periodontitis, unspecified
K054	치주증(齒周症)	Periodontosis
K054	연소성 치주증	Juvenile periodontosis
K055	기타 치주질환	Other periodontal diseases
K056	상세불명의 치주질환	Periodontal disease, unspecified

청구 시 유의할 사항

- 치조골결손부 골이식술과 함께 시행한 치주낭측정검사, 방사선촬영, 마취 등은 별도 산정 가능하며 환자의 증상에 따라 투약도 가능하다.

- 치은박리소파술과 치조골결손부 골이식술을 동시에 시행한 경우에는 치은박리소파술의 소정점수가 상위진료인 치조골결손부 골이식술에 포함되어 있기 때문에 치은박리소파술은 청구하지 않고 치조골결손부 골이식술만을 산정한다.
- 치조골결손부 골이식술과 동시에 시행한 치근면처치술은 100% 별도 산정할 수 있다.
- 치조골결손부와 동일한 부위(시술하는 1/2악 범위)에서 자가골을 채취하여 이식술을 시행하는 경우에는 치조골결손부 골이식술 가. 동종골, 이종골, 합성골이식술의 경우로 산정한다.
- 동일하지 않은 범위에서 자가골을 채취하여 골이식을 하는 경우에는 치조골결손부 골이식술 나. 자가골이식의 경우로 산정하며 채취에 소요되는 비용 및 재료비용은 별도 산정할 수 없다.
- 치주질환 등으로 치과임플란트 치아주위염에서 치조골결손부 골이식술을 실시하는 경우에는 실시행위에 따라 치조골결손부 골이식술 가. 동종골, 이종골, 합성골이식의 경우 또는 나. 자가골이식의 경우로 구분하여 산정한다.
- 사용한 골대체제(동종골, 이종골, 합성골)는 치료재료 구입신고를 한 후에 청구하여야 한다.
- 치조골결손부 골이식술 시행 시 골결손부어 사용한 골대체물질은 자가골이식술 없이 사용하였을 경우 최대 3cc(2.5g) 범위 내에서 실사용량을 인정한다.
- 골대체물질은 최소한 직경 1cm 이상의 골결손이 있는 경우에 인정하되, 1cm 미만의 골결손은 협측과 설측골이 모두 소실된 관통(through & through) 병소가 있는 경우, 근단부 병변과 치주염이 혼재된 경우, 치조골결손이 근단부에서 치경부까지 전개되어 치근이 노출된 열개결손(Dehiscence defect)의 경우에 한하여 인정한다.
- 자가골을 대체하는 골대체제(동종골, 이종골, 합성골)는 70세 이상 고령 환자 또는 악골에 골결손이 심해 자가골 이식이 어려운 경우에 요양급여를 인정하며 골대체제 간의 병용사용은 인정하지 아니한다. 급여대상 이외 사용한 치료재료 비용은 「선별급여 지정 및 실시 등에 관한 기준」에 따라 본인부담률을 80%로 적용한다.
- 치주조직유도재생 파우더 및 겔로 분류돼 있는 엠도게인(Emdogain)을 이용하여 치주수술(치주조직재생)을 실시하는 경우에는 조직유도재생술보다는 난이도가 낮고, 임상에서 적용되는 과정이 치조골이식과 유사한 것으로 판단되어 치조골결손부 골이식술 가. 동종골, 이종골, 합성골이식의 경우로 산정한다.
- 엠도게인 단독 혹은 골이식재와 함께 사용하는 경우는 치조골결손부 골이식술 가. 동종골, 이종골, 합성골이식의 경우로 산정하고, 엠도게인과 조직유도재생막(멤브레인)을 함께 사용한 경우에는 조직유도재생술로 산정한다.
- 엠도게인(Emdogain)을 이용한 치조골결손부 골이식술은 수술기록지 및 파노라마 영상에서 좁고 깊은 수직적 치조골결손부, 치조골결손이 근단부에서 치경부까지 전개되어 치근이 노출된 열개결손(Dehiscence defect), 치주낭 깊이가 5~9mm 등인 경우에서 인정한다.
- 사용한 재료인 Emdogain은 치료재료 구입신고를 하여야 하며 재료대는 별도 산정한다.
- 골성형과 골삭제에 사용한 Bur 등 절삭기구의 비용은 별도 산정할 수 없다.
- 봉합 시 치료재료목록표에 등재되어 있는 봉합사를 사용한 경우 봉합사 재료대를 청구할 수 있으며 봉합사 제품명, 굵기, 사용량 등을 진료기록부(수술기록지)에 반드시 기재하여야 한다.
- 치조골결손부 골이식술은 반드시 치석제거, 치근활택술 등 전처치가 필요하며 치조골결손부 골이식술 후 시행하는 후처치는 치주치료후 처치 나. 치주수술 후로 청구한다.

청구조합

가. 동종골, 이종골, 합성골이식	가. 동종골, 이종골, 합성골이식의 경우+치근면처치술+골이식 재료대
나. 자가골이식	나. 자가골이식의 경우+치근면처치술

다른 치료를 같이 한 경우

동일 부위에서 치은박리소파수술과 함께 골이식술을 동시에 시행한 경우

치료내용	청구항목 및 산정비율
치은박리소파수술 골이식	치은박리소파수술 산정 불가 치조골결손부 골이식술 100%

- 치은박리소파술과 치조골결손부 골이식술을 동시에 시행한 경우에는 치은박리소파술의 소정점수가 상위진료인 치조골결손부 골이식술에 포함되어 있기 때문에 치은박리소파술은 청구하지 않고 치조골결손부 골이식술만을 산정한다.

예시: 치은박리소파술과 함께 치근면처치술을 시행한 후 골결손부위를 엠도게인으로 이식한 경우

내원일	3일째	4일째
상병명	K0530 만성 단순치주염	
청구내역	재진료 마취 리도카인 의약품관리료 방사선촬영 치주낭측정검사 치조골결손부 이식술 가. 1 치근면처치술 1 엠도게인 재료대 봉합사 재료대	재진료 치주치료후 처치 나.
추가	투약	
내역설명		

- 치은박리소파술과 치조골결손부 골이식술을 동시에 시행한 경우에는 치은박리소파술은 청구하지 않고 치조골결손부 골이식술만을 산정한다.
- 엠도게인을 사용한 골이식은 치조골결손부 골이식술 가. 동종골, 이종골, 합성골이식의 경우로 산정하고 치근면처치술은 100% 별도 산정할 수 있다.

09

관련 규정

○ 요양급여비용의 적용기준 및 방법에 관한 세부사항

Ⅰ. 행위

제10장 치과 처치·수술료

항목	제목	세부인정사항
차-107 치조골결손부 골이식술	치조골결손부와 동일한 부위에서 자가골을 채취하여 이식술을 시행한 경우 수가 산정방법	치조골결손부와 동일한 부위에서 자가골을 채취하여 이식술을 시행하는 경우에는 차107-가 치조골결손부 골이식술-동종골, 이종골, 합성골이식술의 경우로 산정함 (고시 제2008-149호(행위), 2008. 12. 1. 시행)

항목	제목	세부인정사항
차-107 치조골결손부 골이식술	치과임플란트 치아주위염 치조골결손부 골이식술	치주질환 등으로 치과임플란트 치아주위염 치조골결손부 골이식술을 실시하는 경우에는 실시행위에 따라 차107 치조골결손부 골이식술 또는 가. 동종골, 이종골, 합성골이식의 경우 또는 나. 자가골이식의 경우에 소정점수에 포함됨 (고시 제2014-100호, 2014. 7. 1. 시행)

Ⅲ. 치료재료

제목	세부인정사항
골대체제(동종골, 이종골, 합성골)의 급여기준	1. 자가골을 대체하는 골대체제(동종골, 이종골, 합성골)는 자가골의 사용이 어려운 다음의 경우에 요양급여를 인정함 - 다음 - 가. 장골능의 성장판이 열려 있는 소아 나. 장골능에서 다량의 자가골 채취의 과거력이 있는 경우 다. 70세 이상 고령 환자 또는 골다공증[T-score≤-2.5: 이중에너지 방사선 흡수법(Dual-Energy X-Ray Absorptio metry; DXA)을 이용하여 중심골에서 측정한 값] 라. 안면-두개골 수술 시 1) 모발선(hair line) 이하의 안면부 골결손이 있는 경우 2) 1차 두개골 성형술에 실패했을 경우 3) 뇌기저부수술[경비적접형동접근법(TSA) 포함] 시 뇌척수액 누출이 예상되는 경우 4) 성장하는 소아에서 두개골결손이 있는 질환. 단, 4세 미만에서 경막이 손상되지 않고 온전한 (intact) 경우는 제외 마. 척추 수술 시 척추체제거술, 요추 3분절 이상, 경·흉추 5분절 이상의 장분절 유합의 경우 바. 사지 및 골반골 수술 시 골결손이 심해 자가골이식만으로 부족한 경우 사. 수술 중 허혈성 쇼크가 발생하거나 다발성 골절로 인해 척추 이외 타 병소에도 자가골이식이 필요한 경우와 같이 자가골 사용이 매우 어려운 경우 아. 악골에 골결손이 심해 자가골이식이 어려운 경우 2. 상기 1.의 급여대상 이외 사용한 치료재료 비용은 「선별급여 지정 및 실시 등에 관한 기준」에 따라 본인부담률을 80%로 적용함 3. 상기 1., 2.의 경우 골대체제 간의 병용사용은 인정하지 아니함 (고시 제2018-281호(치료재료), 2019. 1. 1. 시행)

제목	세부인정사항
치근낭적출술, 치근단절제술, 치조골결손부 골이식술 등 시행 시 사용한 골대체물질 급여기준	치근낭적출술, 치근단절제술, 치조골결손부 골이식술 등을 시행 시 골결손부에 사용한 골대체물질은 자가골이식술 없이 사용하였을 경우 최대 3cc(2.5g) 범위 내에서 실사용량을 인정함 (고시 제2018-281호(치료재료), 2019. 1. 1. 시행)

제목	세부인정사항
Biocoral 및 Interpore 급여 여부	골조직이식술 시 사용되는 골대체 물질인 Biocoral은 골에 이식되었을 때 새로이 형성되는 Bone과 대체, 흡수되어 골형성을 유도하여 신생골을 생성토록 함으로써 파괴된 치주조직의 재생을 기대할 수 있는 장점이 있으므로 인정하고, 골조직이식술 시에 진료상 필요하여 사용된 이식재료 Interpore-200에 대하여도 인정함 (고시 제2000-73호, 2001. 1. 1. 시행)

심사지침

치조골결손부위에 사용하는 골대체물질(인조골)의 인정범위(치료재료)

골대체물질의 인정기준(고시 제2007-139호)에 의거 '치조골결손부에 골이식술 시 사용한 골대체물질은 자가골이식술 없이 합성골만을 사용하였을 경우에는 최대 3cc(2.5g) 범위 내 인정'토록 하고 있으나, 골결손 크기가 비교적 작아 자연치유가 가능한 경우도 있으므로, 골대체물질은 최소한 직경 1cm 이상의 골결손이 있는 경우에 인정하되, 1cm 미만의 골결손이 있다하더라도 아래와 같은 경우에는 인정함

– 아래 –

가. 협측과 설측골이 모두 소실된 관통(through & through) 병소가 있는 경우
나. 근단부 병변과 치주염이 혼재된 경우
다. 치조골결손이 근단부에서 치경부까지 전개되어 치근이 노출된 열개결손(dehiscence defect)의 경우

* 신설 사유
치조골결손부위가 작아 자연치유가 가능한 경우에는 골대체물질 사용하지 않는 것이 원칙이므로, 최소한 직경 1cm 이상의 골결손이 있는 경우에 인정하는 원칙을 정하고, 직경 1cm 미만이라도 인정하는 범위를 별도로 정하는 기준을 마련함

(공고 제2019-429호(치료재료), 2011. 3. 1. 시행)

09

심의사례

Emdogain 치료재료를 이용해 치주조직 재생을 실시하는 경우 수가 산정방법

■ 심의배경
「치료재료 급여·비급여 목록 및 급여 상한금액표」에서 치주조직유도재생 파우더 및 겔로 분류되어 있는 엠도게인(Emdogain) 치료재료를 이용하여 치주수술(치주조직재생)을 실시하는 경우 수가 산정방법에 대하여 관련 학회 의견 요청하여 심의함

■ 참고
- 「건강보험 행위 급여·비급여 목록표 및 급여 상대가치점수」 제1편 제2부 제10장 치과 처치·수술료, 차107 치조골결손부 골이식술, 차108 조직유도재생술
- 제3판 치주성형-재건술, Edward S. Coden, 대한나래출판사, 2008년
- 제5판 치주과학, 전국치주과학교수협의회, 군자출판사, 2010년
- 대한치주과 학회 의견(대치주 제2012-4호, 2012. 1. 9.)

■ 심의내용
- 「치료재료 급여·비급여 목록 및 급여 상한금액표」에 치주조직유도재생 파우더 및 겔로 분류돼 있는 엠도게인(Emdogain) 치료재료를 이용해 치주수술(치주조직재생)을 실시하는 경우 수가 산정방법에 대해 학회 의견을 참조해 논의한 결과, 엠도게인(Emdogain) 치료재료는 치주조직유도재생 재료로 분류돼 있으나 법랑기질유도체 겔(enamel matrix derivative gel)로 임상에서 치주수술에 적용되는 과정은 생물학적으로 치주조직의 발생과정을 모방해 치근면을 bio modification 함으로써 치주조직을 자극해 재생을 촉진시키고, 골대체제는 아니지만 일반적으로 재생이 어려운 치근면에 백악질의 재형성을 촉진해 치주인대 및 골의 재생을 도모하는 것으로, 골대체제(동종골, 이종골, 합성골) 또는 조직유도재생막(유도막, 차폐막)을 사용하는 것과는 다른 작용기전을 통한 임상적 효과를 가진 치료재료임
- 그러나 시술 과정은 유도막(차폐막)을 이용해 상피조직을 포함한 연조직이 골결손부로 유입되는 것을 차단하고, 치주조직의 성장을 유도(guide)하기 위한 개념을 포함하고 있는 '차108 조직유도재생술(Guided Tissue Regeneration)'보다는 난이도가 낮다고 볼 수 있음
- 따라서 엠도게인(Emdogain)을 이용해 치주수술(치주조직재생)을 실시하는 경우에는 임상에서 적용되는 과정이 치조골 골이식과 유사한 것으로 판단돼 '차107-가 치조골결손부 골이식술-동종골, 이종골, 합성골이식의 경우'로 산정하는 것이 타당함

(2012. 3. 19. 진료심사평가위원회)

만성 복합치주염 상병에 청구한 치조골결손부 골이식술 및 골대체물질

■ 청구내역

- A 사례(남/58세), B 사례(남/52세), C 사례(남/41세), D 사례(남/59세)
  - 청구 상병명: 만성 복합치주염
  - 주요 청구내역

    차107가 치조골결손부 골이식술(동종골, 이종골, 합성골이식의 경우) (U1071) 1*1*1

    EMDOGAIN 0.3CC (L7423440) 1*1*1
- E 사례(남/47세)
  - 청구 상병명: 만성 복합치주염
  - 주요 청구내역

    차107가 치조골결손부 골이식술(동종골, 이종골, 합성골이식의 경우) (U1071) 1*1*1

    EMDOGAIN 0.3CC (L7423440) 1*1*1

    THE GRAFT 0.25G (L7401491) 1*1*1

■ 심의결과

- 진료내역, 관련 교과서, 학회 의견 등을 참조하여 사례별로 결정함

■ 심의내용

- 만성 복합치주염 상병에 조직유도재생 겔(EMDOGAIN) 또는 합성골(MBCP) 등을 이용하여 치조골결손부 재건을 위한 치주수술을 시행한 사례로, 행위료 및 치료재료 인정 여부에 대하여 논의함
- A~D 사례: 만성 복합치주염 상병에 조직유도재생 겔을 이용하여 치주조직재생을 실시하고 차107가 치조골결손부 골이식술(동종골, 이종골, 합성골이식의 경우) 및 EMDOGAIN 0.3CC(L7423440)를 청구한 건으로, 수술기록지 및 파노라마 영상에서 수술부위가 좁고 깊은 수직적 치조골결손부임이 확인되므로 차107가 치조골결손부 골이식술 및 EMDOGAIN을 인정함
- E 사례: 만성 복합치주염 상병에 합성골을 이용하여 치조골결손부에 골이식술을 시행하고 차107가 치조골결손부 골이식술(동종골, 이종골, 합성골이식의 경우) 및 관련 치료재료 [EMDOGAIN 0.3CC(L7423440), THE GRAFT 0.25G(L7401491)]를 청구한 건으로, 수술기록지 및 파노라마 영상 확인결과 골결손의 크기는 비교적 작으나, 치조골결손이 근단부에서 치경부까지 전개되어 치근이 노출된 열개결손(dehiscence defect)에 치조골결손부 골이식술을 시행한 것이 확인되며, 치주낭 깊이가 5~9mm인 점을 고려하여 차107가 치조골결손부 골이식술 및 EMDOGAIN, THE GRAFT를 인정함

■ 참고

- 〈국민건강보험 요양급여의 기준에 관한 규칙〉 [별표1] “요양급여의 적용기준 및 방법”
- 「건강보험 행위 급여·비급여 목록표 및 급여 상대가치점수」 제1편 제2부 제10장 치과 처치 및 수술료 등
- 골대체제(동종골, 이종골, 합성골)의 급여기준(보건복지부 고시 제2016-147호, 2016. 9. 1. 시행)
- 치조골결손부위에 사용하는 골대체물질(인조골)의 인정범위(심사지침, 2011. 3. 1. 적용)
- Emdogain 치료재료를 이용하여 치주조직 재생을 실시하는 경우 수가 산정방법(공개심의사례, 2012. 3. 30.)
- 전국치주과학교수협의회. 치주과학. 제6판. 군자출판사. 2015
- 엠도게인(Emdogain) 관련 대한치주과학회 의견(대치주 제2012-4호, 2012. 1. 9.)

[2017. 6. 1. 진료심사평가위원회(중앙심사조정위원회)]

15 자가치아 유래 골이식술

분류번호	코드	분류
차-107-1	U1073	자가치아 유래 골이식술[이식재 비용 포함] Autogenous Tooth derived Bone Graft 주: 1. 「선별급여 지정 및 실시 등에 관한 기준」 별표2에 따른 요양급여 적용 2. 치조골결손 재생을 목적으로 실시한 경우에 산정한다.

- 자가치아 유래 골이식술은 회복 불가능하여 발치한 치아를 치조골이식재로 처리하여 골이식술에 사용하는 술식으로, 신의료기술로 분류되었던 것이 2019년 1월 1일부터 선별급여로 지정되어 보험항목이 신설되었다.

선별급여란?

선별급여란 경제성 또는 치료효과성 등이 불확실하여 그 검증을 위하여 추가적인 근거가 필요하거나 경제성이 낮아도 환자의 건강회복에 잠재적 이득이 있는 경우에 지정하는 예비적인 요양급여를 말한다.

(「국민건강보험법」 제41조의 4)

산정지침

- 18시~익일 09시, 토요일 및 공휴일에 치과의원(보건의료원 포함)에서 시술한 경우에는 마취를 포함하여 소정점수의 30%를 가산한다. 다만 18시~09시 또는 공휴일의 응급진료 50% 가산과는 중복 가산하지 않는다.
- 「선별급여 지정 및 실시 등에 관한 기준」 별표2에 따라 본인부담률이 50%가 적용된다. 이식재 비용이 포함되어 별도 산정할 수 없다.
- 치조골결손 재생을 목적으로 실시한 경우에 산정한다.

적용 상병명

K0531	만성 복합치주염	Chronic complex periodontitis
K0539	상세불명의 만성 치주염	Chronic periodontitis, unspecified
K054	치주증(齒周症)	Periodontosis
K054	연소성 치주증	Juvenile periodontosis
K055	기타 치주질환	Other periodontal diseases
K056	상세불명의 치주질환	Periodontal disease, unspecified

청구 시 유의할 사항

- 치조골결손 재생을 목적으로 실시한 경우 자연 치아 및 기존 식립된 임플란트 등에서 연령 제한 없이 적용 가능하다.
- 안정성과 유효성이 검증된 치아가공전문기관(한국치아은행)을 통하여 가공 처리한 경우에 인정되며, 치과병·의원 내에서 가공 처리한 경우는 보험적용에서 지외된다.
- 자가치아 유래 골이식술과 함께 시행한 치주낭측정검사, 방사선촬영, 마취 등은 별도 산정 가능하며 환자의 증상에 따라 투약도 가능하다.
- 골성형과 골삭제에 사용한 Bur 등 절삭기구의 비용은 별도 산정할 수 없다.
- 봉합 시 치료재료목록표에 등재되어 있는 봉합사를 사용한 경우 봉합사 재료대를 청구할 수 있으며 봉합사 제품명, 굵기, 사용량 등을 진료기록부(수술기록지)에 반드시 기재하여야 한다.
- 자가치아 유래 골이식술은 반드시 치석제거, 치근활택술 등 전처치가 필요하며 자가치아 유래 골이식술 후 시행하는 후처치는 치주치료후 처치 나. 치주수술 후로 청구한다.

관련 규정

「선별급여 지정 및 실시 등에 관한 기준」 일부 개정(고시 제2018-250호, 2018. 11. 27.)

분류(장, 절)		분류번호	항목	본인 부담률	시행일
제10장	치주질환 수술	차-107-1	자가치아 유래 골이식술[이식재 비용 포함]	50%	2019. 1. 1.

09

16 조직유도재생술

분류번호	코드	분류
차-108		조직유도재생술 Guided Tissue Regeneration
	U1081	가. 골이식을 동반하지 아니한 경우 without Bone Graft
		나. 골이식을 동반한 경우 with Bone Graft
	U1082	(1) 동종골, 이종골, 합성골이식의 경우 Allogenic, Xenogenous or Substitute Bone Graft
	U1083	(2) 자가골이식의 경우[채취 포함] Autogenous Bone Graft

- 조직유도재생술은 치근면과 다른 인접한 결체조직 구성성분을 분리시키는 차폐막을 이용하여 빠르게 증식하는 치은상피의 유입을 막고 치주인대세포의 유입을 선택적으로 유도하여 치아 주위조직의 재생을 도모하고 공간을 확보하여 골결손부 내로 골아세포의 유입을 유도함으로써 골의 재생을 도모하는 술식이다.
- 적당한 각화치은이 존재하는 골결손부이고 두껍고 각화층이 넓은 치은으로 차폐막을 피개하여야 하며, 2급 이개부 병변으로 치간골이 높고 수직방향으로 골결손이 있는 형태, 2~3벽으로 이루어진 골내 수직적 결손부이며 깊이가 4~5mm 이상의 상태인 경우에 적용한다.
- 조직유도재생술은 골이식 여부에 따라 가. 골이식을 동반하지 아니한 경우와 나. 골이식을 동반한 경우 (1) 동종골, 이종골, 합성골이식의 경우, (2) 자가골이식의 경우[채취 포함]로 나누어서 산정한다.

가. 골이식을 동반하지 아니한 경우	나. 골이식을 동반한 경우	
	(1) 동종골, 이종골, 합성골이식의 경우	(2) 자가골이식의 경우[채취 포함]
(골이식 없이) 조직유도재생막	동종골, 이종골, 합성골이식+조직유도재생막	자가골이식+조직유도재생막

산정지침

- 18시~익일 09시, 토요일 및 공휴일에 치과의원(보건의료원 포함)에서 시술한 경우에는 마취를 포함하여 소정점수의 30%를 가산한다. 다만 18시~09시 또는 공휴일의 응급진료 50% 가산과는 중복 가산하지 않는다.

적용 상병명

K0530	만성 단순치주염	Chronic simplex periodontitis
K0531	만성 복합치주염	Chronic complex periodontitis
K0539	상세불명의 만성 치주염	Chronic periodontitis, unspecified
K054	치주증(齒周症)	Periodontosis

K054	연소성 치주증	Juvenile periodontosis
K055	기타 치주질환	Other periodontal diseases
K056	상세불명의 치주질환	Periodontal disease, unspecified

청구 시 유의할 사항

- 조직유도재생술과 함께 시행한 치주낭측정검사, 방사선촬영, 마취 등은 별도 산정 가능하며 환자의 증상에 따라 투약도 가능하다.
- 사용한 골이식재와 조직유도재생막은 치료재료 구입신고를 한 후에 청구하여야 한다.
- 조직유도재생술 나. 골이식을 동반한 경우 (2) 자가골이식의 경우에서는 사용한 Bur 등 절삭기구의 비용은 다. 관혈적정복술 등(N0051020)으로 별도 산정할 수 있다.
- 봉합 시 치료재료목록표에 등재되어 있는 봉합사를 사용한 경우 봉합사 재료대를 청구할 수 있으며 봉합사 제품명, 굵기, 사용량 등을 진료기록부(수술기록지)에 반드시 기재하여야 한다.
- 농축혈소판(PRP)을 이용한 골형성(골결손부에 농축혈소판을 이용하여 골형성 속도 및 골재생을 촉진시키는 과정)은 조직유도재생술 나. 골이식을 동반한 경우의 소정점수를 산정한다.
- 엠도게인과 조직유도재생막(멤브레인)을 함께 사용한 경우에는 조직유도재생술로 산정하고, 조직유도재생막 없이 엠도게인 단독 혹은 골이식재와 함께 사용하는 경우는 치조골결손부 골이식술 가. 동종골, 이종골, 합성골이식의 경우로 산정한다.

09

청구조합

가. 골이식을 동반하지 아니한 경우		가. 골이식을 동반하지 아니한 경우＋치근면처치술＋재생막 재료대
나. 골이식을 동반한 경우	(1) 동종골, 이종골, 합성골이식	(1) 동종골, 이종골, 합성골이식의 경우＋치근면처치술＋골이식재＋재생막 재료대
	(2) 자가골이식	(2) 자가골이식의 경우＋치근면처치술＋재생막 재료대＋Bur 재료대

관련 규정

○ 요양급여비용의 적용기준 및 방법에 관한 세부사항

Ⅰ. 행위

제10장 치과 처치·수술료

항목	제목	세부인정사항
차108 조직유도 재생술	치과임플란트 치아주위염 골유도재생술	치주질환 등으로 치과임플란트 치아주위염 골유도재생술을 실시하는 경우에는 실시행위에 따라 차108 조직유도재생술 가. 골이식을 동반하지 아니한 경우 또는 나. 골이식을 동반한 경우의 소정점수에 포함됨 (고시 제2014-100호, 2014. 7. 1. 시행)

Ⅲ. 국민건강보험 요양급여의 기준에 관한 규칙 제10조에 의거 신의료기술로 신청된 항목 중 이미 심사기준으로 운용되고 있는 항목

제1장 기본진료료

항목	제목	세부인정사항
차108 조직유도 재생술	농축혈소판을 이용한 골형성(골결손부에 농축혈소판을 이용하여 골형성 속도 및 골재생을 촉진시키는 과정)	차108-나. 골이식을 동반한 경우의 소정점수를 산정함 (고시 제2002-98호(기결정), 2003. 1. 1.)

17 조직유도재생막 제거술

분류번호	코드	분류
차-109	U1090	조직유도재생막 제거술 Removal of Barrier Membrane

- 조직유도재생막 제거술은 비흡수성 차폐막을 이용하여 조직유도재생술을 시행한 후 차폐막을 제거하는 경우에 적용한다.

산정지침

- 18시~익일 09시, 토요일 및 공휴일에 치과의원(보건의료원 포함)에서 시술한 경우에는 마취를 포함하여 소정점수의 30%를 가산한다. 다만 18시~09시 또는 공휴일의 응급진료 50% 가산과는 중복 가산하지 않는다.

적용 상병명

- 조직유도재생술에 적용한 상병명을 따른다.

청구 시 유의할 사항

- 비흡수성 재생막 또는 노출된 흡수성 재생막을 제거하는 경우에 산정한다.
- 조직유도재생술과 함께 시행한 치주낭측정검사, 방사선촬영, 마취 등은 별도 산정 가능하며 환자의 증상에 따라 투약도 가능하다.
- 봉합 시 치료재료목록표에 등재되어 있는 봉합사를 사용한 경우 봉합사 재료대를 청구할 수 있으며 봉합사 제품명, 굵기, 사용량 등을 진료기록부(수술기록지)에 반드시 기재하여야 한다.

18 치은측방변위판막술, 치관변위판막술

분류번호	코드	분류
차-110	U1100	치은측방변위판막술, 치관변위판막술 Laterally Positioned Flap, Coronally Positioned Flap

- 치은측방변위판막술은 치은 판막을 형성하고 측방으로 이동하여 치주질환에 의해 노출된 치근면을 덮어 주거나 또는 부착치은의 양을 증가시키기 위한 술식이다.
- 치관변위판막술은 치은 판막을 형성하고 치관쪽으로 이동하여 한 치아나 여러 치아의 노출된 치근을 덮기 위하여 또는 치근의 지각과민증을 없애기 위하여 사용하는 술식이다.

산정지침

- 18시~익일 09시, 토요일 및 공휴일에 치과의원(보건의료원 포함)에서 시술한 경우에는 마취를 포함하여 소정점수의 30%를 가산한다. 다만 18시~09시 또는 공휴일의 응급진료 50% 가산과는 중복 가산하지 않는다.

적용 상병명

K060	치은퇴축	Gingival recession
K0600	국소적 치은퇴축	Localized gingival recession
K0601	전반적 치은퇴축	Generalized gingival recession
K0609	상세불명의 치은퇴축	Gingival recession, unspecified
K0609	치은퇴축(감염후, 수술후)	Gingival recession(postinfective, postoperative)

청구 시 유의할 사항

- 치은측방변위판막술, 치관변위판막술과 함께 시행한 치주낭측정검사, 방사선촬영, 마취 등은 별도 산정 가능하며 환자의 증상에 따라 투약도 가능하다.
- 치은측방변위판막술, 치관변위판막술과 함께 시행한 치근면처치술은 별도 산정 가능하다.
- 봉합 시 치료재료목록표에 등재되어 있는 봉합사를 사용한 경우 봉합사 재료대를 청구할 수 있으며 봉합사 제품명, 굵기, 사용량 등을 진료기록부(수술기록지)에 반드시 기재하여야 한다.

다른 치료를 같이 한 경우

치은측방변위판막술, 치관변위판막술과 함께 치근면처치술을 동시에 시행한 경우

치료내용	청구항목 및 산정비율
치은측방변위판막술, 치관변위판막술 치근면처치술	치은측방변위판막술, 치관변위판막술 100% 치근면처치술 100%

• 치은측방변위판막술, 치관변위판막술과 함께 시행한 치근면처치술은 별도 산정 가능하다.

19 치은이식술

분류번호	코드	분류
차-111	U1110	치은이식술 Gingival Graft

- 치은이식술은 부착치은의 양을 증가시키기거나 새로운 부착치은을 형성시켜 주기 위하여, 치은퇴축을 예방하거나 치은퇴축을 덮어 주기 위하여 치은퇴축 부위에 구강내 다른 부위에서 채취한 치조조직편을 이식하는 유리치은이식술(Free gingival graft) 또는 결체조직이식술(Connective tissue graft)을 시행한 경우에 산정한다.
- 또한 구강전정을 깊게 하거나 소대와 근육부착을 재위치시켜 주기 위한 구강전정성형술도 포함한다.

산정지침

- 18시~익일 09시, 토요일 및 공휴일에 치과의원(보건의료원 포함)에서 시술한 경우에는 마취를 포함하여 소정점수의 30%를 가산한다. 다만 18시~09시 또는 공휴일의 응급진료 50% 가산과는 중복 가산하지 않는다.
- 심미적인 목적 또는 보철치료를 위한 치은이식술은 비급여이다.

적용 상병명

K053	만성 치주염	Chronic periodontitis
K0530	만성 단순치주염	Chronic simplex periodontitis
K0531	만성 복합치주염	Chronic complex periodontitis
K0538	기타 명시된 만성 치주염	Other specified chronic periodontitis
K0539	상세불명의 만성 치주염	Chronic periodontitis, unspecified
K060	치은퇴축	Gingival recession
K0600	국소적 치은퇴축	Localized gingival recession
K0601	전반적 치은퇴축	Generalized gingival recession
K0609	상세불명의 치은퇴축	Gingival recession, unspecified
K0609	치은퇴축(감염후, 수술후)	Gingival recession(postinfective, postoperative)

청구 시 유의할 사항

- 치주질환 상병(K05.3*)으로 인하여 치은이식술을 시행하는 경우에는 반드시 치석제거, 치근활택술 등의 전처치가 청구되어야 한다. 그러나 치은퇴축의 상병(K06.0*)으로 인한 치은이식술은 전처치의 청구 없이 산정할 수 있다.

- 결체조직이식술, 부착치은이식술의 경우에도 치은이식술로 산정한다.
- 치은이식술과 함께 시행한 치주낭측정검사, 탕사선촬영, 마취 등은 별도 산정 가능하며, 환자의 증상에 따라 투약도 가능하다.
- 봉합 시 치료재료목록표에 등재되어 있는 봉합사를 사용한 경우 봉합사 재료대를 청구할 수 있으며 봉합사 제품명, 굵기, 사용량 등을 진료기록부(수술기록지)에 반드시 기재하여야 한다.
- 공여부의 조직 채취비용은 별도 산정할 수 없으나 공여부 조직 채취 시 시행한 마취료는 별도 청구하고 청구 시 내역설명을 하도록 한다.
- 공여부의 이식편을 채취 후 공여부의 심한 출혈이 우려될 때 상고정장치술을 시행한 경우에는 상고정장치술을 별도 산정할 수 있으며, 청구 시 내역설명을 해 주도록 한다.
- 치주팩을 사용하였더라도 행위료에 포함되어 있으므로 별도 청구할 수 없다.
- 치은이식술 후 드레싱, 치주팩 교환, 봉합사 제거 등의 후처치는 치주수술후 처치 나. 치주수술 후로 산정한다.
- 치주질환 등으로 치주질환처치 후 치과임플란트를 점막으로 완전 피개하였다가 구강내로 재노출시키는 방법인 치과임플란트 점막관통 이행부 재형성술을 실시하면서 치은이식을 동반하는 경우에는 치은이식술로 산정한다. 다만 치은박리소파술을 동시에 시행한 경우에도 별도 산정할 수 없다.

다른 치료를 같이 한 경우

치은이식술과 치은박리소파술을 동시에 시행한 경우

치료내용	청구항목 및 산정비율
치은이식술 치은박리소파술	치은이식술 100% 산정 치은박리소파술 산정 불가

- 치은이식술과 치은박리소파술을 동시에 시행한 경우에는 치은박리소파술은 산정하지 못하고 치은이식술만을 청구한다.

치은이식술과 치조골결손부 골이식술을 동시에 시행한 경우

치료내용	청구항목 및 산정비율
치은이식술 치조골결손부 골이식술	치은이식술 100% 산정 치조골결손부 골이식술 산정 불가

- 치은이식술과 치조골결손부 골이식술을 동시에 시행한 경우에는 치조골결손부 골이식술은 산정하지 못하고 치은이식술만을 청구한다.

치은이식술과 치근면처치술을 동시에 시행한 경우

치료내용	청구항목 및 산정비율
치은이식술 치근면처치술	치은이식술 100% 산정 치근면처치술 100% 산정

• 치은이식술과 치근면처치술을 동시에 시행한 경우에는 각각 100% 산정할 수 있다.

예시

내원일	1일째	2일째
상병명	K0600 국소적 치은퇴축	
청구내역	초진료 치과전달마취 마. 하치조신경블록 리도카인 의약품관리료 치은이식술 봉합사	재진료 치주치료후 처치 나. 치주수술 후
추가	치근면처치술	
내역설명		

• 치은퇴축의 상병(K06.0*)으로 인한 치은이식술은 초진 시에도 전처치의 청구 없이 산정할 수 있다.

• 치근면처치술을 시행하였다면 추가청구 가능하다.

관련 규정

○ 요양급여비용의 적용기준 및 방법에 관한 세부사항

Ⅰ. 행위

제10장 치과 처치·수술료

항목	제목	세부인정사항
차105 치은박리 소파술	치과임플란트 점막관통 이행부 재형성술	치주질환 등으로 치주질환처치 후 치과임플란트를 점막으로 완전 피개하였다가 구강내로 재노출시키는 방법인 치과임플란트 점막관통 이행부 재형성술을 실시하는 경우에는 차105-가 치은박리소파술[1/3악당]-간단의 소정점수에 포함하거나, 치은이식을 동반하는 경우에는 차111 치은이식술의 소정점수에 포함됨(치은박리소파술을 동시에 시행한 경우에도 별도 산정할 수 없음) (고시 제2014-100호, 2014. 7. 1. 시행)

20 구강전정성형술

- 구강전정성형술은 입술과 치아 사이의 내부 공간인 구강내 전정부의 치은과 점막의 위치 관계를 외과적으로 수정하여 구강전정의 깊이를 깊게 하거나 입술의 위치와 모양을 교정하기 위한 술식이다.
- 치조제의 흡수가 심하여 의치의 장착이 어려운 경우 구강전정의 깊이를 깊게 하여 의치와의 접촉면적을 증대시켜 의치의 유지력와 안정성을 증대하기 위하여 시술하며, 점막이식 또는 피부이식이 필요할 수 있다.

산정지침

- 구강전정성형술의 수술방법은 다양하므로 허당 술식에 따라 구분하여 산정한다.

수술방법	청구내역
점막하전정성형술 또는 이차성상피화구강전정술	자16 가(1)(나)국소피판술-기타 100%
점막이식 또는 피부이식전정성형술	차111 치은이식술 100%+자16 가(1)(나)국소피판술-기타 50%

- 점막하전정성형술 또는 이차성상피화구강전정술을 시행한 경우에는 자-16 피판작성술 가. 피부피판술 (1) 국소피판술 (나) 기타의 소정금액 100%를 산정한다.
- 점막이식 또는 피부이식전정성형술을 시행한 경우에는 차-111 치은이식술의 소정금액 100%와 가. 피부피판술 (1) 국소피판술 (나) 기타의 소정금액 50%를 산정한다.

청구 시 유의할 사항

- 구강전정성형술에 적용하는 보험항목인 자-16피판작성술 가. 피부피판술 (1) 국소피판술 (나) 기타는 의과의 보험항목이므로 적용에 유의하도록 한다.
- 점막하전정성형술 또는 이차성상피화구강전정술을 시행하고 청구하는 자-16 피판작성술 가. 피부피판술 (1) 국소피판술 (나) 기타에는 봉합사 재료비용이 도함되어 있어서 별도 청구할 수 없다.
- 구개측 공여부의 지혈을 목적으로 실시한 상고정장치술은 별도 100% 산정할 수 있다.

치괴마취는 치과 항목의 치료에만 적용

- 치과침윤마취와 치과전달마취는 치과 분야의 전문 치료를 위한 마취행위에 대해 별도의 항목으로 분류한 것이므로 치과에서 제10장 치과 처치·수술료에 분류되어 있는 시술을 위해 실시한 경우에 한하여 산정한다는 행정해석에 따라 제9장의 의과의 보험항목인 자-16 피판작성술 가. 피부피판술 (1) 국소피판술 (나) 기타에는 적용이 되지 않는다는 해석이 있다.
- 또한 제6장 마취료의 산정지침에는 '제6장에 분류되지 아니한 표면마취, 침윤마취 및 간단한 전달마취의 비용은 제9장에 분류한 소정 시술료에 포함되므로 별도 산정하지 아니한다'라고 되어 있어 자-16 피판작성술 가. 피부피판술 (1) 국소피판술 (나) 기타를 단독 청구하는 경우에는 마취비용을 인정받을 수 없을 수 있다.

관련 규정

○ 요양급여비용의 적용기준 및 방법에 관한 세부사항

Ⅰ. 행위

제10장 치과 처치·수술료

항목	제목	세부인정사항
차111 치은이식술	구강전정성형술 시 수기료 산정방법	구강전정성형술은 수술방법이 다양하므로 해당 술식에 따라 수기료는 아래와 같이 산정함 - 다음 - 가. 점막하전정성형술 또는 이차성상피화구강전정술: 자16가(1)(나)국소피판술-기타의 소정금액 나. 점막이식 또는 피부이식전정성형술: 차111치은이식술 100%와 자16가(1)(나)국소피판술-기타의 50% (고시 제2007-139호(행위), 2008. 1. 1. 시행)

행정해석

치과마취료 산정 관련 질의에 대한 회신
치과침윤마취(바8) 및 치과전달마추(바9)의 산정범위에 대하여 검토한 결과, 현행 「건강보험 요양급여 행위 및 그 상대가치점수」 제5장 제2절 치과마취료(바8, 바9)는 치과 분야의 전문 치료를 위한 마취행위에 대해 상대가치점수를 정하여 별도의 항목으로 분류한 것이므로 치과에서 제10장 치과 처치·수술료에 분류되어 있는 시술을 위해 실시한 경우에 한하여 산정하는 것이 타당함을 알려드리니 업무에 참고하시기 바랍니다. (보험급여과-508호, 2004-02-11)

21 치관확장술

분류번호	코드	분류
처-101	UY101 UY102 UY103	치관확장술[1치당] Crown Lengthening 가. 치은절제술 Gingivectomy 주: 치은절제술 후 동시에 치은성형술을 실시한 경우에도 소정점수에 의하여 산정한다. 나. 근단변위판막술 Apically Positioned Flap 다. 근단변위판막술 및 치조골삭제술 Apically Positioned Flap and Ostectomy of Alveolar Bone

- 치관확장술은 우식병소 또는 치아의 파절선 등이 치은연하에 위치하여 수복 및 보존치료가 곤란한 경우, 임상적인 치관 길이가 짧아서 보철물의 유지력이 약한 경우, 수복물 또는 보철물의 변연이 생물학적 폭경을 침범하여 골삭제가 동반되어야 하는 경우 등에서 치아 주위의 치은을 절제하거나 아래로 내려 주어 치관의 길이를 연장하는 술식이다.
- 치관확장술은 원래 100:100 전액 본인부담 급여항목이었던 것이 2005년 8월부터 일부 본인부담 급여항목으로 전환되었다.
- 치관확장술은 적용하는 술식에 따라 가. 치은절제술, 나. 근단변위판막술, 다. 근단변위판막술 및 치조골삭제술로 구분하여 산정한다.

가. 치은절제술	나. 근단변위판막술	다. 근단변위판막술 및 치조골삭제술
치조골의 삭제나 치은의 근단 이동 없이 치은만 절제하는 경우	치은의 절제나 치조골삭제 없이 치은을 근단 이동하는 경우	치은의 근단 이동과 치조골삭제를 같이 한 경우

- 가. 치은절제술

  우식병소나 치아의 파절선, 수복물 또는 브철물의 마진이 치은 연하, 치조골정의 치관측에 위치하고 치조골정과 치은 변연사이에 생물학적 폭이 침범되지 않은 경우, 치아의 해부학적 치관길이에 비해 임상적인 치관 길이가 짧고 각화치은이 충분한 경우에 치조골의 삭제나 치은의 하방 이동 없이 치관부를 덮고 있는 과도한 치은조직만을 절제하여 임상적인 치관 길이를 확장하는 경우에 적용한다.
- 나. 근단변위판막술

  치은절제술을 이용하여 치관확장술을 시행하기에는 각화치은의 양이 부족하지만 생물학적 폭경은 침범되지 않은 경우 판막을 형성하고 골삭제 없이 치근단쪽으로 판막을 이동시킨 후 골막에 봉합하여 치관의 길이를 확장시키는 경우에 적용한다.
- 다. 근단변위판막술 및 치조골삭제술

  치은절제나 판막을 근단변위시키는 것만으로는 치관확장과 치주조직의 충분한 생물학적 폭경을 얻기 힘든 경우에 부분층 또는 전층 판막을 형성한 후 치조골삭제와 성형을 하고 판막을 치근단쪽으로 이동시켜 치관의 길이를 확장시키는 경우에 적용한다.

• 치관확장술 가. 나. 다.의 항목들은 제4절 치주질환 수술에 분류되어 있지만, 치주질환치료에 적용되는 항목이 아니라 치주질환과는 관계가 없이 보존 및 보철치료를 위하여 치은절제 또는 치은판막을 이동하는 경우에 적용하는 항목이다.

산정단위

• [1치당]

• 치주질환의 치료에 적용되는 치은절제술은 [1/3악당]인 데 반해 치관확장술에 적용하는 치관확장술 가. 치은절제술은 [1치당]이기 때문에 2개의 치아를 치은절제술을 사용하여 치관확장술을 시행한 경우에는 횟수를 2회로 산정한다.

산정지침

• 18시~익일 09시, 토요일 및 공휴일에 치과의원(보건의료원 포함)에서 시술한 경우에는 마취를 포함하여 소정점수의 30%를 가산한다. 다만 18시~09시 또는 공휴일의 응급진료 50% 가산과는 중복 가산하지 않는다.

• 치은절제술 후 동시에 치은성형술을 실시한 경우에도 가. 치은절제술만을 산정한다.

• 교정용 밴드 장착을 위한 치관확장술은 비급여로 적용한다. Gummy smile의 경우와 같이 심미목적으로 치은을 절제하는 경우에 시행하는 치관확장술은 비급여로 적용해야 한다.

적용 상병명

K021	상아질의 우식	Caries of dentin
K022	시멘트질의 우식	Caries of cementum
K0310	치아의 쐐기결손 NOS	Wedge defect of teeth NOS
K032	치아의 침식	Erosion of teeth
K0329	치아의 상세불명 침식	Erosion of teeth, unspecified
K0330	치아의 외부 흡수	External resorption of teeth
K0339	상세불명의 치아의 병적 흡수	Pathological resorption of teeth, unspecified
K040	치수염	Pulpitis
K047	동이 없는 근단주위농양	Periapical abscess without sinus
S025	치아의 파절	Fracture of tooth
S0253	치수침범이 없는 치관의 파절	Fracture of crown of tooth without pulpal involvement
S0256	치근을 포함한 치관의 파절	Fracture of crown with root of tooth

• 치관확장에 사용되는 술식이 치주질환처치에 사용되는 술식이지만 치주질환 상병명을 적용해서는 안 되고 치료목적에 맞게 상병명을 적용하여야 한다.

- 우식부위를 치료하기 위하여 치관확장술을 한 경우에는 우식 상병으로, 근관치료를 위한 경우이면 근관치료 상병으로, 치아파절을 치료하기 위한 경우이면 치아의 파절과 관련된 상병을 적용해야 한다.
- 근관치료 후 크라운 할 때 치관이 짧아서 시행한 경우 상병은 근관치료를 하게 된 상병을 따라가도 무방하다.

청구 시 유의할 사항

- 치은을 절제하는 이유가 치주질환과는 전혀 관련이 없는 경우에 산정한다. 만약 치주질환으로 인하여 치은을 절제하는 경우에는 보험으로 치은절제술을 적용해야 한다.
- 치아파절 또는 치근우식으로 인한 근관치료를 시행한 후 충전 및 보철물 제작을 위한 충분한 임상 치관길이를 확보하기 위하여 치관확장술을 시행한 경우에 인정하고 있으며, 치은연하 또는 인접치간 부위의 우식치료를 위한 치은절제 시에는 치은절제술을 인정하고 있다.
- 치관확장술 가. 치은절제술의 상대가치점수가 치석제거 1/3악 수준으로 낮아졌기 때문에 1~2개 치아에서 치은절제를 이용한 치관확장을 하는 경우에는 치관확장술 가. 치은절제술로 청구하고, 3~4개의 치아인 경우에는 1/3악당으로 산정하는 치은절제술로 산정하는 것이 삭감될 가능성이 적을 것 같다.
- 나. 근단변위판막술과 다. 근단변위판막술 및 치조골삭제술의 경우에는 '진료기록만으로 치관확장술 다. 근단변위판막술 및 치조골삭제술의 인정 여부를 판단하는 것은 곤란하며, 치관확장술 다. 근단변위판막술 및 치조골삭제술의 적응증 및 타당성 여부 등에 대하여는 시술 전후 방사선 영상 자료 및 관련 검사(치주낭측정검사 등) 등을 참조하여 사례별로 판단하는 것이 타당하다'라는 심사사례(진료심사평가위원회, 2011. 9. 5.)가 있기 때문에 쉽게 인정되지 않고 심사조정될 가능성이 많으므로 시술 전후의 정확한 진료기록과 함께 방사선사진과 임상사진까지 준비하여야 한다.
- 다. 근단변위판막술 및 치조골삭제술에서 방사선사진이 없으면 심사조정된다.
- 다. 근단변위판막술 및 치조골삭제술는 근단변위판막술의 시행 없이 치은절제술과 치조골삭제만 시행한 경우에는 인정되지 않는다.
- 다. 근단변위판막술 및 치조골삭제술에서 글삭제와 골성형에 사용한 Bur 등 절삭기구의 비용은 별도 산정할 수 없다.
- 치관확장술은 치주수술 항목으로 분류되어 있지만 치석제거, 치근활택술 등의 전처치 없이 산정할 수 있다.
- 치관확장술과 함께 시행한 치주낭측정검사, 방사선촬영, 마취 등은 별도 산정 가능하며 환자의 증상에 따라 투약도 가능하다.
- 방사선촬영과 마취가 필수적으로 동반되어야 하며 누락 시에는 심사조정될 수 있다.
- 봉합 시 치료재료목록표에 등재되어 있는 봉합사를 사용한 경우 봉합사 재료대를 청구할 수 있으며 봉합사 제품명, 굵기, 사용량 등을 진료기록부(수술기록지)에 반드시 기재하여야 한다.
- 치주팩을 사용하여도 치주팩 재료비용은 별도 산정하지 않는다.
- 치관확장술 이후의 드레싱, 치주팩 제거, 발사 등의 후처치는 치주치료후 처치 나. 치주수술 후로 청구한다.
- 당일발수근관충전을 시행한 당일에 치관확장술을 동시에 시행한 경우에도 각각 산정 가능하다.
- 유치인 경우도 치은연하 우식치료를 위한 치관확장술 가. 치은절제술은 적용 가능하다.

09

예시: 치은연하로 우식이 있어 충전 전 우식부위 노출을 위하여 치은을 절제한 경우

내원일	1일째	2일째
상병명	K02.2 시멘트질의 우식증	K02.2 시멘트질의 우식증
청구내역	초진료 치근단촬영 가. 1매 마취 리도카인 의약품관리료 치관확장술 가. 치은절제술 1회 봉합사 재료대	재진료 치주치료후 처치 나. 치주수술 후 즉일충전처치 1회 충전 나. 복합레진 충전 2면 1회 G.I.시멘트 재료대 1회 충전물연마 1회
추가		
내역설명	치은연하 우식치료를 위한 치은절제 시행하였음	

- 치관확장술은 치주수술 항목으로 분류되어 있지만 치석제거, 치근활택술 등의 전처치 없이 산정할 수 있으며 치주질환 상병이 아닌 치아우식증이나 치아파절 등의 상병을 적용한다.
- 치관확장술 이후의 드레싱, 치주팩 제거, 발사 등의 후처치는 치주치료후 처치 나. 치주수술 후로 청구한다.

연도별 처-101 치관확장술 가. 치은절제술과 차-104 치은절제술의 상대가치점수

연도	처-101 치관확장술 가. 치은절제술[1치당]	차-104 치은절제술 [1/3악당]
2005 2006 2007	538.38(100/100)	400.93
2008 2009 2010	542.06	390.52 394.01 397.54
2011	393.03	386.54
2012 2013 2014 2015 2016 2017	359.42	386.04
2017. 7. 1.	289.36	389.23
2018	219.31	392.43
2019	150.19	398.04
2020 2021	80.14	401.59

- 치은절제술을 이용한 치관확장술은 비급여로 적용되던 것이 2005년 1월 1일부터 요양급여비용의 100분의 100을 본인이 부담하는 항목(처-101 치관확장술 가. 치은절제술, 고시 제2004-89호, 2004. 12. 29.)으로 보험급여가 적용되었다.
- 전액 본인부담이 환자에게는 많은 부담으로 작용하여 치은절제술을 이용한 치관확장술을 처-101 치관확장술 가. 치은절제술로 청구하지 않고 본인부담금이 적게 나오는 일부 본인부담 항목인 차-104 치은절제술로 청구하게 됨에 따라 심사조정되는 사례가 많이 나오게 되었고, 치은절제술을 이용한 치관확장술을 시술한 경우는 요양급여비용의 100분의 100 전액 본인부담 항목인 처-101 치관확장술 가. 치은절제술로 산정하기 바란다는 공지(2005. 7. 19.)가 나오기도 했다.
- 요양급여비용의 100분의 100 전액 본인부담이 2008년 1월 1일부터 일부 본인부담으로 바뀌면서 차-104 치은절제술로의 청구는 줄어들고, 보다 수가가 높고 1치당으로 청구하는 처-101 치관확장술 가. 치은절제술의 청구가 급격히 늘어나면서 처-101 치관확장술 가. 치은절제술 항목에 대한 심사조정도 증가하게 되었다.
- 1치당으로 청구하는 처-101 치관확장술 가. 치은절제술 대신에 수가가 더 낮고, 1/3악당을 청구하는 차-104 치은절제술 항목으로 청구하도록 유도하고, 치관확장술을 차-104 치은절제술로 청구할 수 있는 근거를 마련하기 위하여 차-104 치은절제술의 수가 산정방법에 '치은연하, 인접치간(interproximal 부위)의 우식치료를 위한 임상적 치관노출'을 포함하는 세부인정사항(고시 제2009-250호, 2010. 10. 1. 시행)을 만들어 사실상 처-101 치관확장술 가. 치은절제술은 존재만 할 뿐 거의 인정해 주지 않게 되었다.
- 그러면서 처-101 치관확장술 가. 치은절제술의 상대가치점수는 지속적으로 조정하여 2005년 처음 보험급여항목이 시작되었을 당시 538.38점이던 것이 2011년~2017년은 300점대, 2017년~2018년은 200점대, 2019년에는 150.19점, 2020년에는 80.14점으로 급격히 줄어들어 치석제거 1/3악당(84.92점)과 비슷한 수준이 되었다.
- 2020년에는 처-101 치관확장술 가. 치은절제술의 상대가치점수는 80.14점, 차-104 치은절제술의 상대가치점수는 401.59점으로 차이가 많아서 앞으로는 차-104 치은절제술로 청구한 것이 처-101 치관확장술 가. 치은절제술로 심사조정될 가능성이 크다. 따라서 치은절제술을 이용한 치관확장술은 차-104 치은절제술이 아닌 처-101 치관확장술 가. 치은절제술로 청구하여야 인정받을 수 있을 것 같다.

09

치은연하 충전과 관련하여 치은판절제술, 치은절제술, 치관확장술의 비교

	치은판절제술	치은절제술	치관확장술 가. 치은절제술
산정기준	• 우식와동 상방으로 증식된 치은식육 제거 • 파절된 치아 상방으로 증식된 치은식육 제거	치은연하, 인접치간(interproximal 부위)의 우식치료를 위한 임상적 치관노출	치은연하의 우식, 치아파절부위의 충전을 위하여 치은절제 시
산정단위	1구강당 (치아수와 상관없이 소정금액만을 산정)	1/3악당	1치당
상병명	• K05.1 만성 치은염 • K05.3 만성 치주염	• K02.1 상아질의 우식증 • K02.2 시멘트질의 우식증	• K02.1 상아질의 우식증 • K02.2 시멘트질의 우식증
전처치	불필요	불필요	불필요
봉합사	산정 불가	산정 가능	산정 가능
후처치	수술후 처치 가.	치주치료후 처치 나.	치주치료후 처치 나.

- 치은연하 우식이나 파절 시 충전을 위하여 치은을 절제하는 경우 치은판절제술, 치은절제술, 치관확장술 가. 치은

절제술을 적용할 수 있다.

- 어느 경우에 어떤 항목을 적용해야 하는지 명확히 구별되어 있지 않으며 심지어 심사하는 심평원 지원마다 심사 기준이 상이하기도 한다. 그럼에도 해당 항목의 고시 내용을 기준으로 구별해 보면, 치은판절제술은 우식와동이나 파절부위 상방으로 증식된 치은을 제거하는 경우에 산정하고 치은절제술은 2개 이상의 치아에서 치은연하, 인접치간의 우식치료를 위하여 치은을 절제하는 경우에 산정한다. 치관확장술 가. 치은절제술은 1개 치아에서 치은연하의 우식혹은 파절부위 충전을 위하여 치은을 절제하는 경우에 산정한다.
- 즉, 치은판절제술은 치은연상으로 치은이 증식된 경우에, 치은절제술은 2개 이상의 치아에서 인접면 치은연하 우식이 있는 경우에, 치관확장술 가. 치은절제술은 1개 치아의 치은연하 우식 혹은 파절이 있는 경우에 적용하도록 한다.
- 하지만 이 또한 명확하지 않고, 치은절제술과 치관확장술 가. 치은절제술의 상대가치점수 변화와 이제까지의 심사 경향은 진료비가 적게 나오는 쪽으로 유도하고 심사조정해 왔음을 볼 때 치은절제술은 치주질환치료인 경우 1/3악당으로 청구하고, 우식이나 파절의 치료목적인 경우에는 치관확장술 가. 치은절제술로 청구하는 것이 좋을 듯하다.

관련 규정

심의사례

치은연하 부위의 우식증 상병에 산정된 처101 치관확장술 가. 치은절제술의 인정 여부

■ 심의배경
요양급여비용 심사 시 처101 치관확장술-가. 치은절제술과 차104 치은절제술, 차66 치은판절제술의 심사적용에 대한 논의가 필요하여 심의하게 됨

■ 관련사례

사례	청구내역	진료내역
① 사례(남/22세)	초진진찰료×1 재진진찰료×1 전달마취×2 치관확장술(치은절제술)×5 파노라마촬영×1	2009. 1. 5. Panorama taking 2009. 1. 7. #12, 11, 21, 22, 23 Interproximal caries Gingivectomy 치은연하 우식위해 & L/A(1) Resin Filling Scaling
② 사례(남/7세)	초진진찰료×1 재진진찰료×1 침윤마취×5 유치 발치×1 치은판절제술×2 치관확장술(치은절제술)×2	2008. 5. 15. #11, 61, 46 정기검진, Scaling #11, 61 S-U(치은판절제술), Ext. 2008. 5. 21. #16 S-U(치은판절제술) #36, 46 치관확장술+In. Prep×2
③ 사례(여/7세)	초진진찰료×1 재진진찰료×1 침윤마취×4 치은판절제술×1 치관확장술(치은절제술)×3	2008. 5. 27. #16 치관확장술+PFS(실란트) #46 치관확장술+PRR(레진실란트) 2008. 5. 29. #16 S-U(치은판절제술) #36 치관확장술+PRR(레진실란트)

■ 참고

- 치주성형-재건술, 김병옥외, 대한나래출판사, 2008
- 최신 고정성 보철학제4판, 우이형외, 대한나래출판사, 2008
- 기초 및 임상치주과학, 김종관 외, 신흥인터내셔날, 1999
- 치주수술의 임상과 테크닉, 김종관, 신흥인터내셔날, 1998
- Surgical crown lengthening: evaluation of the biological width. Lanning SK, Waldrop TC, Gunsolley JC, Maynard JG. J Periodontol. 2003 Apr;74(4):468-74

■ 심의내용

- 처101 치관확장술[1치당]은 수복보철 처치와 연관된 치주외과적인 처치로서, 임상 치관길이가 너무 짧아서 수복물을 정상 연조직에 부착시키기 위해 임상치관을 근단측으로 연장하기 위한 시술이며, 그중 가. 치은절제술은 치관확장 목적으로 부분적인 치은조직을 제거하는 술식임
  반면, 차104 치은절제술[1/3악당]은 병소로 인하여 손상된 치은조직을 절제함으로써 치주낭을 줄이거나 완전히 제거하기 위한 시술이며, 차66 치은판절제술은 소아에 치아 맹출을 위한 개창술이나 치은식육제거술 시 산정하는 항목임
- 따라서 영구치의 interproximal 부위 등에 수복치료(레진충전 등)를 위하여 치은절제를 실시하는 경우에는 차104 치은절제술로 인정하는 것이 타당하며, 소아에게 유치교환 시기 치아에 치은절제를 시행하고 수복치료(레진충전 등)를 실시하는 경우에는 차66 치은판절제술로 산정하는 것이 타당함

(2009. 6. 1. 진료심사평가위원회)

22 치근절제술

분류번호	코드	분류
차-113	U1131 U1132	치근절제술[1치당] Root Resection 가. 선택적치근절제술 Selective Root Amputation 주: 역충전 비용을 포함한다. 나. 치아반측절제술 Hemisection

- 치근절제술은 다근치에서 근관치료 실패, 치근파절, 치근 흡수, 하나 이상의 치근에 수직적 골결손이 심한 경우, 치근분지부 병변 Grade Ⅲ 또는 Grade Ⅳ인 경우 등으로 인하여 보존이 어려운 치근을 절제하고 남은 치아를 보존하기 위한 술식이다.
- 치근절제술은 절제 범위에 따라 가. 선택적치근절제술과 나. 치아반측절제술로 구분하여 산정한다.

가. 선택적치근절제술	나. 치아반측절제술
• 치근 부위만 절제 • 주로 상악대구치에서 시행	• 치근과 그 위의 치관 부위를 포함하여 절제 • 주로 하악대구치에서 시행

- 가. 선택적치근절제술은 다근치 중 한 개 혹은 두 개의 치근을 치관과 치근이 만나는 부위에서 치관부위는 남겨두고 치근부위만을 절제하는 경우에 산정하며, 주로 상악대구치에 시행한다.
- 나. 치아반측절제술은 한쪽의 치근과 그 위의 치관 부위를 포함하여 모두 절제하는 경우에 산정하며 주로 하악에 시행한다.

산정단위

- [1치당]

산정지침

- 18시~익일 09시, 토요일 및 공휴일에 치과의원(보건의료원 포함)에서 시술한 경우에는 마취를 포함하여 소정점수의 30%를 가산한다. 다만 18시~09시 또는 공휴일의 응급진료 50% 가산과는 중복 가산하지 않는다.
- 역충전 비용을 포함한다.

적용 상병명

K021	상아질의 우식	Caries of dentin
K022	시멘트질의 우식	Caries of cementum
K033	치아의 병적 흡수	Pathological resorption of teeth
K0330	치아의 외부 흡수	External resorption of teeth
K0331	치아의 내부 흡수[내부육아종][분홍반점]	Internal resorption of teeth[internal granuloma][pink spot]
K046	동이 있는 근단주위농양	Periapical abscess with sinus
K047	동이 없는 근단주위농양	Periapical abscess without sinus
K048	치근낭	Radicular cyst
K048	근단(치주)낭	Apical(periodontal) cyst
K048	근단주위낭	Periapical cyst
K0480	근단 및 외측의 치근낭	Apical and lateral radicular cyst
K053	만성 치주염	Chronic periodontitis
K0530	만성 단순치주염	Chronic simplex periodontitis
K0531	만성 복합치주염	Chronic complex periodontitis
S025	치아의 파절	Fracture of tooth
S0255	치근의 파절	Fracture of root of tooth
S0256	치근을 포함한 치관의 파절	Fracture of crown with root of tooth

청구 시 유의할 사항

- 치근절제술과 함께 시행한 치주낭측정검사, 방사선촬영, 마취 등은 별도 산정 가능하며 환자의 증상에 따라 투약도 가능하다.
- 절제 시 사용한 Bur 등 절삭기구의 비용은 별도 산정할 수 없다.
- 봉합 시 치료재료목록표에 등재되어 있는 봉합사를 사용한 경우 봉합사 재료대를 청구할 수 있으며, 봉합사 제품명, 굵기, 사용량 등을 진료기록부(수술기록지)에 반드시 기재하여야 한다.
- 선택적치근절제술, 치아반측절제술은 치근을 발거하는 외과 항목으로 생각하기 쉬우나 치주질환 수술의 항목으로 분류되어 있어 시술 후 소독이나 발사 등의 후처치는 치주치료후 처치 나. 치주수술후로 적용하여야 한다.
- 치근절제술 후 나머지 치근의 근관치료를 동시 시행한 경우 나머지 치근의 근관수만큼 100% 산정 가능하다.

09

23 치관분리술

분류번호	코드	분류
처-102	UX102	치관분리술 Bicuspidization

• 치관분리술은 대구치 치근이개부에 한정된 심한 골소실, 대구치 치근이개부의 치아우식증 등의 경우에서 치아를 뽑지 않고 치근이개부를 중심으로 치관을 분리하여 두 개의 작은 어금니와 같은 독립된 치관으로 수복하여 치아를 보존하는 술식이다. 근관치료 시 치근이개부에 천공이 발생한 경우 또는 협설측으로의 치아파절 등에도 적용할 수 있다.

• 치관분리술은 단순히 치관을 둘로 나누는 것이 아니라 각각의 치근을 유지하기 위한 치은판막의 형성, 육아조직 제거, 치근활택과 분리된 치근이개부에서 생물학적 폭경을 획득하기 위한 골삭제와 골성형도 동반된다.

산정단위

• [1치당]

산정지침

• 18시~익일 09시, 토요일 및 공휴일에 치과의원(보건의료원 포함)에서 시술한 경우에는 마취를 포함하여 소정점수의 30%를 가산한다. 다만 18시~09시 또는 공휴일의 응급진료 50% 가산과는 중복 가산하지 않는다.

적용 상병명

K021	상아질의 우식	Caries of dentin
K022	시멘트질의 우식	Caries of cementum
K053	만성 치주염	Chronic periodontitis
K0530	만성 단순치주염	Chronic simplex periodontitis
K0531	만성 복합치주염	Chronic complex periodontitis
S025	치아의 파절	Fracture of tooth

청구 시 유의할 사항

• 치관분리술과 함께 시행한 치주낭측정검사, 방사선촬영, 마취 등은 별도 산정 가능하며 환자의 증상에 따라 투약도 가능하다.

• 분리 시 사용한 Bur 등 절삭기구의 비용은 별도 산정할 수 없다.

- 봉합 시 치료재료목록표에 등재되어 있는 봉합사를 사용한 경우 봉합사 재료대를 청구할 수 있으며 봉합사 제품명, 굵기, 사용량 등을 진료기록부(수술기록지)에 반드시 기재하여야 한다.
- 치관분리술은 치아를 분리하여 외과 항목으로 생각하기 쉬우나 치주질환 수술의 항목으로 분류되어 있어 시술 후 소독이나 발사 등의 후처치는 치주치료후 처치 나. 치주수술후로 적용하여야 한다.
- 치관분리술 후에 근관치료를 동시 시행한 경우 근관치료하는 근관수만큼 100% 산정 가능하다.

치근단절제술, 치근절제술, 치관분리술의 비교

	치근단절제술	치근절제술		치관분리술
		선택적 치근절제술	치아반측절제술	
항목분류	구강외과	치주수술		치주수술
산정기준	• 치근첨 부위 절제	• 치근 부위만 절제	• 치근과 그 위의 치관 부위를 포함하여 절제	• 치근이개부에서 치관을 분리하여 두 개의 작은 어금니와 같은 독립된 치관으로 수복
치아	• 단근치, 다근치 가능 주로 단근치에서 시행	• 주로 상악대구치에서 시행	• 주로 하악대구치에서 시행	• 다근치에서 시행 • 주로 하악대구치
상병명	• 근단주위농양 • 치근낭	• 근단주위농양 • 치근낭 • 치근의 파절	• 근단주위농양 • 치근낭 • 치근의 파절	• 시멘트질의 우식 • 만성 치주염 • 치아의 파절
후처치	• 수술후 처치 가.	• 치주치료후 처치 나.	• 치주치료후 처치 나.	• 치주치료후 처치 나.

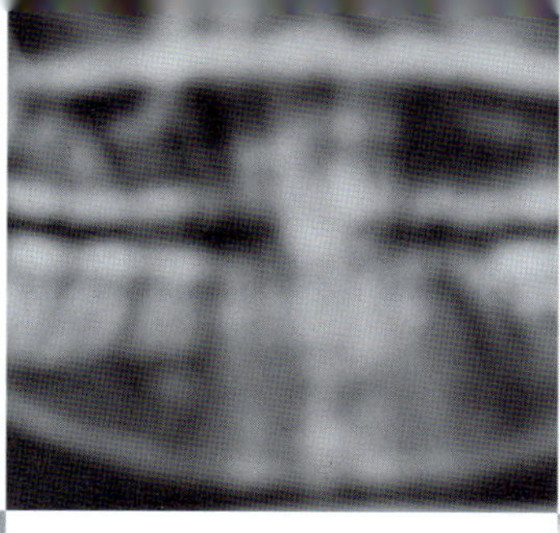

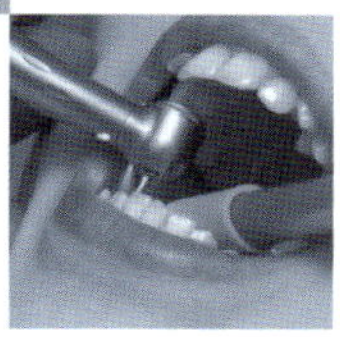

Chapter

10

보험틀니

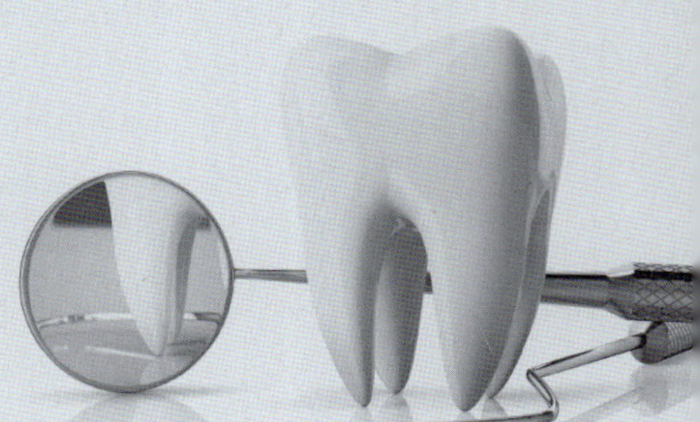

01 보험틀니의 일반사항

대상자

• 시술일 기준으로 만 65세 이상 환자

(레진상, 금속상) 완전틀니	상악 또는 하악의 완전 무치악 환자
금속상 부분틀니	상악 또는 하악(일부 또는 다수)의 치아결손으로 잔존치아를 이용하여 부분틀니 제작이 가능한 부분 무치악 환자

• 치조골 소실 및 전신질환 등으로 매복된 잔존치근 발치가 어려운 경우, 즉 윗잇몸 또는 아랫잇몸 위에 올라온 치아가 하나도 없는 상태는 완전 무치악은 아니나 부분틀니의 지대치로 사용할 수 없는 '치관부위 없는 잔존치근'이 있는 상태도 완전틀니 대상자에 해당된다.

• 이 경우 잔존치근이 있는 상태에서 완전틀니를 제작 후 나중에 잔존치근을 발치하는 상황이 있을 수 있으므로 보험청구 시 잔존치근을 남겨 두고 완전틀니를 제작했다는 내역설명을 해 주어야 한다.

급여대상 틀니

레진상 완전틀니	의치상-열중합형 의치상용레진, 인공치-다중중합레진치아
금속상 완전틀니	의치상-열중합형 의치상용레진, 인공치-다중중합레진치아, 금속상-코발트 크롬 금속류
금속상 부분틀니	의치상-열중합형 의치상용레진, 인공치-다중중합레진치아, 금속구조물-코발트 크롬 금속류, 연결유지장치-클라스프(Clasp) 유지형
임시 완전틀니	
임시 부분틀니	

• 보험틀니의 재료는 급여기준에 명시되어 있기 때문에 골드상이나 세라믹 인공치 등 다른 재료로 제작하는 경우에는 보험급여로 인정되지 않으며 보험급여로 산정하고 그 차액을 환자에게 부담시켜서도 안 된다.

비급여 대상 틀니

- 기성품 그물망(mesh)을 사용한 완전틀니
- 임플란트 또는 치근을 이용한 피개의치(Overdenture)
- 코발트 크롬 금속류가 아닌 금, 티타늄 등의 재료로 제작한 부분틀니와 완전틀니
- 텔레스코픽 부분틀니(Telescopic partial denture)
- 어태치먼트 부분틀니(Attachment partial denture)

적용횟수

- 상악 및 하악당 7년 이내 1회 적용을 원칙으로 한다.
- 다만 구강 상태가 심각하게 변화되어 새로운 틀니 제작이 불가피하다고 인정되는 의학적 소견에 따라 틀니를 재제작할 경우에 한하여 추가 1회 요양급여를 인정한다.
- 보건소 무료의치사업으로 제작된 틀니도 적용횟수에 포함되므로 7년 이내에는 보험틀니 적용이 인정되지 않는다.
- 7년 이내라도 시술부위(악)이 다르거나(예: 하악 부분틀니 한 사람이 상악 부분틀니를 하게 된 경우) 틀니 종류가 달라지면(예: 부분틀니를 한 사람이 완전틀니를 하게 된 경우) 보험틀니 적용에 인정된다.
- 환자가 틀니 장착 이후 장착한 틀니가 불만족스럽거나 환자 개인의 귀책사유(부주의로 인한 파손 등)로 인해 7년 이내에 다시 제작할 경우 급여 적용은 불가능하며 비급여로 적용한다.

건강보험 환자의 본인부담률

구분	본인일부부담률 및 부담액
일반환자	요양급여비용 총액의 30%
(차상위1종, 공상 등 구분 C) 차상위 희귀질환, 중증난치질환, 중증질환 본인부담경감대상자	요양급여비용 총액의 5%
(차상위2종, 공상 등 구분 E) 차상위 만성질환, 18세 미만 본인부담경감대상자	요양급여비용 총액의 15% (장애인의료비 미지원)
차상위2종 장애인, 공상 등 구분 F) 차상위 장애인 만성질환, 18세 미만 본인부담경감대상자	

진료단계별 시술

- 보험틀니의 표준 의료행위에 따른 진료단계(완전틀니 5단계, 부분틀니 6단계)는 각 단계별 시술이 순차적으로 이루어지는 것을 원칙으로 한다.
- 각 단계가 반드시 1일에 완료되는 시술을 의미하는 것이 아니라 내원일이 여러 날인 경우에도 해당 진료를 묶음으로 단계를 표시한 것이다.
- 각 단계별 시술이 반드시 하루에 1단계씩 실시해야 하는 것은 아니므로 두 단계 시술을 하루에 함께 종료한 경우에는 동시에 수가 산정이 가능하다. 예를 들어, 부분틀니의 경우 임상적으로 금속구조물 시적(3단계)과 최종 악관관계 채득(4단계)을 같은 날 한 경우에는 3단계와 4단계를 동시에 청구할 수 있다.
- 환자는 틀니 대상자로 등록한 요양기관에서 1단계를 시작하게 되면 최종 진료단계까지 완료해야 하며 진료단계 도중에 다른 요양기관으로의 이동이 불가능하다.
- 환자 개인적인 사유(이사 등)로 진료단계 도중에 다른 요양기관으로 이동하여 다시 제작한다면 보험급여는 불가능하다.
- 환자의 귀책사유가 아닌 해당 병원의 폐업 등으로 진료 진행이 불가능한 경우에는 새로운 치과에서 공단 및 심평

10

원 등을 통해 이전 병원의 폐업 여부를 확인(유선)한 후 '건강보험틀니 대상자 등록 신청서'(재등록 선택)를 건보공단으로 제출하면 보험급여 적용이 가능하다.

- 2단계의 '인상채득'은 개인 트레이 시적 후 정밀 인상 단계인 최종 인상채득을 말하며 1단계 진단 및 치료 계획에 포함된 예비인상채득을 의미하는 것이 아니다.

수가 산정방법

- 틀니(1악당) 수가는 진료단계별(완전틀니 5단계, 부분틀니 6단계) 묶음수가로 환자에게 제공된 진료행위, 약제, 치료재료 등을 모두 포함하므로 진찰료, 약제, 치료재료 비용은 별도 산정이 불가하다.
- 수가는 요양기관 종별에 따른 시설·장비, 인건비, 행정비용 등을 고려하여 요양기관 종별로 차등을 두어 구분하여 고시한 것이므로 요양기관 종별가산은 별도 산정이 불가하다.
- 부분틀니 지대치에 씌우는 전장관(Surveyed Crown) 제작비용은 비급여로 환자가 별도 부담하여야 한다.
- 틀니 요양급여비용은 진료단계별로 산정함을 원칙으로 하며 각 단계 종료 시마다 본인부담금을 받는다. 틀니 최종 장착 이전에 중간단계에서 진료가 중단된 경우에는 완료된 단계까지만 비용을 산정한다.
- 환자의 사정에 의하여 모든 단계가 완료되지 못하고 중도에 틀니 제작이 중단하였더라도 이미 진행이 완료된 진료단계의 진료비는 지불하여야 하고 환불도 불가능하며 중단 후 7년 이내에 타 병·의원에서 다시 제작하고자 할 경우에는 보험적용을 받을 수 없다.

10

유지관리(사후점검기간)

- 틀니 장착 후 3개월 이내 최대 6회 적용을 원칙으로 하며 동 기간 내 유지관리를 위한 요양급여비용은 진찰료만 산정할 수 있다.

틀니 대상자 등록

- 틀니 시술에 대한 요양급여를 받기 위해서는 건강보험틀니 대상자 등록을 하여야 한다.
- 틀니 시술 전 건강보험공단의 요양기관정보마당을 통해 수진자의 자격 및 대상자등록 여부를 확인하여야 하며 기등록자는 [틀니등록번호, 시술부위, 시술 시작일, 등록 요양기관기호]의 확인이 가능하다.
- 틀니 시술대상자로 확정되면 환자의 진료 동의와 함께 '건강보험틀니 대상자 등록 신청서'를 작성하고, 작성된 신청서를 해당 요양기관에서 [요양기관정보마당]에서 직접 입력을 하여 대상자 등록번호를 부여받으면 등록이 완료되며 보험급여가 가능하다.
- 건강보험공단에 사전등록 한 틀니등록번호를 청구 시 명세서 특정내역코드 'MT014'에 기재한다.
- 보험틀니는 틀니 시술 시작 전에 사전 등록을 실시하여야 하며 등록일 전에 시작한 틀니는 보험급여대상으로 적용되지 않는다.

치식 표기방법

완전틀니	부분틀니
1악 치아번호 모두 기재	잔존치의 치아번호 기재

적용 상병명

K081	사고, 추출 또는 국한성 치주병에 의한 치아상실	Loss of teeth due to accident, extraction or local periodontal disease

청구 시 유의할 사항

- 각 진료단계별의 청구 시점은 각 단계별 종료 시점에 청구한다. 따라서 한 진료단계를 여러 번에 걸쳐 시행한 경우에는 해당 진료단계가 완료된 날에 청구한다.
- 진단 및 치료계획(1단계) 이전(틀니 대상자 등록일 이전)에 실시한 방사선촬영, 틀니 제작을 위한 시술(발치, 치조골성형수술 등) 등은 진찰료와 함께 별도 청구할 수 있다.
- 진단 및 치료계획(1단계)에는 구강내 치은 및 치조골에 대한 임상검사와 방사선검사가 포함되어 있어서 틀니 진단을 위한 치근단촬영 혹은 파노라마촬영은 별도로 청구할 수 없다.
- 1단계 진료 시 발치 등 다른 진료행위를 하면서 방사선촬영을 하였어도 방사선촬영은 별도 청구할 수 없고 다른 진료행위에 대한 청구만 할 수 있다.
- 틀니 진료단계와 함께 다른 진료를 병행할 경우 틀니 수가에는 진찰료가 포함되어 있어서 진찰료는 청구할 수 없고 다른 진료에 대한 청구는 가능하다.
- 틀니 진료 중이라도 틀니의 각 진료단계와 겹치지 않는 날에 다른 치료를 한 경우에는 재진진찰료와 진료행위료를 청구할 수 있다.
- 틀니 수가에는 원외처방 약제까지 포함된 것은 아니므로 원외처방전 발행은 가능하다. 또한 다른 치아에 염증처치 등으로 틀니 과정 중에 원외처방이 필요하여 처방전을 발행한 경우 원외처방전 발행은 가능하나 별도의 진찰료 산정은 불가하다.
- 부분틀니 시술 시작(틀니 대상자 등록) 이후 부득이하게 발치하게 되는 경우에는 의학적 타당성과 필요성이 인정되면 발치료는 행위별로 산정 가능하다.
- 틀니 시술을 목적으로 내원한 환자가 해당 병원에서 제작이 불가능하여 환자를 틀니 보험급여대상자로 등록하지 않고 타 병·의원으로 의뢰하는 경우에는 당일 진찰료는 산정할 수 있다.
- 기존 부분틀니를 제작한 환자가 지대치가 흔들리거나 잔존치아가 질환 및 사고 등의 사유로 발치 및 결손이 되어 무치악 상태가 된 경우에는 7년의 급여 적용기간과 관계없이 완전틀니 급여가 가능하다.

10

02 보험 임시틀니의 일반사항

- 틀니 제작을 위해서 반드시 임시틀니를 제작해야 하는 것은 아니다.
- 임시틀니는 신규로 틀니를 제작하거나 기존 틀니를 재제작해야 하는 경우 치료기간이 길어져 틀니 제작 기간 동안 식사에 어려움이 있거나 전치부 치아상실로 인한 대외적인 활동의 어려움을 겪는 경우에 환자가 임시틀니를 희망하는 경우에 한하여 제작이 가능하다.

대상자

- 시술일 기준으로 만 65세 이상 환자로 보험틀니 제작을 전제로 하는 경우

임시 완전틀니	보험 완전틀니를 제작하기로 한 환자
임시 부분틀니	보험 부분틀니를 제작하기로 한 환자

급여 인정기준

- 임시틀니는 보험틀니 제작을 하는 경우에 한하여 보험급여를 인정한다.
- 환자가 틀니 제작을 원치 않고 임시틀니만 제작하는 경우에는 급여 적용은 불가능하며 비급여대상이다.
- 임시틀니는 틀니 장착 전까지 사용하는 Interim denture에 한하여 급여 적용을 하고 있으며, 발치 전 인상채득 후 발치 당일 장착하는 '즉시의치(Immediate denture)'는 이에 해당하지 않으므로 비급여대상이다.
- 임시틀니와 보험틀니는 동일 요양기관에서 시술하여야 한다. 임시틀니는 틀니 장착 전의 사전 단계로, 임시틀니 제작 시점부터 틀니 대상자로 등록이 되기 때문에 임시틀니와 틀니는 반드시 동일한 요양기관에서 진행하여야 한다.

적용횟수

- 1회

수가 산정방법

- 임시틀니는 보험틀니와 같이 여러 단계를 거치지만 임시틀니 수가는 전체 단계가 모두 포함된 수가이므로 임시틀니 최종 진료 종료 시에 산정한다.
- 따라서 중간과정에서 중단 시 '임시틀니' 수가 산정이 불가하며 임시틀니는 틀니를 전제로 한 경우에만 급여 가능하므로, 임시틀니를 중단한 환자는 타 요양기관에서 보험틀니의 급여 적용이 불가능하다.

유지관리

- 임시틀니는 틀니유지관리의 급여 적용대상이 아니므로 유지관리를 받을 수 없다.
- 임시틀니는 틀니 최종 장착까지 사용하는 임시적으로 제작된 틀니이므로 틀니의 수명연장이나 질 제고를 위하여 급여되는 틀니유지관리 기준에 임시틀니는 해당되지 않는다.

임시틀니 대상자 등록

- 임시틀니는 보험틀니 대상자로 등록할 때 함께 등록하여야 한다.
- 등록 없이 청구한 경우에는 임시틀니가 전액 심사조정된다.

치식 표기방법

임시 완전틀니	임시 부분틀니
1악 치아번호 모두 기재	잔존치의 치아번호 기재

적용 상병명

K081	사고, 추출 또는 국한성 치주병에 의한 치아상실	Loss of teeth due to accident, extraction or local periodontal disease

03 의료급여 환자

- 틀니와 관련하여 적용연령, 행위별 수가 등은 건강보험과 동일하나 등록방법, 본인부담금 및 건강생활유지비, 의료급여 절차(1차→2차→3차) 등에서 차이가 있다.
- 틀니 시술 시에는 선택의료급여기관을 반드시 방문할 필요 없다. 선택의료급여기관으로 치과를 지정한 환자들도 선택의료급여기관의 의료급여의뢰서 없이 타 치과병·의원에서 틀니진료를 받을 수 있다. 다만 이 경우에도 의료급여절차(1차→2차→3차)는 준수하여야 한다.

틀니 대상자 등록

- 예전에는 요양기관에서 환자를 진찰 후 보험틀니 대상자로 확정되면 '의료급여 틀니 대상자 등록신청서'를 작성·발급해 주고 환자는 이 신청서를 관할 시·군·구(보장기관)에 방문하여 제출·등록하도록 하였으나, 2021년 2월 26일부터 이 절차가 간소화되어 관할 시·군·구(보장기관)에 직접 방문하지 않고 요양기관에서 건강보험 환자와 동일하게 [요양기관정보마당]에서 대상자를 등록하는 것으로 변경되었다(「의료급여수가의 기준 및 일반기준」, 보건복지부 고시 제2021-64호, 2021. 2. 26.).

의료급여 환자의 본인부담률

의료급여 종별	본인일부부담률 및 부담액
1종 수급권자	급여비용의 5%
2종 수급권자	급여비용의 15%

- 틀니 시술 시에는 2종 수급권자 장애인에게 지급하는 본인부담금 의료비 지원은 받을 수 없으므로, 의료급여비용 청구 시 종별코드는 '2'로 기재하여 청구하여야 한다.

수가 산정방법

- 틀니등록번호와는 별개로 의료급여 환자의 다른 보험치료에서와 마찬가지로 요양기관은 틀니 진료단계마다 진료일자별로 국민건강보험공단에 진료확인번호를 부여받아야 한다.
- 임시틀니 및 틀니 진료단계에서는 건강생활유지비 차감이 불가하지만 틀니 진료단계 이전의 대상자 여부의 진단 시와 장착 후 무상 틀니유지관리(사후점검기간) 동안에는 건강생활유지비 차감이 가능하다.

관련 규정

○ 요양급여비용의 적용기준 및 방법에 관한 세부사항

Ⅰ. 행위

제18장 치과의 보철료

항목	제목	세부인정사항
일반사항	「국민건강보험법 시행령」[별표2] 제3호 라목 3)·4), 같은 호 바목에 따른 틀니의 적용범위	「국민건강보험 시행령」[별표2] 제3호 라목 3)·4), 같은 호 바목에 따른 틀니의 적용범위는 찬1 레진상 완전틀니, 찬2 임시 레진상 완전틀니, 찬3 부분틀니 및 찬4 임시 부분틀니, 찬5 금속상 완전틀니가 해당됨 (고시 제2017-198호, 2017. 11. 1. 시행)

항목	제목	세부인정사항
찬1 레진상 완전틀니 찬5 금속상 완전틀니 찬3 부분틀니	완전틀니(레진상, 금속상) 및 금속상 부분틀니의 인정기준 개정	국민건강보험 요양급여의 기준에 관한 규칙 [별표2] 비급여대상 4. 바에 따른 65세 이상 틀니의 요양급여대상 등은 다음과 같이 함 - 다음 - 가. 적응증 (1) 완전틀니(레진상, 금속상): 상악 또는 하악의 완전 무치악 환자 (2) 금속상 부분틀니: 상악 또는 하악(일부 또는 다수)의 치아결손으로 잔존치아를 이용하여 부분틀니 제작이 가능한 환자 나. 적용횟수: 7년 이내 1회 적용을 원칙으로 함 다만 구강 상태가 심각하게 변화되어 새로운 틀니 제작이 불가피하다고 인정되는 의학적 소견에 따라 틀니를 재제작할 경우에 한하여 추가 1회 요양급여를 인정함 다. 유지관리: 틀니 장착 후 3개월 이내 최대 6회 적용을 원칙으로 하며, 동 기간 내 유지관리를 위한 요양급여비용은 진찰료만 산정할 수 있음 라. 수가 산정방법: 틀니 요양급여비용은 진료단계별로 산정함을 원칙으로 하며, 틀니 최종 장착 이전에 중간단계에서 진료가 중단된 경우에는 해당 단계까지만 비용을 산정함 마. 틀니재료 (1) 레진상 완전틀니: 의치상 – 열중합형 의치상용레진, 인공치 – 다중중합레진치아 (2) 금속상 부분틀니: 의치상 – 열중합형 의치상용레진, 인공치 – 다중중합레진치아, 금속구조물 – 코발트 크롬 금속류 (3) 금속상 완전틀니: 의치상 – 열중합형 의치상용레진, 인공치 – 다중중합레진치아, 금속상 – 코발트 크롬 금속류 바. 연결유지장치: 금속상 부분틀니의 경우, 클라스프(Clasp) 유지형에 한함 (고시 제2016-112호, 2016. 7. 1. 시행)

행정해석

2013년 7월 이후 지대치 형성 과정을 거쳐 부분틀니를 제작한 환자가 지대치가 질환에 이환되어 발치를 하거나 신경치료 후 지대치 전장관(Surveyed Crown)을 제작하여 부분틀니를 재제작하는 경우 급여 적용이 가능한가요?

■ 부분틀니 환자가 발치 등의 사유로 부분틀니 재제작 시 급여 가능

기존 부분틀니를 제작한 환자가 지대치가 흔들리거나 다수의 잔존치아가 질환 및 사고 등의 사유로 발치 및 결손이 되어 기존 부분틀니의 사용이 곤란한 경우 제작 기간과 관계없이 부분틀니 재제작은 가능하나, 부분틀니의 급여 적용 가능 기간이 원칙적으로 7년이며, 부분틀니 제작 이후에 심각한 구강 상태의 변화가 있는 경우 추가 1회에 한하여 급여 적용이 가능하므로 재제작 이후 7년 이내에는 추가 재제작이 불가합니다.

(보험급여과-1252호, 2013-07-01)

10

환자가 부분틀니 장착 후 매우 불만족스럽거나 7년 이내에 환자 본인의 부주의 등으로 분실, 파절되어 다시 제작하려고 할 경우 보험급여 적용이 가능한가요?

■ (틀니 재제작) 환자 개인의 귀책사유로 인한 경우 부분틀니 재제작은 비급여 적용

부분틀니는 원칙적으로 7년 이후에 다시 급여 적용이 가능하기 때문에 환자가 틀니 장착 이후 장착한 틀니가 불만족스럽거나 환자 개인의 귀책사유(부주의로 인한 파손 등)로 인해 7년 이내에 다시 제작할 경우 급여 적용은 불가능하며 비급여로 적용됩니다. 다만 틀니가 일부 파절되거나 인공치아가 탈락된 경우에는 재제작이 아닌 수리 방법을 이용할 수 있으며 의치상 수리 등 유지관리 행위는 보험적용이 가능합니다.

(보험급여과-1252호, 2013-07-01)

기존 부분틀니 제작 환자가 지대치와 잔존치아의 발치 및 결손으로 무치악 상태가 되어 레진상 완전틀니를 제작해야 하는 경우 급여 가능한가요?

■ 부분틀니 환자가 발치 등의 사유로 완전틀니 제작 시 급여 가능

기존 부분틀니를 제작한 환자가 지대치가 흔들리거나 잔존치아가 질환 및 사고 등의 사유로 발치 및 결손이 되어 무치악 상태가 된 경우에는 부분틀니 제작 기간과 관계없이 레진상 완전틀니 급여가 가능하나, 레진상 완전틀니의 급여 적용 가능 기간이 7년이므로, 레진상 완전틀니 제작 이후에는 심각한 구강 상태의 변화가 없는 한 7년 이내 재제작이 불가합니다.

(보험급여과-1252호, 2013-07-01)

부분틀니 진료비 지불방법은 무엇인가요? 진료 중 환자 개인사정으로 틀니 제작이 중단된다면 시술한 비용의 청구가 가능한가요?

■ (지불방법) 진료단계별 묶음수가 방식

부분틀니 제작은 레진상 완전틀니의 5단계 진료행위에 부분틀니의 특성에 따른 금속구조물 시적 과정이 추가된 6단계별 진료가 이루어지도록 정해져 있기 때문에 각 단계마다 진료비가 산정됩니다. 현재는 관행적으로 진료 전 단계에서 틀니 비용의 일부를 선납하고, 나머지 금액은 진료 후에 지불하는 형태이나, 건강보험 및 의료급여 등에서는 진료 종료 후 급여비 및 본인부담금 청구가 원칙인 점 등을 고려하여 단계별 급여비 청구 체계를 마련한 것입니다.

환자는 해당 요양기관에서 1단계를 시작하게 되면 중간에 다른 요양기관으로의 이동이 불가능합니다(Q6 참조).

만약 환자의 부득이한 개인사정으로 진료단계 중에 틀니 제작이 중단된다면, 요양기관은 이미 진행된 진료단계까지 요양급여비용을 청구할 수 있습니다.

(보험급여과-1252호, 2013-07-01)

제18장 치과의 보철료 [산정지침]에 의하면, 처치 시 사용된 치료재료, 약제, 진찰료가 해당 점수에 포함되어 별도 산정 불가함이 확인되는데, 치주질환 등의 사유로 원외처방이 필요하여 처방전을 발행한 경우의 약제도 포함되나요?

현행 틀니 수가에는 틀니 제작 시 사용된 치료재료, 약제(Adhesive, Gargle 등) 등이 포함된 것으로 틀니 제작과정 중 발생하는 환자의 동통호소 및 치주질환에 대한 원외처방 약제까지 포함된 것은 아니므로, 원외처방전 발행은 가능합니다. 단 틀니 하방의 염증(sore spot) 등으로 틀니 제작과정 중 원외처방을 한 경우라면 처방전 발행만 가능하며, 별도의 진찰료 산정은 불가합니다.

※ 원외처방 관련 약제비는 약국 본인부담에 따름

(보험급여과-1252호, 2013-07-01 시행)

10

04 레진상 완전틀니

분류번호	코드	분류
찬-1		레진상 완전틀니[1악당] Resin Based Complete Denture
		가. 진단 및 치료계획(1단계) Diagnosis and Treatment Plan
	UA101	(1) 치과의원
	UA102	(2) 치과병원
		나. 인상채득(2단계) Impression Making
	UA111	(1) 치과의원
	UA112	(2) 치과병원
		다. 악간관계채득(3단계) Jaw-Relation Record
	UA121	(1) 치과의원
	UA122	(2) 치과병원
		라. 납의치 시적(4단계) Wax Denture Try-in
	UA131	(1) 치과의원
	UA132	(2) 치과병원
		마. 의치장착 및 조정(5단계) Denture Delivery and Adjustment
	UA141	(1) 치과의원
	UA142	(2) 치과병원

진료단계별 표준행위 분류(상세 진료내용)

진료단계	진료내용	백분율(누적비율) %
1단계 진단 및 치료계획	• 구강검사 및 기록 • 방사선검사 • 예비인상채득 • 진단 모형 제작 • 진단 및 치료계획 수립	15(15)
2단계 인상채득	• 환자 상담 및 치료계획 확정 • 개인트레이 시적 및 조정 • 변연형성 • 최종 인상채득	25(40)
3단계 악간관계 채득	• 교합 평면 결정 • 교합 고경 결정 • 중심위 채득 • 중심선 및 구각부 기록 • 전치부 인공치 선택	15(55)
4단계 납의치 시적	• 전치 시적 및 조정 • 구치부 인공치 선택 및 조정 • 교합 고경 확인 • 중심위 확인 • 교합기 조정	20(75)
5단계 의치장착 및 조정	• 레진상 의치 내면검사 및 조정 • 연마면 조정 • 교합조정 • 최종 연마 • 환자 교육	25(100)

05 금속상 완전틀니

분류번호	코드	분류
찬-5		금속상 완전틀니[1악당] Metal Based Complete Denture
		가. 진단 및 치료계획(1단계)
	UA501	(1) 치과의원
	UA502	(2) 치과병원
		나. 인상채득(2단계) Impression Making
	UA511	(1) 치과의원
	UA512	(2) 치과병원
		다. 악간관계 채득(3단계) Jaw-Relation Record
	UA521	(1) 치과의원
	UA522	(2) 치과병원
		라. 납의치 시적(4단계) Wax Denture Try-in
	UA531	(1) 치과의원
	UA532	(2) 치과병원
		마. 의치 장착 및 조정(5단계)
	UA541	(1) 치과의원
	UA542	(2) 치과병원

진료단계별 표준행위 분류(상세 진료내용)

진료단계	진료내용		백분율(누적비율) %
1단계 진단 및 치료계획	• 구강검사 및 기록 • 방사선검사 • 예비인상채득	• 진단 모형 제작 • 진단 및 치료계획 수립	13(13)
2단계 인상채득	• 환자 상담 및 치료계획 확정 • 개인 트레이 시적 및 조정 • 변연형성	• 최종 인상채득 • 구개진동선 인기 • 금속구조물 설계	27(40)
3단계 악간관계 채득	• 금속구조물 시적 및 조정 • 교합 평면 결정 • 교합 고경 결정 • 중심위 채득	• 중심선 및 구각부 기록 • 안궁이전 • 전치부 인공치 선택	21(61)
4단계 납의치 시적	• 전치 시적 및 조정 • 구치부 인공치 선택 및 조정 • 교합 고경 확인	• 중심위 확인 • 교합기 조정	17(28)
5단계 의치장착 및 조정	• 레진상 의치 내면검사 및 조정 • 연마면 조정 • 교합조정	• 최종 연마 • 환자 교육	22(100)

산정단위

• [1악당]

적용 상병명

K081	사고, 추출 또는 국한성 치주병에 의한 치아상실	Loss of teeth due to accident, extraction or local periodontal disease

청구 시 유의할 사항

• 완전틀니의 치식 표기는 잔존치가 없기 때문에 1악을 모두 기재한다.

06 부분틀니

분류번호	코드	분류
찬-3		부분틀니[1악당] Removable Partial Denture
	UA301	가. 진단 및 치료계획(1단계) Diagnosis and Treatment Plan
	UA302	(1) 치과의원
		(2) 치과병원
		나. 지대치 형성 및 인상채득(2단계) Tooth Preparation and Impression Making
	UA311	(1) 치과의원
	UA312	(2) 치과병원
		다. 금속구조물 시적(3단계) Framework Try-in
	UA321	(1) 치과의원
	UA322	(2) 치과병원
		라. 최종 악간관계 채득(4단계) Definitive Jaw-relation Record
	UA331	(1) 치과의원
	UA332	(2) 치과병원
		마. 납의치 시적(5단계) Wax Denture Try-in
	UA341	(1) 치과의원
	UA342	(2) 치과병원
		바. 의치장착 및 조정(6단계) Denture Delivery and Adjustment
	UA351	(1) 치과의원
	UA352	(2) 치과병원

진료단계별 표준행위 분류(상세 진료내용)

진료단계	진료내용		백분율(누적비율) %
1단계 진단 및 치료계획	• 구강검사 및 기록 • 방사선검사 • 예비인상채득 • 예비안궁이전 • 예비 수평 악간관계 기록	• 진단 및 치료계획 수립 • 진단 모형 제작 • 진단 모형 surveying • 금속구조물 예비설계	12(12)
2단계 인상채득	• 개인트레이 제작 • 개인트레이 시적 및 조정 • 지대치 형성	• 변연형성 및 최종 인상채득 • 주모형 제작	14(26)
3단계 악간관계 채득	• 주모형 surveying • 금속구조물 설계 • 금속구조물 제작 • 금속구조물 시적 및 조정	• 수정모형을 위한 트레이 제작 • 트레이 시적 및 조정 • 수정모형을 위한 기능인상채득 • 수정모형 제작	30(56)

4단계 납의치 시적	• 교합제 제작 • 교합제의 시적 및 조정 • 최종 안궁이전	• 최종 수평 악간관계 기록 • 인공치 선택 • 교합기 장착	9(65)
5단계 의치장착 및 조정	• 인공치 배열, 치은형성 • 납의치 시적 및 조정	• 교합조정 • 심미성 확인 및 조정	8(73)
6단계 의치장착 및 조정	• 매몰, 온성, 취출 • 교합기 재장착, 선택삭제, 활택 • 내면조정 • 의치 적합도 검사 및 조정 • 클라스프 조정	• 교합조정 • 교합조정(교합기 재부착) • 최종 연마 • 환자 교육	27(100)

산정단위

• [1악당]

산정지침

• 의치상 – 열중합형 의치상용레진, 인공치 – 다중중합레진치아, 금속구조물 – 코발트 크롬 금속류, 연결유지장치 – 클라스프(Clasp) 유지형의 부분틀니만 보험급여대상이다.

• 금 등 귀금속류와 티타늄 등의 재료가 포함된 부분틀니의 경우에는 비급여대상이다. 보험 부분틀니 시술 시 지대치는 자연치 유지(지대치 형성)가 원칙이며 지대치가 광범위한 치아우식증 등 질환 등이 있을 경우 제작되는 지대치 전장관(surveyed cr.)은 비급여로 별도 산정한다.

적용 상병명

K081	사고, 추출 또는 국한성 치주병에 의한 치아상실	Loss of teeth due to accident, extraction or local periodontal disease

청구 시 유의할 사항

• 최후방 구치만 결손되어 있고 다른 치아는 모두 잔존해 있는 경우에는 부분틀니를 산정할 수 없다.

• 부분틀니의 치식 표기는 잔존치아의 치식부위를 기재하여야 한다.

• 부분틀니 제작과정에는 지대치 형성(자연치 유지) 과정이 기본 진료단계에 포함되지만, 지대치가 급성 치수염 및 광범위한 우식증 등 질환에 이환되어 신경치료 및 충치치료 등이 불가피한 경우에 신경치료 및 충치치료는 부분틀니 행위료에 포함되지 아니한 항목으로 별도 행위별 산정이 가능하다.

• 3단계와 4단계를 나눠서 진행하기도 하지만 3단계와 4단계를 동시에 시행하였다면 두 단계를 한꺼번에 청구할 수 있다.

07 임시 레진상 완전틀니

분류번호	코드	분류
찬-2	 UA201 UA202	임시 레진상 완전틀니[1악당] Interim Resin Based Complete Denture 주: 완전틀니를 전제로 완전틀니 전 임시 완전틀니를 시술한 경우에 한하여 산정한다. (1) 치과의원 (2) 치과병원

산정단위

- [1악당]

산정지침

- 임시 레진상 완전틀니는 완전틀니 제작 전에 치아를 발치하여 무치악 상태인 경우에 한하여 산정한다.
- 임시틀니는 레진상(금속상) 완전틀니의 제작을 전제로 한 경우에만 가능하며 임시틀니만 단독으로 제작하는 것은 인정되지 않는다.

사전 등록

- 임시 레진상 완전틀니는 레진상(금속상) 완전틀니의 사전 등록 시에 같이 등록해야 한다.

청구 시 유의할 사항

- 기존에 쓰던 완전틀니가 파손되어 새로 완전틀니를 하는 경우 기존의 틀니를 임시틀니로 사용한다고 해도 이를 임시 레진상 완전틀니로 청구할 수 없다. 다만 새로 틀니를 제작할 때까지 기존 틀니를 수리해서 쓰는 경우 틀니 유지관리의 해당 항목으로 청구가 가능하다.

관련 규정

○ 요양급여비용의 적용기준 및 방법에 관한 세부사항

Ⅰ. 행위

제18장 치과의 보철료

항목	제목	세부인정사항
찬2 임시 레진상 완전틀니	완전틀니 장착 전 '임시 레진상 완전틀니'제작 시 요양급여 인정범위	임시 레진상 완전틀니에 대한 요양급여는 완전틀니 제작 전 치아를 발치하여 무치악 상태인 경우에 한하여 인정함 (고시 제2012-71호(행위), 2012. 7. 1. 시행)

행정해석

상악은 최근 타 치과에서 발치를 하여 무치악 상태이고, 하악은 만성 치주염으로 치주상태가 불량하여 여러 개의 치아를 발치하고 잔존치아를 이용하여 부분틀니를 제작(상악은 레진상 완전틀니 제작)해야 하는 경우, 임시틀니는 상·하악 모두 급여 적용이 가능한가요?
• 레진상 완전틀니의 임시틀니는 발치를 하여 처음으로 무치악을 경험하게 된 환자에게 발치창의 치유기간 등을 고려, 레진상 완전틀니 제작 전 심미적 기능 및 저작기능을 일부 보완하기 위해서 제작하는 것이며, 부분틀니 또한 치아의 결손 및 발치 등의 사유로 부분틀니 제작 장착 전까지의 일부 기능을 보완하기 위하여 필요한 행위입니다. • 또한 제대로 저작을 하기 위해서는 하악 임시틀니 제작 시 무치악 상태인 상악 임시틀니 제작이 불가피하며, 이는 교합을 용이하게 하기 위해서라도 동일하게 급여 가능합니다. 또한 임시틀니의 제작은 레진상 완전틀니 및 금속상 부분틀니를 전제로 한 경우에만 가능하며, 임시틀니만 단독으로 제작은 불가합니다. 다만 상악의 무치악으로 기존 틀니를 보유하고 있는 환자의 경우는 상악의 임시틀니 제작이 불필요할 것입니다. (보험급여과-1252호, 2013-07-01)

08 임시 부분틀니

분류번호	코드	분류
찬-4	UA411, UA412 UA401 UA402	임시 부분틀니[3치 기준] Interim Resin Based Partial Denture 주: 부분틀니를 전제로 부분틀니 전 임시 부분틀니를 시술한 경우에 한하여 산정하되, 추가 1치당 77.91점을 별도 산정한다. (1)1), (2)2), (1) 치과의원 (2) 치과병원

산정지침

- 부분틀니를 시행하는 것을 전제로 부분틀니 전에 임시 부분틀니를 시술한 경우에 한하여 산정한다.
- 임시 부분틀니는 반드시 제작해야 하는 것은 아니며, 대구치 발치 등으로 인해 식사에 어려움이 있거나 전치부 치아상실로 대외적인 활동의 어려움을 겪는 분들 중 부분틀니 장착 전 임시적 기능의 보조가 필요한 환자가 임시틀니를 희망하는 경우에 한하여 제작이 가능하다.
- 임시 부분틀니의 경우에도 해당 소정점수에 진찰료가 포함되어 있으므로 초·재진료를 산정하지 않는다.
- 임시 부분틀니 제작상 필요에 의해서 여러 차례 내원하고 여러 단계를 거친다 하더라도 마지막 단계인 임시 부분틀니의 장착 및 조정 단계에서 비용을 산정한다.

10

산정단위

- 3치가 기준이며, 1치가 추가되면 추가 1치당 77.91점을 별도 산정한다.
- 임시 레진상 완전틀니와는 다르게 단일 수가가 아니고, 임시 부분틀니에 포함되는 상실된 치아의 수에 따라 수가가 달라진다.

치아수 산정 예시

치식(명세서 줄번호)		구분	수가코드	실시 횟수
7 6 5 4 3 2 1 × × × 4 3 × 1	1 2 3 4 5 6 7 1 2 3 × × × ×	기본 3치	UA401	1
		추가 5치	UA411	5

결손치 8치아
기본 3치 1회
추가 1치당 5회

치식(명세서 줄번호)		구분		수가코드	실시 횟수
× 6 5 × × 2 1	1 2 3 4 5 × ×	상악	기본 3치	UA401	1
			추가 2치	UA411	2
× × × 4 3 × 1	1 2 3 × × × ×	하악	기본 3치	UA401	1
			추가 5치	UA411	5

결손치 5치아
기본 3치 1회
추가 1치당 2회

결손치 8치아
기본 3치 1회
추가 1치당 5회

치식(명세서 줄번호)		구분	수가코드	실시 횟수
× 6 5 × × 2 1 × × × 4 3 × 1	1 2 3 4 5 × × 1 2 3 × × × ×	기본 3치	UA401	2
		추가 7치	UA411	7

결손치 9치아
기본 3치 2회
(상악 1회, 하악 1회)
추가 1치당 7회

'×' 표기한 부분은 치아결손 부위

적용 상병명

K081	사고, 추출 또는 국한성 치주병에 의한 치아상실	Loss of teeth due to accident, extraction or local periodontal disease

청구 시 유의할 사항

- 결손치아의 개수에 따라 임시 부분틀니의 수가가 달라지므로 반드시 잔존치아의 치식 부위를 정확히 기재하여야 하며, 해당 치식의 기재 없이 청구한 경우에는 지급불능 처리되며 치식을 정확히 기재하지 않은 경우에는 치식 비교를 통하여 심사조정된다(제3대구치 제외).
- 임시 부분틀니는 부분틀니와 달리 진료단계별 수가 구분 없이 하나의 수가로 적용한다.
- 임시 부분틀니는 장착 후 불편한 부위를 내면조정을 하였어도 부분틀니와 달리 유지관리로 청구할 수 없다.
- 임시 부분틀니의 수가에는 진찰료, 행위료, 치료재료대, 기공료 등이 모두 포함되어 있으므로 설사 기공료가 더 많이 나와도 그 차액인 별도의 비용을 환자에게 부담시켜서는 안 된다.
- 부분틀니를 새로 제작하는 동안 기존에 쓰던 부분틀니를 임시 부분틀니로 사용한다고 해서 임시 부분틀니로 청구할 수는 없다. 하지만 기존 부분틀니를 수리하여 사용한다면 그 수리에 해당하는 틀니유지관리 항목으로 청구 가능하다.

09 틀니의 유지관리

• 보험틀니 제작 후의 조정 또는 틀니 사용 중에 발생한 파손의 수선 등 틀니의 수명연장이나 질 제고를 위한 틀니 유지관리에 필요한 부분들을 보험급여로 적용할 수 있다.

• 유지관리는 보험틀니를 제작한 병·의원에서 틀니 장착 후 3개월 이내의 사후점검기간 동안에 적용하는 무상 유지관리와 틀니 장착 후 3개월 이후 및 기존 틀니에 적용되는 유상 유지관리로 나눌 수 있다.

틀니유지관리의 산정지침

무상 틀니유지관리(사후점검기간)	유상 틀니유지관리
틀니 장착 후 3개월 이내(최대 6회까지)	틀니 장착 후 3개월 이후(6회 초과)
해당 틀니를 제작한 요양기관에서만 가능	타 요양기관에서 제작한 틀니도 가능
별도 유지관리 비용은 산정할 수 없고, 진찰료만 산정할 수 있음	• 유지관리 비용은 행위별 인정기준에 따라 해당 급여항목을 산정 • 각 행위별 인정기준에 해당하지 않는 경우에는 전액 본인이 부담

무상 틀니유지관리(사후점검기간)

• 무상 틀니유지관리는 보험틀니를 최종 장착한 후 3개월 이내(횟수로 6회까지)의 사후점검기간 동안에 무상으로 적용되는 것을 말한다. 틀니 장착에 따른 잇몸관리, 의치청소 등 정기점검 및 교육훈련을 포함하여 틀니의 조정, 예기치 못한 파손에 따른 수선 등이 3개월 이내에는 무상으로 적용된다.

대상자

• 만 65세 이상 보험틀니 제작하고 장착한 후 3개월 이내(횟수로 6회까지)의 사후점검기간인 환자

산정기준

• 무상 틀니유지관리(사후점검기간)는 틀니를 제작한 요양기관에서만 제공받아야 하며, 해당 요양기관은 이와 관련된 비용은 산정할 수 없고 진찰료만 산정할 수 있다.

적용 상병명

Z463	치과보철 장치의 부착 및 조정을 위하여 보건서비스와 접하고 있는 사람	Persons encountering health services for fitting and adjustment of dental prosthetic device

• 무상 틀니유지관리는 위 상병명을 주상병으로 기재하여 질병코드를 통일한다.

청구 시 유의할 사항

- 틀니유지관리 항목에 대한 행위료는 없지만 진찰료에 해당하는 재진료(원외처방 발행 가능)는 환자가 부담하여야 하므로 무상이라는 표현과는 달리 완전한 무상이 아니라는 점을 환자에게 미리 고지할 필요가 있다.
- 무상 틀니유지관리는 틀니유지관리를 위한 사전등록이 필요 없으며, 명일련 특정내역 구분코드 MT014에 틀니 시술 등록에서 부여받은 틀니등록번호를 기재하여 청구한다(이미 제작한 보험틀니에 대한 청구가 있기 때문에 보험청구프로그램상에서 자동 부여됨).
- 이 기간 동안에는 비록 환자의 부주의에 의한 파손으로 틀니를 다시 제작하는 경우라도 환자에게 별도의 비용을 징수할 수 없고 재진료만 산정한다. 이는 틀니 사용상의 주의사항 및 별도의 교육이 필요하고, 재제작 원인에 대한 환자의 귀책사유를 객관적으로 증빙할 방법도 부재하므로 환자에게 틀니재제작에 대한 별도의 비용을 징수할 수 없다.
- 보험틀니 제작 후 3개월 이내라도 6회를 초과할 경우는 유상 틀니유지관리로 산정한다.

유상 틀니유지관리

- 유상 틀니유지관리는 보험틀니를 최종 장착한 후 3개월 이후(횟수로 6회 초과) 기존에 장착하고 있던 틀니, 타 의원에서 제작한 틀니 등에 적용된다. 이전에 비급여로 제작한 틀니라도 연령과 틀니 종류가 현재 급여기준에 해당된다면 적용 가능하다.
- 시술 전 반드시 사전등록절차를 거쳐야 한다. 유지관리 항목별로 연간 인정되는 급여 횟수가 정해져 있으므로 유상 유지관리를 시행하기 전 반드시 잔여 횟수가 남아 있는지 확인 후 시행하며, 횟수를 초과할 경우에는 해당 요양급여비용 전액을 환자 본인이 부담하여야 한다.
- 틀니유지관리 비용은 틀니유지관리 행위별 인정기준에 따라 해당 급여항목의 소정점수를 산정하며, 각 행위별 인정기준에 해당하지 않는 경우에는 해당 요양급여비용 전액을 환자 본인이 부담한다.

대상자

- 시술일 기준으로 만 65세 이상 틀니 장착환자

틀니유지관리 급여대상 틀니

- 건강보험이 적용되는 레진상 완전틀니, 금속상 완전틀니, 클라스프 유지형 부분틀니
  (보험적용 이전에 비급여로 제작한 레진상 완전틀니, 금속상 완전틀니, 클라스프 유지형 부분틀니도 포함함)
- 보험틀니 장착 후 무상 유지관리 기간(3개월 이내 6회)이 경과한 이후

틀니유지관리 비급여대상 틀니

- 만 65세 미만 환자
- 기성품 그물망(mesh)을 사용한 완전틀니
- 임플란트 또는 치근을 이용한 피개의치(Overdenture)
- 코발트 크롬 금속류가 아닌 금, 티타늄 등의 재료로 제작한 부분틀니와 완전틀니
- 텔레스코픽 부분틀니(Telescopic partial denture)
- 어태치먼트 부분틀니(Attachment partial denture)
- 임시 완전틀니, 임시 부분틀니

• 현재 건강보험이 적용되지 않는 비급여대상 완전틀니와 부분틀니의 유지관리는 보험급여로 적용되지 않는다.

• 임시 완전틀니와 임시 부분틀니의 틀니유지관리도 보험급여로 적용되지 않는다.

본인부담률

• 틀니 시술비용과 동일하게 요양급여비용 총액의 30%가 적용된다.

유상 틀니유지관리 행위 항목 및 인정 횟수

기준일: 매년 1월 1일부터 12월 31일까지

분류	틀니유지관리 행위 항목		산정단위	연간 인정 횟수(악당)
의치 조직면 개조	첨상(Relining)	직접법	1악당	연 1회
		간접법		연 1회
	개상(Rebasing)			연 1회
	조직조정(Tissue conditioning)			연 2회
의치수리	인공치 수리(1치 100%, 2치부터 개당 50%)		1치당	연 2회
	의치상 수리		1악당	연 2회
의치조정	의치상 조정		1악당	연 2회
	교합조정	단순		연 4회
		복잡		연 1회
클라스프 수리	클라스프 수리	단순	1악당	연 2회
		복잡		연 1회

• 틀니유지관리는 위와 같이 총 11개 급여항목으로 정해져 있으며, 연간 급여 인정 횟수는 매년 1월 1일 기준으로 정해져 있고, 1월 1일부터 12월 31일까지 1년간 유효하다.

• 틀니유지관리 항목에 해당되지 않는 잇몸관리 및 청소, 의치청소, 정기점검 및 교육훈련 등만을 실시한 경우에는 유지관리가 아닌 기본진찰료만 산정한다(원외처방전 발행 가능).

산정지침

• 틀니유지관리 처치 시 산정된 진찰료, 치료재료 및 약제는 별도 산정하지 아니한다.
• 틀니유지관리의 각 행위별 비용은 요양기관 종별에 따라 종별가산이 적용된다(의원급 15%, 병원급 20%, 종합병원급 25%, 상급종합병원급 30%).
• 틀니유지관리의 항목별 연간 인정 횟수를 초과한 경우, 각 행위별 인정기준에 해당하지 않는 경우에는 해당 요양급여비용 전액을 환자 본인이 부담한다.

산정단위

• 대부분의 항목은 1악당으로 산정하고, 인공치 수리의 경우만 1치당으로 산정한다.

적용 상병명

Z463	치과보철 장치의 부착 및 조정을 위하여 보건서비스와 접하고 있는 사람	Persons encountering health services for fitting and adjustment of dental prosthetic device

• 유상 틀니유지관리 모두 위 상병명을 주상병으로 기재하여 질병코드를 통일한다.

틀니유지관리를 위한 사전 등록

• 건강보험공단 등록시스템을 통하여 각 개인별로 각 항목별 연간 적용횟수의 관리가 이루어지므로, 요양기관은 틀니유지관리 각 항목별로 처치 시마다 사전등록 절차를 시행하여 등록 이후에 요양급여비용을 청구하여야 한다.
• 유상 틀니유지관리는 반드시 사전등록을 하여야 하고 청구 시 기재하여야 하는 틀니유지관리 등록번호는 없으며 틀니등록번호도 필요 없다.
• 보험틀니를 제작한 치과에서도 무상 틀니유지관리 기간이 끝난 이후의 유지관리의 경우에도 반드시 사전등록을 하여야 한다.
• 사전 등록된 정보는 건강보험심사평가원으로 전송되므로 진료비 심사 시 등록 정보가 없는 유지관리 청구 건은 심사불능 또는 심사조정된다.

청구 시 유의할 사항

• 유상 유지관리 행위는 반드시 틀니를 제작한 요양기관과 동일하지 않아도 연령과 틀니 종류가 현행 급여기준에 해당하면 건강보험 적용이 가능하다.
• 유상 유지관리 행위는 각각의 독립된 행위 항목으로 동시에 2가지 이상의 유지관리 항목을 시술 시에는 유지관리 행위별로 각각의 비용을 산정한다. 다만 첨상은 의치상의 일부를, 개상은 의치상의 전부를 개조하는 것이기 때문에 첨상과 개상은 동시에 산정할 수 없다.
• 틀니유지관리는 틀니 제작과 유사하게 여러 과정을 거치지만, 틀니유지관리 항목의 수가는 모든 과정을 포함한 수가이므로, 틀니유지관리 항목의 최종 진료 종료 시에 산정한다.

의료급여 환자

- 틀니유지관리와 관련하여 적용연령, 행위별 수가 등은 건강보험과 동일하나 등록방법, 본인부담금 및 건강생활유지비, 의료급여 절차(1차→2차→3차) 등에서 차이가 있다.
- 선택의료급여기관으로 치과를 지정하신 분들도 틀니 시술 시 선택의료급여기관의 의료급여의뢰서 없이 타 치과병·의원에서 진료받을 수 있다. 다만 이 경우에도 의료급여절차(1차→2차→3차)는 준수하여야 한다.
- 건강보험공단 요양기관정보마당에서 대상자의 틀니유지관리 급여항목과 항목별 급여 횟수를 확인한 후 급여가 가능한 경우 수급권자로부터 개인정보제공동의서 수령 후 틀니유지관리 등록 확인에 등록을 하고 유지관리 시술을 한다.
- 장착 후 무상 틀니유지관리(사후점검기간) 동안에는 건강생활유지비 차감이 가능하지만 유상 틀니유지관리(유상 11개 항목)의 경우에는 건강생활유지비 차감이 불가하다.

무상 보상(무상 유지관리) 기간에 의치가 파절되어 의치수리가 불가하고 재제작을 해야 하는 경우

- 틀니 제작 후 무상보상기간 중 의치가 심하게 파절되어 수리가 불가하고 재제작해야 하는 경우에도 무상으로 보상하여야 하며, 환자에게 재제작에 대한 별도의 비용을 징수할 수 없다.

타 치과에서 보험틀니를 하고 내원하여 틀니 유지 보수 관리를 하는 경우

① 틀니 장착 후 3개월의 무상 유지관리 기간이 종료된 경우

요양기관정보마당에 등록 후 연간 인정 횟수 한도 내에서 유지관리를 받을 수 있다.

② 틀니 장착 후 3개월의 무상 유지관리 기간에 해당하는 경우

3개월의 무상 유지관리 기간에는 틀니를 제작한 치과에서 유지관리를 받는 것이 원칙이다. 하지만 사정상 틀니를 제작한 병원에서는 유지관리를 받지 못하는 경우에는 ①과 동일하게 요양기관정보마당에 등록 후 연간 인정 횟수 한도 내에서 유지관리를 받으며 진료비에 따른 본인부담액을 환자가 부담해야 한다.

따라서 환자에게 틀니를 제작한 치과에서 유지관리를 받으면 3개월의 무상 유지관리 기간 동안에는 기본진찰료만 발생하지만 타 치과병·의원에서 진료 시에는 유지관리 비용을 부담해야 함을 고지 후 진료한다.

관련 규정

○ 요양급여비용의 적용기준 및 방법에 관한 세부사항

Ⅰ. 행위

제10장 치과 처치·수술료

항목	제목	세부인정사항
차151 의치 조직면 개조 차152 의치수리 차153 의치조정 차154 클라스프 수리	보철물의 유지관리(차151~차154)에 대한 일반원칙	1. 완전틀니(레진상, 금속상) 및 급여기준에서 정하고 있는 금속상 부분틀니의 수리 등 유지관리 행위는 「국민건강보험법」 시행령 [별표2] 제3호 라목 3)·4), 같은 호 바목에 따라 완전틀니 및 부분틀니 요양급여의 범위에 포함됨 2. 틀니 최종 장착 후 3개월 이내(최대 6회까지)에는 유지관리 행위료를 별도 산정하지 아니하고, 진찰료만 산정할 수 있음 3. 틀니 최종 장착 후 3개월(최대 6회)이 경과한 후에는 급여대상 유지관리 행위별 인정기준에 따라 해당 소정점수를 별도 산정할 수 있으며, 각 행위별 인정기준에 해당하지 않는 경우에는 해당 요양급여비용을 전액 본인이 부담하도록 함 (고시 제2018-314호, 2019. 1. 1. 시행)

행정해석

2013년 7월 이후 부분틀니를 제작하였는데, 무상보상기간 동안 환자가 의치상이 파절되어 재내원한 경우, 의치수리가 불가하고 재제작을 해야 하는 경우, 환자에게 별도 비용을 징수할 수 있나요?

■ 부분틀니 제작 후 무상보상기간 중 부분틀니 재제작도 무상 보상에 해당

부분틀니 제작 후 무상보상기간은 레진상 완전틀니와 동일하게 3개월 이내 6회이며, 부분틀니 제작 후 무상보상기간 중 의치가 심하게 파절되어 수리가 불가하고 재제작을 하야 하는 경우에도 무상으로 보상하여야 하며, 환자에게 재제작에 대한 별도의 비용을 징수할 수 없습니다.

또한 국민건강보험 요양급여의 기준에 관한 규칙 [별표1] 요양급여의 적용기준 및 방법(제5조 제1항 관련) 제1호 나목에 따르면, 요양급여를 담당하는 의료인은 의학적 윤리를 견지하여 환자에게 심리적 건강효과를 주도록 노력하여야 하며, 요양상 필요한 사항이나 예방의학 및 공중보건에 관한 지식을 환자 또는 보호자에게 이해하기 쉽도록 적절하게 설명하고 지도하여야 합니다. 따라서, 건강보험 부분틀니 제작환자가 75세 이상인 점, 부분틀니 장착 및 유지를 위해서는 틀니 사용상의 주의사항 및 별도의 교육이 필요한 점을 고려하여 수가가 책정되었으며, 무상보상기간 동안 심각하게 파절된 의치에 대한 환자의 귀책사유를 객관적으로 증빙할 방법도 부재하므로 무상으로 운영하여야 하므로, 환자에게 재제작에 대한 별도의 비용을 징수할 수 없습니다.

(보험급여과-1252호, 2013-07-01)

유지관리 비용 청구 시 상병코드는 무엇으로 기재하여야 하나요?

■ (상병코드) Z46.3, 치과보철 장치의 부착 및 조정

신설된 유지관리 행위만 단독으로 실시하는 경우 현행 한국표준질병·사인분류에 의한 Z46.3(치과보철 장치의 부착 및 조정, Fitting and adjustment of dental prosthetic device)을 주상병으로 기재하여 질병코드를 통일하여 산정합니다. 또한 무상보상기간(3개월 이내 6회) 동안의 유지관리 시에는 해당 유지관리 내역에 따른 상병을 기재하시면 됩니다(잇몸처치에 경우에는 관련 KCD 상병 분류상 K05 하단 상병을, 나머지 유지관리의 경우, Z46.3을 기재).

※ 레진상 완전틀니유지관리 상병과 동일

(보험급여과-1252호, 2013-07-01)

10

10 의치 조직면 개조

분류번호	코드	분류
차-151	 U1511 U1512 U1513 U1514	의치 조직면 개조[1악당] Denture Tissue Surface Alteration 가. 첨상 Relining (1) 직접법 Direct Method (2) 간접법 Indirect Method 나. 개상 Rebasing 다. 조직조정 Tissue Conditioning

- 의치 조직면 개조는 의치 지지조직과 틀니 내면과의 부적합이 존재하는 경우 의치 조직면을 첨가하거나 전체를 대체하여 의치 적합도를 높이기 위한 술식이다.
- 의치 조직면 개조는 시술 내용에 따라 가. 첨상 (1) 직접법, (2) 간접법, 나. 개상, 다. 조직조정 등으로 구분하여 산정한다.

	가. 첨상		나. 개상	다. 조직조정
	직접법	간접법		
적응증	의치의 내면 부적합이 존재하는 경우	의치의 내면의 부적합과 수직 고경 상실이 존재하는 경우	의치의 내면 부적합과 수직 고경 상실이 존재하며, 의치 변연 및 연마면의 조정이 필요한 경우	의치 하방의 연조직에 과도한 압박이나 남용이 관찰되거나 잇몸 염증이 존재하는 경우
정의	자가 중합형 의치상용 레진을 이용하여 진료실에서 의치 내면을 개조한 경우	기능인상을 채득하여 주모형을 제작하고 교합기에 장착한 후, 의치상용 레진을 적용한 경우	기능인상을 채득하여 주모형을 제작하고 교합기에 장착한 후, 의치상용레진을 적용한 경우	의치상 내면에 연질 이장재를 적용하여 일정 시간이 경과한 후 과량의 연질 이장재를 제거하는 경우
인정 횟수	연 1회	연 1회	연 1회	연 2회

산정단위

- [1악당]
- 산정단위가 1악당이므로 연간 인정 횟수 1회는 상악 1회, 하악 1회로 산정한다.

관련 규정

○ 요양급여비용의 적용기준 및 방법에 관한 세부사항

Ⅰ. 행위

제10장 치과 처치·수술료

<table>
<tr><th>항목</th><th>제목</th><th>세부인정사항</th></tr>
<tr><td>차151
의치 조직면
개조</td><td>차151 의치 조직면 개조
[1악당] 급여기준</td><td>의치 조직면 개조는 다음과 같이 각각의 요건을 모두 충족하는 경우 요양급여를 인정함
- 다음 -
가. 첨상(relining)
1) 직접법: 연 1회 인정
가) 의치의 내면 부적합이 존재하는 경우
나) 자가 중합형 의치상용레진을 이용하여 진료실에서 의치 내면을 개조한 경우
2) 간접법: 연 1회 인정
가) 의치의 내면의 부적합과 수직 고경 상실이 존재하는 경우
나) 기능인상을 채득하여 주모형을 제작하고 교합기에 장착한 후, 의치상용레진을 적용한 경우
나. 개상(rebasing): 연 1회 인정
1) 의치의 내면 부적합과 수직 고경 상실이 존재하며, 의치 변연 및 연마면의 조정이 필요한 경우
2) 기능인상을 채득하여 주모형을 제작하고 교합기에 장착한 후, 의치상용레진을 적용한 경우
다. 조직조정(Tissue conditioning): 연 2회 인정
1) 의치 하방의 연조직에 과도한 압박이나 남용이 관찰되거나 잇몸 염증이 존재하는 경우
2) 의치상 내면에 연질 이장재를 적용하여 일정 시간이 경과한 후 과량의 연질 이장재를 제거하는 경우
(고시 제2018-314호(행위), 2019. 1. 1. 시행)</td></tr>
</table>

11 의치수리

분류번호	코드	분류
차-152	 U1521 U1522	의치수리 Denture Repair 가. 인공치 수리[1치당] Artificial Tooth Repair 나. 의치상 수리[1악당] Denture Base Repair

• 의치수리는 가. 인공치 수리와 나. 의치상 수리로 나누어 산정한다.

	가. 인공치 수리	나. 의치상 수리
적응증	• 인공치의 마모나 파절 또는 탈락으로 인하여 인공치의 교체나 형태를 복원한 경우 • 자연치의 상실로 새로운 인공치를 부착한 경우	의치상용레진을 이용하여 부러진 의치를 원래 형태로 수리 복원하는 경우
인정 횟수	연 2회	연 2회
산정단위	1치당 (제1치는 100%, 제2치부터는 50% 산정)	1악당

• 인공치 수리와 의치상 수리는 상악과 하악 각각 연 2회 인정된다.

• 다수의 인공치를 수리하는 경우에는 제1치는 인공치 수리 소정점수 100%, 제2치부터는 치아 1개당 소정점수의 50%를 산정한다.

예시: 하악 완전틀니의 #45, #46, #47 인공치가 파절되어 새로운 인공치로 수복하는 경우

내원일	1일째
상병명	Z463 치과보철 장치의 부착 및 조정
청구내역	의치수리 가. 인공치 수리 2
추가	
내역설명	파절된 #45, #46, #47 인공치를 새로운 인공치로 수복함

• 유지관리 처치 시에는 진찰료를 별도 산정하지 않으므로 초(재)진료를 산정하지 않는다.

• #45, #46, #47 인공치 수리 시 제1치는 100%, 제2치부터 50%씩 산정하므로 총 200%로, 횟수는 2로 청구한다.

관련 규정

○ 요양급여비용의 적용기준 및 방법에 관한 세부사항

Ⅰ. 행위

제10장 치과 처치·수술료

항목	제목	세부인정사항
차152 의치수리	차152 의치수리 급여기준	의치수리는 다음과 같이 각각의 경우 요양급여를 인정함 - 다음 - 가. 인공치 수리[1치당](Artificial Tooth Repair): 연 2회 인정 1) 적응증 가) 인공치의 마모나 파절 또는 탈락으로 인하여 인공치의 교체나 형태를 복원한 경우 나) 자연치의 상실로 새로운 인공치를 부착한 경우 2) 산정방법: 제1치는 인공치 수리 소정점수 100%, 제2치부터는 치아 1개당 소정점수의 50%를 산정함 나. 의치상 수리[1악당](Denture Base repair): 연 2회 인정 의치상용레진을 이용하여 부러진 의치를 원래 형태로 수리 복원하는 경우 (고시 제2018-314호(행위), 2019. 1. 1. 시행)

12 의치조정

분류번호	코드	분류
차-153	 U1531 U1532 U1533	의치조정[1악당] Denture Adjustment 가. 의치상 조정 Denture Base Adjustment 나. 교합조정 Occlusal Adjustment (1) 단순 Simple (2) 복잡 Complex

• 의치조정은 가. 의치상 조정과 나. 교합조정으로 구분하여 산정한다.

	가. 의치상 조정	나. 교합조정	
		단순	복잡
적응증	의치의 사용으로 조직에 궤양이나 불편감이 존재하여 조직면, 연마면 부분의 조정이 필요한 경우	의치 착용 후 경미한 교합 오차가 있는 경우	의치 착용 후 교합 부조화 양상으로 '접촉 후 미끌림(touch and slide)'이 1mm 이상 존재할 경우
정의	압력 지시재를 사용하여 과도한 압력부위를 삭제한 후 의치 내면을 조정하는 경우	구강 내에서 직접 교합조정을 시행한 경우	의치 장착 상태에서 인상채득 후 의치와 재부착 모형을 교합기에 옮겨 교합조정을 시행한 경우
인정 횟수	연 2회	연 4회	연 1회

10

산정단위

• [1악당]

다른 치료를 같이 한 경우

Fit check를 이용하여 내면조정과 교합조정을 함께 시행한 경우

치료내용	청구항목 및 산정비율
Fit check를 이용하여 내면조정 교합조정	의치조정 가. 의치상 조정 의치조정 나. 교합조정 (1) 단순 또는 (2) 복잡

• 틀니유지관리 행위는 각각의 독립된 행위로서 2가지 이상의 행위를 동시에 시행한 경우에는 틀니유지관리 항목별 비용을 각각 100% 산정할 수 있다.

• Fit check를 이용하여 내면조정을 한 행위는 의치상 조정을 적용하며 교합조정은 단순과 복잡으로 구분되므로 실제 시행한 방법으로 선택하여 청구한다.

관련 규정

○ 요양급여비용의 적용기준 및 방법에 관한 세부사항

Ⅰ. 행위

제10장 치과 처치·수술료

항목	제목	세부인정사항
차153 의치조정	차153 의치조정[1악당] 급여기준	의치조정은 다음과 같이 각각의 요건을 모두 충족하는 경우 요양급여를 인정함 - 다음 - 가. 의치상 조정(Denture base adjustment): 연 2회 인정 1) 의치의 사용으로 조직에 궤양이나 불편감이 존재하여 조직면, 연마면 부분의 조정이 필요한 경우 2) 압력 지시재를 사용하여 과도한 압력부위를 삭제한 후 의치 내면을 조정하는 경우 나. 교합조정(Occlusal adjustment) 1) 단순(simple): 연 4회 인정 가) 의치 착용 후 경미한 교합 오차가 있는 경우 나) 구강 내에서 직접 교합조정을 시행한 경우 2) 복잡(complex): 연 1회 인정 가) 의치 착용 후 교합 부조화 양상으로 '접촉 후 미끌림(touch and slide)'이 1mm 이상 존재할 경우 나) 의치 장착 상태에서 인상채득 후 의치와 재부착 모형을 교합기에 옮겨 교합조정을 시행한 경우 (고시 제2018-314호(행위), 2019. 1. 1. 시행)

10

13 클라스프 수리

분류번호	코드	분류
차-154	 U1541 U1542	클라스프 수리[1악당] Clasp Repair 가. 단순 Simple 나. 복잡 Complex

• 클라스프 수리는 클라스프를 조이거나 느슨하게 하는 것과 같은 단순한 조정은 산정할 수 없고 클라스프가 파절되어 수리하는 경우에 적용하며 가. 단순과 나. 복잡으로 구분하여 산정한다.

	가. 단순	나. 복잡
정의	가공선(Wrought wire)을 이용해 파절된 클라스프를 수리하는 경우	주조법(Casting) 제작으로 파절된 클라스프를 수리하는 경우
인정 횟수	연 2회	연 1회

산정단위

• [1악당]

다른 치료를 같이 한 경우

부분틀니의 지대치인 #44을 발거하고, 발치한 부위에 인공치와 의치상을 만들어 수리하고 #43에 클라스프를 제작한 경우

치료내용	청구항목 및 산정비율
발치한 부위에 인공치와 의치상으로 수리 클라스프 제작	인공치 수리 1치 의치상 수리 클라스프 수리 나. 복잡

• 틀니유지관리 행위는 각각의 독립된 행위로서 2가지 이상의 행위를 동시에 시행한 경우에는 틀니유지관리 항목별 비용을 각각 100% 산정할 수 있다.

• 발치한 부위에 인공치와 의치상을 만들어서 수리한 경우에는 인공치 수리, 의치상 수리로, 클라스프를 다시 제작한 경우에는 클라스프 수리로 산정할 수 있다.

관련 규정

○ 요양급여비용의 적용기준 및 방법에 관한 세부사항

Ⅰ. 행위

제10장 치과 처치·수술료

항목	제목	세부인정사항
차154 클라스프 수리	차154 클라스프 수리[1악당] 급여기준	부분틀니에서 파절된 클라스프(Clasp)의 유지력 회복을 위해 다음과 같이 시행한 경우 요양급여를 인정함 - 다음 - 가. 단순(simple): 연 2회 인정 가공선을 이용하여 파절된 클라스프(Clasp)를 수리한 경우 나. 복잡(Complex): 연 1회 인정 주조법으로 파절된 클라스프(Clasp)를 제작하여 수리한 경우 (고시 제2018-314호(행위), 2019. 1. 1. 시행)

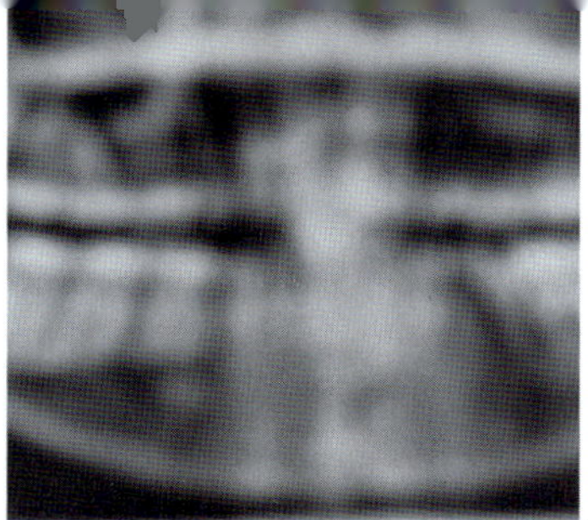

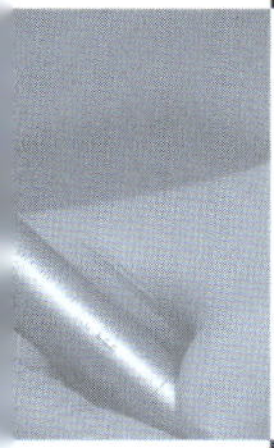

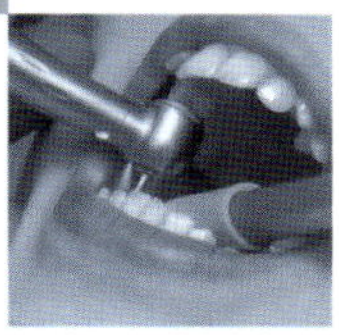

Chapter

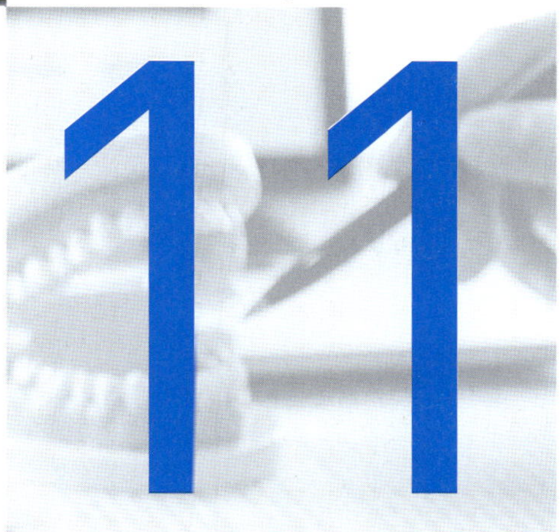

11

보험 치과임플란트

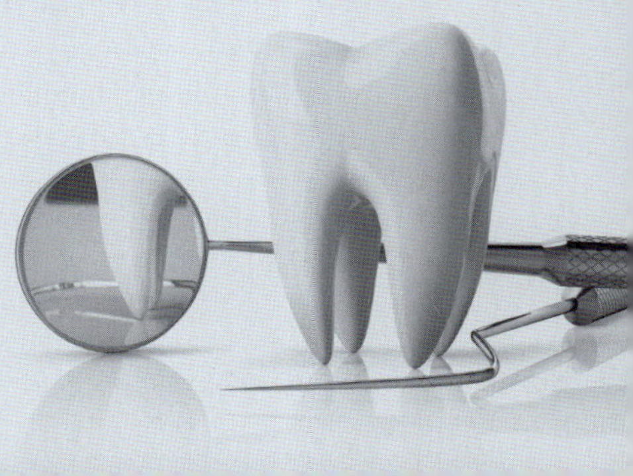

01 보험 치과임플란트의 일반사항

• 65세 이상, 부분 무치악 환자에 한하여 악골 내에 분리형 식립재료(고정체, 지대주)를 사용하고 비귀금속도재관 보철수복으로 시술된 치과임플란트를 보험으로 적용한다.

보험급여 적용 조건

- 만 65세 이상
- 1인당 평생 2개
- 부분무치악(상악, 하악)
- 악골 내 식립(전치부, 구치부 모두 가능)
- 분리형 식립재료(고정체, 지대주)
- 비귀금속도재관(PFM crown) 보철수복

대상자

• 시술일 기준으로 만 65세 이상 부분무치악 환자

• 부분무치악만을 치과임플란트의 급여대상으로 제한하고 있는 이유는 완전무치악 환자들을 위해 이미 레진상 및 금속상 완전틀니를 보험급여로 적용하고 있기 때문이다.

• 여기서 부분무치악이라 함은 부분적으로 치아가 상실되어 있지만 남아 있는 치아들을 지대치로 사용하여 브릿지나 부분틀니가 가능한 상태를 말한다. 따라서 치아가 남아 있지만 우식이나 심한 치아동요로 인해서 발치를 해야 한다든지 잔존치근만 남아 있어서 완전틀니를 해야 하는 상태인 경우는 완전무치악에 해당하며 치과임플란트의 급여대상이 아니다.

• 보험급여로 치과임플란트를 할 생각으로 발치를 해야 할 치아들을 남겨 둔 상태에서 임플란트를 먼저 시술하고 나중에 치아를 발치한다고 하더라도 이는 완전무치악에 치과임플란트를 시술한 경우이므로 급여로 인정받을 수 없다.

• 하지만 자연치아는 전혀 없는 상태이고 이전에 시술받은 임플란트만이 존재하는 경우에는 완전틀니를 시술할 수 없을 뿐만 아니라, 시술이 완료된 임플란트는 자연치와 동등하게 간주하므로 부분무치악으로 판단하여 치과임플란트의 급여대상이 된다.

급여대상 치과임플란트

악골(Maxilla or Mandible) 내에 분리형 식립재료(고정체, 지대주)를 사용하여 비귀금속도재관(PFM crown) 보철수복으로 시술된 치과임플란트

• 상악, 하악 구분 없이 전치부, 구치부 모두 가능하지만 악골 내에만 식립한 경우에만 급여에 해당하며 악골을 관통

하여 관골(Zygoma) 등에 식립하는 경우에는 비급여로 적용해야 한다.

- 고정체와 지대주가 나뉘어진 분리형 식립재료를 사용한 경우에만 급여로 적용되며 일체형으로 된 식립재료를 사용하는 경우에는 비급여로 적용해야 한다.
- 보철수복 재료를 비귀금속도재관으로 시술하는 경우에만 보험급여로 적용되며, PFM 이외의 금이나 PFGold, 지르코니아 등으로 보철수복을 시술한 경우에는 비급여에 해당한다.
- 환자가 최종 보철물을 PFM 크라운은 싫고 Gold 크라운을 원해서 차액을 받고 보험급여로 치과임플란트를 해서도 안 된다.

치과임플란트 시술 전체 비급여

- 아래의 경우는 임플란트 시술 전체를 비급여로 적용해야 한다.

– 완전 무치악 환자에게 시술하는 경우 – 상악골(Maxilla)을 관통하여 관골(Zygoma)에 식립하는 경우 – 일체형 식립재료로 시술하는 경우 – 보철수복 재료를 비귀금속도재관(PFM crown) 이외로 시술하는 경우

- 완전 무치악에서 임플란트를 식립하거나 오버덴처를 하기 위해 임플란트를 식립하는 경우에도 급여대상이 아니다.
- 보험급여대상의 치과임플란트는 악골 내에 식립하는 것만 해당되어 상악골(Maxilla)을 관통하여 관골(Zygoma)에 식립하는 치과임플란트의 경우는 시술 전체를 비급여로 한다.
- 보험급여대상의 치과임플란트는 분리형 식립재료로 시술한 경우만 보험급여에 해당되고, 주로 전치부에 사용되는 일체형 식립재료는 시술행위 및 재료대 등 전체가 비급여이다.
- 최종 보철물이 메탈, 지르코니아 또는 Gold 크라운인 경우에는 임플란트 전체를 비급여로 해야 한다. 이는 치과임플란트의 보험급여 조건이 비귀금속도재관으로 시술하는 경우로 명시되어 있기 때문이다.
- 볼 형태(Ball type) 등의 지대주(Abutment)를 이용하여 PFM crown과 다른 형태의 보철물인 피개의치(Over denture) 등을 제작하는 경우에는 비급여대상이다.
- 임플란트 식립 후 부분틀니를 위한 어태치먼트를 연결하는 경우도 PFM 크라운으로 보철수복을 시술한 것이 아니므로 비급여로 적용해야 한다.

치과임플란트는 급여, 해당 시술은 비급여

급여	비급여
치과임플란트 시술	맞춤형 지대주(Custom abutment)
	골이식술
	상악동 거상술
지대치 부위 치과임플란트 2개	가공치(Pontic)

11

- 맞춤형 지대주(Custom abutment)를 사용할 경우에는 시술행위는 급여로 하되 재료대는 비급여로 산정한다.
- 치과임플란트 시술 시 부가수술(골이식술, 상악동 거상술 등)은 반드시 실시하여야 하는 것은 아니며 필요한 경우에 한해서 선택적으로 실시하는 것으로, 「국민건강보험 요양급여의 기준에 관한 규칙」 [별표2] 비급여대상 제4호 바목에 의거하여 비급여이다.
- 보험급여대상 치과임플란트를 위하여 부가수술을 하는 경우에는 치과임플란트 시술은 보험급여이고 부가수술만 비급여이다.
- 치과임플란트 2개를 시술하여 이를 지대치로 하여 3번 브릿지(3 unit bridge)를 하는 경우에 지대치인 치과임플란트는 1치당으로 2개(1인당 평생 인정개수 내)까지는 보험급여로 인정하고, 가공치 크라운(Pontic crown)제작에 따른 비용은 비급여이다.

적용개수

- 평생 동안 1인당 2개 이내에서 보험급여를 원칙으로 한다.
- 치과임플란트 시술이 완료된 치아 개수가 기준이 아니고 건강보험공단에 치과임플란트 환자로 등록된 치아 개수가 기준이다. 따라서 환자가 자의에 의해서 중간에 시술이 중단된 경우에도 평생 인정개수에 포함된다.
- 다만 치과의사의 의학적 판단하에 불가피하게 시술을 중단하는 경우에는 평생 인정개수에 포함되지 않는다.

건강보험 환자의 본인부담률

구분	본인일부부담률 및 부담액
일반환자	요양급여비용 총액의 30%
(차상위1종, 공상 등 구분 C) 차상위 희귀질환, 중증난치질환, 중증질환 본인부담경감대상자	요양급여비용 총액의 10%
(차상위2종, 공상 등 구분 E) 차상위 만성질환	요양급여비용 총액의 20% (장애인의료비 미지원)
(차상위2종 장애인, 공상 등 구분 F) 차상위 장애인 만성질환	

치과임플란트 수가의 구성

행위료＋치료재료대(고정체＋지대주)

- 치과임플란트 수가는 환자에게 제공된 진료행위, 약제, 치료재료 등을 모두 포함하므로 진찰료, 약제, 치료재료 비용은 별도 산정이 불가하다.
- 식립재료 고정체(Fixture)와 지대주(Abutment)는 별도 산정하고, 그 외 재료(Cover screw, Healing abutment 등) 및 보철수복 재료는 찬11 치과임플란트 소정점수에 포함되어 별도 산정할 수 없다.

치료재료대 산정

- 분리형 식립재료(고정체와 지대주)는 「치료재료 급여·비급여 목록 및 급여 상한금액표」에 의거하여 고시된 상한 금액 내에서 요양기관 구입목록 제출에 따른 실구입가로 청구하며, 시술 전에 재료대 신고가 되어 있어야 한다.

1단계 진단 및 치료계획 1단계	
2단계 고정체(본체) 식립술	고정체 산정
3단계 보철수복	지대주 산정

- 분리형 식립재료는 고정체와 지대주로 구분된다. 고정체는 표면처리 방법별로 4가지로 구분되며, 지대주는 형태별로 4가지로 구분된다.

고정체
• ANODIZING • HA • RBM • SLA

지대주
• 일체형(직선형) • 일체형(ANGLED) • 분리형(직선형) • 분리형(ANGLED)

- 고정체와 지대주는 동일한 제조회사의 것을 사용해야 하는 것은 아니며 제조회사별로 선택하여 청구할 수 있다.
- 분리형 식립재료 고정체와 지대주 중 일부 품목은 비용효과성 등 진료상의 경제성이 불분명하여 「국민건강보험 요양급여의 기준에 관한 규칙」 [별표2] 비급여대상 제4호 거목에 의거하여 비급여이다.
- 맞춤형 지대주(Custom abutment)는 완제품으로 볼 수 없어 「치료재료 급여·비급여 목록 및 급여 상한금액표」 고시에서 제외되어 비급여이다. 따라서 분리형 식립재료인 고정체와 맞춤형 지대주를 사용한 경우에 고정체는 급여로 청구하고 맞춤형 지대주만 비급여로 환자가 부담한다.

11

진료단계별 시술

- 치과임플란트의 표준 의료행위에 따른 진료단계(3단계)는 각 단계별 시술이 순차적으로 이루어지는 것을 원칙으로 한다.
- 각 단계가 반드시 1일에 완료되는 시술을 의미하는 것이 아니라 내원일이 여러 날인 진료를 묶음으로 단계를 표시한 것이다.
- 치과임플란트는 1단계는 주로 방사선검사 및 악간관계 기록 등의 '진단 및 치료계획'이 주로 행해지고, 2~3단계는 고정체 식립술 및 보철수복까지 주로 처치·수술 항목으로 구성되어 있다.
- 환자는 치과임플란트 대상자로 등록한 요양기관에서 1단계를 시작하게 되면 3단계 진료까지 완료해야 하며, 진료단계 도중에 다른 요양기관으로의 이동이 불가능하다.
- 환자 개인적인 사유(이사 등)로 진료단계 도중에 다른 요양기관으로 이동하여 다시 제작한다면 보험급여는 불가능하다.
- 환자의 귀책사유가 아닌 병원 폐업 등으로 진료 진행이 불가능한 경우에는, 이동한 병원에서는 시술중지 등록을 국민건강보험공단 요양기관정보마당(http://medi.nhis.or.kr)에서 확인 후에 재시술 등록을 완료하면 환자는 치

과임플란트 시술을 받을 수 있다.

수가 산정방법

- 치과임플란트 수가는 진료단계별(3단계) 묶음수가로, 요양기관 종별에 따른 시설·장비, 인건비, 행정비용 등을 고려하여, 요양기관 종별로 차등을 두어 구분하여 고시한 것이므로, 요양기관 종별가산은 별도 산정이 불가하다.
- 치과임플란트 요양급여비용은 진료단계별로 산정함을 원칙으로 하며, 보철수복 이전 진료단계 중에 진료가 중단된 경우에는 이미 진행된 진료단계까지 요양급여비용을 청구할 수 있다.
- 치과임플란트에는 시술 중에 발생하는 원외처방 약제까지 포함된 것은 아니므로 원외처방전 발행은 가능하다. 하지만 별도의 진찰료 산정은 불가하다.

재수술 인정기준

- 동일 요양기관에서 2단계(고정체 식립술) 시술 후 골유착 실패로 식립된 고정체를 제거하고 재식립하는 경우를 말한다. 1단계(진단 및 치료계획) 및 3단계(보철수복)의 재시술은 인정되지 않는다.
- 이 경우 고정체 제거술은 별도 산정하지 아니하며, 찬11-나. 고정체(본체) 식립술(2단계)의 소정점수 50%를 1회에 한하여 산정하고, 사용된 고정체 재료대는 100% 인정한다.
- 이때 국민건강보험공단 요양기관정보마당(http://medi.nhis.or.kr)의 등록시스템에 2단계 고정체 식립술 재시술 전에 '시술중지'와 '재시술'과 관련한 사전 등록절차를 거쳐야 시술이 가능하다.
- 2단계(고정체 식립술) 과정에서 고정체를 교체(재식립)하는 경우는 2단계(고정체 식립술)의 일련의 과정으로 간주하여 재식립술은 인정되지 않는다.

11

유지관리(사후점검기간)

1) 보철장착 후 3개월 이내

- 치과임플란트 보철수복 후 사후점검기간은 횟수 제한 없이 3개월 이내로 하며, 이 기간 동안의 유지관리는 반드시 치과임플란트를 시술한 병·의원에서 시술받아야 한다.
- 사후점검기간 동안에는 처치와 관련된 비용은 징수할 수 없으며, 진찰료만 산정한다. 원외처방이 필요한 경우에는 처방전 발행은 가능하다.

2) 보철장착 후 3개월 초과하는 경우

- 치과임플란트 주위 치주질환 등으로 처치 및 수술을 시행한 경우에는 해당 급여항목으로 산정하고, 보철수복과 관련된 유지관리는 비급여로 한다.

치과임플란트 대상자 등록

- 치과임플란트는 중복급여 예방 등을 위해서 국민건강보험공단 사전등록제로 운영되므로 사전에 치과임플란트 대

상자 등록을 하여야 한다.

- 등록일과 1단계 청구일이 반드시 같은 날이 아니어도 된다.
- 국민건강보험공단에 사전등록한 치과임플란트 등록번호 13자리를 명세서 특정내역 코드 'MT014'에 기재하여야 한다.

산정단위

- [1치당]

치식 표기방법

- 치식은 치과임플란트(정보통신망 및 전산매체 청구는 해당 부위에 '!', 서면청구는 '치식번호!')로 기재하며, 진료단계별로 정한 점수(비용)에 따라 요양급여비용을 각 단계별 종료 시점에 청구한다.

적용 상병명

K081	사고, 추출 또는 국한성 치주병에 의한 치아상실	Loss of teeth due to accident, extraction or local periodontal disease

청구 시 유의할 사항

- 치식번호의 오기나 누락 등은 지급불능 처리된다.
- 진료단계별로 순차적으로 단계마다 정해진 점수(비용)에 따라 각 단계별 종료 시점에 청구한다. 보험틀니와는 달리 진료단계의 동시 산정은 불가하다.

진료단계	진료단계별 청구 시점
가. 진단 및 치료계획(1단계)	진단 및 치료계획을 설정하고 수술용 Implant stent를 제작하는 날
나. 고정체(본체) 식립술(2단계)	고정체 식립 수술 후에 발사(Stitch out)를 실시한 날
다. 보철수복(3단계)	최종 보철물을 장착하고 환자에게 교육을 실시한 날

- 치과임플란트 시술을 목적으로 내원한 환자가 해당 병원에서 제작이 불가능하여, 환자를 치과임플란트 보험급여 대상자로 등록하지 않고 타 병·의원으로 의뢰하는 경우에는 당일 진찰료 등의 산정은 가능하다.
- 치과임플란트 시술을 위하여 시행한 발치는 치과임플란트의 소정수가에 포함되지 않으므로 별도 산정할 수 있다.
- 치과임플란트 수가에는 원외처방 약제까지 포함된 것은 아니므로 원외처방전 발행은 가능하다. 또한 다른 치아에 염증처치 등으로 치과임플란트 과정 중에 원외처방이 필요하여 처방전을 발행한 경우 원외처방전 발행은 가능하나, 별도의 진찰료 산정은 불가하다.
- 치과임플란트의 수가에는 모든 단계에서 방사선검사료가 포함되어 있으므로 CT촬영을 포함한 모든 방사선촬영은

11

별도 산정이 불가능하다.

- 보험급여가 되는 부분틀니를 제작한 하악(또는 상악)에서 지대치가 흔들리거나 잔존치아가 질환 등의 사유로 상실되어 해당 치아에 치과임플란트 시술을 하는 경우에도 보험급여가 가능하다. 하지만 해당 치아가 상실되어 완전 무치악이 되는 경우에는 치과임플란트의 급여 적용대상자에 해당하지 않으므로 급여 적용이 불가능하다.

의료급여 환자

- 치과임플란트와 관련하여 적용연령, 행위별 수가 등은 건강보험과 동일하나 등록방법, 본인부담금 및 건강생활유지비, 의료급여 절차(1차→2차→3차) 등에서 차이가 있다.
- 치과임플란트 시술 시에는 선택의료급여기관을 반드시 방문할 필요가 없다. 선택의료급여기관으로 치과를 지정한 환자들도 선택의료급여기관의 의료급여의뢰서 없이 타 치과병·의원에서 치과임플란트 진료를 받을 수 있다. 다만 이 경우에도 의료급여절차(1차→2차→3차)는 준수하여야 한다.

치과임플란트 대상자 등록

- 예전에는 요양기관에서 환자를 진찰 후 치과임플란트 대상자로 확정되면 '의료급여 치과임플란트 대상자 등록신청서'를 작성·발급해 주고 환자는 이 신청서를 관할 시·군·구(보장기관)에 방문하여 제출·등록하도록 하였으나, 2021년 2월 26일부터 이 절차가 간소화되어 관할 시·군·구(보장기관)에 직접 방문하지 않고 요양기관에서 건강보험 환자와 동일하게 [요양기관정보마당]에서 대상자를 등록하는 것으로 변경되었다(「의료급여수가의 기준 및 일반기준」, 보건복지부 고시 제2021-64호, 2021. 2. 26.).

11

의료급여 환자의 본인부담률

의료급여 종별	본인일부부담률 및 부담액
1종 수급권자	급여비용의 10%
2종 수급권자	급여비용의 20%

- 치과임플란트 시술 시에는 2종 수급권자 장애인에게 지급하는 본인부담금 의료비 지원은 받을 수 없으므로, 의료급여비용 청구 시 종별코드는 '2'로 기재하여 청구하여야 한다.

수가 산정방법

- 치과임플란트 등록번호와는 별개로 의료급여 환자의 다른 보험치료에서와 마찬가지로 요양기관은 치과임플란트 진료단계마다 진료일자별로 국민건강보험공단에 진료확인번호를 부여받아야 한다.
- 치과임플란트 진료단계에서는 건강생활유지비 차감이 불가하지만, 치과임플란트 보철수복 후 사후점검기간(3개월 이내) 동안 진료를 받는 경우에는 건강생활유지비 차감이 가능하다.

관련 규정

○ 요양급여비용의 적용기준 및 방법에 관한 세부사항

Ⅰ. 행위

제10장 치과 처치·수술료

항목	제목	세부인정사항
찬11 치과 임플란트 [1치당]	치과 임플란트 인정기준	국민건강보험 요양급여의 기준에 관한 규칙 [별표2] 비급여대상 4. 바에 따른 65세 이상 치과임플란트의 요양급여대상 등은 다음과 같이 함 - 다음 - 1. 급여대상 가. 부분 무치악 환자에 대하여 악골(Maxilla or Mandible) 내에 분리형 식립재료(고정체, 지대주)를 사용하여 비귀금속도재관(PFM Crown) 보철수복으로 시술된 치과임플란트 나. 적용개수 - 1인당 2개(평생개념) 이내에서 보험급여를 원칙으로 함 다만 치과의사의 의학적 판단하에 불가피하게 시술을 중단하는 경우에는 평생 인정개수에 포함되지 아니함 다. 유지관리 (1) 보철장착 후 3개월 이내 - 동기간 내는 유지관리를 위한 요양급여비용은 진찰료만 산정할 수 있음 (2) 보철장착 후 3개월 초과하는 경우 - 치과임플란트 주위 치주질환 등으로 처치 및 수술을 시행한 경우에는 해당 급여항목으로 산정함 - 보철수복과 관련된 유지관리는 비급여함 2. 수가 산정방법 가. 치과임플란트 요양급여비용은 진료단계별로 산정함을 원칙으로 하며, 보철수복 이전에 진료가 중단된 경우에는 해당단계까지만 비용을 산정함 나. 찬11-나. 치과임플란트-고정체(본체) 식립술의 재수술 인정기준 - 고정체 식립술 도중 재식립을 하는 경우에는 일련의 과정으로 인정하지 아니함 - 고정체 식립술 후 골유착 실패로 식립된 고정체를 제거하고 재식립하는 경우에는 찬11-나의 소정점수 50%를 1회에 한하여 산정하고(산정코드 세 번째 자리에 2로 기재), 이 경우 고정체 제거술은 별도 산정하지 아니하며, 사용된 고정체 재료는 인정함 3. 치료재료 - 식립재료 고정체(Fixture)와 지대주(Abutment)는 별도 산정하고, 그 외 재료(Cover Screw, Healing Abutment 등) 및 보철수복 재료는 찬11 치과임플란트 소정점수에 포함되어 별도 산정할 수 없음 다만 맞춤형지대주(Custom Abutment)는 비급여함(시술행위는 급여) 4. 다만 아래 중 하나에 해당되는 치과임플란트 시술은 요양급여하지 아니함(시술 전체 비급여) - 아래 - 가. 완전 무치악 환자에게 시술하는 경우 나. 상악골(Maxilla)을 관통하여 관골(Zygoma)에 식립하는 경우 다. 일체형 식립재료로 시술하는 경우 라. 보철수복 재료를 비귀금속도재관(PFM Crown) 이외로 시술하는 경우 (고시 제2016-112호(행위), 2016. 7. 1. 시행)

만 75세 이상 완전 무치악에 치과임플란트 보험적용이 가능한가요?

• 완전 무치악인 경우는 치과임플란트 보험급여대상에 적용되지 않습니다.
  - 완전 무치악의 상태인 경우는 현재 보험적용이 되고 있는 레진상 완전틀니 대상자로 치과임플란트는 보험적용대상에서는 제외합니다.
  - 또한 치조골 소실 및 전신질환 등으로 매복된 잔존치근 발치가 어려운 경우, 즉 윗잇몸 또는 아랫잇몸 위에 올라온 치아가 하나도 없는 상태는 완전 무치악은 아니나, 레진상 완전틀니 대상자에 해당되므로 치과임플란트의 보험급여대상에서는 제외됩니다. 다만 치과임플란트만 존재하고 자연치는 존재하지 않는 상악 또는 하악은 부분 무치악으로 판단하여 치과임플란트의 보험급여대상입니다.

(보험급여과-2076호, 2014-06-25)

치과임플란트 보험급여 적용부위는 어떻게 되나요?

• 보험급여 부위는 상·하악 구분 없이 구치부(어금니)는 보험급여로 적용하고, 전치부(앞니)는 구치부에 식립이 곤란하다고 치과의사가 판단한 경우에 한하여 보험급여로 적용합니다.
  - 보험급여가 적용되는 치과임플란트는 저작기능 회복을 우선으로 하고 있어, 구치부에 치아가 모두 존재하나 전치부에만 치아 결손이 있는 경우에는 보험급여대상에서 제외합니다.

(보험급여과-2076호, 2014-06-25)

치과임플란트 보철수복을 PFM 크라운이 아닌 메탈, 지르코니아, 금, PFG 크라운 등으로 하는 경우 보험급여가 가능한가요?

• 보철수복을 메탈, 지르코니아, 금, PFG 크라운 등으로 시술하는 치과임플란트는 시술 전체를 비급여합니다.
  - 요양급여의 적용기준 및 방법에 관한 세부사항(고시)에 의하면, 치과임플란트는 보철수복 재료가 PFM 크라운으로 시술한 경우만 보험급여에 해당됩니다.

(보험급여과-2076호, 2014-06-25)

PFM Crown수복을 하지 않고 지대주(ball 타입 등)로만 시술하는 경우에 보험급여가 가능한가요?

• 보철수복을 비귀금속도재관(PFM Crown)이 아닌 다른 형태 및 재질로 시술하는 경우에는 시술 전체를 비급여합니다.
  - 요양급여의 적용기준 및 방법에 관한 세부사항(고시)에 의하면, 분리형 식립재료(고정체, 지대주)와 비귀금속도재관(PFM Crown) 보철수복으로 하는 경우만 치과임플란트를 1치당으로 보험급여합니다.
  - 따라서 볼(Ball Type) 등 형태의 지대주(Abutment)를 이용하여 PFM Crown과 다른 형태의 보철물인 피개의치(Over Denture) 등을 제작하는 경우에는 비급여대상입니다.

(보험급여과-2076호, 2014-06-25)

맞춤형 지대주를 사용하는 경우는 보험급여 적용이 가능한가요?

• 맞춤형 지대주(Custom Abutment)는 비급여하고 치과임플란트 시술은 보험급여합니다.
  - 분리형 식립재료인 고정체와 맞춤형 지대주를 사용한 경우에 고정체는 「치료재료 급여·비급여 목록 및 급여 상한금액표」에 의거, 상한금액 범위 내에서 실구입가로 산정하고, 맞춤형 지대주만 비급여합니다.

(보험급여과-2076호, 2014-06-25)

치과임플란트 2개를 시술하여 3번 브릿지(3 Unit Bridge)를 하는 경우에 크라운(Pontic Crown)도 보험급여 되나요?

• 치과임플란트는 2개(1인당 평생 인정개수 내)는 1치당으로 보험급여로 인정하고, 크라운(Pontic Crown) 제작에 따른 비용은 비급여입니다.
  - 국민건강보험 요양급여의 기준에 관한 규칙 [별표2] 4. 바. 틀니 및 치과임플란트(보건복지부장관이 정하여 고시하는 완전틀니와 부분틀니 및 치과임플란트만 해당한다)를 제외한 치과의 보철(보철재료 및 기공료 등 포함) 및 치과임플란트를 목적으로 실시한 부가수술(골이식수술 등)은 비급여대상입니다.
  - 치과임플란트 시술은 1치당(단일치)으로 인정하는 것이지 '치과의 보철'이 모두 보험급여가 되는 것은 아닙니다. 따라서 치과임플란트 보험급여와는 별개 영역으로 고정성가공의치(브릿지 등) 제작을 위한 크라운(Pontic Crown) 제작에 따른 비용은 비급여입니다.

(보험급여과-2076호, 2014-06-25)

치과임플란트를 위한 부가수술(골이식술 등)은 비급여인가요?

- 치과임플란트를 위한 부가수술은 비급여입니다.
  - 치과임플란트 시술 시에 반드시 부가수술을 실시하여야 하는 것은 아니며, 부가수술(골이식술, 상악동 거상술 등)은 반드시 필요한 경우에 한해서 선택적으로 실시하는 것으로, 국민건강보험 요양급여의 기준에 관한 규칙 [별표2] 비급여대상 4. 바에 의거하여 비급여입니다.
  - 그리고 부가수술과 보험급여대상 치과임플란트 시술을 하는 경우에는, 부가수술만 비급여하고, 치과임플란트 시술은 보험급여입니다. 부가수술은 난이도와 위험도가 높은 술식으로 고령의 환자에게 치과임플란트 식립을 위한 부가수술이 반드시 필요한 경우라면, 부분틀니를 일차적으로 고려하는 것이 타당하다는 전문가 의견 참조하여 보험급여 적용이 되지 않는 것으로 하였습니다.

(보험급여과-2076호, 2014-06-25)

치과임플란트 보험급여 적용기간 및 인정개수는 어떻게 되나요?

- 보험급여 적용기간 및 인정개수는 평생 동안 1인당 2개입니다.
  - 치과임플란트는 평생 동안에 2개만 인정되므로, 올해에 2개를 모두 하지 않으셔도 됩니다. 다만 치과의사의 의학적 판단하에 불가피하게 시술을 중단하는 경우에는 평생 인정개수에 포함되지 않습니다.

(보험급여과-2076호, 2014-06-25)

치과임플란트 행위수가는 종별가산이 가능한가요?

- 해당 종별에 따른 상대가치점수를 산정하는 것으로 종별가산 적용은 불가합니다.
  - 치과임플란트[1치당] 수가는 진료단계별(3단계) 묶음수가로 환자에게 제공된 진료행위, 약제, 치료재료 등을 모두 포함하므로 진찰료, 약제, 치료재료 비용 및 요양기관 종별가산은 별도 산정이 불가합니다.
  - 수가는 요양기관 종별에 따른 시설·장비, 인건비, 행정비용 등을 고려하여, 요양기관 종별로 차등을 두어 구분하여 고시한 것으로 해당되는 종별로 상대가치점수를 산정하실 수 있습니다.

(보험급여과-2076호, 2014-06-25)

치과임플란트 진료비 지불방법은 어떻게 하나요?

- 치과임플란트는 각 단계마다 진료비를 지불하는 방법입니다.
  - 환자는 해당 요양기관에서 1단계를 시작하게 되면 진료단계 도중에 다른 요양기관으로의 이동이 불가능합니다.
  - 만약 환자의 부득이한 개인사정으로 진료단계 중에 치과임플란트 제작이 중단된다면, 요양기관은 이미 진행된 진료단계까지 요양급여비용을 청구할 수 있습니다.

(보험급여과-2076호, 2014-06-25)

치과임플란트 요양급여비용의 청구방법은 어떻게 되나요?

- 치과임플란트 상병(K08.1) 등록번호 13자리 기재하여 각 단계별 종료 시점에 청구합니다.
  - 치과임플란트 보험급여대상 환자의 청구방법은 상병코드는 한국표준질병사인분류의 K08.1(사고, 발치 또는 국한성 치주병에 의한 치아상실)을 주상병으로 합니다.
  - 치식은 치과임플란트(정보통신망 및 전산매체 청구 해당 부위에 '!', 서면청구는 '치식번호!')로 기재하며, 진료단계별로 정한 점수(비용)에 따라 요양급여비용을 각 단계별 종료 시점에 청구합니다.
  - 그리고 국민건강보험공단에 사전등록한 치과임플란트 등록번호 13자리를 명세서 특정내역 코드 'MT014'에 기재하여야 하며, 치식번호의 오기나 누락 등은 지급불능 처리됩니다.

(보험급여과-2076호, 2014-06-25)

A병원에서 치과임플란트 진료단계 중에 환자의 개인사유로 B병원으로 이동하여 시술을 받고자 할 때 보험급여가 가능한가요?

- 원칙적으로 진료단계 중 환자가 병·의원을 이동하는 것은 불가능합니다.
  - 치과임플란트 시술을 위해서 A병원에서 진료계획을 수립했다면, A병원에서 진료를 완료하여야 합니다. 환자 개인적인 사유(이사 등)로 진료단계 중 B병원을 이동하여 시술받는다면 A병원 등록 건에 대해서는 보험급여는 불가능합니다. 다만 '요양기관 폐업 등으로 진료 진행이 불가능한 경우'에는 B병원에서 치과임플란트 대상자 재등록이 가능합니다.

(보험급여과-2076호, 2014-06-25)

치과임플란트 등록 전에 환자를 타 병·의원으로 의뢰할 경우, 진료비용은 어떻게 산정하나요?

- 타 기관 의뢰 시 진찰료 등 산정은 가능합니다.
  - 치과임플란트 시술을 목적으로 내원한 환자가 해당 병원에서 제작이 불가능하여, 환자를 치과임플란트 보험급여대상자로 등록하지 않고 타 병·의원으로 의뢰하는 경우에는 당일 진찰료 등 산정은 가능합니다.

(보험급여과-2076호, 2014-06-25)

보험급여가 되는 부분틀니를 제작한 하악(또는 상악)에 치과임플란트 시술을 하는 경우 보험급여 가능한가요?

- 보험급여가 되는 부분틀니를 제작한 하악(또는 상악)에 치과임플란트를 하는 경우에도 보험급여 가능합니다.
  - 2013년 7월 건강보험 보험급여 된 부분틀니를 제작한 환자가 지대치가 흔들리거나 잔존치아가 질환 등의 사유로 상실치아가 발생되어 치과임플란트 시술을 하는 경우에도 보험급여 가능합니다.

(보험급여과-2076호, 2014-06-25)

치과임플란트 의료급여 관련 내용은?

- 대상자 등록방법, 본인부담금 등에서 차이가 있습니다.
  - 치과임플란트와 관련하여 건강보험과 거의 동일하나 등록방법, 본인부담금 및 건강생활유지비, 의료급여절차(1차→2차→3차) 등이 차이가 있습니다.
- 치과임플란트 시술 시에는 선택 병·의원을 반드시 방문하실 필요는 없습니다.
  - 선택 병·의원으로 치과를 지정하신 분들도 치과임플란트 시술 시, 선택 병·의원의 의료급여의뢰서 없이 타 치과병·의원에서 진료받으실 수 있습니다. 다만 이 경우에도 의료급여절차(1차→2차→3차)는 준수하여야 합니다.
- 의료급여 치과임플란트 대상자 등록 확인 후 시술합니다.
  - 병·의원(치과)에 내원한 의료급여 수급권자가 치과임플란트 대상자로 결정되면 병·의원은 수급권자에게 치과임플란트 등록신청서를 작성하여 발급해 줍니다. 수급권자(가구원 및 가족 포함)는 발급받은 등록신청서를 7일 이내(공휴일 제외)에 관할 시·군·구에 방문하여 제출·등록합니다. 수급권자는 재방문하고 해당 병·의원은 국민건강보험공단 홈페이지-요양기관정보마당에서 등록사실을 확인합니다. 또한 병·의원은 등록된 의료급여 치과임플란트 대상자에 대하여 국민건강보험공단에 진료확인번호를 요청하여야 합니다.
- 본인부담률은 의료급여 1종 20%, 2종 30%입니다.
  - 의료급여 수급권자의 치과임플란트 본인부담은 입원·외래 구분 없이 의료급여 1종 수급권자의 경우에는 해당 요양급여비용 총액의 20%이며, 2종 수급권자의 경우에는 해당 요양급여비용 총액의 30%를 본인이 부담합니다.
  - 또한 치과임플란트 시술 진료인 경우에는 건강생활유지비 차감이 불가하며, 진료과목(98, 치과), 상세진료과목(02, 임플란트), 주상병 분류기호(K08.1)를 입력해야 합니다.

  * 본인부담 보상제 및 상한제는 적용되지 않습니다.
- 의료급여기관 종별에 따라 1종은 1~2천 원, 2종은 1천 원 또는 15%입니다.
  - 치과임플란트 대상자 여부를 진단하기 위한 진료 시에는 의료급여 일반수가가 적용되어 의료급여기관 종별에 따라(1종은 1천원~2천 원, 2종은 1천 원 또는 15%) 본인부담금을 수급권자에게 청구하면 됩니다.
  - 또한 이 경우 건강생활유지비 차감은 가능하며, 진료과목(98, 치과), 상세진료과목(00, 치과통합), 주상병 분류기호(K08.1)를 입력해야 합니다.
- 등록번호 보장기관기호가 추가되어 총 18자리입니다.
  - 의료급여 치과임플란트 등록번호와 건강보험 치과임플란트 등록번호는 자릿수, 구성체계가 다릅니다.
  - 건강보험은 총 13자리로 이루어지는 반면, 의료급여의 경우 구분번호(1), 치식번호(2), 재등록구분번호(1), 등록연도(2), 보장기관기호(7), 일련번호(5) 총 18자리로 이루어집니다.
- 2종 수급권자의 장애인 본인부담금은 지원하지 않습니다.
  - 치과임플란트 시술 시에는 2종 수급권자 장애인에게 지급하는 본인부담금 의료비 지원은 받을 수 없으므로, 의료급여비용 청구 시 종별코드는 '2'로 기재하여 청구하여야 합니다.
- 치과임플란트 사후점검기간에는 건강생활유지비 차감이 적용됩니다.
  - 치과임플란트 보철수복 후 사후점검기간(3개월 이내) 동안 진료를 받는 경우에는 건강생활유지비 차감이 가능합니다.

(보험급여과-2076호, 2014-06-25)

11

02 치과임플란트

분류번호	코드	분류
찬-11		치과임플란트[1치당] Dental Implant
		가. 진단 및 치료계획(1단계) Diagnosis and Treatment Plan
	UB111	(1) 치과의원
	UB112	(2) 치과병원
		나. 고정체(본체) 식립술(2단계) Fixture Placement Operation
	UB121	(1) 치과의원
	UB122	(2) 치과병원
		다. 보철수복(3단계) Prosthetic Restoration
	UB131	(1) 치과의원
	UB132	(2) 치과병원

- 치과임플란트는 시술 단계에 따라 가. 진단 및 치료계획(1단계), 나. 고정체(본체) 식립술(2단계), 다. 보철수복(3단계) 등으로 구분하여 산정한다.

진료단계별 표준행위 분류(상세 진료내용)

가. 진단 및 치료계획(1단계)

진료내용	백분율(누적비율) %
• 전신 건강상태 문진(필요시 Lab 시행) • 구강검사 및 기록 • 구강검사용 파노라마, 치근단 방사선검사 • 내과적 상태 평가 및 진료 의뢰 • 예비인상채득 • 안궁이전 • 악간관계 기록 • 진단 모형의 제작 • 교합 분석 • 방사선촬영용 Implant stent의 제작 • 파노라마 방사선검사 필요시 CT촬영(Cone-Beam CT, Medical CT) • 골질 및 골량 평가 • 안면 지지 필요성 평가 • 치료계획 설정 • 수술용 Implant stent의 제작	10(10)

나. 고정체(본체) 식립술(2단계)

<table>
<tr><th colspan="2">진료내용</th><th>백분율(누적비율) %</th></tr>
<tr><td>1차 수술</td><td>• 소독
• 국소마취
• 절개
• 판막거상
• 골삭제(drilling)
• Fixture 식립
• 식립 수술 중 방사선사진 검사
• Cover screw 연결
• 봉합
• 식립 수술 후 방사선사진 검사
• 소독
• 발사
• 1차 수술 후 방사선사진 검사</td><td rowspan="2">43(53)</td></tr>
<tr><td>2차 수술</td><td>• 소독
• 국소마취
• 절개
• 판막거상
• Cover screw 노출
• Fixture 주위 골조정
• Healing abutment 연결
• 봉합
• 2차 수술 후 방사선사진 검사
• 소독
• 발사</td></tr>
</table>

다. 보철수복(3단계)

진료내용	백분율(누적비율) %
• 연조직 검사 • 골유착 정도 검사 • 구강검사 및 기록 • 치과임플란트 보철수복 전 파노라마, 치근단 방사선검사 • 임상적 치과임플란트 고정체(fixture) 평가 • 진단 및 보철치료계획 확인(나사 또는 시멘트 고정) • 예비인상채득 • 개인용 인상 트레이의 제작 • Fixture level 인상채득 및 주모형 제작 • 안궁이전 및 악간관계 채득 • 교합기에 모형연결 • 임시 지대주 선택 • 임시 보철물 제작	47(100)

• 임시 지대주 장착 • 임시 보철물 구강내 장착 • 교합조정 및 연마 • 환자 만족도 평가/교합기능 심미발음 평가 • 최종 지대주 선택 또는 제작(기성품, 맞춤형 등) • 최종 지대주 장착 • 최종 인상채득 및 주모형 제작 • 1차 교합 관계 채득 • 안궁이전 및 교합기에 모형장착 • 최종 보철 framework 설계 및 제작 • 최종 보철 framework 장착 및 평가 • 교합관계 조정 및 2차 교합관계 채득 • 색조 선택 • 최종 보철물 완성 • 최종 보철물의 구강내 시적 • 적합도 및 교합조정 및 연마 • 최종 보철물 장착 • 최종 보철물 장착 후 파노라마, 치근단 방사선검사 • 환자 교육(치료종결)	

청구 시 유의할 사항

- 치과임플란트 각 진료단계별 요양급여비용 청구는 각 진료단계가 종료되는 날 청구 가능하므로 1단계는 초진일이 아닌 진단 및 치료계획을 설정하고 수술용 Implant stent를 제작하는 날, 2단계는 고정체를 식립한 날이 아닌 고정체 식립 수술 후에 발사를 실시한 날, 3단계는 인상채득을 한 날이 아닌 최종 보철물을 장착하고 환자에게 교육을 실시한 날에 청구한다.
- 첫날에 치과임플란트의 치료계획을 설정하고 고정체를 식립한 경우라도 첫날은 1단계까지만 청구하고, 2단계는 발사를 실시한 날에 청구하여야 한다.
- 무절개 치과임플란트(Flapless surgery) 방법의 치과임플란트를 시행하는 경우에도 1단계와 2단계를 하루에 청구하지 못하고 2단계 청구는 고정체 식립술 식립 후 발사를 실시한 날에 준하여 청구하여야 한다.

진료단계		방사선검사내용	방사선촬영 산정 여부
1단계		임플란트 진단용 방사선검사	불가
2단계	1차 수술	술전, 술후 방사선검사	불가
	2차 수술	술후 방사선검사	불가
3단계		보철물 장착 전, 장착 후 방사선검사	불가
보철물 장착	3개월 이내	예후 판정용 방사선검사	불가
	3개월 이후	예후 판정용 방사선검사	가능

- 치과임플란트의 수가에는 모든 단계에서 방사선검사료가 포함되어 있으므로 CT촬영을 포함한 모든 방사선촬영은 별도 산정이 불가능하다. 따라서 진료단계(1, 2, 3단계)에서는 각 단계의 치과임플란트 수가만 산정하고, 최종 보

11

철물 장착 3개월 이내의 사후점검기간에서는 진찰료만 산정한다. 사후점검기간 이후에는 방사선촬영에 대한 청구가 가능하다.

- 치과임플란트 수가에 진찰료가 포함되어 있으므로 치과임플란트 단계별 청구일에 다른 부위의 치료를 하였더라도 진찰료를 산정할 수 없다. 그러나 치과임플란트 관련 행위는 시행했으나 단계별 청구일이 아닌 경우 근관치료, 치주치료 등 다른 부위의 치료를 한 경우에는 진찰료를 산정할 수 있다.
- 치과임플란트 단계별 청구일이 아닌 날 임플란트 시술 관련 원외처방을 하는 경우에는 다른 치료행위가 있다면 진찰료 산정이 가능하나 다른 치료가 없으면 진찰료 산정은 할 수 없다.

가. 진단 및 치료계획(1단계)

- 임플란트를 예정하고 발치한 경우 발치한 날이 1단계 청구일이 아닌 경우에는 진찰료를 포함하여 방사선촬영, 마취, 발치 등을 청구할 수 있다.
- 파노라마촬영을 1단계 청구일 이전에 실시하고 치주치료, 발치 등 다른 치료가 시행된 경우에는 인정되지만, 다른 치료 없이 파노라마촬영만 청구되면 1단계의 행위로 간주되어 심사조정될 수 있다.
- 1단계 청구일에 치주치료, 발치 등을 동시에 시행한 경우에는 1단계에 진찰료와 방사선촬영료가 포함되어 있어 진찰료와 방사선촬영을 청구할 수 없고, 마취, 치주치료, 발치 등 행위료만 청구할 수 있다. 다만 임플란트 시술부위가 아닌 다른 부위의 치료를 위하여 파노라마촬영이 아닌 치근단촬영은 청구할 수 있다.

나. 고정체(본체) 식립술(2단계)

- 2단계는 고정체 식립 수술 후에 발사를 실시한 날에 청구한다.
- 일반적으로 수술 후 1주일이 지나서 봉합사를 제거하므로 가. 1단계와 나. 2단계를 같이 청구할 수 없다. 1단계와 2단계의 청구 간격이 1일이면 심사조정된다.

11

다. 보철수복(3단계)

- 최종 보철물을 장착하고 환자에게 교육을 실시한 날에 3단계를 청구할 수 있다.
- 치과임플란트의 특성상 영구부착을 실시하지 아니하고 임시부착을 실시한 경우에도 보철수복이 완료된 것으로 판단하여 3단계 보철수복에 대한 진료비 청구는 가능하다. 그러나 이후 임시부착한 보철물의 탈락 시 차-20 보철물 재부착의 산정은 불가하다.

치과임플란트 청구 조합

진료단계	청구 조합
1단계	가. 진단 및 치료계획
2단계	나. 고정체(본체) 식립술+고정체 재료대
3단계	다. 보철수복+지대주 재료대

• Cover screw, Healing abutment 등의 기타 재료와 보철수복재료는 별도 산정할 수 없다.
• 맞춤형 지대주(Custom abutment)를 사용한 경우에는 재료대는 비급여로 산정한다.

청구 예시

내원일	진료내용	청구내역
1일째	진단 및 치료계획 수립	가. 진단 및 치료계획
2일째	고정체 식립	원외처방전 발행(재진료 산정 불가)
3일째	식립 후 1주일 봉합사 제거	나. 고정체(본체) 식립술+고정체 재료대
4일째	2차 수술	–
5일째	지대주결찰, 인상채득	–
6일째	최종 보철물 장착	다. 보철수복+지대주 재료대
7일째	보철물 장착 후 방사선검사	진찰료만 산정(방사선검사료 산정 불가)

관련 규정

행정해석

제18장 치과의 보철료 [산정지침]에서 처치 시 사용된 치료재료, 약제, 진찰료가 해당 점수에 포함되어 별도 산정할 수 없는데 원외처방이 필요하여 처방전을 발행한 경우의 약제도 포함되나요?

• 치과임플란트 시술 과정에서 원외처방전 발행은 가능합니다.
  – 치과임플란트에는 시술 시 사용된 치료재료, 약제(Adhesive, Gargle, 주사제 등) 등이 포함된 것이나, 시술 중에 발생하는 원외처방 약제까지 포함된 것은 아니므로 원외처방전 발행은 가능합니다.
  – 또한 다른 치아에 염증처치 등으로 치과임플란트 과정 중에 원외처방이 필요하여 처방전을 발행한 경우에도 원외처방전 발행은 가능하나, 별도의 진찰료 산정은 불가합니다.

(보험급여과-2076호, 2014-06-25 시행)

치과임플란트 수가에는 CT 비용(콘빔 CT 포함)을 포함하고 있나요?

• 치과임플란트 수가에는 CT 비용(콘빔 CT 포함)을 포함하고 있어 별도 산정할 수 없습니다.
  – 치과임플란트[1치당] 수가는 묶음수가로 환자에게 제공된 진료행위, 약제, 치료재료, CT(콘빔 CT 포함)촬영, 검사 등을 실시한 경우에도 추가 비용을 청구할 수 없으며, 환자에게도 추가 징수할 수 없습니다.

(보험급여과-5563호, 2018-06-29)

치과임플란트 각 진료단계별 요양급여비용 청구는 언제 가능한가요?

• 치과임플란트 표준 의료행위에 따른 진료단계(3단계)는 각 단계별 시술이 순차적으로 이루어지는 것을 원칙으로 하며, 각 진료단계 종료되는 날 청구 가능합니다.
  – 따라서 1단계는 진단 및 치료계획을 설정하고 수술용 implant stent를 제작하는 날, 2단계는 고정체 식립술은 고정체 식립 수술 후에 발사(stitch out)를 실시한 날, 3단계는 최종 보철물을 장착하고 환자에게 교육을 실시한 날에 청구 가능합니다.

(보험급여과-5563호, 2018-06-29)

11

무절개 치과임플란트(Flapless Surgery) 방법의 치과임플란트를 시행하는 경우 2단계(고정체 식립술) 청구는 언제 가능한가요?

- 2단계 고정체 식립술 식립 후 발사(stitch out)를 실시한 날에 청구 가능합니다.
  - 따라서 치과임플란트의 치료계획을 설정하고 고정체를 식립한 경우라도, 요양급여비용 청구 시에는 첫날은 치료가 종료된 1단계까지만 청구하고, 2단계가 종료된 것으로 판단되는 발사(stitch out)를 실시한 날에 청구하여야 합니다.

(보험급여과-5563호, 2018-06-29)

치과임플란트 2단계~3단계 시술 과정 중 다른 치아에 신경치료를 할 경우, 진찰료는 별도 산정이 가능한가요?

- 치과임플란트 시술 중 다른 치아에 실시한 신경치료에 대한 진찰료 산정 가능합니다.
  - 현행 진찰료 산정지침에 따라 2개 이상의 진료과목이 설치되어 있고 해당 과의 전문의가 상근하는 요양기관에서, 동일 환자의 다른 상병에 대하여 전문과목 또는 전문분야가 다른 진료담당 의사가 각각 진찰한 경우에는 각각의 진찰료 산정이 가능합니다.
  - 따라서 2개 이상의 진료과목이 설치된 병원급 이상 요양기관에서 같은 날 치과 보철과 전문의가 치과임플란트 시술을 하고, 치과보존과 전문의가 신경치료를 한 경우라면, 진찰료 1회는 별도 산정이 가능합니다(치과보철과 진찰료: 치과임플란트 수가에 포함).

(보험급여과-2076호, 2014-06-25)

치과임플란트 시술할 치아의 '발치' 산정이 가능한가요?

- 치과임플란트 수가에는 발치료가 포함되지 아니한 항목이므로 행위별 수가 산정이 가능합니다.
  - 치과임플란트 처치 시 사용된 치료재료, 약제, 진찰료가 해당 소정점수에 포함되어 별도 산정하지 않는 것으로 치과임플란트 수가에 발치료가 포함된 것은 아닙니다.

(보험급여과-2076호, 2014-06-25)

하루에 치과임플란트 1단계와 2단계 시술을 함께 한 경우, 또는 2단계와 3단계를 함께 한 경우 수가 산정을 동시에 할 수 있나요?

- 치과임플란트는 단계별로 시술하는 것을 원칙으로 합니다.
  - 치과임플란트의 표준 의료행위에 따른 진료단계(3단계)는 각 단계별 시술이 순차적으로 이루어지는 것을 원칙으로 합니다.
  - 또한 각 단계가 반드시 1일에 완료되는 시술을 의미하는 것이 아니라 내원일이 여러 날인 진료를 묶음으로 단계를 표시한 것입니다.

(보험급여과-2076호, 2014-06-25)

03 치과임플란트의 유지관리

유지관리의 산정지침

보철 장착 후 3개월 이내	• 횟수의 제한 없음 • 별도 유지관리 비용은 산정할 수 없고, 진찰료만 산정할 수 있음
보철 장착 후 3개월 이후	• 유지관리 비용은 해당 급여항목을 산정 • 치과임플란트 주위 치주질환 등으로 처치 및 수술을 시행 시 해당 급여항목을 산정 • 보철수복과 관련된 유지관리는 비급여로 산정

무상 유지관리(사후점검기간)

• 무상 유지관리는 65세 이상 환자에서 보험 치과임플란트를 시행한 동일한 병·의원에서 해당 환자에게 제공하는 3개월간 사후점검관리를 말한다.

• 사후점검기간은 치과임플란트 3단계 보철수복에서 최종 보철물을 영구 장착하고 교육 후 종료한 다음 날부터 3개월이다.

• 이 기간 동안에는 사후점검과 관련되는 진료의 횟수의 제한이 없으며, 처치와 관련된 비용은 징수할 수 없고 진찰료(재진료)만 징수할 수 있다. 또한 원외처방이 필요한 경우에는 처방전 발행이 가능하다.

• 보철 부분이 파절되어 수리를 하거나 재제작을 하여야 하는 경우에도 처치와 관련된 비용은 징수할 수 없고, 진찰료만 징수한다.

• 이 경우 명일련(명세서 일련번호) 특정내역 구분코드 MT014에 치과임플란트 사전 등록번호를 반드시 기재하여야 한다.

• 치과임플란트의 특성상 영구부착을 실시하지 아니하고 임시부착을 실시한 경우에도 보철수복이 완료된 것으로 판단한다.

• 다만 3개월이 초과되어 보철물 영구부착을 하지 않고 임시부착을 반복 실시하는 경우에는 처치(차20 보철물 재부착 항목은 적용 불가)와 관련된 행위료는 산정할 수 없다.

유상 유지관리

• 유상 유지관리는 보험급여 임플란트의 무상 유지관리 기간이 초과한 경우 타 의원에서 시행한 임플란트, 과거에 비급여로 시행한 임플란트 등에서 실시하는 처치 및 수술을 말하며, 보험틀니의 유지관리와는 달리 연령의 제한이 없다.

• 이때 실시한 처치 및 수술은 임플란트를 자연치로 간주하여 적용할 수 있는 해당 급여항목으로 산정한다.

• 임플란트 주위 치주질환 등으로 처치 및 수술을 시행한 경우 또는 보철물이 탈락되어 재부착하는 경우 등은 해당 급여항목으로 산정하고, 보철수복과 관련된 유지관리는 비급여로 한다.

- 지대주 나사의 풀림 또는 파절로 나사 조임 또는 교체, 보철물의 도재 파절로 보철물 수리 또는 재제작 등 보철수복과 관련된 유지관리는 비급여에 해당한다.
- 임플란트치아의 치료내역 청구 시 자연치가 아닌 임플란트치아임을 알 수 있도록 치식을 구분하여 입력하거나, '임플란트치아의 처치임'을 알 수 있는 내역설명을 기재하도록 한다.

치식 구분: 영구치의 경우는 '*', 유치의 경우는 '#', 치과임플란트의 경우는 '!'

관련 규정

행정해석

치과임플란트 보철수복 후 사후점검기간 및 치과임플란트 보철수복 후 사후점검기간의 시작 시점은 언제인가요?

- 사후점검기간은 치과임플란트 보철수복 후 3개월 이내입니다.
  - 치과임플란트 보철수복 후 사후점검기간은 횟수 제한 없이 3개월 이내로, 동 기간 동안에는 처치와 관련된 비용은 징수할 수 없으며, 진찰료만 징수합니다. 다만 원외처방이 필요한 경우에는 처방전 발행은 가능합니다. 그리고 3개월 이내에 유지관리는 동일한 병·의원에서 시술받아야 합니다.
- 사후점검기간의 시작 시점은 치과임플란트 3단계 보철수복에 대한 종료부터이며 3개월 이내입니다.
  - 치과임플란트 3단계 보철수복에서 최종 보철물을 영구 장착하고 교육 후 종료한 다음 날부터 3개월입니다. 그리고 치과임플란트의 특성상 영구부착을 실시하지 아니하고 임시부착을 실시한 경우에도 보철수복이 완료된 것으로 판단하여 3단계 보철수복에 대한 진료비 청구는 가능합니다. 다만 3개월이 초과되어 보철물 영구부착을 하지 않고 임시부착을 반복 실시하는 경우에는 처치(차20 보철물 재부착 항목은 적용 불가)와 관련된 행위료는 산정할 수 없습니다.

(보험급여과-2076호, 2014-06-25)

치과임플란트 보철수복 후 사후점검기간에도 명일련 특정내역 구분코드 MT014에 치과임플란트 사전등록번호를 기재하나요?

- 사후점검기간에는 사전등록번호를 기재하여 청구합니다.
  - 치과임플란트 보철수복 완료 후 3개월 이내 사후점검기간에는 치과임플란트를 제작한 요양기관에서만 처치와 관련된 비용은 산정할 수 없으며, 진찰료만 산정합니다. 이 경우 명일련 특정내역 구분코드 MT014에 치과임플란트 사전 등록번호를 반드시 기재하여야 합니다.

(보험급여과-2076호, 2014-06-25)

치과임플란트 보철수복 후 사후점검기간(3개월 이내) 동안 치과임플란트 보철(크라운)이 파절되어 크라운을 재제작을 해야 하는 경우에 환자에게 별도 비용을 징수할 수 있나요?

- 사후점검기간 중에 재제작도 환자에게 별도 비용을 징수할 수 없습니다.
  - 치과임플란트 보철수복 후 사후점검기간(3개월 이내) 중에는 보철 부분이 파절되어 수리를 하거나, 재제작을 하여야 하는 경우에도 처치와 관련된 비용은 징수할 수 없으며, 진찰료만 징수합니다. 또한 국민건강보험 요양급여의 기준에 관한 규칙 [별표1] 요양급여의 적용기준 및 방법(제5조 제1항 관련) 제1호 나목에 따르면, 요양급여를 담당하는 의료인은 의학적 윤리를 견지하여 환자에게 심리적 건강효과를 주도록 노력하여야 하며, 요양상 필요한 사항이나 예방의학 및 공중보건에 관한 지식을 환자 또는 보호자에게 이해하기 쉽도록 적절하게 설명하고 지도하여야 합니다.
  - 따라서 건강보험 급여대상 치과임플란트 환자가 75세 이상인 점, 치과임플란트 보철수복 및 유지를 위한 주의사항 및 별도의 교육이 필요한 점을 고려하여, 사후점검기간 동안은 환자에게 재제작에 대한 별도의 비용을 징수할 수 없습니다.

(보험급여과-2076호, 2014-06-25)

11

치과임플란트의 사후점검기간(3개월 이내) 이 후 보험급여항목과 비급여항목에는 어떤 것이 있나요?
• 치과임플란트 주위 질환과 관련된 처치 및 수술은 보험급여입니다. – 보철수복 후 3개월이 경과된 후 치과임플란트 주위에 치주질환 등으로 처치 및 수술을 시행한 경우에는 보험급여대상입니다. 따라서 과거에 치과임플란트를 비급여로 시술한 치아도 치과임플란트 주위 질환 등으로 처치 및 수술을 시행한 경우에도 연령과 관계없이 보험급여대상이며, 처치 및 수술료는 세부인정고시에 의거하여 질환에 따른 보험급여항목으로 산정할 수 있습니다. • 치과임플란트 보철수복과 관련된 처치는 비급여입니다. – 보철수복 완료 후 3개월이 경과된 후 보철수복과 관련된 처치는 비급여입니다. (보험급여과-2076호, 2014-06-25)

탈락된 임플란트 상부 보철물의 재부착

- 보험급여로 진료한 임플란트의 상부 보철물이 탈락된 경우에는 임플란트 보철수복 완료 후 3개월 이내인 사후점검기간에는 임플란트를 제작한 요양기관에서만 시술받아야 하고 처치와 관련된 비용은 산정할 수 없고 진찰료만 산정한다.
- 사후점검기간 이외의 탈락된 임플란트 보철물을 재부착하는 경우는 급여 또는 비급여, 환자 연령, 본원 또는 타 의원에서의 제작과 상관없이 차-20 보철물 재부착의 소정점수를 산정할 수 있다.
- 보철물을 재제작하는 경우에는 비급여로 적용한다.

산정단위

- [1치당]

적용 상병명

Z463	치과보철 장치의 부착 및 조정을 위하여 보건서비스와 접하고 있는 사람	Persons encountering health services for fitting and adjustment of dental prosthetic device

청구 시 유의할 사항

- 보험급여 치과임플란트의 3단계에서 임플란트의 특성상 영구부착을 실시하지 않고 임시부착한 임플란트 보철물이 탈락된 경우, 3개월이 초과하였더라도 영구부착을 하지 않고 임시부착을 반복하게 되는 경우에는 보철물 재부착을 산정할 수 없고 진찰료만 산정 가능하다.

예시: 보험급여 임플란트의 보철물 부착 후 2개월 후에 탈락하여 재부착한 경우

내원일	1일째
상병명	Z463 치과보철 장치의 부착 및 조정
청구내역	초진료
선택	
내역설명	임플란트 사후점검기간 중 탈락한 보철물을 재부착함

- 보험급여로 진료한 임플란트의 보철물이 탈락된 경우에는 임플란트 보철수복 완료 후 3개월 이내인 사후점검기간에는 처치와 관련된 보철물 재부착 행위료를 산정할 수 없고 진찰료만 산정한다.

예시: 임플란트한 치아인 #37의 Crown이 탈락하여 재부착하는 경우

내원일	1일째
상병명	Z463 치과보철 장치의 부착 및 조정
청구내역	초진료 보철물 재부착 1회
선택	
내역설명	임플란트 치아의 보철물이 탈락하여 다시 부착함

- 임플란트 치아의 보철물이 탈락하여 다시 부착하는 경우에도 보철물 재부착으로 산정한다. 비급여 임플란트, 타 치과에서 시술한 임플란트인 경우에는 임플란트를 한 기간에 상관없이 보철물 재부착을 산정한다. 본인이 보험으로 임플란트를 제작한 경우에는 보철물 장착 후 3개월을 초과한 경우에는 보철물 재부착을 산정할 수 있다.

관련 규정

○ 요양급여비용의 적용기준 및 방법에 관한 세부사항
Ⅰ. 행위
제10장 치과 처치·수술료

항목	제목	세부인정사항
차20 보철물 재부착	치과임플란트 치아에 보철물(크라운) 재부착	치과임플란트 치아의 보철물을 재부착하는 경우에는 차20 보철물 재부착[1치당]의 소정점수에 포함됨 (고시제 2014-100호, 2014. 7. 1. 시행)

임플란트 보철물의 교합면 나사 삽입구 재충전

- 기존 임플란트의 나사 삽입구(screw hole)을 메웠던 충전물이 탈락되어 재충전하게 되는 경우에는 아말감충전, 복합레진(글래스아이오노머시멘트) 충전 등으로 급여산정이 가능하다.
- 그러나 임플란트 치료과정 중, 임플란트 크라운 장착 직후 임플란트 보철물의 교합면 나사 삽입구를 처음 충전하는 것에 대해서는 급여·비급여 임플란트에 상관없이 임플란트의 시술비용에 나사 삽입구 충전 비용이 포함되어 있으므로 별도로 보험청구해서는 안 된다.
- 보험 임플란트 보철수복 완료 후 3개월 이내인 사후점검기간인 경우에는 처치와 관련된 비용은 산정할 수 없고 진찰료만 산정한다.

산정단위

- [1치당]

산정지침

- 즉일충전처치가 아닌 와동형성 충전 1면으로 산정한다.

적용 상병명

T856	치과보철물장치의 파절 및 상실	Fracture or loss of dental prosthetic device

청구 시 유의할 사항

- 임플란트의 나사 삽입구에 충전하는 것이고 생활치에 충전하는 것이 아니므로 즉일충전처치를 산정할 수 없고 와동형성 충전으로 산정하며, 충전 면수는 1면으로 한다.
- 충전 후 Polishing을 한 경우에는 충전물연마도 산정 가능하다.

예시: 임플란트 보철물의 교합면 나사 삽입구의 충전물이 탈락하여 G.I.시멘트로 충전한 경우

내원일	1일째
상병명	T856 치과 보철물의 파절 및 상실
청구내역	초진료 와동형성 가. 1면 충전 나. 복합레진 충전 (1) 1면 충전재료대 충전물연마
추가	
내역설명	임플란트 보철물의 나사 삽입구를 재충전함

11

관련 규정

○ 요양급여비용의 적용기준 및 방법에 관한 세부사항

Ⅰ. 행위

제10장 치과 처치·수술료

항목	제목	세부인정사항
차13 충전(면당), 차13-2 충전물연마(치당), 차15 와동형성료(면당)	치과임플란트 치아에 보철물의 교합면 나사 삽입구 재충전	치과임플란트 치아 보철물의 교합면 나사 삽입구 재충전을 하는 경우 수기료는 차15 와동형성료(면당), 차13 충전(면당), 차13-2 충전물연마(치당)의 소정점수를 각각 산정함 (고시 제2014-100호, 2014. 7. 1. 시행)

임플란트의 보철연결용 나사 또는 지대주 파절편의 제거

- 임플란트의 보철연결용 나사(Screw) 또는 지대주(Abutment)가 임플란트 고정체 내부에서 파절되어 판막을 거상하고 파절편을 제거하는 경우에는 차97 악골내고정용 금속제거술 (주)의 소정점수를 산정한다.
- 이것은 2014년 7월 1일부터 치과임플란트가 보험급여화되면서 해당 술식에 적합한 보험항목을 신설한 것이 아니라 기존에 있던 항목 중 가장 유사한 항목으로 준용한 것이다.

분류번호	코드	분류
차-97	U4975	악골 내 고정용 금속제거술 Removal of Implant for Internal Fixation 주: 골에 삽입한 금속핀이나 금속정 등을 간단히 제거한 경우에는 495.69점을 산정한다.

11

산정단위

- 악골내고정용 금속제거술은 시술범위가 1악당이므로 1치당으로 치과임플란트제거술과는 달리 1악당으로 산정한다. 따라서 한 번에 동일 악에서 여러 치아를 시행하여도 1회만 산정할 수 있다.
- 만약 당일에 상악과 하악에서 각각 파절된 보철연결용 나사 또는 지대주 파절편을 제거하는 경우에는 각각 소정점수를 산정할 수 있다.

산정지침

- 임플란트의 보철연결용 나사파절 또는 지대주가 임플란트 고정체 내부에서 파절되어 그 파절편을 제거하는 경우에는 악골내고정용 금속제거술의 주(골에 삽입한 금속핀이나 금속정 등을 간단히 제거한 경우) 항목으로 산정한다.
- 모든 연령에서 급여, 비급여 임플란트 구분 없이 산정 가능하다.

적용 상병명

T856	치과보철물장치의 파절 및 상실	Fracture or loss of dental prosthetic device

청구 시 유의할 사항

- 시술 과정에서 시행한 방사선촬영이나 마취 등도 별도 청구 가능하다.
- 사용한 Bur는 치과 관련 수술에 사용하는 Burr, Saw 등 절삭기류 다. 관혈적정복술 등으로 청구 가능하다.
- 봉합사(Silk)는 청구할 수 없다.
- 시술 후의 후처치는 수술후 처치 가. 단순처치로 산정한다.

예시: 하악제2대구치에 시술한 임플란트의 지대주가 파절되어 제거한 경우

내원일	1일째	2일째
상병명	T856 치과 보철물의 파절 및 상실	T856 치과 보철물의 파절 및 상실
청구내역	초진료 치근단촬영 가. 1매 치과전달마취 마. 하치조신경블록 리도카인 의약품관리료 악골내고정용 금속제거술 주: 골에 삽입한 금속핀이나 금속정 등을 간단히 제거한 경우 Burr, Saw 등 - 다. 관혈적정복술	재진료 수술후 처치 가. 단순처치
추가		
내역설명	임플란트의 지대주(abutment)가 파절되어 제거함	

관련 규정

○ 요양급여비용의 적용기준 및 방법에 관한 세부사항

Ⅰ. 행위

제10장 치과 처치·수술료

항목	제목	세부인정사항
차97 악골내고정용 금속제거술	치과임플란트 치아에 보철연결용 나사 및 지대주 파절편제거술	치과임플란트 보철연결용 나사 또는 지대주가 임플란트 고정체 내부에서 파절되어 판막을 거상하고 파절편을 제거하는 경우에는 차97 악골내고정용 금속제거술(주)의 소정점수에 포함됨 (고시 제2014-100호, 2014. 7. 1. 시행)

임플란트 치아 주위에 염증의 치은박리소파술을 시행

- 2014년 7월 1일부터 연령 및 임플란트의 급여, 비급여 여부와 관계없이, 임플란트 주위 질환과 관련된 처치 및 수술은 치주질환처치의 급여항목을 적용할 수 있다.

- 다만 보험급여 치과임플란트 시행 후(보철수복 후) 3개월 이내(사후점검기간)에 동일 병·의원에서 임플란트 주위 질환으로 치주처치를 실시한 경우에는 처치항목은 산정할 수 없고 진찰료만 청구 가능하다.
- 사후점검기간이 지난 후에는 자연치에서와 같이 치주질환처치의 급여항목을 적용할 수 있다.
- 치주질환 등으로 치과임플란트 치아주위염 점막박리소파술을 실시하는 경우에는 실시행위에 따라 차105 치은박리소파술 가. 간단 또는 나. 복잡을 산정한다.

적용 상병명

K0530	만성 단순치주염	Chronic simplex periodontitis
K0531	만성 복합치주염	Chronic complex periodontitis

관련 규정

○ 요양급여비용의 적용기준 및 방법에 관한 세부사항
Ⅰ. 행위
제10장 치과 처치·수술료

항목	제목	세부인정사항
차105 치은박리 소파술	치과임플란트 치아주위염 점막박리소파술	치주질환 등으로 치과임플란트 치아주위염 점막박리소파술을 실시하는 경우에는 실시행위에 따라 차105 치은박리소파술 가. 간단 또는 나. 복잡의 소정점수에 포함됨 (고시 제2014-100호, 2014. 7. 1. 시행)

11

치과임플란트를 점막으로 완전 피개하였다가 구강내로 재노출시키는 경우

(치과임플란트 점막관통 이행부 재형성술)

- 치주질환 등으로 치주질환처치 후 치과임플란트를 점막으로 완전 피개하였다가 구강내로 재노출시키는 방법인 치과임플란트 점막관통 이행부 재형성술을 실시하는 경우에는 차105 치은박리소파술 가. 간단을 산정한다.
- 이때 치은이식을 동반하는 경우에는 차111 치은이식술만을 산정한다.
- 치은박리소파술을 동시에 시행한 경우에도 치은박리소파술은 별도 산정할 수 없다.

적용 상병명

K0530	만성 단순치주염	Chronic simplex periodontitis
K0531	만성 복합치주염	Chronic complex periodontitis

관련 규정

○ 요양급여비용의 적용기준 및 방법에 관한 세부사항
Ⅰ. 행위
제10장 치과 처치·수술료

항목	제목	세부인정사항
차105 치은박리 소파술	치과임플란트 점막관통 이행부 재형성술	치주질환 등으로 치주질환처치 후 치과임플란트를 점막으로 완전 피개하였다가 구강내로 재노출시키는 방법인 치과임플란트 점막관통 이행부 재형성술을 실시하는 경우에는 차105-가 치은박리소파술[1/3악당]-간단의 소정점수에 포함하거나, 치은이식을 동반하는 경우에는 차111 치은이식술의 소정점수에 포함됨(치은박리소파술을 동시에 시행한 경우에도 별도 산정할 수 없음) (고시 제2014-100호, 2014. 7. 1. 시행)

치과임플란트 표면처치술(표면세정, 무독화시술, 나사선성형술 등)

- 표면처치는 임플란트 고정체의 표면에 붙어 있는 치태 및 치석 등을 제거, 활택하여 세균막이 침착할 가능성을 줄여 주고, 표면을 Decontamination하여 골조직과의 융합을 용이하게 하기 위하여 실시한다.
- 치과임플란트 치아에 치주 외과적수술 처치 후에 표면세정, 무독화시술, 나사선성형술 등 치과임플란트 표면처치술을 실시한 경우에는 1~2개 치아에 실시하였다 하더라도 차106 치근면처치술 소정점수의 200%를 산정한다.
- 치과임플란트 표면처치술과 치은박리소파술을 동시에 시행한 경우 치근면처치술 200%, 치은박리소파술 100%로 청구한다.

적용 상병명

K0530	만성 단순치주염	Chronic simplex periodontitis
K0531	만성 복합치주염	Chronic complex periodontitis

관련 규정

○ 요양급여비용의 적용기준 및 방법에 관한 세부사항
Ⅰ. 행위
제10장 치과 처치·수술료

항목	제목	세부인정사항
차106 치근면처치술	치과임플란트 치아에 표면처치술(표면세정, 무독화시술, 나사선성형술 등)	치과임플란트 치아에 치주 외과적수술 처치 후에 실시하는 치과임플란트 표면처치술(나사선성형술 등)을 실시한 경우에는 1~2개 치아에 실시하였다 하더라도 차106 치근면처치술[1/3악당] 소정점수의 200%를 산정함 (고시 제2014-100호, 2014. 7. 1. 시행)

치과임플란트 치아주위염 시 골유도재생술을 실시하는 경우

- 치주질환 등으로 치과임플란트 치아주위염에 골유도재생술을 실시하는 경우에는 실시행위에 따라 차108 조직유

도재생술 가. 골이식을 동반하지 아니한 경우 또는 나. 골이식을 동반한 경우의 소정점수를 산정한다.

- 사용한 동종골, 이종골, 합성골 등의 재료대도 청구할 수 있다.

적용 상병명

K0530	만성 단순치주염	Chronic simplex periodontitis
K0531	만성 복합치주염	Chronic complex periodontitis

관련 규정

○ 요양급여비용의 적용기준 및 방법에 관한 세부사항
Ⅰ. 행위
제10장 치과 처치·수술료

항목	제목	세부인정사항
차108 조직유도 재생술	치과임플란트 치아주위염 골유도재생술	치주질환 등으로 치과임플란트 치아주위염 골유도재생술을 실시하는 경우에는 실시행위에 따라 차108 조직유도재생술 가. 골이식을 동반하지 아니한 경우 또는 나. 골이식을 동반한 경우의 소정점수에 포함됨 (고시 제2014-100호, 2014. 7. 1. 시행)

치과임플란트 치아주위염 시 치조골결손부 골이식술을 실시하는 경우

- 치주질환 등으로 치과임플란트 치아주위염에 치조골결손부 골이식술을 실시하는 경우에는 실시행위에 따라 차107 치조골결손부 골이식술 가. 동종골, 이종골, 합성골이식의 경우 또는 나. 자가골이식의 경우의 소정점수를 산정한다.

적용 상병명

K0530	만성 단순치주염	Chronic simplex periodontitis
K0531	만성 복합치주염	Chronic complex periodontitis

관련 규정

○ 요양급여비용의 적용기준 및 방법에 관한 세부사항
Ⅰ. 행위
제10장 치과 처치·수술료

항목	제목	세부인정사항
차107 치조골결손부 골이식술	치과임플란트 치아주위염 치조골결손부 골이식술	치주질환 등으로 치과임플란트 치아주위염 치조골결손부 골이식술을 실시하는 경우에는 실시행위에 따라 차107 치조골결손부 골이식술 가. 동종골, 이종골, 합성골이식의 경우 또는 나. 자가골이식의 경우에 소정점수에 포함됨 (고시 제2014-100호, 2014. 7. 1. 시행)

04 치과임플란트제거술

분류번호	코드	분류
차-98	U4981 U4982	치과임플란트제거술[1치당] Dental Implant Removal 가. 단순 Simple 주: 골유착 실패로 동요도가 있는 경우(육아조직제거 포함)에 산정한다. 나. 복잡 Complex 주: 동요도가 없는 임플란트주위염, 파절, 신경손상 등으로 Trephine bur 또는 별도의 전용 제거 Kit를 사용하는 경우에 산정한다.

- 치과임플란트제거술은 임플란트 식립 후 보철까지 완성된 상태에서 사용하다가 임플란트주위염이나 외상성 교합에 의해 골유착이 상실되어 보존이 어려운 경우, 임플란트의 파절, 신경손상 등으로 인하여 임플란트를 제거하는 경우에 적용한다.
- 치과임플란트제거술은 Trephine bur 또는 별도의 전용 제거 Kit의 사용 여부에 따라 가. 단순과 나. 복잡으로 구분하여 산정한다.

산정단위

- [1치당]

산정지침

- 18시~익일 09시, 토요일 및 공휴일에 치과의원(보건의료원 포함)에서 치과임플란트제거술을 실시한 경우에는 마취를 포함하여 소정점수의 30%를 가산한다. 다만 18시~09시 또는 공휴일의 응급진료 50% 가산과는 중복 가산하지 않는다.
- 치과임플란트제거술을 상급종합병원·치과대학부속치과병원에서 시행한 경우에는 해당 항목 소정점수의 30%를 가산하여 산정한다.
- 치과임플란트제거술은 모든 연령에서 급여, 비급여 임플란트 구분 없이 산정 가능하다.
- 고정체의 동요 유·무에 따른 'Trephine bur 또는 별도의 전용 제거 Kit'를 사용하는 여부에 따라 가. 단순과 나. 복잡으로 구분하여 산정한다.

가. 단순	나. 복잡
고정체(Fixture)의 동요가 있는 경우	고정체(Fixture)의 동요가 없는 경우
Trephine bur 또는 별도의 전용 제거 Kit를 사용하지 않은 경우	Trephine bur 또는 별도의 전용 제거 Kit를 사용한 경우
Burr, Saw 등 절삭기류 가. 발치, 치근, 치조골성형술 등 산정 불가	Burr, Saw 등 절삭기류 가. 발치, 치근, 치조골성형술 등 1회에 한하여 산정 가능

적용 상병명

- 상병명은 제거한 원인에 맞게 적용한다.
- 임플란트주위염으로 인해 제거하게 되었다면 'K0530 만성 단순치주염(K0531 만성 복합치주염)'을 준용하여 적용하고, 고정체 또는 지대주의 파절이 원인이라면 'T856 치과보철물장치의 파절 및 상실'로 상병명을 적용한다.

T856	기타 명시된 내부 인공삽입장치, 삽입물 및 이식편의 기계적 합병증	Mechanical complication of other specified internal prosthetic devices, implants and grafts
T856	치과보철물장치의 파절 및 상실	Fracture or loss of dental prosthetic device
Z965	치근 및 하악골 삽입물의 존재	Presence of tooth-root and mandibular implants
K0530	만성 단순치주염	Chronic simplex periodontitis
K0531	만성 복합치주염	Chronic complex periodontitis

청구 시 유의할 사항

- 치과임플란트제거술은 별도의 사전등록 없이 적용한다.
- 치과임플란트 고정체 식립(2단계) 후 최종 보철물을 완성하지 못한 상태에서 골유착 실패로 식립된 고정체를 제거하는 경우에는 치과임플란트제거술을 청구하지 못한다.
- 보험급여로 시술한 치과임플란트가 사후점검기간인 보철수복 후 3개월 이내에 골유착 실패로 식립된 고정체(픽스처)를 제거하는 경우에는 치과임플란트제거술을 산정하지 못한다.
- 진단을 위해 시행한 방사선촬영, 고정체 제거를 위해 시행한 마취도 별도 산정 가능하다.
- 임플란트 제거에 사용한 Trephine bur 또는 전용제거 Kit의 비용은 Burr·Saw 등 절삭기류-(가) 발치, 치근, 치조골성형술 등의 정액보상 치료재료로 치과임플란트제거술 나. 복잡에 한하여 1회 산정할 수 있다. 이때 사용한 치료기구(재료) 등에 대한 내역설명은 반드시 해야 한다.
- 치과임플란트 제거 시 사용한 Trephine bur 또는 전용제거 Kit는 의료기기 신고나 재료대 신고가 필요하지 않다.
- 치과임플란트 제거 후 다음 번 치료 시 시행한 소독과 드레싱 등은 수술후 처치 가. 단순처치로 산정한다.

11

다른 치료를 같이 한 경우

#44~47 부위의 치은박리소파술을 시행하면서 동요도가 심한 #46 임플란트의 치과임플란트제거술을 동시에 시행하는 경우

- 동일 부위에 치은박리소파술과 치과임플란트제거술을 동시 시행한 경우 주된 수술(높은 수가)은 소정점수의 100%, 제2수술(낮은 수가)은 소정점수의 50%(상급종합병원·종합병원·치과대학부속치과병원의 경우 소정점수의 70%)로 산정한다.
- 이 경우 시술 내용에 따라 적용하는 항목이 치은박리소파술 가. 간단 또는 나. 복잡과 치과임플란트제거술 가. 간단 또는 나. 복잡인지에 따라 항목 간 산정비율이 달라진다.

  ① 치과임플란트제거술 가. 단순과 치은박리소파술 가. 단순(나. 복잡)을 동시에 시행한 경우

치료내용	청구항목 및 산정비율
치과임플란트제거술 가. 단순 치은박리소파술	치과임플란트제거술 가. 단순 50% 치은박리소파술 가. 간단(나. 복잡) 100%

- 치과임플란트제거술 가. 단순(94.87점)은 치은박리소파술 가. 단순(629.09점), 나. 복잡(992.80점)에 비해 수가가 낮기 때문에 50%를 산정한다.

② 치과임플란트제거술 나. 복잡과 치은박리소파술 가. 간단을 동시에 시행한 경우

치료내용	청구항목 및 산정비율
치과임플란트제거술 나. 복잡 치은박리소파술 가. 간단	치과임플란트제거술 나. 복잡 100% 치은박리소파술 가. 간단 50%

- 치과임플란트제거술 나. 복잡(769.69점)은 치은박리소파술 가. 단순(629.09점)보다 수가가 높기 때문에 치과임플란트제거술 나. 복잡 100%, 치은박리소파술 가. 간단 50%로 산정한다.

③ 치과임플란트제거술 나. 복잡과 치은박리소파술 나. 복잡을 동시에 시행한 경우

치료내용	청구항목 및 산정비율
치과임플란트제거술 나. 복잡 치은박리소파술	치과임플란트제거술 나. 복잡 50% 치은박리소파술 나. 복잡 100%

- 치과임플란트제거술 나. 복잡(769.69점), 치은박리소파술 나. 복잡(992.80점)을 동시에 시행한 경우에는 치과임플란트제거술 나. 복잡 50%, 치은박리소파술 나. 복잡 100%를 산정한다.

동일 부위에 임플란트제거술과 치조골성형술을 동시 시행한 경우

- 임플란트를 제거하면서 동시에 주위의 치조골을 성형하는 경우에는 치과임플란트제거술이 가. 간단인지 나. 복잡인지에 따라 치조골성형술의 산정 여부가 다르다.

① 치과임플란트제거술 가. 단순과 치조골성형술을 동시에 시행한 경우

치료내용	청구항목 및 산정비율
임플란트제거술 가. 단순 치조골성형술	임플란트제거술 가. 단순 50% 치조골성형술 100%

- 치과임플란트제거술 가. 단순인 경우에는 치조골성형술은 동시 산정이 가능하다. 동시 시행 시 높은 수가 100%, 낮은 수가 50%를 적용하는 것처럼 치과임플란트제거술 가. 단순 50%, 치조골성형술 100%로 적용한다.
- 또한 치조골성형술 시 사용한 Bur는 Burr, Saw 등 절삭기류 가. 발치, 치근, 치조골성형술 등(N0051018)으로 산정 가능하며 Silk는 재료대 구입신고 후 산정 가능하다.

② 치과임플란트제거술 나. 복잡과 치조골성형술을 동시에 시행한 경우

치료내용	청구항목 및 산정비율
임플란트제거술 나. 복잡 치조골성형술	임플란트제거술 나. 복잡 100% 산정 불가

- 치과임플란트제거술 나. 복잡인 경우에서는 치조골성형술은 치과임플란트제거술 나. 복잡이라는 주된 수술의 일련의 과정으로 판단하여 인정되지 않는다. 따라서 치과임플란트제거술 나. 복잡만 산정 가능하며, 사용한 Trephine bur 등은 Burr, Saw 등 절삭기류 가. 발치, 치근, 치조골성형술 등(N0051018)으로 산정 가능하다.

예시: #36에 식립한 임플란트가 임플란트주위염으로 인하여 심한 동요를 보이는 고정체를 제거한 경우

내원일	1일
상병명	K053 만성 치주염
청구내역	초진료 치근단촬영 가. 1매 치과전달마취 마. 하치조신경블록 리도카인 의약품관리료 치과임플란트제거술 가. 단순
추가	파노라마촬영
내역설명	임플란트주위염으로 동요가 심한 고정체를 제거함

예시: #46에 식립한 임플란트의 고정체가 파절되어 전용 제거 키트로 고정체를 제거한 경우

내원일	1일
상병명	T856 치과 보철물의 파절 및 상실
청구내역	초진료 치근단촬영 가. 1매 치과전달마취 마. 하치조신경블록 리도카인 의약품관리료 치과임플란트제거술 가. 복잡 Burr, Saw 등 – 가. 발치, 치근, 치조골성형술
추가	파노라마촬영
내역설명	파절된 고정체를 Trephine bur 이용하여 제거하였음

관련 규정

○ 요양급여비용의 적용기준 및 방법에 관한 세부사항

Ⅰ. 행위

제10장 치과 처치·수술료

항목	제목	세부인정사항
차98 치과임플란트 제거술	치주외과수술과 치과임플란트제거술 동시 시행 시 수기료 산정방법	동일 부위에 차105 치은박리소파술[1/3악당]과 차98 치과임플란트제거술[1치악당]을 동시에 시행한 경우에는 주된 수술은 소정점수의 100%, 제2수술은 소정점수의 50%(상급종합병원·종합병원·치과대학부속치과병원의 경우 소정점수의 70%)로 산정함 (고시 제2015-155호(행위), 2015. 9. 1. 시행)

행정해석

차98 치과임플란트제거술도 75세 이상만 보험급여 되나요?
• 차98 치과임플란트제거술은 질환 등으로 실시하는 경우라면 연령 관계없이 보험급여입니다. – '차98 치과임플란트제거술' 수가는 질환 등으로 치과임플란트 제거가 필요하여 실시하는 경우라면 연령 및 보험급여 치과임플란트 여부와 관계없이 보험급여 가능합니다. 따라서 사전등록은 하실 필요 없으며, 본인부담률도 30%(치과의원 외래 기준 적용)입니다. (보험급여과-2076호, 2014-06-25 시행)

신설되는 차98 치과임플란트제거술의 '가', '나'의 산정기준은 어떻게 되나요?
• 차98 치과임플란트제거술의 '가. 단순'은 골유착 실패로 동요도가 있는 경우이며, '나. 복잡'은 동요도가 없는 임플란트주위염, 파절, 신경손상 등으로 Trephine Bur 또는 별도의 전용 제거 Kit를 사용하는 경우에 산정합니다. – 차98-나 치과임플란트제거술-복잡 시술 시 Trephine Bur 또는 임플란트 제거용 Kit를 사용한 경우에는 「치료재료 급여·비급여 목록 및 급여 상한금액표」에서 정한금액(코드: N0051018)을 1회에 한하여 산정할 수 있습니다. (보험급여과-2076호, 2014-06-25 시행)

공개심의사례

기타 명시된 내부 인공삽입장치, 삽입물 및 이식편의 기계적 합병증에 시행한 치과임플란트제거술[1치당]-복잡 인정 여부

■ 청구내역

- 수진자: 64세/남
- 입(내)원일수: 외래 1일
- 상병명: 기타 명시된 내부 인공삽입장치, 삽입물 및 이식편의 기계적 합병증
- 주요청구내역

  차98가 치과임플란트제거술[1치당]-단순[상급종합·치대부속가산] 1*2*1(#26, 27)

  차98나 치과임플란트제거술[1치당]-복잡[상급종합·치대부속가산] 1*1*1(#24) ▶ 차98가 치과임플란트제거술[1치당]-단순 1*1*1로 인정

■ 진료내역

경과기록(2019. 7. 16.)

- subjective symptom

  #24i explantation 위해 내원

  s) 이전 수술 때랑 똑같이 약 끊고 왔어요. 지금 아프거나 불편한 점 없어요.

  note) 2019. 7. 10. s/o

  note) 2019. 7. 1. s/o(일부분)

  note) 2019. 6. 20. extraction & explantation: #16~23i, 32, 33, 36, 42, 46, #24i는 explantation 재시도

  note) 2019. 3. 18. 잇몸이 좋지 않다는 주호소로 치주과 신환으로 내원

- 보철과 치료계획
  0. peri tx.
  1. upper implant-hybrid prosthesis removal
  2. extraction & explantation
  Mx: #16~23i(#25i, 26i 제외 모든 치아 및 임플란트)
  * #24i 가능하면 제거
  Mn: #46, 42, 32, 33, 36(발거 전 #46 v 47, #35 v 36 Bridge cutting)
  3. Mx: #16=14i, #13i=11i=23i, (#24i) installation c bone augmentation,
  #24i~23i(#25i, 26i 제외 모든 치아 및 임플란트)
  * #24i removal 불가능 시 #24 부위는 cantilever로
  Mn: #46i, #42i=33i, #36i installation c bone augmentation
- 치료내용(Tx)
  #24i, 26i, 27i explantation under L/A x4
- 기타의견(note)
  #24i, 26i, 27i implant 식립 위치가 치조정이 아닌 협측 전정에 위치함
  #26i, 27i 또한 골유착(osseointegration) 없어 함께 제거함
  임플란트 제거하며 이전에 있던 염증 때문에 상악동과 개통되어 상악동 염증조직 제거 및 elevation 함께 진행함

■ 심사결과
- 동 건은 진료기록 및 영상자료 검토 결과, 동요도 여부에 대한 기록이 없고 Trephine Bur 또는 별도의 전용 제거 Kit를 사용한 것이 확인되지 않아 「건강보험 요양급여비용 행위·급여 비급여 목록 및 급여 상대가치점수」 1편 제2부 제10장 치과 처치 및 수술료 제3절 구강악안면 수술 치과임플란트제거술(1치당) 나. 복잡 주 항에 의거 치과임플란트제거술[1치당]-복잡을 치과임플란트제거술[1치당]-단순으로 인정함

[2019. 12. 31. 진료심사평가위원회(중앙심사조정위원회)]

턱의 염증성 병태에 시행한 치과임플란트제거술[1치당]-복잡 인정 여부

■ 청구내역
- 수진자: 68세/여
- 입(내)원일수: 외래 1일
- 상병명: 턱의 염증성 병태
- 주요청구내역
  차53나 악골수염수술(편측악골의 1/3 미만의 범위) 1*1*1(#48, 47, 46i, 45)
  차98나 치과임플란트제거술[1치당]-복잡[상급종합·치대부속가산 제2의 수술] 1*1*1(#46i) ▶ 인정

■ 진료내역
- 경과기록
  (2019. 2. 11.)
  - CC: 오른쪽 임플란트 한 곳이 부었다
  - PI: 우측 하악 구치부 임플란트 식립 후 부종 및 골수염 의심으로 내원
  - 파노라마촬영:
    #47 원심측에 불규칙한 방사선투과상, 추가검사 필요
    #47 부위 임플란트 주위에 방사선투과상이 있음, 전반적인 치조골 소실과 치석 침착
    #17, 36 치근단침범→골수염 의심됨, 만성 치주염
  (2019. 7. 29.)
  - TX: sequestrectomy and removal of fixture(#46) using trephine bur under inferior alveolar nerve block
    #47은 보철물제거 시 제거되었다 함
    #46 하방 골경화와 함께 골유착(osseointegration)되어 있는 상태로 trephine bur 이용하여 제거 시행

■ 심사결과
- 동 건은 진료기록 및 영상자료 검토 결과, 2019. 7. 29. 하방 골경화 및 골유착(osseointegration)되어 있는 상태로 trephine bur 사용이 확인되어 「건강보험 요양급여비용 행위·급여 비급여 목록 및 급여 상대가치점수」 1편 제2부 제10장 치과 처치 및 수술료 제3절 구강악안면 수술 치과임플란트제거술(1치당) 나. 복잡 주 항에 의거 인정함

[2019. 12. 31. 진료심사평가위원회(중앙심사조정위원회)]

차98나 임플란트제거술–복잡과 동시에 실시한 차43 치조골성형수술 인정 여부

■ 청구내역(남/45세)

- 청구 상병명: 치아 및 지지구조의 기타 명시된 장애, 상세불명의 급성 치주염, 사고, 추출 또는 국한성 치주병에 의한 치아상실
- 주요 청구내역: 치조골성형수술[1치당] [상급종합·치대부속가산] (U4430) 1*1*1 치과임플란트제거술[1치당]–복잡 (U4982) 1*1*1

■ 심의결과

- 동일 부위에 차98나 임플란트제거술–복잡과 동시 시행한 차43 치조골성형수술은 주된 수술의 일련의 과정으로 판단되어 인정하지 아니함

■ 심의내용

- 내원 당일 동일 부위에 차98나 치과임플란트제거술–복잡과 차43 치조골성형수술이 산정되어 치조골성형수술의 수가 산정에 대하여 논의함
- 「건강보험 행위 급여·비급여 목록 및 급여 상대가치점수」 제10장 제3절에 분류된 차98 임플란트제거술–복잡은 치은의 절개 및 거상 후 저속 또는 고속 핸드피스에 연결된 절삭기구를 이용하여 임플란트 주위로 치조골을 삭제 후 임플란트를 탈구시켜 발거하는 술식이며 차43 치조골성형수술은 치조골 돌출부의 잇몸을 절개하여 박리 후 날카로운 골편을 제거하여 불규칙한 골면을 정리하는 술식임
- 또한 「건강보험 행위 급여·비급여 목록표 및 급여 상대가치점수」 제1편 제2부 제10장 치과 처치 및 수술료 [산정지침]에도 주된 수술 시에 부수적으로 동시에 실시하는 수술의 경우에는 주된 수술의 소정점수만 산정토록 되어 있음
- 따라서 부의된 사례에 대해 진료기록부 및 영상자료를 참조하여 논의한 결과, 동일 부위에 차98나 임플란트제거술–복잡과 동시 산정한 차43 치조골성형수술은 주된 수술의 일련의 과정으로 판단되어 인정하지 아니함

■ 참고

- 국민건강보험 요양급여의 기준에 관한 규칙 [별표1] 요양급여의 적용기준 및 방법
- 건강보험 행위 급여·비급여 목록표 및 급여 상대가치점수 제1편 제2부 제10장 치과 처치 및 수술료 등
- 대한구강악안면외과학회, 구강악안면외과학 교과서, 의치학사, 2013

[2016. 9. 7. 진료심사평가위원회(중앙심사조정위원회)]

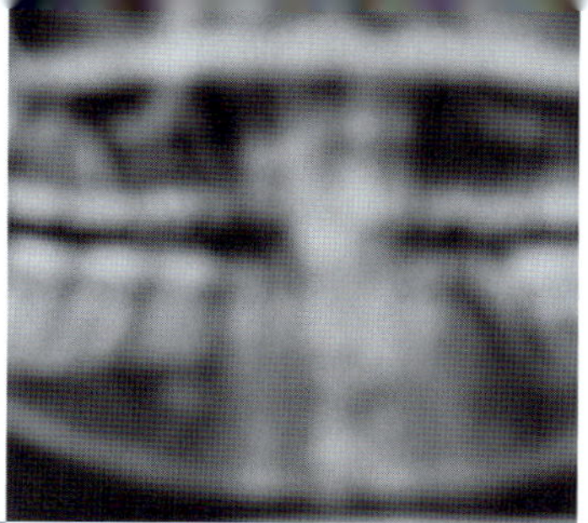

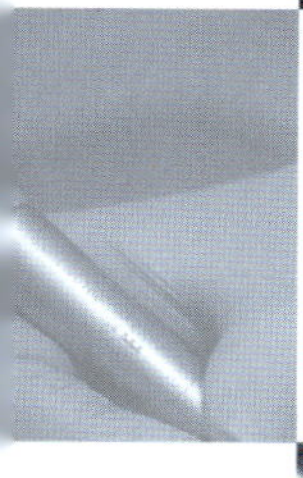

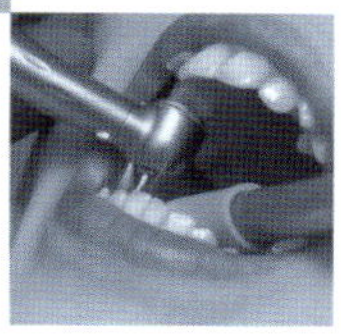

Chapter

12

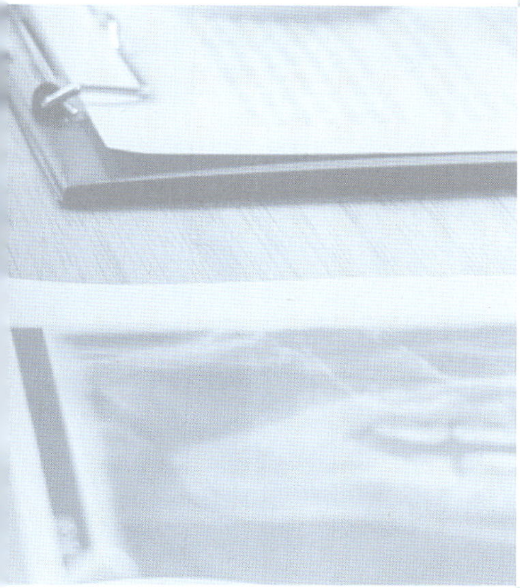

교정

1. 구순구개열의 치과교정 및 악정형 치료의 일반사항
2. 술전유아악정형장치치료
3. 악궁확장 교정치료
4. 상악 전치부 배열을 위한 고정식 교정치료
5. 악정형 교정치료
6. 성장관찰
7. 고정식 교정장치를 이용한 교정치료
8. 치조골 이식술을 위한 구개측 호선 제작
9. 골격성 고정원 식립
10. 골격성 고정원 제거
11. 악안면교정수술

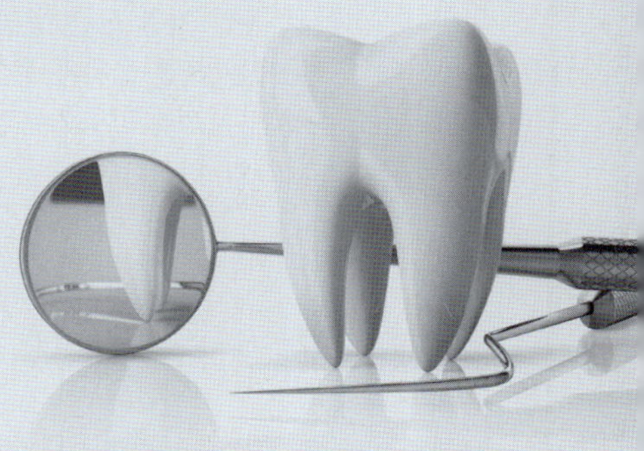

01 구순구개열의 치과교정 및 악정형 치료의 일반사항

- 구순구개열은 입술이나 잇몸 또는 입천장이 갈라져 있는 선천적 기형으로 안면성장과 정상적인 사회생활을 위하여 성장 과정에서 지속적으로 치료받아야 하지만 환자들의 비용 부담이 큰 질환이다.
- 건강보험 2014~2018년 중기보장성 강화 계획에 따라 구순구개열 환자들에게 치아교정에 대한 건강보험 급여화가 2019년 3월 25일부터 적용되었고, 2020년 9월 22일부터 실시기관과 실시인력에 대한 내용이 확대, 개정되었다.

2020년 9월 22일 이전	2020년 9월 22일부터
가. 급여대상 구개열, 구순열을 동반한 치조열, 구순열을 동반한 구개열 환자로서 국민건강보험공단에 치과교정 및 악정형 치료 대상자로 등록된 자	가. 〈현행과 동일〉
나. 실시기관 및 시술자 1) 실시기관: 치과교정과 전문의가 1인 이상 상근하는 요양기관에서 아래의 조건 중 하나에 해당하는 경우 – 아래 – 가) 「치과의사 전문의의 수련 및 자격 인정 등에 관한 규정 시행규칙」 [별표2]에 따른 레지던트 수련치과병원으로 지정된 의료기관 나) 종합병원, 상급종합병원으로서 동일 의료기관 내에 치과 및 의과 진료과 간 협진체계를 구축한 경우 다) 치과병원, 치과의원으로서 종합병원, 상급종합병원과 협진체계를 구축하고 증빙서류를 제출한 경우	나. 실시기관 및 실시인력 1) 실시기관: 2) 실시인력 기준에 의한 치과의사가 1인 이상 상근하는 요양기관에서 아래의 조건 중 하나에 해당하는 경우 – 아래 – 가) 〈현행과 동일〉 나) 〈현행과 동일〉 다) 치과병원, 치과의원으로서 상기 가) 또는 나)에 해당하는 의료기관과 협진체계를 구축하고 증빙서류를 제출한 경우
2) 시술자: 치과교정과 전문의 자격을 취득한 자	2) 실시인력: 아래의 조건 중 하나에 해당하는 치과의사 가) 치과교정과 전문의 나) 고시 시행일 이전부터 구순구개열의 치과교정 및 악정형 치료의 진료 실적이 있는 경우 다) 최근 5년간 교정치료 진료 실적이 「치과 전공의의 연차별 수련 교과과정」의 치과교정과 치료교정학에서 정하는 최소 환자 취급수를 충족한 경우
다. 상기 나. 실시기관 및 시술자 기준에 해당되지 않으나 고시 시행일 이전부터 교정치료 중인 환자가 지속적으로 동일 기관 또는 동일 시술자에게 치료를 원하는 경우에는 사전에 환자 동의서와 상병명, 현재 환자 상태, 향후 치료계획이 기록된 치료계획서를 제출한 경우에 한하여 인정함	다. 〈삭제〉

대상자

- 구개열, 구순열을 동반한 치조열, 구순열을 동반한 구개열 환자로서 국민건강보험공단에 치과교정 및 악정형 치료 대상자로 등록된 자
- 치료별 실시 연령에 대하여 별도의 급여기준으로 정하고 있지는 않으나 환자의 구강 및 악골의 성장상태 등을 고려하여 의학적으로 타당한 시기에 적절한 치료를 실시한다.

대상자 등록

- 구순구개열의 치과교정 및 악정형 치료를 실시하고자 하는 경우에는 국민건강보험공단에 대상자를 등록 후 실시하여야 한다.

급여대상

- 구개열
- 구순열을 동반한 구개열
- 구순열을 동반한 치조열

비급여대상

- 구순열만 있는 환자의 치과교정치료

실시기관 및 실시인력

1) 실시기관

실시인력 기준에 의한 치과의사가 1인 이상 상근하는 요양기관에서 아래의 조건 중 하나에 해당하는 경우

가) 「치과의사 전문의의 수련 및 자격 인정 등에 관한 규정 시행규칙」 [별표2]에 따른 레지던트 수련치과병원으로 지정된 의료기관

나) 종합병원, 상급종합병원으로서 동일 의료기관 내에 치과 및 의과 진료과 간 협진체계를 구축한 경우

다) 치과병원, 치과의원으로서 상기 가) 또는 나)에 해당하는 의료기관과 협진체계를 구축하고 증빙서류를 제출한 경우

2) 실시인력

가) 치과교정과 전문의

나) 고시 시행일 이전부터 구순구개열의 치과교정 및 악정형 치료의 진료 실적이 있는 경우

다) 최근 5년간 교정치료 진료 실적이 '치과 전공의의 연차별 수련교과과정'의 치과교정과 치료교정학에서 정하는 최소 환자 취급 수를 충족한 경우

12

실시인력 신고 및 실시기관 등록

- 구순구개열의 치과교정 및 악정형 치료의 실시인력 급여기준에 적합하고 구순구개열 치과교정 및 악정형 치료를 실시하고자 하는 시술자는 치료 시작 전 보건의료자원통합신고포털(www.hira.or.kr)에 실시인력 신고를 하여야 하며, 인력신고 이후에 절차에 따라 실시기관 등록 및 환자 사전등록을 마치고 치료를 시작한다.

동일 요양기관에서 해당 치료 종료 시까지 치료

- 구순구개열 치과교정 및 악정형 치료 중 하나의 치료를 시작하게 되면 동일한 요양기관에서 해당 치료 종료 시까지 지속적으로 치료를 받는 경우에 급여로 적용받을 수 있으며, 하나의 치료 도중에 요양기관을 변경하는 경우에는 급여로 적용받을 수 없다(단 치료를 시작한 요양기관의 폐업 등 불가피한 사유로 요양기관을 변경하여 치료하는 경우에는 급여 적용).
- 다만 하나의 치료가 종료된 후에 다른 치료를 위해서 요양기관을 변경하여 치료받는 경우에는 급여에 해당된다.
  - 예시 1: A 기관에서 악궁확장 교정치료를 받고 치료 종료 후 B 기관에서 악정형 교정치료를 받는 경우 B 기관에서 실시한 '참4 악정형 교정치료'는 급여 인정한다.
  - 예시 2: A 기관에서 악궁확장 교정치료 중 임상검사, 진단 및 치료계획을 수립한 이후 B 기관에서 인상채득 및 장치제작을 받는 경우 B 기관에서 실시한 '참2나 인상채득 및 장치제작'은 급여로 인정하지 않는다.

진료단계별 시술

- 구순구개열의 치과교정 및 악정형 치료는 일반적으로 참1 술전유아악정형장치치료, 참2 악궁확장 교정치료, 참3 상악 전치부 배열을 위한 고정식 교정치료, 참4 악정형 교정치료, 참5 성장관찰, 참6 고정식 교정장치를 이용한 교정치료 순서로 진행한다.
- 다만 환자의 구강 상태와 악골의 성장상태 등을 고려하여 일부 치료의 순서는 변경하여 실시 가능하며, 전체 치료 과정은 환자의 성장 과정 모니터링을 통하여 체계적이고 종합적인 치료계획하에 실시되어야 한다.
  - 예시: 악정형 교정치료 종료 후 상악 전치부 배열을 위한 고정식 교정치료가 필요한 경우에는 '참4 악정형 교정치료' 산정 후 '참3 상악 전치부 배열을 위한 고정식 교정치료' 산정 가능

12

산정지침

- 구순구개열의 치과교정 및 악정형 치료 중 사용된 치료재료, 약제, 진찰료는 해당 항목의 소정점수에 포함되어 있으므로 별도 산정할 수 없다.
- 구순구개열의 치과교정 및 악정형 치료의 표준행위분류에 기재되지 않은 검사(행위)일지라도 환자 상태, 진료담당 의사의 판단에 따라 생략하거나 추가하여 실시할 수 있다. 다만 구순구개열의 치과교정 및 악정형 치료 수가는 필요한 진료내용을 모두 포함하여 책정된 수가이므로 표준행위분류에 기재되지 않은 검사(행위)를 실시할지라도 별도로 급여 또는 비급여 비용을 산정할 수 없다.

적용 상병명

구개열

Q35	구개열	Cleft palate
Q35	구개의 균열	Fissure of palate
Q35	구개열	Palatoschisis
Q351	경구개열	Cleft hard palate
Q353	연구개열	Cleft soft palate
Q355	경구개열 및 연구개열	Cleft hard palate with cleft soft palate
Q357	구개수열	Cleft uvula
Q359	상세불명의 구개열	Cleft palate, unspecified
Q359	구개열 NOS	Cleft palate NOS
Q36	구순열	Cleft lip
Q36	구순파열	Cheiloschisis
Q36	입술의 선천균열	Congenital fissure of lip
Q36	구순열	Harelip
Q36	언청이	Labium leporinum
Q360	양쪽 구순열	Cleft lip, bilateral
Q361	정중 구순열	Cleft lip, median
Q369	한쪽 구순열	Cleft lip, unilateral
Q369	구순열 NOS	Cleft lip NOS
Q37	구순열을 동반한 구개열	Cleft palate with cleft lip
Q370	양쪽 구순열을 동반한 경구개열	Cleft hard palate with bilateral cleft lip
Q371	한쪽 구순열을 동반한 경구개열	Cleft hard palate with unilateral cleft lip
Q371	구순열을 동반한 경구개열 NOS	Cleft hard palate with cleft lip NOS
Q372	양쪽 구순열을 동반한 연구개열	Cleft soft palate with bilateral cleft lip
Q373	한쪽 구순열을 동반한 연구개열	Cleft soft palate with unilateral cleft lip
Q373	구순열을 동반한 연구개열 NOS	Cleft soft palate with cleft lip NOS
Q374	양쪽 구순열을 동반한 경구개열 및 연구개열	Cleft hard and soft palate with bilateral cleft lip
Q375	한쪽 구순열을 동반한 경구개열 및 연구개열	Cleft hard and soft palate with unilateral cleft lip
Q375	구순열을 동반한 경구개열 및 연구개열 NOS	Cleft hard and soft palate with cleft lip NOS
Q378	양쪽 구순열을 동반한 상세불명의 구개열	Unspecified cleft palate with bilateral cleft lip
Q379	한쪽 구순열을 동반한 상세불명의 구개열	Unspecified cleft palate with unilateral cleft lip
Q379	구순열을 동반한 구개열 NOS	Cleft palate with cleft lip NOS

치조열

K0881	치조(돌기)열	Alveolar (process) cleft

- 구순열을 동반한 치조열은 「한국표준질병·사인분류」상 동반된 질환으로 연결되어 있지 않으므로, 'Q36._구순열'과 'K08.81 불규칙치조돌기'를 함께 적용하여야 한다.
  - 예시: 의료기관을 방문하게 만든 가장 중요한 병태가 구순열을 동반한 치조열인 경우
    →Q36._을 주상병, K08.81을 부상병으로 기재

수가 산정방법

- '참2 악궁확장 교정치료', '참3 상악 전치부 배열을 위한 고정식 교정치료', '참4 악정형 교정치료'는 주로 상악에 실시하는 치료로서 하악에도 장치를 제작, 재제작할지라도 구내장치 또는 유지장치 제작, 재제작 수가는 상악에 실시한 장치 종류에 따라 해당 소정점수를 1회만 산정한다.
- 또한 치료 중 환자 상태 등에 따라 하악에 추가로 구내장치 또는 유지장치를 제작, 재제작을 할지라도 별도로 급여 또는 비급여 비용으로 산정하지 않는다.
- 수술을 동반하지 않은 고정식 교정장치를 이용한 교정치료 종료 후 잔여성장 등으로 골신장술 또는 악교정수술을 동반한 교정치료를 하는 경우에는 '참6마 골신장술을 동반한 교정치료' 또는 '참6바 악교정수술을 동반한 교정치료' 외에도 '참6가 임상검사, 진단 및 치료계획 수립', '참6나 고정식 교정장치를 이용한 교정치료', '참6다 교정장치 종료 및 보정'을 각각 1회에 한하여 추가산정 가능하다.
- 양측성 구순열을 동반한 치조열 또는 양측성 구순열을 동반한 구개열 환자일지라도 Nasal stent 제작을 편측에만 시행한 경우에는 '참1다(1) Nasal stent 제작-편측'을 산정한다.
- 양측성 구순열을 동반한 치조열 또는 양측성 구순열을 동반한 구개열 환자에게 실시한 Nasal stent 제작은 '참1다(1) Nasal stent 제작-편측'과 '참1다(2) Nasal stent 제작-양측' 실시 횟수를 합산하여 3회 이내로 산정한다.
- 치료 중 환자 상태에 따라 의학적으로 장치 재제작이 필요한 경우에 각 급여인정 횟수 이내에서 급여로 적용이 되나, 환자 과실로 인한 분실 및 파손으로 장치(악궁확장장치, 악정형 장치, 유지장치 등)를 재제작하는 경우 요양급여비용은 환자가 전액을 부담한다.

청구 시 유의할 사항

- 청구 시 명일련 단위 특정내역 구분코드 'MT054'에 국민건강보험공단에 사전등록한 구순구개열 교정치료 등록번호 10자리를 기재하고 청구하여야 한다.
- 구순구개열 환자의 악정형 교정치료를 위하여 실시하는 '골격성 고정원 식립 또는 골격성 고정원 제거(자38-3, 자38-4, 차99, 차99-1)'의 요양급여비용 청구 시에도 'MT054'에 국민건강보험공단에 사전등록한 '참4 악정형 교정치료' 등록번호 10자리를 기재하고 청구하여야 한다.
- 구순구개열의 치과교정 및 악정형 치료의 각 치료 중 진료단계(세부 수가분류)는 내원일이 여러 날인 진료행위를 묶은 수가형태이므로 진료단계(세부 수가분류) 행위가 종료된 날을 기준으로 구분하여 청구한다. 따라서 2개 이상의 진료단계(세부 수가분류) 수가를 같은 날 청구하는 것은 진료내용상 적절하지 않다.

- 구순구개열의 치과교정 및 악정형 치료 수가는 필요한 검사(행위) 비용을 포함한 수가이므로 구순구개열의 치과교정 및 악정형 치료 비용 외에 타 의료기관에서 실시한 검사비용 등은 급여 또는 비급여로 별도 산정하지 않는다.
- 의과 의료기관에 입원 중인 환자를 치과병원 또는 치과의원에 위탁하여 구순구개열의 치과교정 및 악정형 치료를 실시한 경우에는 입원 중인 의과 의료기관에서 위탁한 치과 의료기관 외래 진료건을 포함하여 청구한다(명세서 단위 특정내역 'MT054'에 '구순구개열 교정치료 등록번호 10자리'를 기재하고 명세서 줄번호 단위 특정내역 'JS008'에 구순구개열의 치과교정 및 악정형 치료를 시술한 치과 요양기관의 '요양기관기호/진료의뢰일'을 기재하여 요양급여비용을 청구함).
- 구순구개열의 치과교정 및 악정형 치료 수가는 치료 중인 치아의 치아우식을 예방하기 위하여 실시하는 치석제거, 불소도포 등의 행위가 포함된 수가이므로, '차-23 치면세마', '차23-1 치석제거', '차4 지각과민처치[1치당](불소도포)' 비용을 별도로 급여 또는 비급여로 산정할 수 없다.
- 구순구개열의 치과교정 및 악정형 치료 수가에는 치근단촬영, 파노라마촬영, 전산화단층촬영술 등이 포함된 수가이므로, 방사선촬영 비용을 별도로 급여 또는 비급여로 산정할 수 없다.
- 구순구개열의 치과교정 및 악정형 치료 중에 원외처방이 필요한 경우에는 원외처방전을 발행할 수 있으나 진찰료를 별도로 산정하지 않는다.
- 구순구개열의 치과교정 및 악정형 치료목적이 아닌 다른 질환으로 진료가 필요한 경우에는 해당 수가를 별도 산정한다.
- 구순구개열의 치과교정 및 악정형 치료를 위하여 발치가 필요한 경우에는 '차41 발치술'을 별도 산정할 수 있다.
- 구순구개열의 치과교정 및 악정형 치료 중인 환자의 치주치료나 치아우식증 치료를 위한 충전을 실시한 경우에는 해당 수가를 별도 산정할 수 있다.

두 가지 이상 치료를 '동시에' 또는 '연이어' 시행 시 산정방법

- 악궁확장 교정치료, 상악 전치부 배열을 위한 고정식 교정치료, 악정형 교정치료, 성장관찰, 고정식 교정장치를 이용한 교정치료 중 두 가지 이상의 치료를 동시 또는 연이어(6개월 이내) 시행 시 치료 시기가 유사하여 각 치료의 진료단계가 중복되는 경우 임상검사, 진단 및 치료계획 수립, 치료 종료 및 보정, 구내장치 제작(악궁확장장치 및 악정형 장치)이 중복되는 경우 1회만 산정한다.
- 두 가지 이상 치료를 동시에 시행 시 구내장치 재제작(악궁확장장치 및 악정형 장치), 유지장치 제작 및 재제작이 중복되는 경우 각 치료의 구내장치 재제작(악궁확장장치 및 악정형 장치), 유지장치 제작 및 재제작에 해당하는 인정 횟수 중 최대 인정 횟수 이내로 산정한다.

'동시에 시행 시'와 '연이어 시행 시'

- '동시에 시행 시'는 치료 시작부터 두 가지 치료를 계획하여 임상검사, 진단 및 치료계획 수립부터 동시에 시행하는 경우이다.
- '연이어 시행 시'는 하나의 치료 시작 후 치료 경과에 따라 치료 중간에 다른 치료를 시작하는 경우와 하나의 치료 종료 후 6개월 이내에 다른 치료를 시작하는 경우를 의미한다.

1) 동시에 시행 시 수가 산정방법

동시에 시행 시 각 치료별 '임상검사, 진단 및 치료계획 수립' 수가 산정방법

- 두 가지 이상 치료를 동시에 시행한 경우 임상검사, 진단 및 치료계획 수립은 중복되므로 '임상검사, 진단 및 치료계획 수립' 수가는 치료 구분 없이 소정점수가 높은 수가를 1회만 산정한다.
  - 예시: '참2 악궁확장 교정치료'와 '참3 상악 전치부 배열을 위한 고정식 교정치료'를 동시에 시행하는 경우에는 소정수가가 높은 '참2가 임상검사, 진단 및 치료계획 수립'만 산정하고 '참3가 임상검사, 진단 및 치료계획 수립'은 산정하지 않는다.

'참2 악궁확장 교정치료'와 '참4 악정형 교정치료'를 동시에 시행 시 구내장치 제작 수가 산정방법

- '참2 악궁확장 교정치료'와 '참4 악정형 교정치료'를 동시에 시행한 경우 '참2나 인상채득 및 장치제작'과 '참4나 인상채득 및 구강내 장치제작'이 중복되므로 치료 구분 없이 1회만 산정한다.

'참2 악궁확장 교정치료'와 '참4 악정형 교정치료'를 동시에 시행 시 구내장치 재제작 수가 산정방법

- '참2 악궁확장 교정치료'와 '참4 악정형 교정치료'를 동시에 시행한 경우 '참2라 재평가 및 확장장치 재제작'과 '참4라 재평가 및 구강내 장치 재제작' 횟수를 합산하여 5회 이내로 산정한다.
- 최대 산정 시: '참2라 재평가 및 확장장치 재제작' 5회 또는 '참2라 재평가 및 확장장치 재제작' 4회와 '참4라 재평가 및 구강내 장치 재제작' 1회

두 가지 이상 치료를 동시에 시행 시 각 치료별 '치료 종료 및 보정'과 '유지장치 제작' 수가 산정방법

- 두 가지 이상 치료를 동시에 시행한 경우 치료 종료 및 보정은 중복되어 1회만 실시하므로 '치료 종료 및 보정' 수가는 치료 구분 없이 1회만 산정한다.
- 다만 '참2 악궁확장 교정치료'와 '참3 상악 전치부 배열을 위한 고정식 교정치료'를 동시에 시행하고 '참3다 교정치료 종료 및 보정'을 산정한 경우에는 '참2바 유지장치 제작'은 산정하지 않는다('참3다 교정치료 종료 및 보정'은 고정식 유지장치 제작, 가철식 유지장치 제작 행위료가 1회씩 포함된 수가임).
- 또한 '참2 악궁확장 교정치료'와 '참4 악정형 교정치료'를 동시에 시행하고 '참4마 악정형 치료 종료 및 보정'을 산정한 경우에는 '참2바 유지장치 제작'은 유지장치 종류에 구분 없이 1회만 산정 가능하다('참4마 악정형 치료 종료 및 보정'은 고정식 유지장치 제작과 가철식 유지장치 제작 중 하나의 행위료가 포함된 수가임).

두 가지 이상 치료를 동시에 시행 시 '유지장치 재제작' 수가 산정방법

- 두 가지 이상 치료를 동시에 시행 시 '유지장치 재제작' 수가는 유지장치 재제작 실시 횟수를 합산 산정하되, 동시에 실시하는 치료의 유지장치 재제작 인정 횟수 중에서 최대 인정 횟수 이내로 산정한다.
  - 예시: '참2 악궁확장 교정치료'와 '참3 상악 전치부 배열을 위한 고정식 교정치료'를 동시에 시행한 경우 '참2사 유지장치 재제작'과 '참3라 유지장치 재제작'을 합산하여 3회 이내로 산정
    최대 산정 시: '참3라 유지장치 재제작' 3회 또는 '참2사 유지장치 재제작' 1회와 '참3라 유지장치 재제작' 2회

2) 연이어 시행 시 수가 산정방법

하나의 치료 시작 후 치료 경과에 따라 치료 중간에 다른 치료를 시작하여 두 가지 치료과정이 일부 중복되는 경우 수가 산정방법

- 하나의 치료 시작 후 치료가 종료되지 않은 상태에서 다른 치료를 시작하는 경우에는 먼저 시작한 치료과정 중 재평가와 새로 시작하는 임상검사, 진단 및 치료계획 수립이 중복되므로 새로 시작하는 '임상검사, 진단 및 치료계획 수립' 수가는 산정하지 않는다.
- 또한 먼저 시작한 치료와 새로 시작한 치료의 종료 시점이 유사하지 않을 지라도 '치료 종료 및 보정' 수가는 치료 구분 없이 1회만 산정한다.
  - 예시: '참3 상악 전치부 배열을 위한 고정식 교정치료' 치료 중간에 '참4 악정형 교정치료'를 시작하는 경우, 임상검사, 진단 및 치료계획 수립은 '참3가 임상검사, 진단 및 치료계획 수립'만 산정하고 '참4가 임상검사, 진단 및 치료계획 수립'은 산정하지 않는다.
- 치료 종료 및 보정은 '참3다 교정치료 종료 및 보정' 또는 '참4마 악정형 치료 종료 및 보정'을 1회만 산정한다.
- 악궁확장장치, 악정형 장치의 구내장치 제작 또는 재제작을 함께 실시하는 경우에는 구내장치 제작 또는 재제작 수가를 1회만 산정한다.
  - 예시: '참2 악궁확장 교정치료' 치료 중간에 '참4 악정형 교정치료'를 시작하여 '참2라 재평가 및 확장장치 재제작'과 '참4나 인상채득 및 구강내 장치제작'을 함께 실시하는 경우, '참2라 재평가 및 확장장치 재제작' 수가만 산정한다.
- 2가지 이상 치료의 유지장치 제작 또는 재제작을 함께 실시하는 경우에는 유지장치 제작* 또는 재제작 수가를 1회만 산정한다.
  (*'참3다 교정치료 종료 및 보정', '참4마 악정형 치료 종료 및 보정'도 포함)
  - 예시

함께 실시행위	수가 산정방법
참2바 유지장치 제작+참3다 교정치료 종료 및 보정	참3다 교정치료 종료 및 보정만 산정
참2바 유지장치 제작+참4마 악정형 치료 종료 및 보정	참4마 악정형 치료 종료 및 보정만 산정
참2사 유지장치 재제작+참3라 유지장치 재제작	두 가지 중 하나를 1회 산정
참2사 유지장치 재제작+참3다 교정치료 종료 및 보정	참3다 교정치료 종료 및 보정만 산정
참2사 유지장치 재제작+참4마 악정형 치료 종료 및 보정	참4마 악정형 치료 종료 및 보정만 산정

한 가지 치료를 종료한 후 연이어 6개월 이내에 다른 치료를 시작하는 경우 수가 산정방법

- 한 가지 치료를 종료한 이후 연이어 6개월 이내에 다른 치료를 시작하는 경우에는 종료된 치료의 '치료 종료 및 보정'과 새로 시작하는 치료의 '임상검사, 진단 및 치료계획 수립'이 중복되므로 종료된 치료의 '치료 종료 및 보정' 수가만 산정한다.
  - 예시: '참2 악궁확장 교정치료' 종료 후 6개월 이내에 '참3 상악 전치부 배열을 위한 고정식 교정치료'를 시작하는 경우, '참2마 악궁확장 치료 종료 및 보정'과 '참3가 임상검사, 진단 및 치료계획 수립'이 중복되므로 '참2마

악궁확장 치료 종료 및 보정'만 산정하고 '참3가 임상검사, 진단 및 치료계획 수립'은 산정하지 않는다.

- 또한 한 가지 치료를 종료 후 연이어 6개월 이내 성장관찰을 시행한 경우에는 종료된 치료의 '치료 종료 및 보정'과 '참5 성장관찰'이 중복되므로 종료된 치료의 '치료 종료 및 보정' 수가만 산정한다.
  - 예시: '참4 악정형 교정치료' 종료 후 6개월 이내에 '참5 성장관찰'을 시작하는 경우 '참4마 악정형 치료 종료 및 보정'과 '참5 성장관찰'이 중복되므로 '참4마 악정형 치료 종료 및 보정'만 산정하고 '참5 성장관찰'은 산정하지 않는다.
- 성장관찰 후 연이어 6개월 이내에 다른 치료를 시작하는 경우에 '참5 성장관찰'과 새로 시작하는 치료의 '임상검사, 진단 및 치료계획 수립'이 중복되므로 '참5 성장관찰' 수가만 산정한다.
  - 예시: '참5 성장관찰' 종료 후 6개월 이내에 '참6 고정식 교정장치를 이용한 교정치료'를 시작하는 경우 '참5 성장관찰'과 '참6가 임상검사, 진단 및 치료계획 수립'이 중복되므로 '참5 성장관찰'만 산정하고 '참6가 임상검사, 진단 및 치료계획 수립'은 산정하지 않는다.

관련 규정

○ 요양급여비용의 적용기준 및 방법에 관한 세부사항

Ⅰ. 행위

제20장 치과의 교정치료료

항목	제목	세부인정사항
일반사항	구순구개열의 치과교정 및 악정형 치료 급여기준	국민건강보험 요양급여의 기준에 관한 규칙 [별표2] 비급여대상 2. 다에 따른 구순구개열의 치과교정 및 악정형 치료의 요양급여대상 등은 다음과 같이 함 – 다음 – 가. 급여대상 구개열, 구순열을 동반한 치조열, 구순열을 동반한 구개열 환자로서 국민건강보험공단에 치과교정 및 악정형 치료 대상자로 등록된 자 나. 실시기관 및 실시인력 1) 실시기관: 2) 실시인력 기준에 의한 치과의사가 1인 이상 상근하는 요양기관에서 아래의 조건 중 하나에 해당하는 경우 – 아래 – 가) 「치과의사 전문의의 수련 및 자격 인정 등에 관한 규정 시행규칙」 [별표2]에 따른 레지던트 수련치과병원으로 지정된 의료기관 나) 종합병원, 상급종합병원으로서 동일 의료기관 내에 치과 및 의과 진료과 간 협진체계를 구축한 경우 다) 치과병원, 치과의원으로서 상기 가) 또는 나)에 해당하는 의료기관과 협진체계를 구축하고 증빙서류를 제출한 경우 2) 실시인력: 아래의 조건 중 하나에 해당하는 치과의사 가) 치과교정과 전문의 나) 고시 시행일 이전부터 구순구개열의 치과교정 및 악정형 치료의 진료 실적이 있는 경우 다) 최근 5년간 교정치료 진료 실적이 「치과 전공의의 연차별 수련 교과과정」의 치과교정과 치료교정학에서 정하는 최소 환자 취급 수를 충족한 경우 (고시 제2020-208호(행위), 2020. 9. 22. 시행)

항목	제목	세부인정사항
일반사항	구순구개열의 치과교정 및 악정형 치료에서 두 가지 이상 치료를 동시에 시행 시 급여기준	악궁확장 교정치료, 상악 전치부 배열을 위한 고정식 교정치료, 악정형 교정치료, 성장관찰, 고정식 교정장치를 이용한 교정치료 중 두 가지 이상의 치료를 동시 또는 연이어* 시행 시 치료 시기가 유사하여 각 치료의 진료단계가 중복되는 경우 산정방법은 다음과 같이 함 – 다음 – 가. 임상검사, 진단 및 치료계획 수립, 치료 종료 및 보정, 구내장치 제작(악궁확장장치 및 악정형 장치)이 중복되는 경우 1회만 산정함 나. 두 가지 이상 치료를 동시에 시행 시 구내장치 재제작(악궁확장장치 및 악정형 장치), 유지장치 제작 및 재제작이 중복되는 경우 각 치료의 구내장치 재제작(악궁확장장치 및 악정형 장치), 유지장치 제작 및 재제작에 해당하는 인정 횟수 중 최대 인정 횟수 이내로 산정함 * 연이어: 6개월 이내 (고시 제2019-48호(행위), 2019. 3. 25. 시행)

행정해석

구순구개열의 치과교정 및 악정형 치료는 치료의 순서가 정해져 있나요?

- 구순구개열의 치과교정 및 악정형 치료는 일반적으로 참1 술전유아악정형장치치료, 참2 악궁확장 교정치료, 참3 상악 전치부 배열을 위한 고정식 교정치료, 참4 악정형 교정치료, 참5 성장관찰, 참6 고정식 교정장치를 이용한 교정치료 순서로 진행합니다.
- 다만 환자의 구강 상태와 악골의 성장상태 등을 고려하여 일부 치료의 순서는 변경하여 실시 가능하며, 전체 치료과정은 환자의 성장 과정 모니터링을 통하여 체계적이고 종합적인 치료계획하에 실시되어야 합니다.

  * (예시) 악정형 교정치료 종료 후 상악 전치부 배열을 위한 고정식 교정치료가 필요한 경우에는 '참4 악정형 교정치료' 산정 후 '참3 상악 전치부 배열을 위한 고정식 교정치료' 산정 가능

(보험급여과-2884호, 2019-06-03)

구순구개열의 치과교정 및 악정형 치료 중 원외처방이 필요한 경우 처방전 발행이 가능한가요?

- 구순구개열의 치과교정 및 악정형 치료 중에 원외처방이 필요한 경우에는 원외처방전을 발행할 수 있습니다. (단, 원외처방전을 발행할지라도 진찰료를 별도로 산정하지 않습니다.)
- 다만 구순구개열의 치과교정 및 악정형 치료 중 사용된 치료재료, 약제, 진찰료는 제20장 치과의 교정치료료 [산정지침]에 따라 해당 소정점수에 포함되어 별도 산정할 수 없습니다.

(보험급여과-2884호, 2019-06-03 시행)

구순구개열의 치과교정 및 악정형 치료 중인 치아에 치아우식을 예방하기 위하여 치석제거, 불소도포 등을 실시한 경우 '차23-1 치석제거' 또는 '차4 지각과민처치[1치당]'를 별도 산정 가능한가요?

- 구순구개열의 치과교정 및 악정형 치료 수가는 치료 중인 치아의 치아우식을 예방하기 위하여 실시하는 치석제거, 불소도포 등의 행위가 포함된 수가입니다. ([참고1] 표준행위분류 참조)
- 따라서 구순구개열의 치과교정 및 악정형 치료 중에 '차23-1 치석제거', '차4 지각과민처치[1치당]'(불소 도포) 비용을 별도로 급여 또는 비급여 비용으로 산정할 수 없습니다.
- 또한 치석제거, 지각과민처치 이외에 표준행위분류에 도함된 행위*에 대해서도 별도로 급여 또는 비급여 비용으로 산정할 수 없습니다.

  * 치면세마, 파노라마, 전산화단층촬영술 등 [참고1] 표준행위분류 참조

(보험급여과-2884호, 2019-06-03 시행)

12

02 술전유아악정형장치치료

분류번호	코드	분류
참-1		술전유아악정형장치치료 Presurgical Infant Orthopedic Appliance(PIOA) or Presurgical Nasoalveolar Molding Appliance(PNAM) Treatment
	UD110	가. 임상검사, 진단 및 치료계획 수립 Clinical Examination, Diagnosis and Treatment Planning
	UD120	나. 예비인상, 주인상채득 및 장치제작 Preliminary Impression for Individual Tray, Impression for Working Model and Fabrication of PIOA
		다. Nasal Stent 제작 Fabrication of Nasal Stent
	UD131	(1) 편측
	UD132	(2) 양측
	UD140	라. PIOA or PNAM 치료 PIOA or PNAM Treatment
	UD150	마. 구순봉합수술 전 최종결과 검사 Final Evaluation of PIOA Treatment Results before Lip Surgery

각 항목별 급여 인정 횟수

<table>
<tr><td colspan="2">가. 임상검사, 진단 및 치료계획 수립</td><td>1회</td></tr>
<tr><td rowspan="2">나. 예비인상, 주인상채득 및 장치제작</td><td>• 편측성 구순열을 동반한 치조열
• 편측성 구순열을 동반한 구개열</td><td>2회 이내</td></tr>
<tr><td>• 구개열
• 양측성 구순열을 동반한 치조열
• 양측성 구순열을 동반한 구개열</td><td>3회 이내</td></tr>
<tr><td rowspan="2">다. Nasal stent 제작</td><td>• 편측성 구순열을 동반한 치조열
• 편측성 구순열을 동반한 구개열</td><td>2회 이내</td></tr>
<tr><td>• 양측성 구순열을 동반한 치조열
• 양측성 구순열을 동반한 구개열</td><td>3회 이내</td></tr>
<tr><td colspan="2">라. PIOA or PNAM 치료</td><td>1회</td></tr>
<tr><td colspan="2">마. 구순봉합수술 전 최종결과 검사</td><td>1회</td></tr>
</table>

표준행위 분류(세부 진료내용)

가. 임상검사, 진단 및 치료계획 수립

진료내용	세부 진료내용	
문진, 제반검사 및 분석	• 환자의 주소 파악 • 전신 건강상태 및 병력 문진 • 임상검사 • 인상채득 • 진단 모형 제작	• 임상사진 촬영(얼굴, 구내) • 안면 및 연조직 스캔 • 진단 모형 분석 • 안면 분석 • 잠정적 치료계획 수립

나. 예비인상, 주인상채득 및 장치제작

진료내용	세부 진료내용	
치료계획 설명 및 인상용 개인 tray 제작	• 보호자에게 치료계획 설명 • 개인 tray 제작을 의한 인상채득	• 개인 tray 제작을 위한 모형 제작 • 인상용 개인 tray 제작
PIOA 장치 제작	• 인상용 개인 tray 시적 및 조절 • PIOA 장치 제작을 위한 인상채득	• PIOA 장치 제작을 위한 모형 제작 • PIOA 장치 제작

다. Nasal stent 제작

진료내용	세부 진료내용	
Nasal stent 제작	• PIOA 장치 시적 및 조절 • Nasal stent 제작을 위한 인상채득	• Nasal stent 제작을 위한 모형 제작 • Nasal stent 제작

라. PIOA or PNAM 치료

진료내용	세부 진료내용	
장치 시적, 조절 및 보호자 교육	• PIOA 장치 시적 및 조절 • Tape 사용 및 보호자 교육	• 장치 조절

마. 구순봉합수술 전 최종결과 검사

진료내용	세부 진료내용	
술후 기록채득	• 술후 인상채득 • 술후 모형 제작	• 술후 임상사진 촬영(얼굴, 구내)

관련 규정

○ 요양급여비용의 적용기준 및 방법에 관한 세부사항

Ⅰ. 행위

제20장 치과의 교정치료료

항목	제목	세부인정사항
참1 술전유아 악정형장치치료	술전유아악정형장치치료의 급여기준	참1 술전유아악정형장치치료의 인정 횟수는 다음과 같이 함 - 다음 - 가. 참1가 임상검사, 진단 및 치료계획 수립, 참1라 PIOA or PNAM 치료, 참1마 구순봉합수술 전 최종결과 검사: 각각 1회 나. 참1나 예비인상, 주인상채득 및 장치제작 1) 편측성 구순열을 동반한 치조열, 편측성 구순열을 동반한 구개열의 경우: 2회 이내 2) 구개열, 양측성 구순열을 동반한 치조열, 양측성 구순열을 동반한 구개열의 경우: 3회 이내 다. 참1다 Nasal Stent 제작 1) 편측성 구순열을 동반한 치조열, 편측성 구순열을 동반한 구개열의 경우: 2회 이내 2) 양측성 구순열을 동반한 치조열, 양측성 구순열을 동반한 구개열의 경우: 3회 이내 (고시 제2019-48호(행위), 2019. 3. 25. 시행)

03 악궁확장 교정치료

분류번호	코드	분류
참-2		악궁확장 교정치료 Arch Expansion Treatment
	UD210	가. 임상검사, 진단 및 치료계획 수립 Clinical Examination, Diagnosis and Treatment Planning
		나. 인상채득 및 장치제작 Impression Taking and Fabrication of an Expansion Appliance
	UD221	(1) 고정식 장치 Fixed Type
	UD222	(2) 가철식 장치 Removable Type
		다. 악궁확장 치료 Active Treatment Using an Expansion Appliance
	UD231	(1) 고정식 장치 Fixed Type
	UD232	(2) 가철식 장치 Removable Type
		라. 재평가 및 확장장치 재제작 Reassessment and Refabrication of an Expansion Appliance
	UD241	(1) 고정식 장치 Fixed Type
	UD242	(2) 가철식 장치 Removable Type
	UD250	마. 악궁확장 치료 종료 및 보정 Finishing of Expansion Treatment and Retainer Fabrication
		바. 유지장치 제작 Fabrication of Lingual Arch or Removable Retainer
	UD261	(1) 고정식 설측 호선 유지장치 Lingual Arch
	UD262	(2) 가철식 유지장치 Removable Retainer
		사. 유지장치 재제작 Refabrication of Lingual Arch or Removable Retainer
	UD271	(1) 고정식 설측 호선 유지장치 Lingual Arch
	UD272	(2) 가철식 유지장치 Removable Retainer

각 항목별 급여 인정 횟수

항목	횟수
가. 임상검사, 진단 및 치료계획 수립	1회
나. 인상채득 및 장치제작	확장장치 종류에 구분 없이 1회
다. 악궁확장 치료	확장장치 종류에 구분 없이 1회
라. 재평가 및 확장장치 재제작	확장장치 종류에 구분 없이 5회 이내
마. 악궁확장 치료 종료 및 보정	1회
바. 유지장치 제작	유지장치 종류별 각각 1회
사. 유지장치 재제작	유지장치 종류에 구분 없이 1회

표준행위 분류(세부 진료내용)

가. 임상검사, 진단 및 치료계획 수립

진료내용	세부 진료내용	
문진, 제반검사 및 분석	• 환자의 주소 파악 • 전신 건강상태 및 병력 문진 • 임상검사 • 인상채득 및 교합관계 기록 • 진단 모형 제작 • 임상사진 촬영(얼굴, 구내) • 안면 및 연조직 스캔 • 파노라마 방사선사진 촬영 • 두부방사선사진 촬영(측면, 후전방)	• 구내방사선사진 촬영 • 교합면 방사선사진 촬영 • 수완부 방사선사진 촬영 • 전산화단층촬영술(CT 또는 CBCT) • 두부방사선사진 계측 및 분석 • 진단 모형 분석 • 안면 분석 • 골성숙도 평가 • 잠정적 치료계획 수립
환자 및 보호자 상담	• 치료계획 상담 및 확정	

나. 인상채득 및 장치제작

진료내용	세부 진료내용	
고정식 확장장치 제작	• 치면세마 및 치석제거 • 치간이개 • 밴드 장착	• 장치제작을 위한 픽업 인상채득 • 모형 제작 • 고정식 확장장치 제작
가철식 확장장치 제작	• 치면세마 및 치석제거 • 장치제작을 위한 인상채득	• 모형 제작 • 가철식 확장장치 제작

다. 악궁확장 치료

진료내용	세부 진료내용	
고정식 확장장치 부착	• 치면세마 및 치석제거 • 악궁확장장치 시적 및 조절	• 악궁확장장치 부착 • 장치 관련 주의사항 교육
가철식 확장장치 적용	• 치면세마 및 치석제거 • 악궁확장장치 시적 및 조절	• 장치 관련 주의사항 교육
악궁확장 치료	• 정기검사 및 고정식 장치 조절 • 정기검사 및 가철식 장치 조절 • 치면세마 및 치석제거 • 양치질 교육 • 인상채득 및 교합관계 기록	• 연구 모형 제작 • 임상사진 촬영(얼굴, 구내) • 파노라마 방사선사진 촬영 • 두부방사선사진 촬영(측면, 후전방)

라. 재평가 및 확장장치 재제작

진료내용	세부 진료내용	
(필요시) 고정식 확장장치 재제작	• 확장장치 제거 • 치면세마 및 치석제거 • 치간이개 • 밴드 장착 • 장치제작을 위한 픽업 인상채득	• 모형 제작 • 고정식 확장장치 제작 • 악궁확장장치 시적 및 조절 • 악궁확장장치 부착
(필요시) 가철식 확장장치 재제작	• 치면세마 및 치석제거 • 장치제작을 위한 인상채득 • 모형 제작	• 가철식 확장장치 제작 • 악궁확장장치 시적 및 조절
(필요시) 재평가	• 임상검사 • 인상채득 및 교합관계 기록 • 진단 모형 제작 • 임상사진 촬영(얼굴, 구내) • 안면 및 연조직 스캔 • 파노라마 방사선사진 촬영 • 두부방사선사진 촬영(측면, 후전방) • 구내방사선사진 촬영	• 교합면 방사선사진 촬영 • 수완부 방사선사진 촬영 • 전산화단층촬영술(CT 또는 CBCT) • 두부방사선사진 계측 및 분석 • 진단 모형 분석 • 안면 분석 • 골성숙도 평가 • 치료진행 평가 및 치료계획 재수립

마. 악궁확장 치료 종료 및 보정

진료내용	세부 진료내용	
치료종료, 치료결과 기록 및 평가	• 확장장치 제거 • 치면세마 및 치석제거 • 인상채득 및 교합관계 기록 • 기록모형 제작 • 임상사진 촬영(얼굴, 구내) • 안면 및 연조직 스캔 • 파노라마 방사선사진 촬영 • 두부방사선사진 촬영(측면, 후전방) • 구내방사선사진 촬영	• 교합면 방사선사진 촬영 • 수완부 방사선사진 촬영 • 전산화단층촬영술(CT 또는 CBCT) • 두부방사선사진 계측 및 분석 • 두부방사선사진 중첩 • 기록 모형 분석 • 안면 분석 • 치료결과 평가

바. 유지장치 제작

진료내용	세부 진료내용	
(필요시) 고정식 설측 호선 유지장치 제작	• 치간이개 • 밴드 장착 • 장치제작을 위한 픽업 인상채득 • 모형 제작	• 설측 호선 제작 • 치면세마 및 치석제거 • 설측 호선 시적 및 조절 • 설측 호선 부착
(필요시) 가철식 유지장치 제작	• 장치제작을 위한 인상채득 • 모형 제작 • 가철식 유지장치 제작	• 장치 시적 및 조절 • 유지장치 주의사항 교육
치료 후 점검	• 정기검사 • 치면세마 및 치석제거	• 가철식 유지장치 검사 및 조절

사. 유지장치 재제작

진료내용	세부 진료내용	
(필요시) 고정식 설측 호선 유지장치 재제작	• 설측 호선 제거 • 치간이개 • 밴드 장착 • 장치제작을 위한 픽업 인상채득 • 모형 제작	• 설측 호선 재제작 • 치면세마 및 치석제거 • 설측 호선 시적 및 조절 • 설측 호선 재부착
(필요시) 가철식 유지장치 재제작	• 치면세마 및 치석제거 • 장치제작을 위한 인상채득 • 모형 제작	• 가철식 유지장치 제작 • 장치 시적 및 조절
치료 후 점검	• 정기검사 • 치면세마 및 치석제거	• 가철식 유지장치 검사 및 조절

청구 시 유의할 사항

- 가철식 확장장치에서 고정식 확장장치로 변경하는 경우에는 최초 제작한 확장장치 종류에 따라 '참2다 악궁확장 치료' 수가를 산정하고, 교체 제작한 확장장치 종류에 따라 '참2라 재평가 및 확장장치 재제작' 수가를 산정한다.
  - 예시 1: 가철식 확장장치를 제작해서 '참2 악궁확장 교정치료' 치료 중인 환자가 고정식 확장장치로 변경이 필요하여 고정식 확장장치로 재제작하는 경우
    →'참2다(2) 악궁확장 치료-가철식 장치', '참2라(1) 재평가 및 확장장치 재제작-고정식 장치'를 산정
  - 예시 2: 고정식 확장장치를 제작해서 '참2 악궁확장 교정치료' 치료 중인 환자가 가철식 확장장치로 변경이 필요하여 가철식 확장장치로 재제작하는 경우
    →'참2다(1) 악궁확장 치료-고정식 장치', '참2라(2) 재평가 및 확장장치 재제작-가철식 장치'를 산정

관련 규정

○ 요양급여비용의 적용기준 및 방법에 관한 세부사항

Ⅰ. 행위

제20장 치과의 교정치료료

항목	제목	세부인정사항
참2 악궁확장 교정치료	악궁확장 교정치료의 급여기준	참2 악궁확장 교정치료의 인정 횟수는 다음과 같이 함 - 다음 - 가. 참2가 임상검사, 진단 및 치료계획 수립, 참2마 악궁확장 치료 종료 및 보정: 각각 1회 나. 참2나 인상채득 및 장치제작: 확장장치 종류에 구분 없이 1회 다. 참2다 악궁확장 치료: 확장장치 종류에 구분 없이 1회 라. 참2라 재평가 및 확장장치 재제작: 확장장치 종류에 구분 없이 5회 이내 마. 참2바 유지장치 제작: 유지장치 종류별 각각 1회 바. 참2사 유지장치 재제작: 유지장치 종류에 구분 없이 1회 (고시 제2019-48호(행위), 2019. 3. 25. 시행)

04 상악 전치부 배열을 위한 고정식 교정치료

분류번호	코드	분류
참-3		상악 전치부 배열을 위한 고정식 교정치료 Fixed Treatment for Leveling and Alignment of Maxillary Anterior Teeth
	UD310	가. 임상검사, 진단 및 치료계획 수립 Clinical Examination, Diagnosis and Treatment Planning
		나. 상악 전치부 배열을 위한 고정식 교정치료 Fixed Orthodontic Treatment for Upper Anterior Aligning
	UD321	(1) 교정장치 부착
	UD322	(2) 치아배열
	UD323	(3) 마무리조절
	UD330	다. 교정치료 종료 및 보정 Finishing of Fixed Orthodontic Treatment for Upper Anterior Aligning
		라. 유지장치 재제작 Refabrication of Fixed Retainer or Removable Retainer
	UD341	(1) 고정식 유지장치 Fixed Retainer
	UD342	(2) 가철식 유지장치 Removable Retainer

각 항목별 급여 인정 횟수

가. 임상검사, 진단 및 치료계획 수립	1회	다만 성장과 불가피한 상황에 따라 치료결과가 적절하게 유지되지 않는 경우에는 각각 1회에 한하여 추가 인정
나. 상악 전치부 배열을 위한 고정식 교정치료	1회	
다. 교정치료 종료 및 보정	1회	
라. 유지장치 재제작	유지장치 종류 구분 없이 3회 이내	

표준행위 분류(세부 진료내용)

가. 임상검사, 진단 및 치료계획 수립

진료내용	세부 진료내용	
문진, 제반검사 및 분석	• 환자의 주소 파악 • 전신 건강상태 및 병력 문진 • 임상검사 • 인상채득 및 교합관계 기록 • 진단 모형 제작 • 임상사진 촬영(얼굴, 구내) • 안면 및 연조직 스캔 • 파노라마 방사선사진 촬영 • 두부방사선사진 촬영(측면, 후전방)	• 구내방사선사진 촬영 • 교합면 방사선사진 촬영 • 수완부 방사선사진 촬영 • 전산화단층촬영술(CT 또는 CBCT) • 두부방사선사진 계측 및 분석 • 진단 모형 분석 • 안면 분석 • 골성숙도 평가 • 잠정적 치료계획 수립
환자 및 보호자 상담	• 치료재료 상담 및 확정	

나. 상악 전치부 배열을 위한 고정식 교정치료

진료내용	세부 진료내용	
고정식 교정장치 부착 (치료개시)	• 치면세마 및 치석제거 • 치면처리 • 브라켓 부착 • 치간이개 • 밴드 제작 • 밴드 장착 • 호선 삽입	• 접착식 부가장치 적용 • 탄성재 삽입 • 보조 호선 삽입 • 치아 모양 형성 • 양치질 교육 • 치은성형술 • 불소적용
치아배열	• 정기검사 • 치면세마 및 치석제거 • 호선 교체 • 호선 조절 • 브라켓 제거(국소) • 브라켓 재부착(국소) • 밴드 제거(국소) • 밴드 재부착(국소) • 접착식 부가장치 적용 • 접착식 부가장치 제거 • 탄성재 삽입 • 탄성재 제거	• 보조 호선 삽입 • 보조 호선 제거 • 치아 모양 형성 • 양치질 교육 • 치은성형술 • 불소적용 • 인상채득 및 교합관계 기록 • 연구모형 제작 • 임상사진 촬영(얼굴, 구내) • 파노라마 방사선사진 촬영 • 두부방사선사진 촬영(측면, 후전방)
재평가	• 임상검사 • 인상채득 및 교합관계 기록 • 진단 모형 제작 • 임상사진 촬영(얼굴, 구내) • 안면 및 연조직 스캔 • 파노라마 방사선사진 촬영 • 두부방사선사진 촬영(측면, 후전방)	• 구내방사선사진 촬영 • 교합면 방사선사진 촬영 • 전산화단층촬영술(CT 또는 CBCT) • 두부방사선사진 계측 및 분석 • 진단 모형 분석 • 안면 분석 • 치료진행 평가 및 치료계획 재수립
마무리조절	• 정기검사 • 치면세마 및 치석제거 • 호선 교체 • 호선 조절 • 브라켓 제거(국소) • 브라켓 재부착(국소) • 밴드 제거(국소) • 밴드 재부착(국소) • 접착식 부가장치 적용 • 접착식 부가장치 제거 • 탄성재 삽입 • 탄성재 제거	• 보조 호선 삽입 • 보조 호선 제거 • 치아 모양 형성 • 양치질 교육 • 치은성형술 • 불소적용 • 인상채득 및 교합관계 기록 • 연구 모형 제작 • 임상사진 촬영(얼굴, 구내) • 파노라마 방사선사진 촬영 • 촬영(측면, 후전방)
재평가	• 임상검사 • 인상채득 및 교합관계 기록 • 진단 모형 제작 • 임상사진 촬영(얼굴, 구내) • 안면 및 연조직 스캔 • 파노라마 방사선사진 촬영 • 두부방사선사진 촬영(측면, 후전방)	• 구내방사선사진 촬영 • 교합면 방사선사진 촬영 • 전산화단층촬영술(CT 또는 CBCT) • 두부방사선사진 계측 및 분석 • 진단 모형 분석 • 안면 분석 • 치료진행 평가 및 치료계획 재수립

다. 교정치료 종료 및 보정

진료내용	세부 진료내용	
치료 종료, 치료결과 기록 및 평가	• 정기검사 • 치면세마 및 치석제거 • 장치제작을 위한 인상채득 • 모형 제작 • 고정식 유지장치 제작 • 고정식 유지장치 부착 • 고정식 장치 및 접착제 제거 • 장치제작을 위한 인상채득 • 가철식 유지장치 제작 • 장치 시적 및 조절 • 유지장치 주의사항 교육 • 인상채득 및 교합관계 기록 • 기록 모형 제작	• 임상사진 촬영(얼굴, 구내) • 안면 및 연조직 스캔 • 파노라마 방사선사진 촬영 • 두부방사선사진 촬영(측면, 후전방) • 구내방사선사진 촬영 • 교합면 방사선사진 촬영 • 전산화단층촬영술(CT 또는 CBCT) • 두부방사선사진 계측 및 분석 • 두부방사선사진 중첩 • 기록 모형 분석 • 안면 분석 • 치료결과 평가
치료 후 점검	• 정기검사 • 치면세마 및 치석제거 • 가철식 유지장치 검사 및 조절 • 인상채득 및 교합관계 기록 • 기록모형 제작 • 임상사진 촬영(얼굴, 구내) • 안면 및 연조직 스캔 • 파노라마 방사선사진 촬영	• 두부방사선사진 촬영(측면, 후전방) • 구내방사선사진 촬영 • 교합면 방사선사진 촬영 • 전산화단층촬영술(CT 또는 CBCT) • 두부방사선사진 계측 및 분석 • 두부방사선사진 중첩 • 기록 모형 분석

라. 유지장치 재제작

진료내용	세부 진료내용	
(필요시) 고정식 유지장치 재제작	• 고정식 유지장치 제거 • 치면세마 및 치석제거 • 장치제작을 위한 인상채득	• 모형 제작 • 고정식 유지장치 재제작 • 고정식 유지장치 재부착
(필요시) 가철식 유지장치 재제작	• 치면세마 및 치석제거 • 장치제작을 위한 인상채득 • 모형 제작	• 가철식 유지장치 제작 • 장치 시적 및 조절

12

관련 규정

○ 요양급여비용의 적용기준 및 방법에 관한 세부사항

Ⅰ. 행위

제20장 치과의 교정치료료

항목	제목	세부인정사항
참3 상악 전치부 배열을 위한 고정식 교정치료	상악 전치부 배열을 위한 고정식 교정치료의 급여기준	참3 상악 전치부 배열을 위한 고정식 교정치료의 인정 횟수는 다음과 같이 함 - 다음 - 가. 참3가 임상검사, 진단 및 치료계획 수립, 참3나 상악 전치부 배열을 위한 고정식 교정치료, 참3다 교정치료 종료 및 보정 - 각각 1회, 다만 성장과 불가피한 상황에 따라 치료결과가 적절하게 유지되지 않는 경우에는 참3가 임상검사, 진단 및 치료계획 수립, 참3나 상악 전치부 배열을 위한 고정식 교정치료, 참3다 교정치료 종료 및 보정을 각각 1회에 한하여 추가 인정 나. 참3라 유지장치 재제작: 유지장치 종류 구분 없이 3회 이내 (고시 제2019-48호(행위), 2019. 3. 25. 시행)

05 악정형 교정치료

분류번호	코드	분류
참-4		악정형 교정치료 Orthopedic Treatment
	UD410	가. 임상검사, 진단 및 치료계획 수립 Clinical Examination, Diagnosis and Treatment Planning
	UD420	나. 인상채득 및 구강내 장치제작 Impression Taking and Fabrication of Intraoral Appliance
	UD430	다. 악정형 치료 Dentofacial Orthopedic Treatment
	UD431	주: 구외장치 교체 시 재료대의 비용으로 1회당 10,000원을 4회 이내에 한하여 별도 산정한다.
	UD440	라. 재평가 및 구강내 장치 재제작 Reassessment and Refabrication of Intraoral Appliance
	UD450	마. 악정형 치료 종료 및 보정 Finishing of Orthopedic Treatment and Retention
		바. 유지장치 재제작 Refabrication of Lingual Arch or Removable Retainer
	UD461	(1) 고정식 설측 호선 유지장치 Lingual Arch
	UD462	(2) 가철식 유지장치 Removable Retainer

각 항목별 급여 인정 횟수

가. 임상검사, 진단 및 치료계획 수립	1회
나. 인상채득 및 구강내 장치제작	1회
다. 악정형 치료	1회
라. 재평가 및 구강내 장치 재제작	1회
마. 악정형 치료 종료 및 보정	1회
바. 유지장치 재제작	유지장치 종류에 구분 없이 1회

표준행위 분류(세부 진료내용)

가. 임상검사, 진단 및 치료계획 수립

진료내용	세부 진료내용
문진, 제반검사 및 분석	• 환자의 주소 파악 • 전신 건강상태 및 병력 문진 • 임상검사 • 인상채득 및 교합관계 기록 • 진단 모형 제작 • 임상사진 촬영(얼굴, 그내) • 안면 및 연조직 스캔 • 파노라마 방사선사진 촬영 • 두부방사선사진 촬영(측면, 후전방) • 구내방사선사진 촬영 • 교합면 방사선사진 촬영 • 수완부 방사선사진 촬영 • 전산화단층촬영술(CT 또는 CBCT) • 두부방사선사진 계측 및 분석 • 진단 모형 분석 • 안면 분석 • 골성숙도 평가 • 잠정적 치료계획 수립
환자, 보호자 상담	• 치료재료 상담 및 확정

나. 인상채득 및 구강내 장치제작

진료내용	세부 진료내용	
구강내 장치제작	• 치면세마 및 치석제거 • 치간이개 • 밴드 장착	• 장치제작을 위한 픽업 인상채득 • 모형 제작 • 구강내 장치제작

다. 악정형 치료

진료내용	세부 진료내용	
악정형 장치 적용	• 치면세마 및 치석제거 • 구강내 장치 시적 및 조절 • 구강내 장치 부착	• 구강외 장치 시적 및 조절 • 장치 관련 주의사항 교육
악정형 치료	• 정기검사 및 악정형 장치 조절 • 치면세마 및 치석제거 • 양치질 교육 • 인상채득 및 교합관계 기록	• 연구 모형 제작 • 임상사진 촬영(얼굴, 구내) • 파노라마 방사선사진 촬영 • 두부방사선사진 촬영(측면, 후전방)

라. 재평가 및 구강내 장치 재제작

진료내용	세부 진료내용	
(필요시) 구강내 장치 재제작	• 구강내 장치 제거 • 치면세마 및 치석제거 • 치간이개 • 밴드 장착	• 장치제작을 위한 픽업 인상채득 • 모형 제작 • 구강내 장치제작 • 구강내 장치 부착
(필요시) 재평가	• 임상검사 • 인상채득 및 교합관계 기록 • 진단 모형 제작 • 임상사진 촬영(얼굴, 구내) • 안면 및 연조직 스캔 • 파노라마 방사선사진 촬영 • 두부방사선사진 촬영(측면, 후전방) • 구내방사선사진 촬영	• 교합면 방사선사진 촬영 • 수완부 방사선사진 촬영 • 전산화단층촬영술(CT 또는 CBCT) • 두부방사선사진 계측 및 분석 • 진단 모형 분석 • 안면 분석 • 골성숙도 평가 • 치료진행 평가 및 치료계획 재수립

마. 악정형 치료 종료 및 보정

진료내용	세부 진료내용	
치료종료, 치료결과 기록 및 평가	• 구강내 장치 제거 • 치면세마 및 치석제거 • 장치제작을 위한 인상채득 및 교합관계 기록 • 모형 제작 • 가철식 유지장치 제작 • 장치 시적 및 조절 • (필요시) 치간이개 • (필요시) 밴드 장착 • (필요시) 장치제작을 위한 픽업 인상채득 • (필요시) 모형 제작 • (필요시) 설측 호선 유지장치 제작 • (필요시) 치면세마 및 치석제거 • (필요시) 설측 호선 유지장치 시적 및 조절 • (필요시) 설측 호선 유지장치 부착 • 유지장치 주의사항 교육	• 인상채득 및 교합관계 기록 • 기록 모형 제작 • 임상사진 촬영(얼굴, 구내) • 안면 및 연조직 스캔 • 파노라마 방사선사진 촬영 • 두부방사선사진 촬영(측면, 후전방) • 구내방사선사진 촬영 • 교합면 방사선사진 촬영 • 수완부 방사선사진 촬영 • 전산화단층촬영술(CT 또는 CBCT) • 두부방사선사진 계측 및 분석 • 두부방사선사진 중첩 • 기록 모형 분석 • 안면 분석 • 치료결과 평가
치료 후 점검	• 정기검사 • 치면세마 및 치석제거	• 가철식 유지장치 검사 및 조절

바. 유지장치 재제작

진료내용	세부 진료내용	
(필요시) 가철식 유지장치 재제작	• 치면세마 및 치석제거 • 장치제작을 위한 인상채득 및 교합관계 기록	• 모형 제작 • 가철식 유지장치 제작 • 장치 시적 및 조절
(필요시) 고정식 설측 호선 유지장치 재제작	• 설측 호선 제거 • 치간이개 • 밴드 장착 • 장치제작을 위한 픽업 인상채득 • 모형 제작	• 설측 호선 재제작 • 치면세마 및 치석제거 • 설측 호선 시적 및 조절 • 설측 호선 재부착

청구 시 유의할 사항

• '참4다 악정형 치료' 수가에는 구외장치 비용이 포함되어 있으나 장기간 치료 또는 환자 상태변화 등으로 장치 교체가 필요하여 구외장치를 교체하고 치료를 진행할 경우에는 '참4다주 구외장치 교체 시 재료대의 비용 1회당'을 4회 이내로 별도 산정한다.

12

관련 규정

○ 요양급여비용의 적용기준 및 방법에 관한 세부사항

Ⅰ. 행위

제20장 치과의 교정치료료

항목	제목	세부인정사항
참4 악정형 교정치료	악정형 교정치료의 급여기준	참4 악정형 교정치료의 인정 횟수는 다음과 같이 함 - 다음 - 가. 참4가 임상검사, 진단 및 치료계획 수립, 참4나 인상채득 및 구강내 장치제작, 참4다 악정형 치료, 참4라 재평가 및 구강내 장치 재제작, 참4마 악정형 치료 종료 및 보정: 각각 1회 나. 참4바 유지장치 재제작: 유지장치 종류에 구분 없이 1회 (고시 제2019-48호(행위), 2019. 3. 25. 시행)

06 성장관찰

분류번호	코드	분류
참-5	UD500	성장관찰 Growth Observation

- '참5 성장관찰'은 성장이 완료되기까지 악골의 성장량과 성장방향에 대한 평가가 요구되는 아래의 3가지 경우에 산정한다.
  ① 구개열 수술 이후 상악 확장치료 또는 상악 전치부 배열 치료 전에 악골 성장량을 추적 관찰하는 경우
  ② 악정형 치료 후 악골 성장량을 추적 관찰하는 경우
  ③ 성장 완료 전에 악교정수술이나 골신장술이 필요한 것으로 판단된 경우 성장 완료를 확정하기 위하여 실시하는 경우

각 항목별 급여 인정 횟수

성장관찰	3회 이내

표준행위 분류(세부 진료내용)

진료내용	세부 진료내용	
문진, 제반검사 및 분석	• 환자의 주소 파악 • 전신 건강상태 및 병력 문진 • 임상검사 • 인상채득 및 교합관계 기록 • 진단 모형 제작 • 임상사진 촬영(얼굴, 구내) • 안면 및 연조직 스캔 • 파노라마 방사선사진 촬영 • 두부방사선사진 촬영(측면, 후전방) • 구내방사선사진 촬영	• 교합면 방사선사진 촬영 • 수완부 방사선사진 촬영 • 전산화단층촬영술(CT 또는 CBCT) • 두부방사선사진 계측 및 분석 • 두부방사선사진 중첩 • 진단 모형 분석 • 안면 분석 • 골성숙도 평가 • 성장양상 및 치료개시 필요성 평가
환자 및 보호자 상담	• 관찰 또는 치료개시 여부 결정	

관련 규정

○ 요양급여비용의 적용기준 및 방법에 관한 세부사항

Ⅰ. 행위

제20장 치과의 교정치료료

항목	제목	세부인정사항
참5 성장관찰	성장관찰의 급여기준	참5 성장관찰은 3회 이내로 요양급여함 (고시 제2019-48호(행위), 2019. 3. 25. 시행)

'참5 성장관찰'은 언제 산정하나요?
'참5 성장관찰'은 성장이 완료되기까지 악골의 성장량과 성장방향에 대한 평가가 요구되는 아래의 3가지 경우에 산정합니다. - 아래 - ① 구개열 수술 이후 상악 확장치료 또는 상악 전치부 배열 치료 전에 악골 성장량을 추적 관찰하는 경우 ② 악정형 치료 후 악골 성장량을 추적 관찰하는 경우 ③ 성장 완료 전에 악교정수술이나 골신장술이 필요한 것으로 판단된 경우 성장 완료를 확정하기 위하여 실시하는 경우 (보험급여과-2884호, 2019-06-03)

07 고정식 교정장치를 이용한 교정치료

분류번호	코드	분류
참-6		고정식 교정장치를 이용한 교정치료 Comprehensive Fixed Orthodontic Treatment
	UD610	가. 임상검사, 진단 및 치료계획 수립 Clinical Examination, Diagnosis and Treatment Planning
	UD620	나. 고정식 교정장치를 이용한 교정치료 Orthodontic Treatment Using Fixed Orthodontic Appliances 주: 한 악당 2개 이상 치아(사랑니, 과잉치 제외)의 발치 또는 선천적 결손치 공간에 공간 폐쇄 및 재평가를 한 경우에 9,704.94점을 1회에 한하여 별도 산정하되, 상악과 하악 동시에 실시하여도 1회만 산정한다.
	UD621	(1) 교정장치 부착
	UD622	(2) 치아배열
	UD623	(3) 마무리조절
	UD630	다. 교정치료 종료 및 보정 Finishing of Fixed Orthodontic Treatment
		라. 유지장치 재제작 Refabrication of Fixed Retainer or Removable Retainer
	UD641	(1) 고정식 유지장치 Fixed Retainer
	UD642	(2) 가철식 유지장치 Removable Retainer
	UD650	마. 골신장술을 동반한 교정치료 Orthodontic Treatment with Distraction Osteogenesis
	UD660	바. 악교정수술을 동반한 교정치료 Orthodontic Treatment with Orthognathic Surgery

각 항목별 급여 인정 횟수

<table>
<tr><td rowspan="3">가. 임상검사, 진단 및 치료계획 수립</td><td>1회</td><td rowspan="3">다만 수술을 동반하지 않은 고정식 교정장치를 이용한 교정치료 종료 후 골신장술 또는 악교정수술을 동반한 교정치료를 하는 경우에는 각각 1회에 한하여 추가 인정</td></tr>
<tr><td>1회</td></tr>
<tr><td>1회</td></tr>
<tr><td>나. 고정식 교정장치를 이용한 교정치료</td><td colspan="2">1회</td></tr>
<tr><td>다. 교정치료 종료 및 보정</td><td colspan="2">1회</td></tr>
<tr><td>라. 유지장치 재제작</td><td colspan="2">유지장치 종류 구분 없이 3회 이내</td></tr>
<tr><td>마. 골신장술을 동반한 교정치료</td><td colspan="2">1회</td></tr>
<tr><td>바. 악교정수술을 동반한 교정치료</td><td colspan="2">1회</td></tr>
</table>

표준행위 분류(세부 진료내용)

가. 임상검사, 진단 및 치료계획 수립

진료내용	세부 진료내용	
문진, 제반검사 및 분석	• 환자의 주소 파악 • 전신 건강상태 및 병력 문진 • 임상검사 • 인상채득 및 교합관계 기록 • 진단 모형 제작 • 임상사진 촬영(얼굴, 구내) • 안면 및 연조직 스캔 • 파노라마 방사선사진 촬영 • 두부방사선사진 촬영(측면, 후전방) • 구내방사선사진 촬영	• 교합면 방사선사진 촬영 • 수완부 방사선사진 촬영 • 전산화단층촬영술(CT 또는 CBCT) • 두부방사선사진 계측 및 분석 • 진단 모형 분석 • 안면 분석 • 골성숙도 평가 • 치료예측 분석(STO, VTO 및 Setup) • 잠정적 치료계획 수립
환자 및 보호자 상담	• 치료계획 상담 및 확정	

나. 고정식 교정장치를 이용한 교정치료

비발치 교정치료: 한 악당 2개 미만의 치아(사랑니 제외) 발치

발치 교정치료: 한 악당 2개 이상의 치아(사랑니 제외) 발치

진료내용	세부 진료내용	
고정식 교정장치 부착 (치료개시)	• 치면세마 및 치석제거 • 치면처리 • 브라켓 부착 • 치간이개 • 밴드 제작 • 밴드 장착 • 호선 삽입 • 악간 고무줄 장착	• 접착식 부가장치 적용 • 탄성재 삽입 • 보조 호선 삽입 • 치아 모양 형성 • 양치질 교육 • 치은성형술 • 불소적용
초기 배열	• 정기검사 • 치면세마 및 치석제거 • 호선 교체 • 호선 조절 • 브라켓 제거(국소) • 브라켓 재부착(국소) • 밴드 제거(국소) • 밴드 재부착(국소) • 악간 고무줄 장착 • 접착식 부가장치 적용 • 접착식 부가장치 제거 • 탄성재 삽입	• 탄성재 제거 • 보조 호선 삽입 • 보조 호선 제거 • 치아 모양 형성 • 양치질 교육 • 치은성형술 • 불소적용 • 인상채득 및 교합관계 기록 • 연구 모형 제작 • 임상사진 촬영(얼굴, 구내) • 파노라마 방사선사진 촬영 • 두부방사선사진 촬영(측면, 후전방)

12

재평가	• 임상검사 • 인상채득 및 교합관계 기록 • 진단 모형 제작 • 임상사진 촬영(얼굴, 구내) • 안면 및 연조직 스캔 • 파노라마 방사선사진 촬영 • 두부방사선사진 촬영(측면, 후전방)	• 구내방사선사진 촬영 • 교합면 방사선사진 촬영 • 전산화단층촬영술(CT 또는 CBCT) • 두부방사선사진 계측 및 분석 • 진단 모형 분석 • 안면 분석 • 치료진행 평가 및 치료계획 재수립
(발치교정치료 시) 발치 공간 폐쇄	• 정기검사 • 치면세마 및 치석제거 • 호선 교체 • 호선 조절 • 브라켓 제거(국소) • 브라켓 재부착(국소) • 밴드 제거(국소) • 밴드 재부착(국소) • 악간 고무줄 장착 • 접착식 부가장치 적용 • 접착식 부가장치 제거 • 탄성재 삽입	• 탄성재 제거 • 보조 호선 삽입 • 보조 호선 제거 • 치아 모양 형성 • 양치질 교육 • 치은성형술 • 불소적용 • 인상채득 및 교합관계 기록 • 연구 모형 제작 • 임상사진 촬영(얼굴, 구내) • 파노라마 방사선사진 촬영 • 두부방사선사진 촬영(측면, 후전방)
재평가	• 임상검사 • 인상채득 및 교합관계 기록 • 진단 모형 제작 • 임상사진 촬영(얼굴, 구내) • 안면 및 연조직 스캔 • 파노라마 방사선사진 촬영 • 두부방사선사진 촬영(측면, 후전방)	• 구내방사선사진 촬영 • 교합면 방사선사진 촬영 • 전산화단층촬영술(CT 또는 CBCT) • 두부방사선사진 계측 및 분석 • 진단 모형 분석 • 안면 분석 • 치료진행 평가 및 치료계획 재수립
마무리조절	• 정기검사 • 치면세마 및 치석제거 • 호선 교체 • 호선 조절 • 브라켓 제거(국소) • 브라켓 재부착(국소) • 밴드 제거(국소) • 밴드 재부착(국소) • 악간 고무줄 장착 • 접착식 부가장치 적용 • 접착식 부가장치 제거 • 탄성재 삽입	• 탄성재 제거 • 보조 호선 삽입 • 보조 호선 제거 • 치아 모양 형성 • 양치질 교육 • 치은성형술 • 불소적용 • 인상채득 및 교합관계 기록 • 연구 모형 제작 • 임상사진 촬영(얼굴, 구내) • 파노라마 방사선사진 촬영 • 두부방사선사진 촬영(측면, 후전방)
재평가	• 임상검사 • 인상채득 및 교합관계 기록 • 진단 모형 제작 • 임상사진 촬영(얼굴, 구내) • 안면 및 연조직 스캔 • 파노라마 방사선사진 촬영 • 두부방사선사진 촬영(측면, 후전방)	• 구내방사선사진 촬영 • 교합면 방사선사진 촬영 • 전산화단층촬영술(CT 또는 CBCT) • 두부방사선사진 계측 및 분석 • 진단 모형 분석 • 안면 분석 • 치료진행 평가 및 치료계획 재수립

다. 교정치료 종료 및 보정

진료내용	세부 진료내용	
치료 종료, 치료결과 기록 및 평가	• 정기검사 • 치면세마 및 치석제거 • 장치제작을 위한 인상채득 • 모형 제작 • 고정식 유지장치 제작 • 고정식 유지장치 부착 • 고정식 장치 및 접착제 제거 • 가철식 유지장치 제작 • 장치 시적 및 조절 • 유지장치 주의사항 교육 • 인상채득 및 교합관계 기록 • 기록 모형 제작	• 임상사진 촬영(얼굴, 구내) • 안면 및 연조직 스캔 • 파노라마 방사선사진 촬영 • 두부방사선사진 촬영(측면, 후전방) • 구내방사선사진 촬영 • 교합면 방사선사진 촬영 • 전산화단층촬영술(CT 또는 CBCT) • 두부방사선사진 계측 및 분석 • 두부방사선사진 중첩 • 기록 모형 분석 • 안면 분석 • 치료결과 평가
치료 후 점검	• 정기검사 • 치면세마 및 치석제거 • 가철식 유지장치 검사 및 조절 • 인상채득 및 교합관계 기록 • 기록 모형 제작 • 임상사진 촬영(얼굴, 구내) • 안면 및 연조직 스캔 • 파노라마 방사선사진 촬영 • 두부방사선사진 촬영(측면, 후전방)	• 구내방사선사진 촬영 • 교합면 방사선사진 촬영 • 전산화단층촬영술(CT 또는 CBCT) • 두부방사선사진 계측 및 분석 • 두부방사선사진 중첩 • 기록 모형 분석 • 안면 분석 • 유지상태 평가

라. 유지장치 재제작

12

진료내용	세부 진료내용	
(필요시) 고정식 유지장치 재제작	• 고정식 유지장치 제거 • 치면세마 및 치석제거 • 장치제작을 위한 인상채득	• 모형 제작 • 고정식 유지장치 재제작 • 고정식 유지장치 재부착
(필요시) 가철식 유지장치 재제작	• 치면세마 및 치석제거 • 장치제작을 위한 인상채득 • 모형 제작	• 가철식 유지장치 제작 • 장치 시적 및 조절

마. 골신장술을 동반한 교정치료

• 골신장술을 동반한 교정치료 단계는 고정식 교정장치를 이용한 교정치료의 모든 표준행위 분류 내용을 포함하며 아래의 내용을 추가적으로 포함한다.

진료내용	세부 진료내용	
(필요시) 견인 골형성술에 수반되는 교정치료	• 정기검사 • 치면세마 및 치석제거 • 불소적용 • 안궁 인기 • 인상채득 및 교합관계 기록 • 연구모형 제작 • 교합기에 모형 탑재 • 모형 수술 • 임상사진 촬영(얼굴, 구내) • 안면 및 연조직 스캔 • 파노라마 방사선사진 촬영 • 두부방사선사진 촬영(측견, 후전방) • 전산화단층촬영술(CT 또는 CBCT) • 두부방사선사진 계측 및 분석 • 연구 모형 분석	• 안면 분석 • 치료예측 분석(STO 및 VTO) • 치간이개 • 밴드 장착 • 장치제작을 위한 픽업 인상채득 • 모형 제작 • 구강내 장치제작 • 구강내 장치 시적 및 조절 • 구강내 장치 부착 • 견인 골형성 장치 사용법 교육 • 두부방사선사진 중첩 • 견인 방향 평가 및 조절 • 구강내 장치 제거 • 유지용 페이스 마스크 적용 • 유지용 페이스 마스크 정기검사

바. 악교정수술을 동반한 교정치료

• 악교정수술을 동반한 교정치료 단계는 고정식 교정장치를 이용한 교정치료의 모든 표준행위 분류 내용을 포함하며 아래의 내용을 추가적으로 포함한다.

진료내용	세부 진료내용	
(필요시) 악교정수술에 수반되는 교정치료	• 정기검사 • 치면세마 및 치석제거 • 불소적용 • 수술용 호선 삽입 • 안궁 인기 • 인상채득 및 교합관계 기록 • 연구모형 제작 • 교합기에 모형 탑재 • 모형 수술 • 중간단계 수술용 스플린트 제작 • 최종 수술용 스플린트 제작	• 스플린트 시적 및 조절 • 임상사진 촬영(얼굴, 구내) • 안면 및 연조직 스캔 • 파노라마 방사선사진 촬영 • 두부방사선사진 촬영(측면, 후전방) • 전산화단층촬영술(CT 또는 CBCT) • 두부방사선사진 계측 및 분석 • 연구 모형 분석 • 안면 분석 • 치료예측 분석(STO 및 VTO)

12

청구 시 유의할 사항

• '참6 고정식 교정장치를 이용한 교정치료'는 주로 상악과 하악 치료를 동시에 실시하는 행위로서 '참6라 유지장치 재제작'은 상악과 하악 치료 비용을 모두 포함하여 책정된 수가이다.

- 따라서 상악과 하악에 유지장치를 적용 중인 환자가 상태변화 등으로 상악 또는 하악(편악)에만 유지장치를 재제작한 경우에는 '참6라(1) 유지장치 재제작-고정식 유지장치' 또는 '참6라(2) 유지장치 재제작-가철식 유지장치'의 실시 횟수를 0.5회로 산정한다.
- 또한 상악과 하악에 각각 다른 종류의 유지장치를 재제작한 경우에는 '참6라(1) 유지장치 재제작-고정식 유지장치'와 '참6라(2) 유지장치 재제작-가철식 유지장치'의 실시 횟수를 각각 0.5회씩 산정한다.
- '참6라 유지장치 재제작' 수가는 '참6라(1) 유지장치 재제작-고정식 유지장치'와 '참6라(2) 유지장치 재제작-가철식 유지장치' 실시 횟수를 합산하여 3회 이내로 산정한다.

관련 규정

○ 요양급여비용의 적용기준 및 방법에 관한 세부사항

Ⅰ. 행위

제20장 치과의 교정치료료

항목	제목	세부인정사항
참6 고정식 교정장치를 이용한 교정치료	고정식 교정장치를 이용한 교정치료의 급여기준	참6 고정식 교정장치를 이용한 교정치료의 인정 횟수는 다음과 같이 함 - 다음 - 가. 참6가 임상검사, 진단 및 치료계획 수립, 참6나 고정식 교정장치를 이용한 교정치료, 참6다 교정치료 종료 및 보정 - 각각 1회, 다만 수술을 동반하지 않은 고정식 교정장치를 이용한 교정치료 종료 후 골신장술 또는 악교정수술을 동반한 교정치료를 하는 경우에는 참6가 임상검사, 진단 및 치료계획 수립, 참6나 고정식 교정장치를 이용한 교정치료, 참6다 교정치료 종료 및 보정을 각각 1회에 한하여 추가 인정 나. 참6마 골신장술을 동반한 교정치료, 참6바 악교정수술을 동반한 교정치료: 각각 1회 다. 참6라 유지장치 재제작: 유지장치 종류 구분 없이 3회 이내 (고시 제2019-48호(행위), 2019. 3. 25. 시행)

12

08 치조골 이식술을 위한 구개측 호선 제작

분류번호	코드	분류
참-7	UD700	치조골 이식술을 위한 구개측 호선 제작 Fabrication of Lingual Arch for Alveolar Bone Graft

각 항목별 급여 인정 횟수

편측성 구순열을 동반한 치조열, 편측성 구순열을 동반한 구개열인 경우	1회. 단 치조골 이식술 실패 시 추가 1회 인정
양측성 구순열을 동반한 치조열, 양측성 구순열을 동반한 구개열인 경우	2회 이내. 단 치조골 이식술 실패 시 추가 1회 인정

표준행위 분류(세부 진료내용)

진료내용	세부 진료내용	
치조골 이식술을 위한 구개측 호선 제작	• 치간이개 • 밴드 장착 • 장치제작을 위한 픽업 인상채득 • 모형 제작	• 구개측 호선 제작 • 치면세마 및 치석제거 • 구개측 호선 시적 및 조절 • 구개측 호선 부착

관련 규정

○ 요양급여비용의 적용기준 및 방법에 관한 세부사항

Ⅰ. 행위

제20장 치과의 교정치료료

항목	제목	세부인정사항
참7 치조골 이식술을 위한 구개측 호선	치조골 이식술을 위한 구개측 호선 제작의 급여기준	참7 치조골 이식술을 위한 구개측 호선 제작의 인정 횟수는 다음과 같이 함 - 다음 - 가. 편측성 구순열을 동반한 치조열, 편측성 구순열을 동반한 구개열인 경우: 1회. 단, 치조골 이식술 실패 시 추가 1회 인정 나. 양측성 구순열을 동반한 치조열, 양측성 구순열을 동반한 구개열인 경우: 2회 이내. 단, 치조골 이식술 실패 시 추가 1회 인정 (고시 제2019-48호(행위), 2019. 3. 25. 시행)

09 골격성 고정원 식립

분류번호	코드	분류
차-99	U4991 U4992	골격성 고정원 식립[양측] Installation of Skeletal Anchorage 주: 1. 구순구개열 환자의 악정형 교정치료를 위하여 실시하는 경우에 산정한다. 2. 편측에만 실시한 경우에는 2,365.96점을 산정한다.

- '차99 골격성 고정원 식립'은 '참4 악정형 교정치료' 중 구외장치를 고정하기 위하여 상악골에 금속판 고정원(Plate)과 나사(Screw)를 식립하는 경우에 산정한다.

표준행위 분류(세부 진료내용)

진료내용	세부 진료내용
골격성 고정원 금속판 식립	• 환자 설명(시술 과정) 및 약 복용 확인 • 국소마취 • 점막골막 절개 및 피판 형성 • 금속판을 피질골에 맞게 변형 • 금속판을 나사로 고정, 필요시 나사 식립 부위 홀 형성 위해 드릴 사용 • 금속고정판의 위치 확인, 필요시 재식립 • 점막골막 봉합 • 거즈 물림 • 수술 후 주의사항 및 관리 설명

청구 시 유의할 사항

- 골격성 고정원 식립 또는 골격성 고정원 제거(자38-3, 자38-4, 차99, 차99-1)를 실시하는 경우 Plate와 Screw 재료비용은 「건강보험 행위 급여·비급여 목록표 및 급여 상대가치점수」 제1편 제2부 제9장 제1절 [산정지침] (11) 또는 제10장 [산정지침] (7)에 따라 별도로 산정한다.

제9장 제1절 [산정지침] (11) ⑱ 체내고정용 나사, 고정용 금속핀, 고정용 금속선, 고정용 못 제10장 [산정지침] (7) (다) 체내고정용 나사, 고정용 금속핀, 고정용 금속선, 고정용 못

- 골격성 고정원 식립 시 Burr, Saw 등 절삭기류를 사용한 경우 「치료재료 급여·비급여 목록 및 급여 상한금액표」에 따라 정한 금액을 산정할 수 있다. 골격성 고정원 식립(자38-3, 차99) 시에는 안면골(악관절 포함)수술에 사용하는 Burr, Saw 등 절삭기류(N0051017)를 산정한다.
- 일반적으로 구순구개열 환자의 악정형 교정치료를 위하여 시행하는 골격성 고정원 식립 및 제거는 상악골 양측에 실시하나, 식립된 부위의 감염 등의 사유로 편측에만 식립된 고정원을 제거 후 재식립하는 경우 골격성 고정원 식립 또는 제거의 편측 수가(자38-3주2, 자38-4주2, 차99주2, 차99-1주2)를 산정한다.

10 골격성 고정원 제거

분류번호	코드	분류
차-99-1	U4993 U4994	골격성 고정원 제거[양측] Removal of Skeletal Anchorage 주: 1. 구순구개열 환자의 악정형 교정치료를 위하여 실시하는 경우에 산정한다. 2. 편측에만 실시한 경우에는 1,643.83점을 산정한다.

• '차99-1 골격성 고정원 제거'는 '참4 악정형 교정치료' 중 구외장치를 고정하기 위하여 상악골에 식립한 금속판 고정원과 나사를 제거하는 경우에 산정한다.

표준행위 분류(세부 진료내용)

진료내용	세부 진료내용
골격성 고정원 금속판 제거	• 국소마취 • 점막골막 절개 • 고정용 나사 제거 후 금속판 제거 • 점막골막 봉합

청구 시 유의할 사항

• 골격성 고정원 제거 시 Burr, Saw 등 절삭기류를 사용한 경우 「치료재료 급여·비급여 목록 및 급여 상한금액표」에 따라 정한 금액을 산정할 수 있다. 골격성 고정원 제거(자38-4, 차99-1) 시에는 치과 관련 수술 등에 사용하는 Burr, Saw 등 절삭기류-관혈적 정복술 등(N0051020)을 산정한다.

• 골격성 고정원 제거(자38-4, 차99-1)에 사용한 봉합사의 비용은 해당 소정점수에 포함되어 있으므로 별도 산정할 수 없다.

관련 규정

행정해석

골격성 고정원 식립 또는 골격성 고정원 제거(자38-3, 자38-4, 차99, 차99-1)는 언제 산정하나요?
'참4 악정형 교정치료' 중 구외장치를 고정하기 위하여 상악골에 금속판 고정원(plate)과 나사(screw)를 식립 또는 제거하는 경우에 산정합니다. (보험급여과-2884호, 2019-06-03)

12

골격성 고정원 식립 및 제거 주항의 '편측에만 실시한 경우' 수가(자38-3주2, 자38-4주2, 차99주2, 차99-1주2)는 언제 산정하나요?

일반적으로 구순구개열 환자의 악정형 교정치료를 위하여 시행하는 골격성 고정원 식립 및 제거는 상악골 양측에 실시하나, 식립된 부위의 감염 등의 사유로 편측에만 식립된 고정원을 제거 후 재식립하는 경우 골격성 고정원 식립 또는 제거의 편측 수가(자38-3주2, 자38-4주2, 차99주2, 차99-1주2)를 산정합니다.

(보험급여과-2884호, 2019-06-03)

골격성 고정원 식립 또는 골격성 고정원 제거(자38-3, 자38-4, 차99, 차99-1)를 실시하는 경우 plate와 screw 재료비용을 별도로 산정 가능한가요?

「건강보험 행위 급여·비급여 목록표 및 급여 상대가치점수」 제1편 제2부 제9장 제1절 [산정지침] (11) 또는 제10장 [산정지침] (7)에 따라 별도로 산정합니다.

※「치료재료 급여·비급여 목록 및 급여 상한금액표」 참고

(보험급여과-2884호, 2019-06-03)

골격성 고정원 식립 또는 골격성 고정원 제거(자38-3, 자38-4, 차99, 차99-1) 시 Burr, Saw 등을 사용한 경우에 Burr, Saw 등 절삭기류 비용을 별도 산정 가능한가요?

골격성 고정원 식립 또는 골격성 고정원 제거(자38-3, 자38-4, 차99, 차99-1) 시 Burr, Saw 등 절삭기류를 사용한 경우 「치료재료 급여·비급여 목록 및 급여 상한금액표」에 따라 정한 금액을 산정할 수 있습니다.

- 골격성 고정원 식립(자38-3, 차99) 시에는 안면골(악관절포함)수술에 사용하는 Burr, Saw 등 절삭기류(N0051017)를 산정하며,
- 골격성 고정원 제거(자38-4, 차99-1) 시에는 치과 관련 수술 등에 사용하는 Burr, Saw 등 절삭기류-관혈적 정복술 등(N0051020)을 산정합니다.

(보험급여과-2884호, 2019-06-03)

골격성 고정원 제거(자38-4, 차99-1)를 실시하는 경우 봉합사 비용을 별도로 산정 가능한가요?

골격성 고정원 제거(자38-4, 차99-1)에 사용한 봉합사의 비용은 해당 소정점수에 포함되어 있으므로 별도 산정할 수 없습니다.

(보험급여과-2884호, 2019-06-03)

12

11 악안면교정수술

- 악안면교정수술(신장술 포함)은 외모 개선목적이 아닌 저작 또는 발음기능 개선목적으로 다음 중 하나에 해당되어 시행한 경우에 보험급여로 한다.
  가. 선천성 악안면 기형으로 인한 악골발육장애(구순구개열, 반안면왜소증, 피에르 로빈 증후군, 크루즌 증후군, 트리처콜린스 증후군 등)
  나. 종양 및 외상의 후유증으로 인한 악골발육장애
  다. 뇌성마비 등 병적 상태로 인해 초래되는 악골발육장애
  라. 악안면교정수술을 위한 교정치료 전 상·하악 전후 교합차가 10mm 이상인 경우
  마. 양측으로 1개 치아씩 또는 편측으로 2개 치아 이하만 교합되는 부정교합
  바. 상·하악 중절치 치간선(Dental midline)이 10mm 이상 어긋난 심한 부정교합

관련 규정

○ 요양급여비용의 적용기준 및 방법에 관한 세부사항

Ⅰ. 행위

항목	제목	세부인정사항
일반사항	악안면교정수술(신장술 포함) 보험급여 인정기준	악안면교정수술(신장술 포함)은 외모 개선목적이 아닌 저작 또는 발음기능 개선목적으로 시행한 경우에 보험급여 하되, 다음 중 하나에 해당되는 경우로 함 – 다음 – 가. 선천성 악안면 기형으로 인한 악골발육장애(구순구개열, 반안면왜소증, 피에르 로빈 증후군, 크루즌 증후군, 트리처콜린스 증후군 등) 나. 종양 및 외상의 후유증으로 인한 악골발육장애 다. 뇌성마비 등 병적 상태로 인해 초래되는 악골발육장애 라. 악안면교정수술을 위한 교정치료 전 상·하악 전후 교합차가 10mm 이상인 경우 마. 양측으로 1개 치아씩 또는 편측으로 2개 치아 이하만 교합되는 부정교합 바. 상·하악 중절치 치간선(dental midline)이 10mm 이상 어긋난 심한 부정교합 (고시 제2007-37호(행위), 2007. 5. 1. 시행)

공개심의사례

악안면교정수술 요양급여대상 인정 여부
■ 심의배경 • 악안면교정수술이 비급여로 처리되어 제기된 민원 건으로 요양기관은 현행 고시 제2007-37호(2007. 5. 1.)의 보험급여인정기준에 해당되지 않는다 하여 비급여처리 하였으나, 민원인(여/26세)은 현행 고시 '라'항에 악안면교정수술을 위한 교정치료 전 상·하악 전후 교합차가 10mm 이상에 해당된다고 주장하여 구치부는 정상교합이면서 상악 치열의 혼잡에 의한 돌출이 심하여 수술을 실시한 경우에 보험급여가 가능한지에 대하여 논의함

12

■ 진료내역(여/26세)

- 진료기록부
  - C.C: 돌출
  - P.I: 앞니 튀어나옴
  - 수술명: Lefort I osteotomy, Mn. horizontal osteotomy, genioplasty
- 의사소견서
  - 진단명: 제1급 부정교합(상치 돌출)
  - 수술명: 상·하악골 이단술(2015. 6. 2.)
  - 상기 진단명으로 인한 입돌출, 잇몸웃음, 긴 턱의 심미적 개선을 위하여 상기일 전신마취하에 상·하악골에 대한 구강외과적인 관혈적 수술을 시행하였음. 골격성 부정교합이 아니고 상악 치열의 혼잡에 의한 치아 돌출로 치열 교정만으로도 교합개선이 가능한 경우였음. 수술로 교합의 변화는 거의 주지 않았음

■ 심의결과

- 기능 개선 여부를 확인할 수 있는 제1대구치의 위치변화가 크지 않고 구치부는 정상교합이며 상악 전치부 전돌에 의한 윗니돌출, 잇몸웃음 및 긴 턱의 교정 등 외모 개선목적으로 판단되어 악안면교정수술은 비급여가 타당함

■ 심의내용

- 보건복지부 고시 제2007-37호(2007. 5. 1. 시행)에 의하면, 외모 개선목적이 아닌 저작 또는 발음기능 개선목적으로 시행한 경우 보험급여하되, 교정치료 전 상·하악 전후 교합차가 10mm 이상인 경우 보험급여의 적응증은 별도로 명시하고 있음
- 동 건(여/26세)은 상치 돌출이 심하여 악안면교정수술을 실시한 건으로 해당 기관에서 보험기준에 해당되지 않는다는 사유로 비급여 처리하여 민원이 제기된 바 골격성 부정교합이 아니고 상악 치열의 혼잡에 의한 돌출이 심하여 수술을 실시한 경우 보험급여가 가능한지에 대하여 논의함
- 전반적인 진료내역 및 관련자료를 검토한 결과, 전치부의 교합차가 10mm에 해당하긴 하나 수술 전후를 비교해 보면, 기능 개선 여부를 확인할 수 있는 제1대구치의 위치변화가 크지 않고 구치부는 정상교합이며 상악 전치부 전돌에 의한 윗니돌출, 잇몸웃음 및 긴 턱의 교정 등 외모 개선목적으로 판단되어 악안면교정수술은 비급여가 타당함

■ 참고

- 악안면교정수술(신장술 포함) 보험급여 인정기준(보건복지부 고시 제2007-37호, 2007. 4. 27.)
- 구강악안면외과학회. 구강악안면외과학, 의치학사. 2005

[2016. 5. 19. 진료심사평가위원회(지역심사평가위원회)]

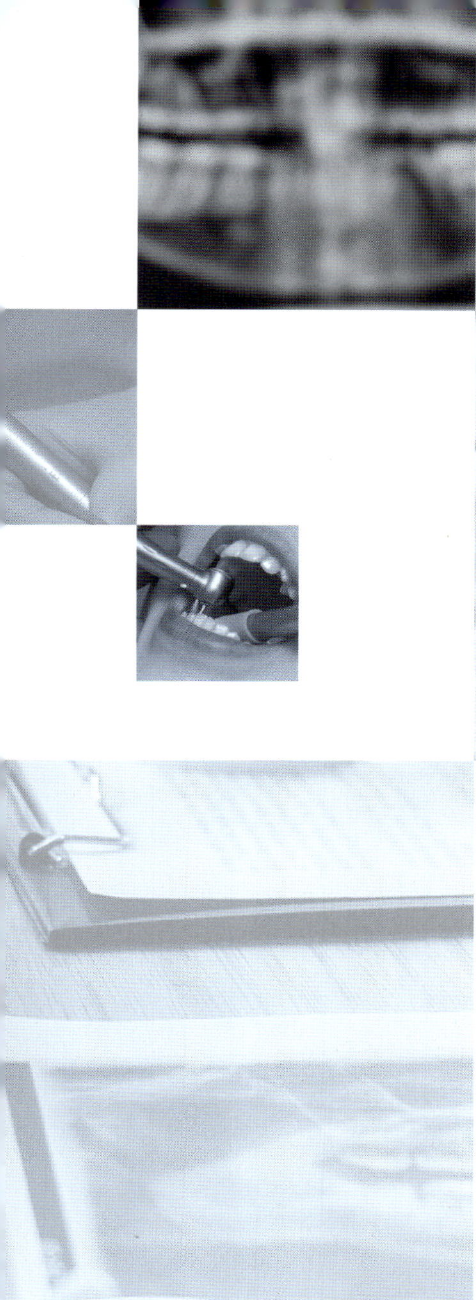

Chapter

13

비급여 항목

- 「국민건강보험 요양급여의 기준에 관한 규칙」에 따른 비급여 대상
- 「건강보험 행위 급여·비급여 목록표 및 급여 상대가치점수」 제2부 행위 급여 목록·상대가치점수 및 산정지침에서 급여기준에 의한 비급여 대상
- 「건강보험 행위 급여·비급여 목록표 및 급여 상대가치점수」 제3부 행위 비급여 목록에 따른 비급여 대상

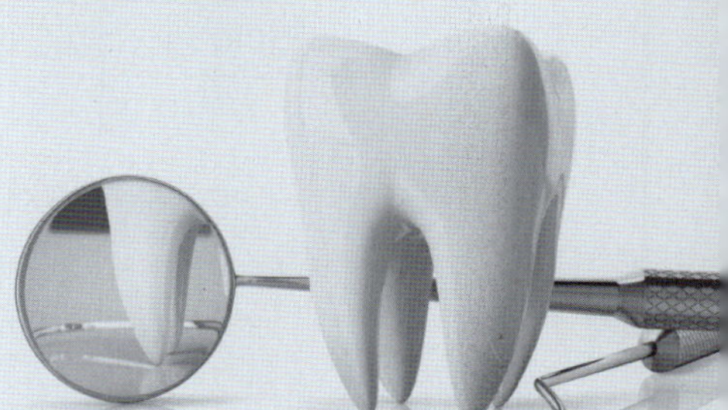

- 현행 건강보험제도는 보험급여가 적용되지 않는 항목(비급여항목)을 구체적으로 명시하고, 이 항목에 해당되지 않는 모든 의료행위는 무조건 보험급여로 적용하는 Negative list 방식을 택하고 있다.
- 즉, 모든 의료행위를 보험급여로 하는 것을 원칙으로 하되, 그중에서 건강보험제도의 원칙에 부합되지 않는 항목들과 정책적, 경제적, 비용효과적인 면을 고려하여 당장 보험급여로 시행하기 어려운 항목들을 따로 비급여항목으로 정하고 있다.
- 「국민건강보험법」 제41조(요양급여) 제2항 1호에서 요양급여(보험급여)는 보건복지부장관이 비급여대상으로 정한 것을 제외한 일체의 것으로 규정하고 있다. 「국민건강보험 요양급여의 기준에 관한 규칙」 제9조(비급여대상), [별표2]에서 비급여대상의 기준과 구체적인 내용을 명시하고, 「건강보험 행위 급여·비급여 목록표 및 급여 상대가치점수」 제3부 행위 비급여목록에서 비급여로 적용하는 행위 항목들을 나열하고 있다.

「국민건강보험 요양급여의 기준에 관한 규칙」에 따른 비급여대상

비급여대상	급여대상(비급여 예외 사항)
단순 코골음	수면무호흡증후군
치과교정	입술입천장갈림증(구순구개열)을 치료하기 위한 치과교정 저작 또는 발음기능 개선목적으로 시행한 악안면교정수술(신장술포함)
씹는 기능 및 발음기능의 개선목적이 아닌 외모 개선목적의 턱얼굴(악안면) 교정술	
구취제거, 치아 착색물질 제거, 치아교정 및 보철을 위한 치석제거 및 구강보건증진 차원에서 정기적으로 실시하는 치석제거	치석제거만으로 치료가 종료되는 전체 치석제거로서 보건복지부장관이 정하여 고시하는 경우
불소 부분도포, 치면열구전색 등 치아우식증 예방을 위한 진료	18세 이하인 사람의 치아 중 치아우식증이 생기지 않은 순수 건전치아인 제1큰어금니 또는 제2큰어금니에 대한 치면열구전색
장애인진단서 등 각종 증명서 발급을 목적으로 하는 진료	
마. 멀미 예방, 금연 등을 위한 진료	
치과의 보철(보철재료 및 기공료 등 포함) 및 치과임플란트를 목적으로 실시한 부가수술(골이식수술 등 포함)	65세 이상인 사람의 틀니 및 치과임플란트

「건강보험 행위 급여·비급여 목록표 및 급여 상대가치점수」 제2부 행위 급여목록·상대가치점수 및 산정지침에서 급여기준에 의한 비급여대상

비급여대상(급여기준 예외)	급여대상
급여기준 이외에는 비급여	차13다 광중합형 복합레진 충전 가. 급여대상: 5세 이상~12세 이하 아동 나. 급여범위: 치수병변이 없는 치아우식증에 이환된 영구치(제3대구치는 제외) 다. 산정횟수: 1일 최대 4치까지 인정

「건강보험 행위 급여·비급여 목록표 및 급여 상대가치점수」 제3부 행위 비급여 목록에 따른 비급여대상

제1장 기본진료료

분류번호	코드	분류
고-1	AZ007	교육·상담료 사. 치태조절교육

1. 대상환자(질환)

사. 치태조절교육(AZ007): '한국표준질병·사인분류표'에 의한 질병코드 KO2, KO5

2. 교육자

가. 치태조절교육은 상근 교육 전담자 및 별도의 공간 확보 사항은 예외로 한다.

나. 교육별 필수교육자는 다음과 같이 한다.

- 치태조절교육: 치과의사, 치위생사

3. 교육 내용 및 방법

• 교육자는 교육의 내용·횟수·간격 등에 대한 계획을 하고 해당 요양기관 임상과 또는 관련 학회 등의 자문을 받은 자료를 이용하여 미리 계획된 교육프로그램에 의해 질환의 치료 및 합병증 예방 등 자가관리를 할 수 있는 포괄적인 내용을 교육(집단 또는 개별교육)하여야 한다.

4. 기타

가. 소아환자 등 환자가 독립적으로 교육받기 곤란한 경우에는 보호자를 대상으로 교육한 경우에도 산정할 수 있다.

13

제2장 검사료

분류번호	코드	분류
		[치아검사]
노-916	EZ916	교합음도검사
노-917	EZ917	구취측정
노-918	EZ918	치아우식활성도검사
노-919	EZ919	타액검사[분비율, 점조도, PH, 완충기능검사]
노-920	EZ920	하악과두위치와 운동검사 및 분석(Axiograph 이용)
노-921	EZ921	하악과두위치와 운동검사 및 분석(Mandibular Position Indicator 이용)
너-934	EX934	인상채득 및 모형 제작[1악당] Impression Taking and Cast Construction

제3장 영상진단 및 방사선 치료료

제1절 방사선단순영상진단료

분류번호	코드	분류
도-1	GZ001	규격화 치근단 사진공제술 Standardized Periapical Subtraction Radiography

제10장 치과 처치·수술료

제1절 치아질환처치

분류번호	코드	분류
초-1	UZ001	보철물 장착을 위한 전단계로 실시하는 Post Core
초-2	UZ002	접착 아말감 수복 Bonded Amalgam Restoration
초-3	UZ003	핀 유지형 수복 Pin Retaind Restoration
초-4	UZ004	인레이(Inlay) 및 온레이(Onlay) 간접충전(금 등을 사용한 충전치료)
초-6	UZ006	광중합형 글래스아이오노머시멘트(Glass Ionomer Cement) 충전

제2절 수술후 처치, 치주조직의 처치 등

분류번호	코드	분류
초-31	UZ031	구강보호장치
초-32	UZ032	구취의 해석 및 진단, 구취처치
초-33	UZ033	금속교합안정장치
초-34	UZ034	대구치직립이동
초-35	UZ035	레진수지관스플린트
초-36	UZ036	이갈이장치
초-37	UZ037	인공치은
초-38	UZ038	치간이개 심미적폐쇄술(교정력을 이용한 경우, 복합레진축조술의 경우)
초-39	UZ039	코골이장치
초-41	UZ041	임시수복치관내고정술 Intracoronal Splinting
초-42		교합장치 Occlusal Appliance
	UZ042	가. 교합안정장치
	UZ043	나. 즉시전방교합장치
	UZ044	다. 연성교합안정장치
	UZ045	라. 전방재위치교합장치
	UZ046	마. 교합장치의 조정, 첨상, 재건

13

제3절 구강외과 수술

분류번호	코드	분류
초-81	UZ081	신속한 교정치료를 위한 피질골절단술
초-82	UZ082	자가치아 이식술 Tooth Autotransplantation
초-83	UZ083	생체조직처리 자가골이식술[골형단백(BMP)을 추출하여 시행하는 경우] Tissue Engineering Auto Bone Graft
처-41	UX041	치관노출술[1치당] Surgical Uncovering

제4절 치주질환 수술

분류번호	코드	분류
초-111	UZ111	치은착색제거술
초-112	UZ112	잇몸웃음교정술
초-113	UZ113	심미적 치관형성술

관련 규정

○ 국민건강보험법

제41조(요양급여)

② 제1항에 따른 요양급여(이하 '요양급여'라 한다)의 범위(이하 '요양급여대상'이라 한다)는 다음 각 호와 같다.

1. 제1항 각 호의 요양급여(제1항 제2호의 약제는 제외한다): 제4항에 따라 보건복지부장관이 비급여대상으로 정한 것을 제외한 일체의 것

④ 보건복지부장관은 제3항에 따라 요양급여의 기준을 정할 때 업무나 일상생활에 지장이 없는 질환에 대한 치료 등 보건복지부령으로 정하는 사항은 요양급여대상에서 제외되는 사항(이하 '비급여대상'이라 한다)으로 정할 수 있다.

○ 국민건강보험 요양급여의 기준에 관한 규칙

제9조(비급여대상) ①법 제41조 제4항에 따라 요양급여의 대상에서 제외되는 사항(이하 '비급여대상'이라 한다)은 별표2와 같다.

별표2 비급여대상(제9조 제1항 관련)

2. 다음 각목의 진료로서 신체의 필수 기능 개선목적이 아닌 경우에 실시 또는 사용되는 행위·약제 및 치료재료
   다. 치과교정. 다만 입술입천장갈림증(구순구개열)을 치료하기 위한 치과교정 등 보건복지부장관이 정하여 고시하는 경우는 제외한다.
   라. 씹는 기능 및 발음기능의 개선목적이 아닌 외모 개선목적의 턱얼굴(악안면) 교정술
3. 다음 각목의 예방진료로서 질병·부상의 진료를 직접목적으로 하지 아니하는 경우에 실시 또는 사용되는 행위·약제 및 치료재료
   다. 구취제거, 치아 착색물질 제거, 치아교정 및 보철을 위한 치석제거 및 구강보건증진 차원에서 정기적으로 실시하는 치석제거. 다만 치석제거만으로 치료가 종료되는 전체 치석제거로서 보건복지부장관이 정하여 고시하는 경우는 제외한다.
   라. 불소부분도포, 치면열구전색(치아홈메우기) 등 치아우식증(충치) 예방을 위한 진료. 다만 18세 이하인 사람의 치아 중 치아우식증(충치)이 생기지 않은 순수 건전치아인 제1큰어금니 또는 제2큰어금니에 대한 치면열구전색(치아홈메우기)은 제외한다.
   마. 멀미 예방, 금연 등을 위한 진료
4. 보험급여 시책상 요양급여로 인정하기 어려운 경우 및 그 밖에 건강보험급여원리에 부합하지 아니하는 경우로서 다음 각목에서 정하는 비용·행위·약제 및 치료재료
   바. 치과의 보철(보철재료 및 기공료 등을 포함한다) 및 치과임플란트를 목적으로 실시한 부가수술(골이식수술 등을 포함한다). 다만 보건복지부장관이 정하여 고시하는 65세 이상인 사람의 틀니 및 치과임플란트는 제외한다.

13